国家出版基金项目
NATIONAL PUBLICATION FOUNDATION

"十三五"国家重点出版物出版规划项目
高原医学系列丛书

高原适应的生物基础

THE BIOLOGICAL BASIS OF HIGH ALTITUDE ADAPTATION

国家出版基金项目
NATIONAL PUBLICATION FOUNDATION

"十三五"国家重点出版物出版规划项目
高原医学系列丛书

高原适应的生物基础

THE BIOLOGICAL BASIS OF HIGH ALTITUDE ADAPTATION

主　编　格日力
副主编　常　兰　马　兰　杨应忠

北京大学医学出版社

GAOYUAN SHIYING DE SHENGWU JICHU

图书在版编目（CIP）数据

高原适应的生物基础 / 格日力主编．—北京：北京大学医学出版社，2021. 7
ISBN 978-7-5659-2460-6

Ⅰ．①高…　Ⅱ．①格…　Ⅲ．①高原医学－研究
Ⅳ．① R188

中国版本图书馆 CIP 数据核字（2021）第 139714 号

高原适应的生物基础

主　　编： 格日力
出版发行： 北京大学医学出版社
地　　址：（100191）北京市海淀区学院路 38 号　北京大学医学部院内
电　　话： 发行部 010-82802230；图书邮购 010-82802495
网　　址： http：//www.pumpress.com.cn
E-mail： booksale@bjmu.edu.cn
印　　刷： 北京信彩瑞禾印刷厂
经　　销： 新华书店
策划编辑： 许　立　赵　莳　陈　奋　药　蓉
责任编辑： 崔玲和　　**责任校对：** 靳新强　　**责任印制：** 李　啸
开　　本： 889 mm × 1194 mm　1/16　**印张：** 16.5　**字数：** 470 千字
版　　次： 2021 年 7 月第 1 版　2021 年 7 月第 1 次印刷
书　　号： ISBN 978-7-5659-2460-6
定　　价： 160.00 元

高原医学系列丛书
编 委 会

分册编委会

主　　编　格日力

副主编　常　兰　马　兰　杨应忠

编　　委　（按姓名汉语拼音排序）

曹学锋　青海大学医学院

陈付菊　青海大学农牧学院

黄　璐　青海大学医学院

李润乐　青海大学医学院

刘　芳　青海大学医学院

刘慧慧　青海大学医学院

卢福山　青海大学农牧学院

马　爽　青海大学医学院

马　燕　青海大学医学院

马志杰　青海省畜牧兽医科学院

（青海大学畜牧兽医科学院）

朱明明　青海大学医学院

秘　　书　马　可　青海大学医学院

主编简介

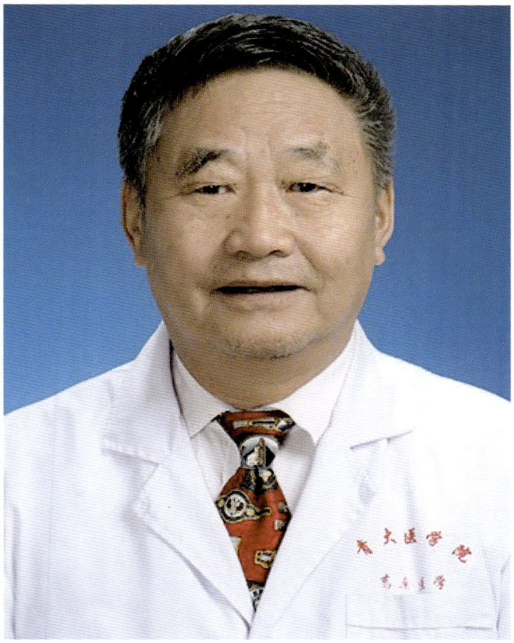

格日力，医学博士，教授，主任医师，博士生导师。现任青海省科学技术协会副主席，青海大学高原医学研究中心主任，呼吸内科学与高原医学教授、主任医师，享受国务院政府特殊津贴。兼任青海大学学位委员会主任，国际高原医学会常务理事、亚太地区国际高原医学会主席、教育部医学与生物学部委员、《中国高原医学与生物学杂志》主编。

主要从事低氧生理和高原医学研究，在国内外期刊发表论文390余篇，其中包括*Science*、*Nature*等顶级期刊；著有专著3部。承担国家级和省部级科研项目18项；获国家科技进步特等奖、二等奖，何梁何利奖、青海省科技进步一等奖（两次），全国杰出专业技术人才、全国优秀科技工作者提名奖，2016年发展中国家科学院基础医学奖，2017年全国创新争先奖。2019年担任青海省人才联合会理事长，注重用科技服务民生，其科研成果在青藏铁路建设、高原病防治、玉树地震救灾、高原病急救以及促进高原经济社会发展、维护边疆稳定等方面发挥了重要的作用。

在高原医学人才建设上，创建了集教学、科研、医疗为一体的高原医学研究基地，创建了第一个青海高等院校高原医学博士点和国家级重点学科，培养了40余名高原本土医学博士。

丛书序一

高原医学是一门新兴的交叉学科，与特殊的地域环境密切相关，主要特点是低压低氧、低温、干燥、强紫外线等。生活在高原地区的一切生命体均涉及对低压低氧等特殊环境的自身平衡调节。机体为了适应特殊自然环境，启动自身平衡调节机制，使各系统功能达到新的动态平衡，实现机体的习服与适应。如果调节机制失衡、适应功能不良，出现失代偿，就会发生高原疾病。高原低压低氧环境对呼吸、循环、消化、血液、神经、泌尿、内分泌等多系统及水、电解质和能量代谢等产生诸多效应。我们认为，高原环境对人体的影响是多系统、多方位、急慢性损害并存的复杂的病理生理现象，目前还有许多医学难题有待研究。

近几年来，高海拔地区医学和生理学领域的研究取得了跨越式的快速发展。荣获 2019 年诺贝尔生理学或医学奖的来自美国、英国的三位科学家经过 27 年的潜心研究，揭示了氧气如何在细胞中起作用，以及人体从整体水平上如何适应低氧环境变化，从而进一步精准地解释了有关新陈代谢、免疫调节等影响人体适应高原低氧环境的科学问题。高原低氧给人体所带来的影响是多方面的，如高原劳动力受限、高原衰退、高原生活质量下降，以及各类急、慢性高原疾病。细胞氧感知通路的新发现，为高原适应与损伤机制研究和高原运动训练、高原老年医学、高原野外急救医学，以及肿瘤学等的深入研究带来了新的启示与方向，具有重要的理论价值和巨大的临床应用潜力。

为了进一步促进高原医学教学与科研工作的健康快速发展，更广泛地开展高原医学科普教育，深化医教协同，推进医学教育改革与发展，在提升医学人才培养质量的时代要求与背景下，我们紧紧围绕国家生态文明建设战略及高原人群的健康与卫生保健需求，突出青藏高原地域特色，在北京大学医学出版社的大力支持下，启动了“高原医学系列丛书”的编写工作，并成功申请到了国家出版基金资助。根据医学专业类别的不同，本系列丛书共分为 11 个分册，其内容涉及高原特殊环境有关的基础与临床研究、高原劳动卫生防护、高原动物与人体遗传适应、高原运动生理、藏医药等。本系列丛书包括：

1.《高原适应的生物基础》 青藏高原由于地理环境的特殊性和长期的自然选择，逐步形成了独特的生物多样性。藏族、蒙古族等少数民族是主要世居者，世代的变迁使他们一步步适应了这一特定的自然环境，得以生存繁衍。如藏羚羊、牦牛、藏绵羊、高原鼢鼠、高原鼠兔等高原特有动物经过不断进化，成为该地区的主要动物物种，为维持青藏高原的生态平衡和生物多样性起到了重要作用。为了逐步揭开高原世居人群和土著动物的神秘面纱，本书以适应低氧环境的遗传学机制为切入点，从生理、生化、形态学和分子学等方面来探秘人类和动物适应严酷高寒低氧环境的生物学机制。总结了这些生存于高原的人和动物，特别是藏族人群中所发现的*EGLN1*、*PPARA*、*EPAS1*等基因的生理功能，从而为高原医学研究提供新的研究策略。

2.《高原医学与生理学》（第5版） 该书为英译中文版翻译图书，原著主编者为国际著名高原医学专家约翰·韦斯特（J.B. West）教授，其内容阐述了高原医学和生理学的基本知识及最新研究进展，内容新颖前沿，它将会推动我国高原医学科学的发展。

3. *Hypoxia-Related High Altitude Illness*（《低氧相关高原疾病》） 该书用英文编写，全面地整理和总结了高原低氧环境中各系统疾病的变化特点，探讨了高原地区常见的各种急、慢性疾病的病理生理学变化。立足青藏高原，将我国高原医学研究的新成果推上了国际舞台。

4.《高原低氧神经生理》 本书是专门阐述在低压低氧和常压低氧环境下，神经系统结构和功能变化特点及其规律的一部书籍。该书涉及在低氧环境下脑血流变化、血脑屏障、脑电活动、神经递质合成和释放、突触可塑性、信号传递通路、感觉神经和运动神经活动规律、认知功能、能量代谢以及神经干细胞等方面。它是对当前高原脑科学领域研究状况的一次概括和总结，是致力于三江源地区人居住健康发展的一部著作。相信该书的出版将对高原脑科学研究的发展具有一定的推动作用，也为广大高原医学研究者提供参考。

5.《高原常见疾病》 本书重点对高原地区较常见的急性和慢性高原病的病理生理学变化、诊断标准，以及防治等进行详细整理和总结，特别是简要介绍了调节细胞氧感知通路过程中的关键转录因子——低氧诱导因子（HIF-1），其中的关键分子——脯氨酰羟化酶（PHD2）与高原红细胞增多症患者氧稳态的分子机制，以及低氧性肺动脉高压发生、发展过程中HIF-1的作用机制，包括慢性低氧如何调控肺动脉平滑肌细胞的增殖与收缩，如何寻找有效的基于HIF-1靶向治疗低氧性肺动脉高压的有效药物等进行了叙述。另外，对具有高原区域特色的疾病如结核、包虫病、高原烧伤与冻伤和高原麻醉进行阐述，突出了临床疾病在高原特殊环境下的特点和诊治要点。本书旨在提高临床医师对高原特殊环境下的相关临床疾病的深入认识，在临床实践中不断总结经验，提高高原临床疾病的诊治水平，服务于广大高原人民。

6.《高原实用妇产科学》 本书是高原地区临床使用的综合性妇产科参考书籍，旨在研究高原地区妇女生殖系统各种疾病的发生、发展变化的特点，以及在妊娠、分娩、产褥期等不同时期的孕产妇的生理、病理变化特点，并对高原地区胎儿、新生儿的生理病理特点进行阐述，为广大高原地区妇产科医生提供参考。

7.《高原运动医学基础与应用》 通过总结多年高原训练的实践经验和国内外最新研究成果，以高原运动医学为切入点，力求理论与应用并重，前沿动向和实际相结合，探讨了高原地理环境及高原运动锻炼的低氧生理适应机制，全面总结和分析了高原训练及运动锻炼的基本理论、方法和应用，提出了一系列建设性意见和注意事项，对进一步推进我国高原训练实践及全民健身活动发展具有积极意义。

8.《高原藏医药学》 藏医药与高原医学有着密切关系，本书参考了诸多著名藏医专家的著作，总结了多年藏医研究的精华，浓缩了具有浓郁民族特色的藏医药文化精髓，并与高原地域特色密切结合。民族医药与高原常见病、多发病的诊治密切相关，编写本书旨在更好地治疗高原少数民族人民的疾病。

9.《高原临床病理生理学》 本书的编写遵循病理生理学内容的基本结构，同时紧跟学科发展的前沿，力求介绍最新的研究进展和成果。编写上，一方面突出病理生理学这门“桥梁学科”特点，注重基础与临床的紧密联系；另一方面注重介绍高原低氧环境中相关器官系统，如呼吸系统、心血管系统、血液系统、中枢神经系统、免疫和营养代谢系统等在缺氧条件下的损伤机制及变化。它不仅为临床医生诊疗工作提供了丰富的基础医学理论与知识，而且为广大医学生学习高原医学及相关医学知识提供了教材和参考书籍。

10.《高原医学》（第 2 版） 这是一本适用于医学本科生、研究生使用的教材，是在《高原医学》（第 1 版）教材的基础上编写而成的。编写过程中所有章节都做了认真仔细的更新，对陈旧的内容进行了必要的删减，同时增加了许多新的图片和表格，并对参考文献进行了更新。完善后的教材层次性、逻辑性、结构严谨性、文字简洁流畅性均大幅提升。本书作者在高原缺氧研究领域中的高原医学理论成果获得国际认可，在此基础上，将基础理论与最新研究成果有机结合，同时吸收国际最新成果，突出“高原、民族、地域”等特色，编写了独特的高原医学教材，主要适用于临床医学本科、研究生和全科医学专业学生。

11.《走进高原健康必读》 本书是针对初上高原地区，对高原医学感兴趣的非医学专业人士的科普读物，详细介绍了与高原有关的保健知识，具有较强的实用性，同时向公众提供了高原医学的实用科学知识。本书从高原的地理概况、气候特征、高原民族文化、饮食文化、高原交通枢纽，以及初上高原需要掌握的基本医学和保健知识的角度，做了较为全面、详细的梳理和介绍，尤其对高原上各种交通工具的使用、高原气候的逐步适应、初上高原发生的不良反应的自我评估和出现严重高原不良反应时的重要解决途径做了较为全面的介绍，希望读者在欣赏高原地区美丽自然风光的同时，能对高原的圣洁美景、特殊气候、自然条件、民族风俗、饮食文化，以及高原医学知识的储备有更多的深入了解。

本丛书大部分的编写人员是来自青海、西藏、重庆等地区从事高原医学基础与临床工作的专家，还有一些在其他地区从事高原医学研究的专家学者，其中不乏中青年博士、少数民族学者，他们本着严谨、科学、负责的态度，为编撰好本丛书付出了大量心血。衷心感谢北京大学医学出版社的责任编辑许立、赵莳、陈奋等老师对本丛书出版所付出的努力。在此向他们致以诚挚的谢意和崇高的敬意。

由于高原医学是一门发展中的新兴学科，对高原特殊环境下的临床与基础研究尚不够深入，再加上编者的专业范围较广，对各专业临床及基础理论的论述，虽各有侧重，但仍难免有重复之处。另外，编者学术理论、临床实践水平有限，书中难免存在不足，恳请广大读者批评指正，以利于我们不断改进和进步。

格日力 教授

青海大学高原医学研究中心

2021 年 5 月

丛书序二

青藏高原被称为“世界屋脊”、地球“第三极”和欧亚大陆制高点，是我国的特色地貌之一。青藏高原毗邻多国，民族众多。历史的烽火硝烟至今余烬犹在，青藏高原的地理位置也事关国家战略安全。青藏高原地质成矿条件好，又是“亚洲水塔”，自然资源丰富，是我国经济可持续发展的重要战略资源地区。

新中国成立以来，川藏、青藏、新藏等多条公路的建成，多条航空线路的开通，青藏铁路的运行，西藏电网的覆盖，光纤工程的实施等将青藏高原与内地紧密地联系起来；“十四五”期间，川藏铁路、大型水电工程的建设必将进一步提升青藏高原在我国国防安全、经济建设和社会发展的战略地位。

高原地区经济与国防建设的突飞猛进，使人们对高原低氧等极端环境的防护需求日益加大。平原世居者急进高原而产生的急性高原病，移居人群和世居人群的慢性高原病，还有多种高原低氧的机体损害问题都需要在科学研究的基础上进行科学的医学防护。

我国的高原医学专家多年来扎根高原，悉心耕耘，在急性高原病防治上，创造了青藏铁路建设者急性高原病“零死亡”的奇迹；在慢性高原病的诊断上，提出了“青海标准”；开展了对其他高原低氧引发病症的多层次深入研究。

在这一时代背景和历史机遇下，这套描述高原医学相关问题的丛书应运而生。本套丛书的作者们或是世居高原的藏族、蒙古族儿女，或是父母移居高原的“高二代”，或是其他将大好年华挥洒在高原的奉献者。他们都是高原医学相关领域的精英、翘楚，他们都对高原怀有深深的爱。

本套丛书的出版是我国高原医学发展的需要，也是我国高原医学发展的必然。相信本套丛书的问世，将对高原医学领域的医、教、研发展起到重要的作用，在青藏高原地区的建设中发挥重要作用，而且将会进一步为确立我国在国际高原医学领域的领军地位产生重大影响。

致敬作者，祝福青藏，扎西德勒。

范　明　教授

中国人民解放军军事医学科学院

2020 年 12 月

丛书序三

It is a truly amazing feat of human physiology that each of the approximately one hundred trillion cells in the healthy adult human body is supplied with adequate O_2 to meet its metabolic needs or, to put it another way, that O_2 supply and demand are matched on such a massive scale.

The discovery of hypoxia-inducible factors (HIFs) and their regulation by HIF hydroxylases has provided a molecular mechanism for understanding how oxygen homeostasis is maintained despite moment-to-moment changes in O_2 delivery and utilization across those hundred trillion cells.

The HIFs and their hydroxylases are present across metazoan species, the evolution of which is a story of increasingly large and complex body plans, necessitating increasingly extensive and sophisticated physiological systems for O_2 delivery, culminating in the respiratory and circulatory systems of mammals. It is no surprise that this evolutionary process was accompanied by an increasing complexity of the underlying molecular mechanisms. *Caenorhabditis elegans*, a simple nematode that is composed of roughly one thousand cells, makes only one HIF protein and just a single HIF hydroxylase, whereas the genome of Homo sapiens encodes three HIF proteins and four HIF hydroxylases.

Besides the evolution of metazoan species of increasing size and structural complexity, another truly remarkable feature of animal life on earth has been its ability to populate virtually every available ecological niche on land and in the sea. Even within a single species, the drive for environmental adaptation seems to have been relentless. As a result, humans have adapted to life at high altitude, with long-term settlement of regions of the Himalayas, Andes, and Ethiopean plateau at elevations exceeding 3500 meters. The principal challenges of life at high altitude include increased exposure to ultraviolet light and cold temperatures, but the greatest challenge is reduced O_2 availability. Thus, individuals residing at an altitude of 3650 meters in Lhasa, Tibet must maintain O_2 homeostasis despite an ambient O_2 concentration of 14% (a partial pressure of ~500 mmHg), which is one third less than is present at sea level (21%, ~760 mmHg).

Evolution is the product of mutation and selection. Thus, over many millennia, humans and their hominid progenitors, as well as other metazoan species living at high altitude, have been subject to the process of natural selection, in which individuals with genetic variants that improved the adaptation of their body to chronic hypoxia were more likely to pass their genes along to the next generation. The recent identification of variants in the *EPAS1* and *EGLN1* genes, which encode a HIF protein and HIF prolyl hydroxylase, respectively, as the most highly selected polymorphisms in the genome of high-altitude Tibetans has underscored that O_2 homeostasis provides an organizing principle for understanding human evolution and biology.

Still, given the profound requirement for O_2, there are many unanswered questions about the impact of chronic hypoxia on human development and physiology, as well as the predisposition to, and progression of, various human diseases. The eleven books in this series will focus on many of these issues. For example, while most Tibetans appear well adapted to life at high altitude by virtue of having inherited protective alleles at the *EPAS1* and *EGLN1* genes, individuals who have not inherited these variants are at increased risk for the development of chronic mountain sickness, a life-threatening condition that is often characterized by polycythemia, pulmonary hypertension, and cognitive deficits. The potentially fatal outcome of this disease represents a selection against individuals who do not carry the protective variants. Another major source of selection is during pregnancy, when chronic hypoxia exerts its maximum effect by affecting survival at the earliest stages of life. As we achieve a greater understanding of the pathophysiological effects of chronic hypoxia, we will be in a better position to prevent or treat hypoxia-associated diseases. Conversely, what we learn about the molecular and cellular mechanisms underlying effective adaptation to chronic hypoxia in high altitude populations may provide new strategies for the treatment of disorders that are common in lowland populations, such as ischemic cardiovascular disease due to atherosclerosis and pulmonary hypertension due to chronic lung disease.

Gregg L. Semenza, MD, PhD
Professor of Johns Hopkins University
School of Medicine USA
Member of the National Academy of Sciences of USA
Winner of the 2019 Noble Prize in Physiology or Medicine
January, 2021

丛书序三（译文）

一个健康成年人体内大约有100万亿个细胞。让人惊奇的是，每个细胞都有足够的氧气供应以满足其代谢需要，换言之，这是一种在最大限度上达到了氧气供需平衡的状态。

尽管氧的输送和利用在100万亿个细胞中时刻变化着，但低氧诱导因子（HIF）的发现和HIF羟化酶对其的调控为氧稳态维持提供了一种分子调控机制。

HIF及其羟化酶广泛存在于多细胞动物物种中。多细胞物种的进化需要越来越广泛和复杂的生理系统支持以保证氧气输送，最终使氧气到达哺乳动物的呼吸和循环系统。可以肯定的是，该进化过程的潜在分子机制更为复杂。秀丽线虫（*Caenorhabditis elegans*）是一种由大约1000个细胞组成的简单的线虫，只产生一种HIF蛋白和一种HIF羟化酶，而现代人的基因组编码了3种HIF蛋白和4种HIF羟化酶。

除了多细胞后生动物物种的体型进化得越来越大、结构越来越复杂之外，地球上动物生命的另一个真正显著的特征是它能够在陆地和海洋上几乎占据所有可用的生态区域。即使是在一个物种内部，对环境适应的驱动力似乎也是不间断的。因此，人类已经适应了高海拔地区的生活，并在喜马拉雅山、安第斯山脉和埃塞俄比亚高原地区等海拔超过3500米的地区长期定居。高海拔地区生活的主要挑战包括紫外线、低温，但最大的挑战是低氧。因此，尽管西藏拉萨（海拔3650米）的氧浓度为14%（大气压约500 mmHg），比海平面（氧浓度21%，大气压约760 mmHg）低1/3，但居住在这里的人也必须适应并维持氧稳态。

进化是突变和选择的产物。因此，几千年来，生活在高海拔地区的人类和人类的祖先及其他多细胞动物物种一直受到自然选择的影响。他们不断发生着遗传变异，这种变异使得他们对慢性缺氧的适应能力增加，并且把适应缺氧的基因传递下去，进行着种族繁衍。最近，在编码HIF蛋白和HIF脯氨酰羟化酶的*EPAS1*和*EGLN1*基因中发现了变异。这两个基因是高海拔藏族人基因组中高度选择的遗传多态性，说明氧稳态为人类进化和生物学提供了一个组织原则。

尽管如此，鉴于对氧气的巨大需求，我们仍有许多问题有待研究，包括慢性缺氧对人类发育、生理的影响，对各种疾病的易感性等。本系列丛书的11个分册将集中讨论其中的许多问题。例如，虽然大多数藏族人在*EPAS1*和*EGLN1*基因上遗传了保护性基因，因此似乎很好地适应了高海拔地区的生活，但没有遗传这些变异的个体患慢性高原病的风险增加。该疾病通常以红细胞增多症、肺动脉高压和认知障碍为特征，可危及生命。这种疾病的潜在致命结果代表了对不携带保护性基因的个体的选择。另一个主要的选择来源是在妊娠期间，慢性缺氧通过影响生命早期的存活发挥最大的作用。随着我们对慢性缺氧的病理生理学效应有了更深入的了解，我们将能够更好地预防或治疗缺氧相关疾病。相反，我们对高海拔人群有效适应慢性缺氧的分子和细胞机制的了解可能为平原人群常见疾病的治疗提供新的策略，如动脉粥样硬化引起的缺血性心血管疾病和慢性肺病引起的肺动脉高压。

格雷格·塞门扎 教授
美国约翰斯·霍普金斯大学医学院
美国国家科学院院士
2019 年诺贝尔生理学或医学奖获得者
2021 年 1 月

丛书序四

People and other species adapting to the challenge of high-altitude hypoxia form the substance of this set of volumes overseen by Editor-in-Chief Ge Ri-Li, director of the Research Center for High-Altitude Medicine, Qinghai University. With an average altitude of 4500 m, the vast Qinghai-Tibet Plateau afforded Dr. Ge, national and international colleagues, and students a richly endowed natural laboratory to address classic scientific questions and raise new ones about the biological consequences of hundreds of generations, a lifetime, or a short period of exposure to an unavoidable, severe, and unique stress: hypobaric hypoxia. It results from falling barometric pressure with increasing altitude; the air becomes less dense and has fewer molecules, including oxygen molecules that make up 21% of air. The renowned physician-scientist John B. West has remarked that high-altitude hypoxia affects every system in the body. The topics in this set of volumes support his assertion.

One volume of the series launches the series with an evolutionary approach examining the genetic bases of adaptation by Tibetans, a population with millennia of highland residence, and highland animal species such as the Tibetan antelope (*Pantholops hodgsonii*). Several volumes expand to physiology, pathology, and medicine among highlanders and others. People of many nationalities have migrated to the Qinghai-Tibet Plateau, worked there for a time, or visited as tourists. Volumes in the series deal with their responses. Other volumes address the medical specialties of neurology and obstetrics, and gynecology when practiced at high altitudes. Adaptations to hypoxia may increase vulnerability to certain diseases, a topic covered from both biomedicine and Tibetan medicine viewpoints.

This series aims to serve a diverse audience with basic science and translational science perspectives. For example, one volume addresses new residents themselves, another advises athletes in training, and another teaches medical students. In summary, Editor-in-Chief Ge Ri-Li has organized a series of volumes that will form a reference work about the basic science, its educational, practical and public health applications obtained during decades of research and practice on the Qinghai-Tibet Plateau.

Cynthia M. Beall, PhD

Professor of Case Western Reserve University

Member of the National Academy of Sciences of USA

January, 2021

丛书序四（译文）

这套丛书是在青海大学高原医学研究中心主任格日力教授的指导下完成的，其主要讲述了人类和动物物种对高原低氧环境的适应。青藏高原地域辽阔，平均海拔4500米，为格日力教授及其团队提供了得天独厚的自然实验室，用以解决经典科学问题，并不断提出关于数百代人一生或短时间暴露在不可避免的、严重的、独特的低压低氧环境下的生物学效应的新问题。低压缺氧是指随着海拔升高，气压下降，进而出现空气稀薄，包括占空气21%的氧分子在内的分子减少。著名的医学家约翰·韦斯特（J.B. West）曾指出高原缺氧会影响身体各个系统，这套丛书支持该观点。

丛书分册之一从进化角度研究了藏族人群及高原动物物种（如藏羚羊）适应高原缺氧的遗传基础。许多分册还分别介绍了青藏高原世居者、移居人员、工作和旅游参观人群的生理学、病理学及医药学等相关内容。有些分册还涉及高海拔居住人群的神经病学、妇产科学等。此外，缺氧适应可能会增加人体对某些疾病的易感性，这是生物医学和藏医学所涵盖的一个主题。

本丛书旨在为不同的读者提供基础科学和转化科学的视角。例如，其中一个分册主要是针对住院医师，而另一个分册则是针对训练中的运动员，还有一个分册是针对医学生编写的。总而言之，格日力教授主编的这一系列丛书，是一套在青藏高原几十年研究和实践中获得的有关基础医学、教育、实践和公共卫生应用的参考书。

辛西娅·贝尔 教授
美国凯斯西储大学人类学部
美国国家科学院院士
2021年1月

前 言

青藏高原被称为“世界屋脊”“中华水塔”。由于地理环境的特殊性和长期的自然选择，青藏高原逐步形成了独特的生物多样性。藏族、蒙古族、土族等少数民族是主要世居民族。世代的变迁使他们一步步适应了这一特定的自然环境，得以生存繁衍。同样如藏羚羊、牦牛、藏系绵羊、高原鼢鼠、高原鼠兔等高原特有动物经过不断进化，成为该地区的当家动物，为维持青藏高原的生态平衡和生物多样性起着重要作用。为了逐步揭开高原世居人群和土著动物的神秘面纱，本书从生理、生化、形态学和分子学等方面来探秘他们适应严酷高寒低氧环境的生物学机制，供同行们参考。

本书各章作者长期从事高寒低氧适应方面的研究，有着深厚的理论基础和丰富的研究经验。他们收集的资料新而全，内容丰富。全书共分8章，前两章分别是对青藏高原气候和地理特征、主要青藏高原世居人群和土著动物的概述。第3～8章深入介绍高原世居人群和土著动物的高寒低氧适应机制，其中第3章为青藏高原世居少数民族（藏族和蒙古族）人群的低氧适应机制的研究，第4～8章为青藏高原土著动物（藏羚羊、牦牛、藏系绵羊、高原鼠兔、高原鼢鼠）的低氧适应机制的研究。

书中大量内容是各位编者的最新研究成果，大部分插图也是由编者自行绘制的。本书是一部系统阐述高原适应的专著，具有很高的学术价值，相信对广大高原医学科研人员和医科院校师生会有所裨益。

在本书即将出版之际，特别感谢北京大学医学出版社的支持和帮助。

由于高原医学领域发展迅速，主编学术水平有限，不足之处在所难免，希望广大读者指正。

格日力

2020年7月

目　录

第五章 青藏高原牦牛高原低氧适应机制 …………………… 116

第六章 藏系绵羊高原低氧适应机制 …………………… 164

第一章

青藏高原

第一节 青藏高原概述

青藏高原（Qinghai-Tibet Plateau）是世界上面积最大、海拔最高的高原，被称为“世界屋脊”“第三极”，南起喜马拉雅山脉南缘，与印度、尼泊尔、不丹毗邻；北至昆仑山、阿尔金山和祁连山北缘，以4000 m左右的高差与塔里木盆地及河西走廊相连；西部为帕米尔高原和喀喇昆仑山脉，与阿富汗、巴基斯坦和克什米尔地区接壤；东及东北部与秦岭山脉西段和黄土高原相接。

青藏高原位于北纬26°00′～39°47′，东经73°19′～104°47′，东西长约2800 km，南北宽300～1500 km，总面积约为250万 km^2，包括中国西藏自治区全部和青海省、新疆维吾尔自治区、甘肃省、四川省、云南省的部分，不丹、尼泊尔、印度、巴基斯坦、阿富汗、塔吉克斯坦、吉尔吉斯斯坦的部分或全部。高原上居民稀少，人口总数不到中国总人数的1%。

青藏高原的自然历史发育极其年轻，地势的极大隆起及其产生的强烈热力、动力作用，以及面积辽阔、地形复杂，加之此处纬度较低，故自然环境十分独特，形成了全世界最高、最年轻的水平地带性和垂直地带性紧密结合的自然地理单元。高原腹地年平均温度在0 ℃以下，大片地区最暖月平均温度也不足10 ℃。

青藏高原一般海拔在3000～5000 m，平均海拔为4000 m以上，为东亚、东南亚和南亚许多大河流发源地，山岭海拔超过6000 m，高峰终年积雪。地形上可分为藏北高原、藏南谷地、柴达木盆地、祁连山地、青海高原和川藏高山峡谷区6个部分。高原上湖泊众多，有纳木措、青海湖等。

一、自然地理

青藏高原高山、大川密布，地势险峻多变，地形复杂，其平均海拔远远超过同纬度周边地区，因此，其地貌的另外一个主要特征就是具有极高的海拔高度，这也成为划分青藏高原地貌的重要依据。青藏高原各处高山参差不齐，落差极大，海拔高度可以从60 m升至8805 m。据统计，海拔4000 m以上的地区占青海省全省面积的60.93%，占西藏全区面积的86.1%。相比高海拔的青藏高原，其四周区域（如四川盆地）的海拔只有1000～3000 m，印度的恒河平原海拔更低，不足100 m。区内有世界第一高峰——珠穆朗玛峰（海拔8848.86 m），也有海拔仅1503 m的金沙江；喜马拉雅山平均海拔在6000 m左右，而雅鲁藏布江河谷平原海拔仅有3000 m。

总体来说，青藏高原地势呈西高东低的特点。相对于高原边缘区的起伏不平，高原内部反而存在一个起伏度较低的区域。对这个区域的形成有两种看法，一种认为这个平坦的地势面其实是高原抬升前位于近海平面的夷平面；另外一种看法认为高原腹地平坦地势面形成于抬升之后，是内流水系河流下切侵蚀能力弱化的结果，几百万年以来青藏高原的隆升运动，造成了如今的地貌现象。隆升开始于1000万年前的上新世。主流观点认为：由于板块运动，印度板块以较快的速度向北漂移，与欧亚大陆板块俯冲、挤压，使其发生褶皱断裂和抬升。在漫长的地质岁月里，印度板块继续向北漂移，在不同时期引起几次构造运动，每次抬升都使高原地貌得以演进，区内各级地质构造体呈现明显一致性，在距今200万～300万年的时间内，才被大面积抬升到现在的高度，形成如今统一的大高原地貌类型。

2000万年前，在亚欧板块和印度洋板块的巨大碰撞下，隆起了世界上最年轻的高原——青藏高原，伴随着这一高原的诞生，形成了一系列巨大的山脉，这些山脉虽然缺乏青翠的绿色，但其本色更显突出，雄伟、古朴、凝重，并以遒劲的笔力，在青藏高原上画出了几条横线和竖线，撑起了西藏的骨架。在西藏境内，海拔超过5000 m的高峰有50余座，海拔8000 m以上的亦有11座。海拔8848.86 m的珠穆朗玛峰冰封云绕，俯视全球；海拔7776 m的南迦巴瓦峰峭壁千仞；冈底斯山体上海拔6656 m的冈仁波齐峰吸引着东南亚众多信徒来“朝圣”。

青藏高原是一个巨大的山脉体系，是世界上最年轻、最高的高原，其由山系和高原面组成。由于高原在形成过程中受到重力和万有引力的影响，所以高原面发生了不同程度的变形，使整个高原的地势呈现出由西北向东南倾斜的趋势。高原面的边缘被强烈切割，形成青藏高原的低海拔地区，山谷及河流相间，地形破碎。直至今日，高原面边缘仍在不断上升，内部却在不断风化。青藏高原边缘区存在一个巨大的高山山脉系列，根据走向可分为东西向和南北向。东西向山脉占据了青藏高原的大部分地区，是主要的山脉类型（从走向划分）；南北向山脉主要分布在高原的东南部及横断山区附近，这两组山脉组成了地貌骨架，控制着高原地貌的基本格局：东北向的山脉平均海拔高度普遍偏高，除祁连山山顶海拔高度为 4500 ~ 5500 m 之外，昆仑山、巴颜喀拉山、喀喇昆仑山等的山顶海拔均在 6000 m 以上。许多次一级的山脉也间杂其中。两组山脉之间有世界闻名的平行峡谷地貌（知名的有金沙江深切峡谷、怒江大峡谷及澜沧江河谷等），还分布有数量众多的宽谷、盆地和湖泊，具体情况概括如下：高原内部的地貌类型主要是次一级的高原、盆地及高山。昆仑山、巴颜喀拉山横贯整个中部；冈底斯山、念青唐古拉山贯穿整个西藏。近几年，在青藏高原内部还发现了一条长 2500 km、宽 100 km、相对高差 1000 m 的中央山脉，被称为“亚洲大陆分水岭”。它起自喀喇昆仑山，至唐古拉山为止，山脉以南为印度洋水系，受印度季风主控；山脉以北为太平洋水系，受西风带影响。青藏高原除西南边缘部分分属印度、巴基斯坦、尼泊尔、锡金、不丹及缅甸等国外，绝大部分位于中国境内。根据青藏高原不同的地形特点，可将其分为 6 个亚（高原）区（表 1-1）。

青藏高原是中国众多河流的发源地，南部与东部的边缘山区河网密集，较大的外流河有属于印度洋水系的雅鲁藏布江（大支流有拉萨河、年楚河、尼洋曲与帕隆藏布等）、怒江、朋曲，属于太平洋水系的长江、黄河与澜沧江等大河的上游段。

长江源于世界屋脊的唐古拉山主峰格拉丹冬南侧的冰川。海拔 6621 m，是唐古拉山脉最大的冰川分布中心。

黄河发源于巴颜喀拉山北麓卡日曲山（海拔 4980 m），以卡日曲为正源，向东北和玛曲、扎曲汇合后，向东注入扎陵湖、鄂陵湖。

澜沧江是中国西南地区大河之一，源自青海省唐古拉山，纵贯西藏东部和南西部，在云南西双版纳傣族自治州南部流出中国国境。

雅鲁藏布江是世界上海拔最高的高原大河之

表1-1　青藏高原分区

名称	简介
藏北高原	藏北高原位于西藏自治区北部，冈底斯山、昆仑山和唐古拉山之间。海拔一般在 4500 m 左右，是青藏高原的核心部分。地面起伏不大，分布着一系列海拔很高的山脉，但它们的相对高度不大。很多山峰终年积雪，冰川广布
藏南谷地	藏南谷地又称藏南山地。在西藏自治区南部，喜马拉雅山与冈底斯山之间，为雅鲁藏布江等河上游河谷地。东西长约 1200 km，南北宽 300 ~ 500 km。海拔 3000 ~ 4000 m。河谷沿岸多为局部平原
柴达木盆地	柴达木盆地地处东经 90°16′ ~ 99°10′，北纬 35°20′ ~ 39°25′，是青海省内最大的高原盆地。东西长 800 km，南北最阔处 400 km，总面积约 27 万 km^2，属青海省海西蒙古族藏族自治州辖区
祁连山地	祁连山地位于青海省东北部，北与东同甘肃省河西走廊为邻，南靠柴达木盆地，由断块山脉与谷地组成。东西长 1200 km，南北宽 250 ~ 400 km，面积约为 10 万 km^2。山间盆地和谷地海拔一般在 3000 ~ 4000 m，海拔 5000 m 以上的山峰很多，西段地势高，平行岭谷紧密相间
青海高原	青海高原为青藏高原东北部分。在今青海省中、南部。北起布尔汗布达山、祁连山，南至四川西北边境，东到西倾山，西南抵唐古拉山。高原海拔 4000 m 左右，最高点为昆仑山的布喀达坂峰，海拔 6860 m，最低点在民和县下川口村，海拔 1650 m
川藏高山峡谷区	川藏高山峡谷区在四川省西部、西藏自治区东部和云南省西北部。为青藏高原东南部，山河相间。自东向西，有九顶山、岷江、邛崃山、大渡河、大雪山、雅砻江、沙鲁里山、金沙江、宁静山、澜沧江、怒山、怒江等。海拔 3000 ~ 4500 m

一，流灌在青藏高原南部、喜马拉雅山脉和冈底斯山脉之间。

怒江又名潞江，古称黑水、泸水，为中国西南地区大河之一。它发源于青藏边境唐古拉山中段南麓，向南流经西藏东部和云南西部。

青藏高原上湖泊总面积约为 3.2 万 km^2，尤以藏北内流区的湖泊面积大，数量多。因气候趋干，许多湖泊退缩，形成宽坦的湖滨平原，各湖盆之间多为低缓山丘相隔，地形开阔。除少数淡水湖及纳木措、色林措等较大的咸水湖外，多数湖泊因长期缺乏充足水源补给和湖水蒸发浓缩，已演化为高矿化盐湖，甚至成干涸盐沼，蕴藏丰富多样的矿盐。

青海湖古称西海。蒙古语称“库库诺尔”，意为“青色的湖”，位于青海省东北部大通山、日月山、青海南山间，系断层陷落所成，是中国最大的内陆咸水湖。

色林措湖面高度为 4530 m，湖水面积为 1640 m^2，湖水矿化度为 18.277 mg/L，是中国第三大咸水湖。扎加藏布河注入此湖。

纳木措位于念青唐古拉山的北面，当雄和班戈县境内，海拔为 4718 m，面积为 1940 km^2，全名为纳木措秋莫多古贡扎玛，是中国第二大咸水湖。

班公湖是青藏高原西部与克什米尔地区交界的国际性湖泊，东西走向，长约为 155 km，南北宽约为 15 km，面积约为 2300 km^2，湖面海拔为 4242 m。

青藏高原上重要山脉有以下几个。

昆仑山脉：西起新疆境内帕米尔高原，东至青海省西部及四川省西北的山脉，总称为昆仑山系，是亚洲中部巨大山系。长为 2500 km，包括帕米尔高原、昆仑山脉、喀喇昆仑山、阿尔金山及藏北的可可西里山等。

喀喇昆仑山脉：在中国新疆维吾尔自治区西南部及巴基斯坦东北部，东延至中国西藏自治区北部，全长约为 400 km。平均海拔高度在 6000 m 以上。多雪峰和巨大冰川。

唐古拉山脉：横卧在青藏高原中部，西接喀喇昆仑山，东南延伸接横断山脉怒山，是西藏自治区与青海省的界山。它北起小唐古拉山，南至西藏安多一线，南北宽达 160 km。唐古拉山的主体部分海拔都在 6000 m 以上，但相对高度多在 500 m 左右。

横断山脉：位于四川、云南两省西部及西藏东部呈南北走向山脉的总称，海拔为 2000 ~ 6000 m。北部山岭多雪峰和冰川，河谷深切，地形险峻，海拔在 4500 ~ 5000 m，最高峰贡嘎山海拔达 7590 m。

冈底斯山：西起阿里地区狮泉河，南界印度河上源噶尔藏布及雅鲁藏布江上游谷地，为藏北与后藏的分界线。长为 1040 km，南北平均约为 80 km，山岭平均海拔为 5800 ~ 6000 m。

喜马拉雅山脉：在中国、巴基斯坦、印度、尼泊尔、锡金、不丹边境地带，东段进入中国境内。地处西藏高原和南亚次大陆之间。山系西起克什米尔的南迦帕尔巴特峰（海拔为 8126 m），东至雅鲁藏布江大拐弯处的南迦巴瓦峰（海拔为 7756 m），略呈向南突出的弧形，长约为 2450 km；南北宽为 200 ~ 350 km；总面积为 594 400 km^2。

念青唐古拉山脉：位于西藏自治区中东部。近东西走向。西侧冈底斯山脉，东侧横断山脉。全长为 1400 km，平均宽为 80 km。平均海拔为 5000 ~ 6000 m。

青藏高原上有甲壳动物的鳃足类 59 种；昆虫 20 目、173 科、1160 属、2340 种。脊椎动物方面，在整个青藏高原有鱼类 3 目、5 科、45 属、152 种；陆栖脊椎动物共有 3 生 3 属、1047 种，占中国该类动物总数的 43.7%。在已列出的中国濒危及受威胁的 1009 种高等植物中，青藏高原有 170 种以上，高原上濒危及受威胁的陆栖脊椎动物已知有 95 种（中国现列出 301 种）。青藏高原有维管束植物 1500 属、12 000 种以上，约占中国维管束植物总属数的 50% 以上、总种数的 34.3%。青藏高原地区是中国重要的林区，还是中国少有的原始林区，常见的树种有乔松、高山松、云南松、铁杉、大果红杉、西藏柏和祁连圆柏等，其森林类型主要有亚高山暗针叶林带、松林、亚热带长绿阔叶林、低山热带森林、落叶阔叶林和落叶松林等。青藏高原虽然森林类型多样、树种繁多，但森林覆盖率低，而且分布不均匀；森林面积也较小，但其森林蓄积量和单位面积蓄积量较高，特别是西藏，森林蓄积量达到 22.66 亿 m^3。

二、气候特点

高原气候（plateau climate）是指高原地区所形成的特殊气候环境。

（一）低气压

大气压随高度的变化而变化，组成大气中各种气体的分压亦随高度的变化而变化。高原地区大气中的氧含量和氧分压随高度增加而递减，人体肺泡内氧分压也降低，因而动脉血氧分压和动脉血氧饱和度也随之降低。

大气压（PB）随海拔高度上升而降低，一般情况下，海拔每升高 100 m，PB 大致降低 7.45 mmHg，而水的沸点则下降 0.33 ℃。大气压是由组成大气的各种气体成分共同形成的压力，其中由氧产生的压力称为大气氧分压（PBO_2）。由于组成大气的各气体成分的体积百分比从海平面直到对流层保持恒定不变，但随大气压降低，大气中单位体积的氧分子密度降低，由氧所产生的压力降低。即 PBO_2 减小。PBO_2 与 PB 的关系为：$PBO_2 = PB \times 20.94\%$。人体吸入的空气经过呼吸道时被水蒸气饱和，所以吸入气氧分压（PiO_2）要低于大气氧分压（PBO_2），而肺泡气氧分压（PAO_2）由于受呼吸影响，则进一步降低。

由于 PBO_2 的大小只取决于大气压，因此随海拔高度上升，吸入气氧分压（PiO_2）和肺泡气氧分压（PAO_2）也随之降低，肺内气体交换、氧在血液的运输、组织氧的弥散等都将受到影响，从而引起组织、细胞供氧不足，造成机体缺氧。因此，高原缺氧属低张性缺氧，是由于外界环境的低氧而引起机体的缺氧，海拔越高，缺氧越重。

（二）寒冷干燥

高原环境对人体的另一种威胁是寒冷。气温随海拔高度的升高而降低，即海拔每升高 1000 m，气温平均下降 6.5 ℃。我国青藏高原平均海拔均在 4000 m 以上，气温一般较低，例如青海省西宁地区（海拔为 2260 m）全年平均气温为 5.8 ℃，可可西里的五道梁（海拔为 4640 m）全年平均气温为 − 5.9 ℃，西藏拉萨地区（海拔为 3640 m）全年平均气温为 5 ℃，那曲地区（海拔为 4520 m）全年平均气温为 − 4.1 ℃。高原大部分地区空气稀薄、干燥少云，地面接收大量的太阳辐射能量，近地面层的气温上升迅速，晚上地面散热极快，地面气温急剧下降。因此，高原一天当中的最高气温和最低气温之差很大，有时一日之内历尽寒暑，白天烈日当空，有时气温高达 20 ~ 30 ℃，而晚上及清晨气温有时可降至 0 ℃以下。因此，高原低氧和低温的双重作用极易导致冻伤和高山病的发生。高原风速大，体表散失的水分明显高于平原，尤以劳动或剧烈活动时呼吸加深、加快及出汗水分散出更甚。同时，由于高原缺氧及寒冷等因素的影响，使机体水分含量减少，致使呼吸道黏膜和全身皮肤异常干燥，防御能力降低，容易发生咽炎、干咳、口唇干裂、鼻出血和手足皲裂等。

（三）干旱

由于高原大气压低，水蒸气压也低，空气中的水分随着海拔高度的增加而递减，故海拔越高，气候越干燥。青藏高原年平均相对湿度不到 50%，冬季湿度常为零。

（四）强紫外线

强紫外线对机体也有影响。高原由于空气稀薄，水汽及尘埃较小，紫外线被大气吸收减少，辐射强度增加。紫外线是太阳辐射中的一个组成部分，波长范围为 200 ~ 400 nm。在海拔 4000 m 以上的高原，紫外线辐射量较平原增加 2.5 倍。在雪线以上和冰雪覆盖的高山，由于辐射增加，人体所接受的紫外线辐射量和强度明显增加。海拔越高，紫外线强度越大，海拔 1500 m 以上，每升高 300 m，紫外线强度增加 4%。

三、社会需求

（一）高原医学的内容及特点

高原医学的研究内容目前尚无统一的看法和明确的定义。高原医学是一门环境医学，其核心是研究低压低氧环境对人体的影响。高原低氧给人体所带来的问题是多方面的，如高原劳动力受限、高原衰退、高原生活质量下降以及各类急性和慢性高原疾病。另外，低氧与运动医学、航空航天医学、老年医学、急救医学、肿瘤学等学科关系十分紧密，它们都存在缺氧问题。根据有关资料，高原特殊环境对人体的影响主要表现在以下几个方面：

1．对心血管系统的影响　在高原，尤其是特高海拔地区（> 4500 m），心率可增至 85 ~ 90 次 / 分（平原地区为 75 次 / 分），肺动脉平均压可升至 25 ~ 35 mmHg（平原地区为 35 mmHg）。由于显著的肺动脉高压及心率增快，使心脏承受着沉重的压力负荷，导致高原性心脏病的发生。

2．对神经系统的影响　中枢神经系统（特别是大脑）对缺氧极为敏感。急性缺氧时，整个神经系统兴奋性增强，如情绪紧张、易激动。而慢性缺氧时出现失眠、多梦、记忆力减退、耳鸣、视物模糊等症状，同时慢性缺氧环境下易出现夜间睡眠呼吸紊乱，表现为频繁性觉醒、周期性呼吸、低通气甚至呼吸暂停。脑电图检查显示高原世居人群睡眠时相不同于平原人群，主要表现为总睡眠时间减少、觉醒时间增多，多半在浅睡眠状态，说明缺氧可严重影响脑神经功能，导致睡眠结构发生紊乱，睡眠质量降低，因此高原人易出现疲劳、嗜睡、记忆力减退、注意力不集中、工作效率低下、早老及早衰等现象，可能与夜间睡眠结构发生紊乱有关。

3．对消化系统的影响　急进高原后，消化腺的分泌和胃肠道蠕动受到抑制，除胰腺分泌稍增加外，其余消化食物的唾液、肠液、胆汁等分泌均较平原时减少，胃肠功能明显减弱，因此会出现食欲缺乏、腹胀、腹泻或便秘、上腹疼痛等一系列消化系统紊乱症状。在慢性缺氧条件下，由于血红蛋白浓度增高、血液黏滞度增加、血流速度缓慢等因素，胃黏膜血供受到直接影响，胃黏膜严重缺血、糜烂和坏死，易导致慢性胃炎和胃溃疡，慢性高山病（高原红细胞增多症）患者胃镜及病理学主要表现为慢性糜烂性胃炎、慢性浅表性胃炎和胃窦部线性溃疡等。显微镜下约 90% 可见胃黏膜出血或出血斑，呈水肿样变，约 81% 有黏膜糜烂、坏死，少数人在组织学上有轻度肠上皮化生和增生性改变。

4．高原衰退症　长期缺氧是高原衰退症发生的主要原因，表现为头痛、头晕、失眠、记忆力缺乏、注意力不集中、思维能力降低、情绪不稳、精神淡漠等，同时常有食欲缺乏、体重减轻、体力衰退、极度疲乏、工作能力下降、性功能减退、月经失调等，可伴有血压降低、脱发、牙齿脱落、指甲凹陷、间歇水肿、轻度肝大等。病程呈波动性，逐渐加重，发病率随海拔升高而呈现升高趋势，但转至低海拔处或海平面地区，症状逐渐减轻、消失。

5．高原特有疾病　高原低压低氧引起的高原特有疾病包括急性高山病（急性高原反应、高原肺水肿、高原脑水肿）和慢性高山病（高原红细胞增多症、高原性心脏病）。急性高山病是人体急进暴露于低氧环境后产生的各种病理性反应，是高原地区独有的常见病，常见的症状有头痛、失眠、食欲缺乏、疲倦、呼吸困难等。慢性高山病患者以显著低氧血症、过度红细胞增生为特征，常见症状有头痛、头晕、气短、乏力、记忆力减退，同时口唇、面颊部、指（趾）甲床等部位呈青紫色，面部毛细血管扩张，呈紫红色条纹，形成了本症特有面容，即“高原红”。脱离低氧环境之后，血红蛋白恢复正常，症状也逐渐消失，但再返回高原时又可复发。高山病的发病率与上山速度、海拔高度、居住时间以及体质等有关。但对每一个个体来说，在一定的海拔高度是否发病，不仅取决于环境因素，而且取决于机体本身的内在因素。

6．高原地区呼吸系统疾病　体内的氧从大气经过肺通气、肺弥散、血液氧合后，通过循环系统将氧气运送并分配到全身各组织和器官。在高原低压低氧环境中，肺总量、功能残气量及残气量容积均比平原地区高，肺保持在较高的膨胀状态，从而增加肺表面积，扩大肺内气体交换面积，有助于氧的弥散，但肺弥散功能是有限的，严重缺氧易发生肺间质水肿，使肺弥散功能下降。受高原特殊气候条件的影响，高原地区多易发慢性支气管炎、肺气肿、肺心病等呼吸系统疾病。

（二）高原人体格特点

全世界在高原居住历史最长的人群为南美洲的印第安人和喜马拉雅山的藏族人群。前者在安第斯高原生活了大约 10 000 年，后者在青藏高原生活了大约 25 000 年。研究证实，高原世居人世世代代生活在高原低氧的特殊环境，使他们的解剖学、生理学和组织学发生诸多改变，这些改变不仅表现在高原人体格上的桶状胸、杵状指、血型、体魄等方面的特征，还表现在身体的许多部位，包括呼吸、循环、消化、神经系统等结构和功能上的改变。

1．高原人胸廓特点 高原上肺通气功能的增强是机体适应低氧环境的重要机制。随着功能的改变，胸廓的解剖形态也会逐渐发生改变。1932年秘鲁学者发现，高原世居的印第安人胸廓指数（胸厚 / 胸宽 ×100）和胸腔容积比居住在低海拔的秘鲁白种人大，且呈现桶状趋势。有人对拉萨3472名儿童胸廓形态调查显示，藏族儿童胸廓前后径与左右径的比值明显大于汉族儿童，即藏族人胸廓呈圆形，而汉族人胸廓呈椭圆形，提示高原世居人群确有桶状胸的趋势。这种特征能使整个胸腔容积增加，通过过度换气，使双肺充气增加，肺容量和肺内表面积增大，有利于气体弥散，因而摄氧能力增强。

2．高原人血型特点 有关高原居民血型变化的说法不一，调查资料匮乏。早年南美学者报道，安第斯山印第安人的血型绝大多数为O型血。Quilici等发现，玻利维亚印第安人有95%为O型血，而秘鲁奇楚亚人O型血者占85%，艾玛拉人O型血者为93%。然而，在尼泊尔高原只有33%人为O型血，在西藏O型血者占42%。所以，O型血并不常见于所有高原居民。印第安人这种血型的改变与遗传、种族有关，而非高原环境所致。

3．高原人杵状指 杵状指亦称鼓槌指，表现为手指或足趾末端增生、肥厚，呈杵状膨大，使指（趾）端背面的皮肤与指（趾）甲所构成的基底角≥180°。杵状指见于多种情况，包括一些心血管系统疾病、许多肺部疾病以及营养障碍性疾病。杵状指在南美洲奇楚亚人较为常见，对950名奇楚亚人进行流行病学调查，其中59%的儿童、94%的成年人有杵状指。发生杵状指的程度有显著个体差异，多数为拇指和示指。在青藏高原虽未做大量流行病学调查研究，但从临床观察海拔4000 m以上高原居民出现不同程度的杵状指，特别是患有严重低氧血症的慢性高山病（Monges's病）患者最为常见。其病因目前尚未明确，可能是由于慢性低氧血症、寒冷以及长期接触冷水等，促使末梢血管痉挛、血管收缩、血流速度减慢，加重末梢组织缺氧，造成指端组织增生。

4．高原指甲凹陷症 是指甲局部性病变，表现为指甲扁平、粗糙、无光泽，典型者指甲反转呈匙状、马鞍状、槽状，故称指甲凹陷症。本症一般到高原后逐渐发生，回平原后好转并自愈。流行病学调查发现，其患病率为16.1%～30.2%，女性多于男性、重体力劳动者多于轻体力劳动者、移居高原者多于高原世居者，平原地区少见。说明高原缺氧、寒冷等因素造成末梢血管痉挛、循环不足，局部指甲长期营养不足而发生指甲凹陷。

5．高原红 又称为高原红脸蛋（plateau red face），是对高原地区人红血丝面部的一个通俗称谓，体现了高原红发病机制和临床表现及地域特点。高原红主要高发在高寒低氧地区，其发生与海拔高度有关。对居住在海拔4300 m和2300 m地区正常人进行调查显示，高原红的发生率分别为49.1%和15.3%，女性显著高于男性。

高寒、低氧、强紫外线辐射等因素使面部皮肤极易受到各种物理环境的刺激，导致面部皮下毛细血管内淤血形成，引发毛细血管扩张，呈现出片状、网状、条索状的红脸蛋。临床观察及实验室检查发现，高原地区出现红脸蛋的人，虽血红蛋白浓度略高于无红脸蛋的人，但他们无明显的高山病症状，运动耐力和生活质量均与无红脸蛋的人相同，因此，高原红是一种对低氧环境适应的表现，而并非是一种疾病。

（三）高原人风俗习惯及居住卫生特点

居住在青藏高原的居民包括汉族、藏族、蒙古族、回族、土族以及撒拉族等多个民族。每个民族都有其独特的风俗习惯及居住条件，这些情况与高原世居人群的健康密切相关。

1．风俗习惯 青藏高原有多个民族和多种宗教。各个民族形成了本民族的风俗习惯，每个宗教派系都有十分严格的宗教仪规，这些民族风俗习惯各不相同，但都具有其独特性。藏族由于受宗教影响，生活中禁忌的内容很多，忌食圆蹄牲畜和有爪子的动物，如骡、马、驴、狗、猫、鹰、乌鸦的肉；进帐篷时以男左女右的方式进入，也可以男左女右的顺序就座，坐后不能东倒西歪，腿不能伸向供佛和老年人的方向；供佛的酥油灯上不能接火吸烟或点蜡烛，佛像前必须保持清洁；不能用自己的器具去缸内取水，不能跨越亲人的衣服，不能故意打狗，不能用枪射击秃鹫和老鹰。

2．独特的民族特色饮食 藏族群众的食品具有其独特的民族特色，食品包括糌粑、酥油茶、牛羊肉、奶渣、乳酪、青稞酒等。蒙古族人世居草原，保留着以畜牧为主的生产方式，以奶和肉类食品为主，马奶酒、手抓肉、烤羊肉和奶茶是他们日常生活最喜欢的食品和待客佳肴。蒙古族人有特有的美食，如全羊汤、手抓羊肉、蒙古族馅饼、喇嘛糕等。所谓的全羊汤，就是将新鲜的羊肉配以羊的心、肝、肺、肚、肠等下水，切成条状，一起放入水中煮熟，然后放上各种作料食用，味道鲜美可口，颇受人们的喜爱。手抓羊肉是蒙古族人传统的食品之一，做手抓羊肉必须选用膘肥肉嫩的羊，就地宰杀，剥皮入锅，放入作料，进行蒸煮，色、香、味俱佳，是蒙古族人待客的美味佳肴，因为不用筷子，而直接用手，所以叫做手抓肉。回族和撒拉族的禁忌受到伊斯兰教教规的影响，禁食猪、狗、马、骡、驴等动物的肉及一切动物的血，凡宰食牲畜，必须请阿訇或清廉长者按教规屠宰，外教人或不清廉的教内人所宰肉食均视为不洁；禁吸烟、饮酒，倒水要顺手不能反手等。

3．居住条件　青藏高原上广大农牧区居民的住房条件及房屋建造独具特色。居住在高海拔地区的藏族牧民一般使用独特的牦牛毛帐篷。藏式毡房有方形、长方形和椭圆形等不同的造型。用牦牛毛编织而成的黑色毡子制作的帐篷，也称黑帐房。帐篷大小不一，较小的一般用两根柱支撑，大的一般呈四方体，有8根立柱支撑，这类帐篷顶部正中留一个可以开合的天窗，打开可以通风、排烟、散热，合盖能防风雨、保暖。帐篷前大帐篷布上有牵引绳，用木杆支起来就是门，天热时把门支高，帐篷内凉爽舒适。牦牛毛帐篷具有结构简单、支架容易、拆装灵活、易于搬迁等特点，而且在材质、色彩上与其他民族牧区毡房有明显的差异，成为青藏高原的独特景观。

在海拔较低的农牧区的城镇居民使用土墙、石墙与木墙结构的房屋。这种房屋一般为平房或二层楼，坐北朝南，平顶墙厚，形如碉堡，具有浓厚的民族特色，楼房的上层住人，下层多作为灶房、库房或畜圈。

青海省海西蒙古族藏族自治州、黄南藏族自治州以及河南蒙古族自治县等地区居住的蒙古族牧民一般使用蒙古包。蒙古包呈圆形，有大有小，大者可容纳20多人，小者也能容10余人。蒙古包的架设很简单，一般搭建在水草适宜的地方，根据蒙古包的大小先画一个圈，然后按照所画圈的大小搭建。蒙古包看起来外形虽小，但包内使用面积却很大，而且室内空气流通，采光条件好，冬暖夏凉，不怕风吹雨打，建造和搬迁都很方便，非常适合于经常转场放牧的人们居住和使用。近几年来，在党和政府的关怀下，高原牧区（包括西藏、青海、四川西北部高原）的游牧民搬进了城镇及周边新房，过上了定居生活，使各族人民的健康长寿更加有了保证。

（四）高原医疗需求特点

高原地区由于复杂恶劣的自然环境和社会背景，其医疗需求与保障完全不同于内地卫生保障体系。

1．医疗成本高　高原地区由于受社会经济发展的制约及高原特殊环境和气候条件的影响，加之地域辽阔，交通线长，卫生服务半径大（如青海省医疗服务半径约为39 km，是全国平均水平的13.9倍），导致卫生服务成本高。

2．卫生资源短缺　由于高原低氧等特殊环境，再加上经济发展相对滞后，农牧区卫生资源相对短缺，特别是高层次人才资源相对匮乏，卫生服务能力低下，质量不高，现有卫生资源配置利用率不高。

3．高原疾病的特殊性　高原地区寒冷、干燥、气候多变等条件使高原人易发生呼吸道感染，而且病程长、反复发作而难以治愈。如高原地区慢性支气管炎的患病率是平原的2～3倍，而肺心病患病率是平原人的9倍。另外，慢性胃炎、胃及十二指肠溃疡、胆囊炎、肺结核、肝棘球蚴病（肝包虫病）、关节炎等疾病的发病率也较高且较严重。

（朱明明）

第二节　青藏高原水文特征

水是生命之源，是所有生命体的重要组成部分，也是维持生命体日常生活的必备物质。工业生产与水利农业的发展同样离不开水的供给，同时水对气候具有调节作用，并不断影响着全球生态，雕塑着地表形态。

青藏高原气候高寒严酷，这对高原的水资源有着极大的影响。除东南部分区域外，大部分地区呈现一种干旱的状态。同时，青藏高原又是亚洲乃至世界一些巨川的发源地，所以高原水资源的动态不仅直接影响青藏高原地区的水资源利用和可持续发展，与此同时还将对亚洲乃至全世界产生影响。

一、巨川发源地

青藏高原由于其高亢的地理特征，成为众多河流的发源地，长江和黄河正是发源于此。

长江是中国第一大河，从长度或是年径流量来说，均位居世界第三。长江发源于青藏高原的唐古拉山脉各拉丹冬峰西南侧，其干流流经 11 个省、自治区、直辖市，于崇明岛以东注入东海，总干流长约 6397 km，比黄河（5464 km）长 933 km。长江流域地区在全国经济格局中具有举足轻重的地位，在这些成就中就有青藏高原的贡献。

黄河是我国的第二长河，是我国含沙量最多的河流，也是世界上泥沙最多的河流。黄河在兰州站的流域面积为 222 551 km^2，多年的平均流量在 340 亿 m^3，约占全流域年径流量的 54.8%，也就是说，黄河的水量一半以上来自青藏高原。

青藏高原地势高耸，除了是长江和黄河的发源地以外，也是亚洲主要国际河流的发源地。据研究，中国共有国际河流（湖泊）40 多条，其中主要的有 15 条，发源于青藏高原的就占 8 条。

在青藏高原发源的国际河流中，大部分是亚洲乃至世界的巨川，如澜沧江 - 湄公河，雅鲁藏布江 - 布拉马普特拉河，森革赞布 - 印度河，怒江 - 塞尔温江等。流经的国家有缅甸、泰国、老挝、越南、柬埔寨、印度、巴基斯坦、孟加拉等 12 个国家。

总之，无论长江，黄河，还是我国西南众多国际河流，均发源于青藏高原。以水量计，初步估算总计超过 6000 亿 m^3，约占全国地表总水量的 26%。所以青藏高原有“中华水塔”之称。

二、水资源

（一）河流、湖泊和冰川的分布

青藏高原上发育着众多的河流、湖泊、冰川和泥沼，是我国地表水的重要组成部分，在类型和时空分布上具有复杂多样性。

一个地区河流密度是水系分布特征的综合性指标，它与地区自然发育有着密不可分的关系。据统计，青藏高原内部的河网密度（喜马拉雅山南坡、柴达木盆地及高原外围的绿洲除外）为 0.06 ～ 0.73 km/m^3，属于我国河网密度中等稀疏或极稀疏的地区。

青藏高原的河流可以分为内流区和外流区两大部分。外流水系主要有属于太平洋水系的长江、黄河与澜沧江的上游部分，属于印度洋水系的印度河、雅鲁藏布江 - 布拉马普特拉河、怒江与伊洛瓦底江的上游。外流水系的河流多为常年有水的河流，其河流在青藏高原内分为三段：

1．河流起始段河流多弯曲和分叉，河谷内湖泊、沼泽、湿地有较广泛的分布。

2．流域高原边缘地段河流多为峡谷段，水流湍急。

3．上述两段之间的地段河流的谷形一般为宽狭相间。宽谷段河道明显分叉，窄谷段为峡谷，水流湍急。

青藏高原的外流和内流面积大致相当，内流面积略多。其主要的外流河是长江、黄河的上游，其中以雅鲁藏布江的长度最长，超过 2500 km。而长江和黄河在高原境内的长度分别占长江总长度的 36% 和黄河长度的 38%，即长江、黄河的 1/5 以上的河段是流经在高原之上。青藏高原的内流河无论从长度或是流域面积来看，都比外流河要小得多。

青藏高原内流区的面积占高原总面积的 50% 左右。在内流区，河水一部分潜入地下，一部分用于损耗蒸发，大部分注入洼地和凹陷的盆地，形成数以千计的大小湖泊。据统计，全国天然湖泊面积在 1 km^2 以上的有 2800 多个，总面积在 8 万 km^2 以上。青藏高原面积在 1 km^2 以上的湖泊有 1126 个，总面积为 39 206.8 km^2，分别占全国湖泊数量的近 40%，面积的 49%，是全国湖泊数量最多、面积最大的地区。

全国湖泊面积超过 500 km^2 的共有 27 个，其中有 12 个分布在青藏高原。与我国其他湖区不同，青藏高原的湖泊成群分布，而且以湖泊为归宿的水路网非常发达，特别是在藏北地区，构成了成片的相互独立的水系网络，为世界罕见。由于青藏高原的地域辽阔，气候及下垫面特殊，各地不同，致使湖水化学成分较为复杂，而且类型多样，几乎包括了我国湖泊的所有化学类型。

由于大部分湖盆是由地质构造、冰川侵蚀等形成的，与我国东部平原、蒙新高原和云贵高原大部分湖泊相比，青藏高原的湖泊较为深，由于湖泊的深度较大，所以湖泊的储水量也比全国其他湖区多。当然，在柴达木盆地有些湖泊很浅，有些已经成了干湖，例如察尔汗盐湖等。

由于湖泊水深、贮水量多、热容量大以及动力混合强烈等因素，湖泊的贮热量大，水文也相对稳定。因此高原湖泊对滨湖地区气候的调节作用要比平原湖泊显著得多。

中国是世界上中低纬度地带冰川数量最多、规模最大的国家，初步查明冰川总面积为 58 651 km^2，其中青藏高原的冰川面积约为 50 672 km^2，占全国总面积的 86.4%。

冰川作为固体的淡水资源，在青藏高原，其融水量对河流的补给作用十分明显。冰川主要是气候的产物，它的生成变化主要受气候条件的控制，青藏高原都是山岳冰川，它比大陆冰盖对气候的波动有更大的敏感性。

沼泽是地表水体的组成部分，青藏高原的沼泽主要分布在高原东部和藏南谷地，其中长江、黄河源区的沼泽分布面积最大。

（二）地表水资源

青藏高原是我国湖泊最集中的地区，其中湖泊的水文特征及水量平衡影响到高原河流的发育及生态运用。

湖水的温度是影响湖水各种理化过程和动力现象的重要因素，也是湖泊生态系统的基本环境条件。湖水的温度主要受太阳辐射和气温的影响，所以水温存在日内变化和年内变化。

一天内，一般表层最高水温常出现在 18 时至 20 时，最低水温出现在 8 时至 10 时，相对我国其他地区滞后 4 h。这是因为青藏高原夏季日出晚，日落也晚。最高水温出现在每年的 7 ～ 8 月，最低水温出现在 1 ～ 2 月。青藏高原湖泊水温年内变化小，最大年内变幅也只有 20 ℃左右，是全国湖泊年内水温变幅最小的地区。而气温的年内变幅是湖水温年内变幅的 2 倍。我国第一大微咸水湖——青海湖夏季表层水温最高可达 18.9 ℃，最低只有 6.0 ℃；秋季水温属同温层分布，冬季受封冻影响，表层水温呈逆温分布，相差 3 ～ 4 ℃；春季随着气温上升，湖水又过渡到正温分布。

高原上几乎所有的湖泊都有不同程度的结冰。湖面温度达 1.2 ℃时，首先在湖岸边形成冰。当湖水表层温度为 10 ℃以上时，冰层开始融化。决定湖泊冰情的主要条件是气候条件，尤其是气温。高原湖泊具有结冰时间早、终冰时间晚的特点。

透明度通常用萨氏盘在湖中的能见深度来表示。青藏高原湖泊主要由冰川融水、地下水补给，水深且含盐量高，湖中悬浮物很少，因此湖水透明度居全国之冠。多数湖泊水色呈青绿色或浅蓝色，水色主要取决于水对光线的选择吸收和散射的状况，是湖水重要的物理特性。青藏高原上散布着的众多蓝色或绿色的湖泊，就像一颗颗耀眼的宝石，无比绚丽。

湖泊水面会在风、气压变化等因素影响下处于多动的状态，同时入湖和出湖之间水量变化也会引起变化。相对河流而言，由于湖泊水体的调节能力低，水位变化小且变幅小，但仍具有年内、年际的变化。

冰川水文是指地球表面冰川积雪的水文现象、过程及其基本规律。青藏高原冰川积雪资源丰富。它们的分布、变化对本区生态环境和河流水资源，尤其对我国河流及上游的径流组成具有十分重要的作用。

青藏高原是亚洲主要大河、我国主要大河的发源地，而冰川融水是这些河流上源主要的补给水源。冰川融水补给占的比重从青藏高原四周向高原内部递增。西部山区内流河水系的冰川融水补给比重占 23% 左右，东祁连山甘肃河西地区河流冰川融水补给比重为 14%，向西至疏勒河水系达 32%。外流河水系冰川融水补给比率从西藏东南向雅鲁藏布江下游减少，怒江等河流补给比重不到 10%，向西随着降水减少，积雪增加，印度河水系的狮泉河、象泉河等河流冰川融水比重增加到 40% ～ 50%。

青藏高原平均海拔为 4000 m 以上，是高寒地区。除了藏南的外流河流域以外，大部分地区的年降水量稀少，对地下水的形成、运移和赋存不利。又因为青藏高原的山地占有很大的比重，山区的地下水与地表水之间有着密切的联系。而在盆地地区，如柴达木盆地，山前平原的地下水与地表水之间相互转换十分频繁。

除了气候因素外，青藏高原的水文地质条件主要受 3 个因素的影响：即地质构造和含水层的岩性、冻土及其分布、大地貌单元，其他地带性规律（如植被等）所起的作用相对较小。

青藏高原的地下水与其他自然地理区的地下水资源相比，有许多特殊性，归纳起来，有如下几点。山区的地下水主要补给了河流，成为河川径流中基流的组成部分。山前平原的地下水主要由地表水渗漏所补给。温泉有广泛的分布，青藏高原的地质环境独特，经过多次的地壳抬升，特别是喜马拉雅山的强烈抬升活动，使高原地区急骤隆起，岩层褶皱剧烈，断层发育，大小构造线分布较广。

虽然除藏东南地区外，青藏高原的年降水量大都较为稀少，但地质构造极为不同，特别是喜马拉雅造山运动的强烈抬升，使高原地区急骤隆起，岩层褶皱的向斜、背斜以及各种构造裂隙中，常有承压水分布，一些大的断裂带里也有脉状水。此外，青藏高原的干寒，使得物理风化作用十分强烈，洪积物、冲积物随处可见。加之在古代冰川和现代冰川的作用下，有许多冰碛物，由大小不等的岩块碎屑及泥沙组成，有些厚度可在 100 m 以上，这些物质颗粒组使得雨水和融水较易渗入，形成地下水。

在计算不重复的地下水资源量的基础上，我们也应该了解包括山丘区和平原区的天然地下水资源量，尽管它们是与地表水重复的，但其数量还是很大的。已有资料显示，在西藏地下水的重复量高达 1301.3 亿 m^3。在青海可达 266.7 亿 m^3。其中黄河流域 90.38 亿 m^3、长江流域 65.88 亿 m^3，内流河流域 66.96 亿 m^3。总计在青藏高原有 1568 亿 m^3 的天然地下水资源量。这些水量虽然是重复量，但在水资源利用方面仍然有着重要的意义。

（三）水质

与所有的资源一样，水资源也包括数量和质量两个方面。特别是近年来，由于社会经济的发展和人口数量的增加，水污染的问题日益严重。解决水污染的问题是保护生态环境的重要组成部分。水质包括了河川径流水质、湖泊水质、地下水水质和冰川水质等。河流水化学是河流水文水资源的特征之一。为合理利用水资源，必须了解河流水体在自然界循环过程中所形成的水化学特征及时间与空间的变化。

天然水是一种复杂的溶液，含有多种化学元素，考虑到水中的钙、镁、钠、钾、氯化物、硫酸银、重碳酸和碳酸等主要离子的含量已占天然水中所含离子总量的 98% 左右，所以上述 8 种离子的总和就可以代表水中的矿化度。

在湖泊水化学研究中，与河水相同，湖水中的 8 大离子占全部湖水离子总量的 98% 以上，因此我们只要用主要离子便能对湖水化学类型进行划分。青藏高原的湖泊多为内陆湖，根据青藏高原湖泊水化学的具体情况，将湖泊按化学成分划分为两大类：一类是普通湖泊，是高原湖泊的大多数，约占总湖泊数的 73.3%；另一类是盐湖，占高原湖泊总数的 26.7%。

关于冰川的水质，一般人们都认为冰川是所有水体中最纯洁的水，不少厂家的所谓纯净水或矿泉水还使用冰川的招牌。实际上，我国的冰川都位于高山地区，直接以冰川的融水作为纯净水或矿泉水的可能性不大。冰川水的矿化度是评价冰川水质最重要的指标。同 pH 一样，与我国其他冰川区相比，青藏高原冰川的矿化度较高。

青藏高原被称为世界“第三极”，人烟稀少，无论是地表水（包括河流、湖泊、冰川等），还是地下水的水质，受人类活动影响都很少，因此各种水体受污染而不能利用的情况极为少见。从总体上看，除盐湖和咸水湖外，青藏高原自然水体的绝大部分是洁净的，水质适宜饮用。

（四）水力资源

由于这些河流从高原流向四周海拔较低的地区，因此，河流坡度陡、落差大，加上河流流域面积大，高原边缘地区降水丰沛，河水流量不仅为我国提供了丰富的水力资源，也蕴藏着丰富的水力资源。

从河流流域看，雅鲁藏布江水力资源蕴藏量最大，为 11 347.73 万 kW，长江其次，为 9339.88 万 kW，分别占高原地区水力资源蕴藏量的 34% 和 28%。从各省区看，西藏自治区水力资源蕴藏量最大，为 20 055.93 万 kW，其次是四川省，为 6996.11 万 kW，分别占高原地区水力资源蕴藏量的 61% 和 21%。

由于受地形和大气环流影响，青藏高原降水由东南向西北递减，高原的广大腹地降水稀少，而且地形较平坦，河流不发育，形成很多内陆河、时令河，缺乏水力资源形成条件。而高原边缘地区地形高差大，降水丰沛，河流发育，河流水量大，河床坡度陡，落差大，水力资源蕴藏量极其丰富。因此造成水力资源蕴藏量在地区上分布极不均匀。水力资源地区分布基本格局是东部、南部和东南部地区丰富，而西部、北部、东北部地区贫乏。

（五）水资源分布

水资源总量是指降水形成的地表和地下水的产水量，不包括过境水量。水资源总量等于地表水资源量和地下水资源量之和减去两者之间的重复量，实际上等于地表水资源量加上山前侧渗补给量、降水对平原地区地下水的补给量和河床潜流量之和。青藏高原是以地表水资源为主的地区，因此地表水资源的分布基本上就代表了青藏高原大部分地区总水资源量的分布。青藏高原的总水资源的地区分布，从南到北，具有显著的地带性规律，从湿润到干旱的环境，水资源的数量有很大的不同。

（黄　璐）

第三节　青藏高原地理（地貌）特征

一、地貌轮廓基本特征

（一）地貌基本格局呈北西西 – 南东东走向

受地质构造运动控制，地貌基本格局呈北西西 - 南东东走向，地貌单元基本上沿纬线方向呈带状分布。自北向南依次为祁连山 - 阿尔金山、柴达木盆地 - 共和盆地 - 河湟谷地及黄南低地、东昆仑山脉、青南高原、唐古拉山脉。总的表现为北部山地，中部盆地、谷地和低地，南部高原。使高大山脉、山间盆地、高原相间排列，呈现马鞍形地貌格局。这些近乎东西走向的高大山脉往往成为重要的自然地理分界线和行政区划的界山。

（二）地势高耸且高低相差悬殊，并自西向东逐渐倾斜

青海省平均海拔在 3500 m 以上，青南高原海拔超过 4200 m，高原西部海拔在 4700 m 以上，布喀达坂峰海拔为 6860 m，是青海省的最高点。青海省东部海拔大都在 3000 m 以下，最低点位于湟水河在民和县下川口村出省处，海拔为 1650 m，全省地势自西向东倾斜，高差超过 5200 m。

西高东低，且地势高低悬殊，使得青海省内大河自西向东流；由于地势强烈下降、水量充沛，蕴藏着丰富的水力资源，成为我国水力资源丰富的省份之一。这种地势有利于东南气流和西南气流伸入东部地区，形成一定的降水量，利于农牧业发展。

（三）地貌类型复杂多样

青海高原地貌类型复杂多样，有高耸挺拔的山脉、辽阔的高原、大小及高度不等的盆地、和缓起伏的丘陵、宽展的谷地及幽深的峡谷等。盆地约占全省面积的 30%、河谷占 4.8%、山地占 51%、戈壁荒漠占 4.2%。在太阳、风、水等外力作用下，加上各地岩性不同，形成的地貌类型更是丰富多彩、千姿百态。

（四）外营力作用下形成的地貌类型具有明显的地域特征

东部地区降水相对丰沛，外营力以流水作用为主，侵蚀和堆积作用活跃。省内降水量自东向西递减，使地表切割深度和密度表现出东南部强，向西北部逐渐变弱的特点；西部在干旱、极干旱条件下发生风化，为风力作用强烈区域；南部地势高亢，大都全年平均气温在 0 ℃以下，为冰缘和寒冻作用强烈区。各地外营力不同，东部以流水地貌为主，如黄土地貌、河流地貌、丹霞地貌；西部以风力地貌为主，如风沙地貌、雅丹地貌；南部为高山和高原的冰缘地貌、冰川地貌、冻土地貌；湖泊分布区的湖泊地貌等。地貌类型的地区分布具有明显的地域差异，也有叠加和交织现象，造成了自然环境的复杂多样性。

（五）地貌类型具有垂直地带性分布规律

由于地势高低悬殊，不同高度水热条件不同，导致了外营力在垂直方向上的分带与相应地貌形态成层分异的特点。如从一个深切的河谷地段向上至极高山顶部，往往在最低部流水作用下，河谷地形成冲积平原、阶地、台地，西部干旱区域，发育干燥地貌类型，风积、风蚀地貌等；向上流水、风力作用减弱，冰缘冻土地貌有所加强；至山体顶部或一定高度，冰缘、冻土作用强烈，冰川发育，形成典型的冰缘地貌、冻土地貌、冰川地貌等类型。大部分地域表现出地貌外营力在垂直方向上成层分异规律和水平方向上成片分异规律相结合，是造成地貌类型复杂多样的重要因子之一。

二、主要地貌类型

青海省山地分布广泛，面积约占全省总面积的一半以上。众多山脉的有序排列，构成了全省地貌轮廓的基本骨架，成为重要的自然地理分界线。

（一）山系

依地质构造演化体系分为五大山系。祁连山系、阿尔金山系位于青海省北部和东北部，当金山口为这两大山系分界处，它们共同组成了分割塔里木盆地 - 河西走廊与柴达木盆地 - 共和盆地的界山。

1．祁连山系　为青藏高原东北部的一条巨大边缘山系，西至当金山口与阿尔金山遥遥相对，东至乌鞘岭，北靠河西走廊，南临柴达木盆地北缘和湟水谷地北缘，黄河斜贯于南面。它是由一系列大致相互平行的北西或北西西走向的山脉和山间谷地相间排列而成的。在青海省内长 800 km，宽 200 ～ 300 km，大部分海拔为 4000 m，西南部海拔在 5000 m 以上。

疏勒南山是祁连山系最高峰，是由数个相对高差不大的山峰聚集组成的块状山体，故称“团结峰”，主峰岗则吾结峰，海拔为 5826.8 m。疏勒南山是祁连山系中现代冰川最为发育的一条山脉，位于哈拉湖北岸的岗纳楼冰川，长为 8.4 km，是祁连山系在青海一侧最长的山谷冰川。

位于青海湖东的日月山是一条北北西向的断块山，海拔为 4000 m 左右，为我国季风区与非季风区、外流区域与内流区域的分界线，是传统观念上黄土高原最西缘、青海省内农业区与牧业区的分界线，成为我国非常重要的一条自然地理分界线。

2．阿尔金山系　呈北东 - 南西向绵延于青海省西北部，成为柴达木盆地与塔里木盆地的界山。东北端在当金山口与祁连山系相接，西南端与昆仑山系北部祁漫塔格山相交，在青海省境内长约 370 km，宽为 15 ～ 20 km。平均海拔为 4000 m，最高峰为阿尔金山峰，海拔为 5798 m。阿尔金山系是由一系列雁行状山脉和谷地组成的，地貌上表现为祁连山系与昆仑山系之间的联系地带。

阿尔金山系深居内陆腹地，降水极少，低温，极干旱，干燥剥蚀作用强烈，岩性裸露，山坡多为岩屑坡，形成了典型的高山荒漠自然景观。主要支脉有安南坝山、南极尔山、阿哈提山等。

3．东昆仑山系　昆仑山系西起帕米尔高原东部，横贯我国新疆、西藏、青海、四川四省（区），全长为 2500 km，海拔为 5500 ～ 6000 m，有许多超过 7000 m 的山峰，成为世界著名大山之一。东经 89°20′ 进入青海省境内，称之为东昆仑山，长约 1200 km，呈北西 - 南东走向，成为柴达木盆地和青南高原的界山。地势自西向东倾斜，位于西部的布喀达坂峰海拔为 6800 m，是青海省的最高点，海拔 6000 m 以上多称为雪峰和冰川。

东昆仑山系地势异常高峻，南北坡明显不对称，北坡陡峭，与柴达木盆地之间形成高达

1500～2500 m 的高差，源自北坡的诸多河流汇入柴达木盆地；南坡平缓，与青南高原高差 500～1000 m，源自南坡的河流汇入羌塘高原内陆盆地和长江、黄河等外流水系。东昆仑山系横亘于青海省中部和中南部，南北部自然地理环境差异明显，成为省内重要的一条自然地理分界线。

东昆仑山系从北向南由北、中、南三列近乎平行的山脉组成：北列为阿喀祁漫塔格山、祁漫塔格山、楚拉克塔格山、沙松乌拉山、布尔汗布达山、鄂拉山；中列为阿尔格山、博卡雷克塔格山、唐格乌拉山、布青山、阿尼玛卿山；南列为可可西里山、巴颜喀拉山，向东延伸与四川西北部岷山、邛崃山相接。这三列山脉构成了青南高原地貌的基本骨架。

4．唐古拉山系　位于青海省西南部，是青海省与西藏自治区的界山。西起赤布张湖，沿青海、西藏两省（区）边界，北向东绵延 700 km，与横断山脉相接，大致呈北西西 - 南东东走向，海拔为 5400～5700 m，宽为 160 km，不少山峰海拔在 6000 m 以上，主峰各拉丹冬峰海拔为 6621 m。

唐古拉山系多年冻土发育，最厚达 100 m。雪线高度由东部的 5300 m，向西上升为 5800 m，冰川规模也由东向西逐渐增大，各拉丹冬峰和尕恰迪如岗峰成为冰川分布最集中的地段。大规模冰川遗迹的存在为研究青藏高原古地理环境、世界性气候变迁有重要意义。沿断裂带多处有热泉水出露，如华台温泉等。复杂的地质过程，形成铁、铜、铅、锌、钼等多种矿床和质地优良的唐古拉水晶。

5．秦岭山系　是横贯我国中部的一条东西走向的褶皱山系，是我国自然地理上南北的一条重要分界线，东起河南省中部，向西经陕西中部、甘肃西南部延伸到青海省东南部。青海境内称之为西倾山，省内东西长为 270 km，宽为 30～50 km，海拔为 4200～4500 m，最高峰位于甘青边界的哲合尔拉布肖，海拔为 4510 m。山地上部多有古冰川遗迹，冰缘冻土地貌发育，沼泽广布。北坡平缓，南坡濒临黄河谷地而陡峻。山体主脊多处被河流切穿，多形成峡谷。

（二）青南高原

青南高原位于青海省南部东昆仑山系和唐古拉山系之间，平均海拔为 4200 m 以上。东面与西面分别与四川、西藏两省（区）相邻。其位于北纬 31°30′～36°15′，东经 89°30′～102°30′，面积 47 万 km^2，占全省总面积的 65%。行政区划包括玉树藏族自治州、果洛藏族自治州全境、黄南藏族自治州、海南藏族自治州南部和海西蒙古族藏族自治州唐古拉山乡。

地质构造自北向南由东昆仑华力西地槽褶皱系、巴颜喀拉印支早期地槽褶皱系、巴塘 - 结扎印支地槽褶皱系、唐古拉燕山期地槽褶皱系组成，是古地中海（特提斯海）构造带的重要组成部分。岩层以不同地质时代的砂岩、板岩、页岩、灰岩以及中性、基性和超基性火山岩侵入体组成。中生代以后，全区处于轻微上升和剥蚀阶段，地貌上表现为近似准平原化。古近纪、新近纪以来，特别是上新世晚期到早更新世喜马拉雅第二幕运动中，北部沿以昆仑山主脊带南侧断裂带，南部以唐古拉褶皱带北侧雁石坪断裂带，差异性整体上升，成为我国地势第一阶梯的腹心部分。上升幅度西部大于东部，地势自西向东倾斜，构造线与岩层走向，西部基本呈东西向，向东逐渐变为北西 - 南东向、南 - 南东向。

本区特殊的地质构造，高耸的冰峰雪山与开阔平坦的山原地貌异常突出。东昆仑山系及其众多支脉，唐古拉山系横亘其间，这些高大山脉海拔在 5000～6000 m 以上。内、外营力在不同区域内作用力的不同，使得各地地貌形态有着很大的差异性。位于西部的可可西里地区是羌塘高原的重要组成部分，海拔在 4800 m 以上，山体海拔在 5500 m 以上，高原面流水侵蚀微弱，地表形态十分和缓，或轻微的波状起伏，高差数百米，高原面完整，因而称为“山原”。低温少雨，形成高寒荒漠景观，至今是人类生存的禁区，被称为“无人区”。

中部地区海拔在 4200 m 以上，年降水量 300～400 mm，地面较湿润，河湖较多，流水不畅，在地势较低的滩地和河谷地带，广泛发育沼泽沮洳地和淡水湖泊。虽流水强度有所加强，地表多呈现线状切割的山地，但仍以波状起伏的山原地貌形态为主。

东南部地区，长江、黄河、澜沧江及其众多支流迂回曲折，蜿蜒于高山草地之间，地势由第一阶梯向第二阶梯过渡，被河水强烈侵蚀下切，形成高山深谷区，海拔为 3500～4000 m，相对高差 700 ～ 800 m，不少在 1000 m 以上。东北部阿尼玛卿山以北是被黄河从北、西、南三面环绕的地区，是青南高原地势最低的部分，海拔为 2500 ～ 3000 m，黄河及其支流侵蚀切割较深处形成许多台地、谷地，河谷内发育有多级阶地。河谷和山间盆地地势低平，气候温和，适宜发展高原河谷农业。

（三）盆地

青海省有全国四大盆地之一的柴达木盆地，还有分布在高山峻岭之间的山间盆地，如青海湖盆地、哈拉湖盆地、茶卡盆地、泽库盆地、星宿海盆地等。也有在河谷中盆峡相间的地貌格局，形成规模不等的小型盆地，如黄河谷地内共和盆地、贵德盆地、循化盆地等，湟水谷地有西宁盆地、乐都盆地，大通河谷地有门源盆地等。这些盆地大都是构造断陷盆地，与青海省大地构造运动息息相关。

1. 柴达木盆地　“柴达木”蒙古语意为“盐泽”，因盆地内盐极为丰富而得名，位于北纬 35°13′ ～ 39°18′，东经 90°07′ ～ 99°20′。四周被阿尔金山 - 祁连山和东昆仑山及其支脉所环抱，东西长为 700 km，南北宽为 150 ～ 200 km，面积约为 20 万 km^2，占全省总面积的 1/3。盆地海拔为 2700 ～ 3500 m，是我国地势最高的内陆山间大盆地。

柴达木盆地地质构造是被后期构造复杂化了的古老地块，具有晚元古代变质岩系构成的结晶基底。这一古老地块同周围山地之间均有深大断裂发育。自古生代以来，特别是侏罗纪，四周山地褶皱或断块上升，古老的柴达木地块则相对下陷，形成了构造断陷盆地，这些断裂带一直控制着盆地的构造运动。柴达木盆地地貌格局与第四纪以来青藏高原强烈隆升有着密切的联系。

盆地内主要地质时期的地层均有分布，古近纪以前元古代、古生代、中生代地层分布于北部和东部的一些山地，富含多种金属矿产资源；新生代古近纪、新近纪地层广泛分布于盆地相对沉降较强的南部低地，蕴藏有丰富的石油、天然气和盐类等多种矿产资源。

柴达木盆地的地貌是构造断陷内营力和河湖沉积物在干燥条件下与强劲风力相结合的产物，在这种营力组合下形成了如下几种主要地貌类型。

（1）干燥剥蚀中低山与山间盆地：是指盆地北部由古老变质岩系组成的山地，海拔为 4000 m 左右。因深居内陆，降水稀少，岩石物理风化作用强烈，地表岩石裸露，冲沟发育。中低山之间为一系列次级山间小盆地，水热条件良好，成为重要的农牧业生产基地。

（2）风成地貌：盆地内干燥荒漠环境，风力强劲，风成地貌发育典型且分布很广，是盆地地貌最显著的特点。发育于盆地西北部古近纪晚、新近纪早期湖相地层上的风蚀残丘，即“雅丹地貌”十分壮观；盆地西北部和南部的风沙地貌亦称风积地貌，流动沙丘高度一般为 5 ～ 10 m，少数也有超过 30 m，祁漫塔格山北坡山前洪积扇的新月形沙丘有的高达 50 ～ 100 m。

（3）山麓冲洪积倾斜平原：分布于柴达木盆地南缘那仁格勒河、乌图美仁河、格尔木河、诺木洪河、柴达木河等流水作用区。山麓冲洪积倾斜平原沿昆仑山北麓延伸数百千米，平均宽度为 25 km 左右。从山地向盆地内部依次为砾石带、砂土带和细土带。砂土带的下部和细土带的上部水土条件良好，成为盆地农田、城镇居民点、工厂及企业集中分布区。

柴达木盆地地貌类型除复杂多样的特点外，还有下面一些显著特点：冲洪积倾斜平原、湖积平原，除阿尔金山南麓少数部位呈不连续外，其他部位呈环带状分布结构；盆地平面近似三角形，沉降中心与几何中心的不一致性，破坏了盆地地貌，呈环带状结构特征；盆地地貌发育不仅有以盆地中部为中心的环带状结构，而且有以次级小盆地为中心形成次一级环带状地貌结构的特点。

2. 共和盆地　位于青海南山和鄂拉山之间，东西长为 160 km，南北宽为 30 ～ 40 km，面积为 5400 km^2，底部海拔为 3000 m 左右。地质构造属祁连山地槽褶皱带和昆仑山地槽褶皱带之间前寒武纪稳定地块，海西期和印支期下沉形成中新生代断陷盆地。基底主要由三叠系浅变质砂板岩、石炭 - 二叠系大理岩和印支期花岗岩组成，盖层下部主要为中生界侏罗 - 白垩系及新生界古近系岩层组成，厚为 700 ～ 4000 m，广泛出露于盆地北部、曲沟一带，厚约为 800 m。新近纪岩层厚为 500 m，覆盖全盆地。共和盆地古近纪晚持续下沉，形成共和古湖，当时气候炎热潮湿，古湖为内陆淡水湖。晚期气候趋于干旱，水质开始盐化。晚更新世开始回返，气候更趋干旱，茶卡、沙珠玉从统一的黄河水系中分化出来成为内陆水系，黄河下切，古湖消失。

黄河以南西 - 北东向穿过共和盆地，强烈侵蚀下切作用，两岸形成宽展的冲积平原，组成物质多以砾石、砂、粉砂为主，有三级高阶地（台地），形成明显的阶梯状地貌特征，藏语称“塔拉”，意为平地。头塔拉（第一阶地）高出河面 380 m，上有沙丘、砂砾石，东南部最宽处为 10 km，由早更新世河湖相地层组成；二塔拉（第二阶地）高出河面 500 m 左右，最宽处约为 10 km，土层较厚，土质稍细；三塔拉（第三阶地）高出河面 550 ～ 850 m，在流水和风力作用下，稍有起伏，最宽处可达数十千米。头塔拉以下黄河两岸发育有 7 级阶地，宽为 1 ～ 3 km。塔拉地势平坦，发展农牧业有着较大潜力。

共和盆地风成地貌分布很广，沙丘的流动对农牧业生产及人民生活带来严重威胁，还有一种早已停止活动的古沙丘。因开发利用不合理，古沙丘也将复活，对生态环境造成了严重破坏。

3．青海湖盆地　是祁连山系中最大的内陆山间盆地，面积为 3.5 万 km^2，四周被海拔为 4000 ～ 4500 m 的大通山、日月山、橡皮山和青海南山所环抱。中间地势平坦，海拔为 3200 ～ 3500 m，最低处有我国最大的湖泊——青海湖。

关于青海湖盆地地质构造成因，更多专家认为盆地位于一个大向斜构造中，形于中生代初。从三叠纪以后，堆积了从侏罗纪到古近纪陆相沉积层，后基本处于构造上升剥蚀环境，盆地尚未形成。古近纪末的喜马拉雅运动，原盆地区沿早已存在的断裂带发生了强烈而复杂的断块升降运动，周围的青海南山、大通山、日月山隆起为更高的山地，自白垩纪至古近纪形成的夷平面，成为盆地周围山地的第一级夷平面。盆地内广泛堆积了古近纪、新近纪及更新世地层，主要岩性为砖红、灰黄色砂岩、砂质泥尘与黏土质泥岩，砂岩具河流相交错层理，这时盆地地形已形成，但青海湖是否形成证据不足。古近纪末的喜马拉雅运动，青海湖盆地周围山地的第二级夷平面形成，盆地内沉积物及古气候特征分析，这时的青海湖属于一种浅湖环境。

新近纪末期，本区又一次强烈的差异升降运动，湖盆周围山地进一步隆起，形成了第三级夷平面，其中日月山隆起最为强烈，且隆升的速度超过河流下切侵蚀的速度，倒淌河（布哈河中游）与曲乃亥河之间形成了分水岭，青海湖盆地相对下沉，青海湖盆地内陆生涯从此开始，从地层分析，青海湖从浅湖环境转为晚更新世中后期的深制环境，而且湖水面更加广阔，森林植被广泛分布，反映了当时气候温凉、潮湿。

从青海湖周围古湖岸线遗迹分析，全新世初期的青海湖可能到达目前海拔 3290 m 处，现在湖滨一带的平原大部分位于湖底之中，北岸抵达石质台保持最大规模，湖西第三级湖蚀台地高出现代湖面 100 m，海心山第四纪湖蚀台地 70 ～ 71 m，哈尔盖河丘陵斜坡上的浪蚀壁龛高出湖水面 100 m。以此推理，当时的古湖面的前沿南侧可达青海南山山麓脚下。

青海湖盆地地貌类型多样，从盆地最低部至山顶部，依次是水面、滨湖平原、冲积平原、河谷平原、丘陵、低山、中山、高山，呈阶梯状上升。青海湖西、北面河漫滩、三角洲及河流阶地和堆积阶地发育；东北部有大面积风沙地貌发育，有沙丘、沙堆、沙垄，东部多为固定和半固定型；由于湖水的侵蚀、退缩，在湖滨平原上发育有多级湖蚀阶地和湖堤，一般高出湖面数米，最高可超过 50 m；湖西多见湖蚀基岩阶地，湖东有连岛沙坝、沙咀，沙堤以湖东耳海一带最为发育。平原与山麓接触带多见坡积裙和洪积、冲积扇。盆地内高、中、低山与该地区存在的三级夷平面相当。高山地有冰川分布，冰蚀地貌和冰积地貌发育，下部还有古冰川地貌遗迹。近 1 万年来，由于世界性气候变暖和人类的活动，湖面缩小，湖水水位在下降，从母体青海湖分离出尕海、耳海、新尕海、海晏湾湖等。

4．外营力作用下形成的地貌类型

（1）流水侵蚀地貌类型：有河谷地貌、台地和山地地貌两种。省内河谷地貌主要的有湟水谷地、黄河谷地、大通河谷地、隆务河谷地、玉树通天河谷地、澜沧江谷地等。谷地内海拔较低，水热条件良好，是青海省内主要的农耕区和畜牧业生产基地，是青海省内主要经济区。

台地和山地地貌分为流水侵蚀台地和流水侵蚀山地两种，前者分布于青海湖盆地、共和盆地周围，祁连山北翼前缘山地东部及大通河上游宽谷盆地中。流水侵蚀山地全省广泛分布，主要集中分布于降水量较多的东部和东南部。

（2）流水堆积地貌类型：该地貌类型是河水挟带泥沙物质堆积而成的，有3种类型。①山麓冲积（洪积）平原：祁连山南麓、青海南山两侧、东昆仑山北麓、中吾农山南侧等有大面积分布；②冲积平原：大河流经宽谷盆地形成的河谷冲积平原分布普遍，如黄河谷地、湟水谷地河谷冲积平原，柴达木盆地东昆仑山北麓柴达木河、香日德河、诺木洪河等形成的冲积平原带；③山麓冲积（洪积）台地：祁连山北麓、共和盆地两侧山前以及湟水上游谷地、大通河谷地、疏勒河谷地等宽谷中广布。

（3）冰缘作用及其冰缘地貌：在青海省，冰缘现象有雪蚀洼地、冰缘突岩、融冻夷平面、石冰川、冻土多边形、冻胀草丘、古冰丘、冻胀石林、岩屑坡（石流坡）、石海、热融洼地、融冻蠕流、冰缘不对称宽谷等40多种类型。冰缘作用下的地貌类型有冰缘作用台地、冰缘作用丘陵、冰缘作用低山、冰缘作用中山、冰川冰缘作用高山、冰缘河谷沼泽平原。

（4）冰川作用及其冰川地貌：冰川在本身重力和气候等外力作用下，以一定的速度向低地滑动，这一过程中有强烈的侵蚀作用，主要表现为挖蚀和磨蚀，形成冰蚀地貌，有角峰、刃脊、冰斗、形谷、悬谷、羊背石等。冰川的巨大搬运、堆积作用形成冰碛地貌，冰碛地貌有冰水平原、冰碛平原、冰碛台地、冰碛漂砾等。

（5）风力作用及其风成地貌：地面疏松物在强劲风力的作用下，发育各种类型的风成地貌，有风蚀地貌和风积地貌。

风蚀地貌集中分布于柴达木盆地西北部，多以风蚀残丘、风蚀洼地形态为主，共和盆地黄河两岸风蚀地貌分布也较普遍。风蚀残丘根据外部形态有垄岗状、鼻状、覆舟状、峁状、桌状、麦垛状、锥状、柱状、城堡状、鳍脊状等几十种残丘。这种地貌以新疆罗布泊附近雅丹地发育典型而得名“雅丹地貌”。柴达木盆地西北部南八仙、开特米里克等地这种地貌发育典型、范围广，成为国内雅丹地貌分布最为典型地之一。

风力作用下堆积形成的风积地貌，常见的有新月形沙丘、沙丘链、格状沙丘、沙垄、沙山、沙堆等。青海省有柴达木盆地、共和盆地、青海湖盆地三个风积地貌区。其中柴达木盆地风积地貌区范围广，沙丘移动速度快；青海湖盆地风积地貌区沙丘分布密集且形体高大，尤以金子塔形沙丘最为引人注目，走向与湖岸和山地延展方向一致。

（6）湖水作用及其湖泊地貌：湖水作用形成的地貌类型有湖积平原、河湖沉积平原、盐湖沉积平原和湖积冲积台地。

湖积平原分布在现代湖泊周围的平坦开阔地区，青海湖、哈拉湖、扎陵湖、鄂陵湖的湖积平原分布很广。河湖沉积平原一种是由河湖物质堆积形成的，分布在河流注入湖泊的三角洲地区，如布哈河三角洲平原，布哈河水量大、含沙量较高，使三角洲平原以平均每年约100 m的速度向湖区推进；另一种是宽谷盆地中河流串通湖泊时形成的串珠湖泊群上的平原，如在托托河、通天河、楚马尔河谷地中多有形成。盐湖沉积平原是干燥环境下盐类地表积聚形成的平原，分布于柴达木盆地第四纪古湖泊消失后的低洼地区，如台吉乃尔 - 达布逊 - 霍布逊湖群周围盐湖沉积平原得到广泛发育。湖积冲积台地是古湖相堆积平原经现代河流切割所形成的一种地貌，这种地貌见于共和盆地的三塔拉（地貌学上称为“阶地”），东西延伸达150 km。

还有湖堤（砂砾堤）地貌，青海湖周围砂砾堤分布密集，是古湖岸线的重要标志之一，东岸砂砾堤耳海多达9条，相对湖面高度为40 ~ 50 m。湖积冲积台地地貌是古湖相堆积平原经现代河流切割所形成的一种地貌，见于共和盆地的三塔拉、二塔拉。

湖蚀地貌分布较广，青海湖湖蚀岸按岩性不同分为砂质崖带、砂砾质崖带、石质崖带。托素湖有高为50 m左右的湖蚀岸。青海湖滨石乃亥北山东段湖蚀阶地有2级，分别高出湖面25 m和45 m；海心山湖蚀阶地有4级，上有不连续的湖相沙砾层。

（7）黄土地貌：青海省内日月山以东、冷龙岭以南、阿尼玛卿山以北的广大区域是我国黄土高原分布的最西缘，面积为2.48万 km^2，约占我国黄土总面积的3.90%，成为我国黄土高原的重要组成部分，黄土厚度从几十厘米到超过260 m不等，位于湟水6级阶地上的大墩岭黄土厚为261.3 m。黄土分布高度集中在海拔1700 ~ 2800 m，明显具有高海拔的特点。另外，祁连山地区、柴达木盆地也有零星黄土分布。

（8）丹霞地貌：青海省内丹霞地貌集中分布于东部河湟谷地两侧及其黄河、湟水支流所形成的次级谷地两侧。另外，在青南高原的河谷地带亦有零星分布。

青海省丹霞地貌具有我国西北干旱半干旱和黄土高原向青藏高原过渡所具有的丹霞地貌特征。由于地质、岩性、气候等形成条件的差异，形成了具有地方特点的类丹霞地貌，其上覆盖有第四系砾石层和黄土层，形成一定的保护层，外观不同于我国东部和南部地区的丹霞地貌，有宫殿式、麦垛式、窗棂式、蜂窝状、帷幕式、峰林式等类型。位于黄河谷地尖扎坎布拉丹霞地貌由红色砂砾岩组成，岩体表面丹如红霞。奇峰、方山、洞穴、峭壁为主要地貌特征。山体如柱如塔、似壁似堡、似人如兽，形态各异。各种造型栩栩如生，形态千奇百怪，有鬼斧神工之妙。呈现奇、险、幽、美、秀的丹霞风光，“色如渥丹，灿若明霞”般的奇妙色彩，经地学专家研究，这里是我国新近纪地层发育最好的一处丹霞地貌区。黄河积石峡长约 10 km，两侧红崖陡壁，丹霞地貌类型千姿百态、绚丽多彩，简直就是丹霞地貌的艺术长廊，不仅具有地学研究价值，而且有很高的旅游观赏价值。

（刘慧慧）

第二章

青藏高原世居民族和土著动物概况

第一节　青藏高原世居民族概况

一、藏族

藏族是中国的56个民族之一，同时也是中国及南亚最古老的民族之一。藏族是青藏高原上的主体民族，主要分布在西藏自治区及青海海北藏族自治州、海南藏族自治州、黄南藏族自治州、果洛藏族自治州、玉树藏族自治州和海西蒙古族藏族自治州、海东地区，四川省阿坝藏族羌族自治州、甘孜藏族自治州和木里藏族自治县，甘肃省甘南藏族自治州和天祝藏族自治县，云南省迪庆藏族自治州。此外，印度、不丹、美国、加拿大、欧洲、澳大利亚等地区也有藏族分布。目前全世界藏族人口约为750万，中国境内约为700万（2016年），藏裔人口保守估计在1000万以上。

藏族的历史是中国历史不可分割的一个组成部分。7世纪初期吐蕃建政之后，吐蕃与唐朝的接触日益频繁。10世纪到16世纪是古代藏族文化兴盛时期。1951年，西藏和平解放。1965年9月，正式成立了西藏自治区。此外，西南及西北藏族聚居区也相继成立了自治州、自治县和自治乡。历史上藏族他称很多：唐宋时称“吐蕃”，元代称“吐蕃”“西蕃”，明清时期称“西蕃”“图伯特”“唐古特”“藏蕃”“藏人”等。

拉萨是我国高海拔城市之一，被称为国家历史文化名城和中国优秀旅游城市，也是藏族人心目中的圣地。拉萨是西藏自治区首府，位于西藏自治区中南部。“拉萨”在藏语中为“圣地”或“佛地”之意。年日照时间为3000 h，故有“日光城”的美称。

藏族有自己的语言和文字。藏语属汉藏语系藏缅语族藏语支，分卫藏、康巴、安多3种方言。藏语在汉藏语系各语族、语支语言的历史比较研究中是价值极高的语言之一。藏语言的历史实际上是藏民族社会发展史的一部分。藏语的形成与演变伴随着藏族历史的发展和变化。这是因为语言自身蕴涵了反映社会变迁的机制，社会的变化会促使人们改进语言的表达方式。语言也总是在服务社会，总是在一个动态环境中逐渐走向成熟。不同历史时期的不同社会因素和发展状况，对语言的要求有所不同，因此导致藏语在不同历史阶段存在着不同。但更多新名词和科学术语的出现，不仅使藏语词汇更加丰富，而且让语言的表述也更加准确。

藏族服饰无论男女，至今仍保留较为完整。藏族服装整体特点是长袖、宽腰、大襟。妇女冬天穿长袖长袍，夏天着无袖长袍，内搭各种颜色与花纹的衬衣，腰前系一块彩色花纹的围裙。因为服饰的多姿多彩，故而男装雄健豪放；女装典雅潇洒，尤以珠宝金玉作佩饰，形成高原妇女特有的风格。

藏族服装以藏袍最为常见。城镇居民喜欢用高级毛料制作藏袍，农区用氆氇，牧区用毛皮。藏族服装之中必不可少的东西是腰带，除了腰带之外，西藏藏族妇女的邦典也极具特色。另外，藏族人也喜欢戴帽，多为毡帽、皮帽和金花帽，而藏族人穿的鞋被称之为藏靴。藏族人的饰品以发饰、耳饰、胸饰、腰饰和手饰为主。

宗教对西藏有着久远而深刻的影响，境内最古老的苯教和藏传佛教主导了西藏社会的政治、经济、文化。其中藏传佛教于公元7世纪从天竺传入吐蕃，已有1400多年的历史，影响渗透于社会生活的各个方面，形成了独具雪域特色的民俗风情。

藏族人民创造了灿烂的民族文化，在文学、音乐、舞蹈、绘画、雕塑、建筑艺术等方面留下了极为丰富的文化遗产。此外，藏戏独具特色，藏医药学也是人类的重要遗产。

藏族哈达是藏族礼仪的珍贵礼物，献哈达是藏族最普遍的一种礼节，有表示对人纯洁、诚心、忠诚的意思，藏族人在婚丧节庆、拜会尊长、觐见佛像、音讯往来、送别远行等活动时，都有献哈达的习惯。

藏族唐卡是藏族美术最主要的艺术形式之一，多绘于画布之上，四周镶以锦缎彩画。画面主要有佛像、本尊像、菩萨像、护法神像、历史等宗教画卷，也有部分医学和民俗画卷。

藏戏是藏族戏剧的泛称，被视为藏文化的“活化石”。西藏藏戏是藏戏艺术的母体，此外还有青海的黄南藏戏、甘肃的甘南藏戏、四川的色达藏戏等分支。

藏药是在广泛吸收并融合中医药学、印度医药学和大食医药学等理论的基础上，通过长期实践所形成的独特医学体系，已有上千年的历史，是中国较为完整、较有影响力的民族医药之一。目前中国有藏药3000种左右，西藏是藏医药的发源地。2006年5月20日，经国务院批准藏医药被列入第一批《国家级非物质文化遗产名录》。

二、蒙古族

蒙古族是主要分布于东亚地区的一个传统游牧民族，是中华民族大家庭的重要成员，也是蒙古国的主体民族。除蒙古国外，蒙古族人口主要分布在中国的内蒙古自治区、东北三省、新疆维吾尔自治区、河北省、青海省，其余散布于河南省、四川省、贵州省、北京市和云南省等地以及俄罗斯联邦。全世界蒙古族人约为1000万人，其中世界上超过一半的蒙古族人住在中国，中国的蒙古族人口为598万人（2010年第六次人口普查）。鄂温克族（30 875人）和土族（289 565人）也有时被认为是蒙古族的分支。其余的蒙古族人在蒙古国、俄罗斯联邦的两个自治共和国（卡尔梅克共和国和布里亚特共和国），还有部分散居在亚洲、欧洲等其他的国家。

蒙古族始源于古代望建河（今额尔古纳河）东岸一带。公元13世纪初，成吉思汗统一蒙古诸部后，逐渐融合为一个新的民族共同体，“蒙古”也就由原来一个部落的名称变成民族的名称。

元朝灭亡后，蒙古分裂为许多部落。后来，按照所居地域逐渐形成为三大部分：分布在内蒙古自治区和东北三省的蒙古人称为漠南蒙古，亦即科尔沁部、察哈尔部；分布在今蒙古国境内的蒙古称为漠北蒙古，亦即喀尔喀部；分布在新疆、青海和甘肃一带的蒙古称为漠西蒙古，亦即卫拉特部，也称为厄鲁特（额鲁特）蒙古。

蒙古族使用蒙古语和蒙古文字，属阿尔泰语系的蒙古语族。蒙古族人民世居草原，以畜牧为生，过着“逐水草而居”的游牧生活，尽管这种生存方式在现代社会被弱化，但仍然被视作蒙古族的标志。

自古以来，生活在广袤的蒙古高原上的蒙古族，在特定的自然、地理环境和历史条件下形成了独特的民俗文化，浸染了蒙古族人骨髓里的独特气质。

蒙古包也称“毡包”“格尔斯”，是游牧民族为适应游牧生活而创造的居所，自匈奴时代起就已出现。蒙古包分为固定式和游动式两种，半农半牧区多建固定式，游牧区多为游动式。如今蒙古族定居者增多，游牧区尚保留蒙古包。

蒙古族服装是民族特征较为突出的。据史料记载，蒙古族男子的服装中，他们的长袍，圆领大摆，腰部缝以辫线，制成宽围腰，或是钉成排纽扣，下摆折成密裥（裥：衣褶）。首服则冬帽夏笠，色彩则与服同。蒙古族女子的服装中女子的袍服则为左衽窄袖，内着套裤。裤则是无腰无裆，以系带于腰间。女子首服以顾姑冠最有特色。

蒙古诸部虽多而广，长袍款式除夏、冬有所不同外，都注重绣花、盘扣、绷袖口，在纹路上也多是吉祥寓意的文字，蒙古人喜欢蓝天、白云，因此袍服之上多以连绵的“云纹”为主，男子的则秀有野鹿、豹子或狼等猛兽以示威猛，袍摆的边都会亲手用细线滚边。

另外，蒙古族对帽子格外重视，它象征头脑，是全身头等地位的重要装饰，蒙古族无论男女，都喜欢戴帽子。

“那达慕”为蒙古语，有游戏之意，是蒙古族人民在长期的游牧生活中创造和流传下来的具有独特民族色彩的集竞技和游艺等项目的节日集会。多姿多彩的民族杂技、服装、蒙古族舞蹈和蒙古歌剧把蒙古族的风土人情集于一台，展示草原人的勤劳、勇敢、豪爽、热情的性格。集会上涉猎广泛的经贸洽谈和产品展示，则体现了蒙古人的资源优势和发展前景。

长调、呼麦是蒙古族人特有的歌唱方式，马头琴、四胡是草原人钟爱的乐器。蒙古长调被联合国教科文组织定为“人类口头和非物质文化遗产代表作”，蒙古长调歌腔舒展，节奏自如，是蒙古族人流淌在血液里的音乐，是游牧人对草原恒久的赞歌。

蒙古族在科学文化事业上比较发达，而且音乐、舞蹈也在艺术上居于相对显赫的地位。《蒙古秘史》《蒙古黄金史》《蒙古源流》被称为蒙古族的三大历史巨著，其中《蒙古秘史》被联合国教科文组织确定为世界著名文化遗产。英雄史诗

《江格尔》是中国的三大史诗之一。

三、土族

土族是中国人口比较少的民族之一，根据2010年第六次全国人口普查统计，土族总人口数为289 565人。土族人主要聚居在青海互助土族自治县。青海的民和、大通回族土族自治县两县和甘肃的天祝藏族自治县土族人聚居也比较集中，其余的则散居在青海的乐都、门源回族自治县、都兰、乌兰、贵德、共和、西宁和甘肃的卓尼、永登、肃南等地。

各地土族有不同的自称和他称。互助、大通回族土族自治县、天祝一带的土族人自称“蒙古尔”（蒙古人）、“察罕蒙古”（白蒙古），民和县的土族人多自称“土昆”（意即土人，吐浑音转），其他地区的土族人自称“土户家”。附近藏族称土族为“霍尔”（对藏北游牧民族的泛称，藏文史籍曾用以指回鹘或蒙古族；另说即吐谷浑），汉、回等民族称之“土人”“土民”。中华人民共和国成立后，依据本民族意愿，统一称为土族。

土族语言属阿尔泰语系蒙古语族，基本词汇和蒙古语相同或相近。现代土族语分互助、民和、同仁3个方言区，青海互助、大通回族土族自治县、乐都和甘肃天祝等地的土族语属互助方言；青海民和及甘肃积石山等地的土族语属民和方言；青海同仁的土族语属同仁方言。甘肃卓尼土族历史上已丢失本民族语言，而完全使用属汉藏语系藏缅语族的藏语支的一种方言，与当地藏语接近。卓尼土族除使用藏语外，还使用汉语，其他地区的土族也兼通汉语和藏语。国家在1979年为土族人民创制了以拉丁字母为基础、以汉语拼音字母为字母形式的土语文字。结束了土族没有文字的历史。新创制的土族文字目前正在进行推广和试用。

土族人基本上信仰藏传佛教。元末明初，藏传佛教传入土族地区并得到迅速发展，特别是藏传佛教格鲁派的发展尤为迅速，土族群众在信仰藏传佛教的同时，还有许多民间信仰。首先是萨满教，其次是苯教，再次是道教。

土族人的饮食习惯有一个变化的历史过程。元代以前，土族人主要从事畜牧业，食物结构相对单一，以肉类、乳品为主，还食用青稞炒面。元、明以后，土族逐渐转向农业经济，土族人的饮食则以青稞、小麦、薯类为主。

一般土族家庭日常主食以青稞为主，小麦次之。土族人食用蔬菜较少，主要有萝卜、白菜、葱、蒜、莴笋等10余种。他们平日多吃酸菜，辅以肉食，爱饮奶茶，吃酥油炒面。每逢喜庆节日，土族人必做各种花样的油炸食品和手抓大肉（猪肉）、手抓羊肉。土族人民十分注重饮食卫生，用饭时每人都有固定的碗筷。

土族人喜欢饮酒，酒在土族的饮食中占有很重要的地位，并形成特有的酒文化。历史上，土族人家几乎都能酿造“酩醯”，即一种低度青稞酒。酿酒已经成为土族地区重要的产业之一。

土族的传统服饰色彩鲜艳，式样别致，具有浓郁的民族特色。传统的男子服装，头戴织锦镶边的毡帽，内穿绣花高领斜襟白短褂，胸前镶一块彩色刺绣图案，外套黑、蓝或紫色坎肩，或穿镶着宽边的长袍，腰系绣花带，足穿白布袜和云纹绣花布鞋。此外，土族男子还习惯在领口、襟边、袖口和下摆上镶四寸宽的红色或黑色的边饰。妇女的衣服更加艳丽，她们头上戴着彩色的圆形织锦绒毡帽，耳朵上戴着长长的银饰，身穿小领斜襟长袍，在长袍的外面套着紫红色的坎肩，腰上系着又宽又长的彩色腰带，彩带两头都有精美的刺绣，上面挂着镶有彩色图案的荷包、针扎、铜铃等装饰品，下穿裙子和长裤，足蹬彩云绣花长筒鞋。她们服饰中最有特色的是五彩花袖，花袖是由红、黄、绿、青、紫五色彩布拼制而成的。她们自豪地说，那是按照天上的彩虹的颜色调配的，穿在身上格外醒目。与年轻人比较起来，老年妇女的装束要简朴得多，她们不穿五彩花袖衫，也不系绣花彩带。

土族人民能歌善舞，有丰富多彩的民间文学艺术。民间文学全为口头传诵，其中大都可以演唱的叙事诗《拉仁布与且门索》已搬上舞台。土族高级喇嘛、僧侣也著书立说。由土族活佛所著的《宗教流派镜史》一书，曾被译成英、德文流传国内外，代表着土、藏两族文化交流频繁。歌曲种类繁多，有“安昭”“花儿”等，分家曲和山歌。曲调都有衬句，而且尾音拖长而下滑，深沉，回味无穷。家曲有赞歌、问答歌、婚礼曲、圆舞曲等。土族居民举行婚礼时，常伴以歌舞等娱乐活动。婚礼舞一般以两个穿着白褐子长衫的领亲人为主，其他人伴唱。舞蹈动作各地不尽相同。

另外，土族人的民间刺绣工艺很有名。图案讲究，花鸟兽石，美观大方，朴素耐久。通常有“五瓣梅”“石榴花”“云纹花”“寒雀探梅”“孔雀戏牡丹”“狮子滚绣球”等。精美的刺绣是土族妇女的创造，也是土族传统文化的一个引人注目的标志。

（格日力　刘慧慧）

第二节　青藏高原土著动物概况

青藏高原素有“世界屋脊”和“地球第三极”之称，是全球海拔最高、面积最大、地形最复杂的高原，高寒、低氧和强紫外线辐射是其最显著的环境特征。青藏高原尽管有极端特殊的环境，但也有极其丰富而独特的生物资源，是全球重要的资源宝库，其中高原土著动物资源在中国乃至全世界都是独一无二的。正是由于青藏高原的特点，使得生物的发生、发展及其环境适应机制都独具特色。其独特的自然景观和多样的气候类型为这里孕育了极其丰富的动物资源。

青藏高原有许多珍稀物种，其中藏羚羊、牦牛、高原藏系绵羊、高原鼠兔、高原鼢鼠、裸鲤、藏猪及藏鸡等是青藏高原具有代表性的土著动物。本章将简要介绍这些动物在高原环境中繁衍生存的行为生态学特征、生物学特征及其适应机制。

一、藏羚羊

藏羚羊（*Pantholops hodgsonii*）属牛科、藏羚属，又名藏羚、长角羊、羚羊，主要分布在中国青海、西藏、新疆三省（区），现存种群数量为7万～10万只。

由于藏羚羊独特的栖息环境和生活习性，目前全世界还没有一个动物园或其他地方人工饲养过藏羚羊，而对于这一物种的生活习性等有关的科学研究工作也开展甚少。藏羚羊是中国青藏高原的特有动物、国家一级保护动物，也是列入《濒危野生动植物种国际贸易公约》（CITES）中严禁进行贸易活动的濒危动物。

藏羚羊一般体长为117～146 cm，肩高为80 cm，体重达45～60 kg。形体健壮，头形宽长，吻部粗壮。雄性角长而直，乌黑发亮，雌性无角。鼻部宽阔、略隆起，尾短，四肢强健而匀称。全身除脸颊、四肢下部以及尾外，其余各处被毛丰厚、绒密，通体呈淡褐色。

藏羚羊生活在青藏高原88万 km^2 的广袤地域内，栖息在海拔4000～5300 m的高原荒漠、冰原冻土地带及湖泊和沼泽周围，藏北羌塘、青海可可西里以及新疆阿尔金山一带，藏羚羊特别喜欢在有水源的草滩上活动。那些尽是些“不毛之地”，植被稀疏，只能生长针茅草、苔藓和地衣之类的低等植物，而这些低等植物却是藏羚羊赖以生存的美味佳肴。那里湖泊虽多，但绝大部分是咸水湖，藏羚羊成为偶蹄类动物中的佼佼者，不仅体形优美、性格刚强、动作敏捷，而且耐高寒、抗缺氧。在那个十分险恶的地方，时时闪现着藏羚羊鲜活的生命色彩、腾越的矫健身姿，它们是生命力极其顽强的生灵。

二、牦牛

牦牛是生存于青藏高原及其濒临的高山、亚高山地区的景观牛种，是青藏高原其他畜种无法替代的特殊畜种资源，也是典型的高原土著动物，主要分布于3000 m以上的高海拔地区，暖季可上升到海拔5000 m以上。这些区域含氧量只有海平面的1/3～1/2，在如此高寒低氧的环境下，牦牛能正常生长、发育、繁衍后代，即使是在海拔5000～6000 m的地区，仍能驮载或用来骑乘，不但行走自如，而且善于奔跑。在空气稀薄、干燥、寒冷、紫外线辐射强、昼夜温差大等极端自然条件下，不仅在血液生理、生化等方面形成了适应高原的血液学特征，也在体型和外貌方面形成了独特的体型结构、外貌特征和生态习性等。

譬如，牦牛在发育过程中形成了短而粗大的气管，快频率、大幅度的呼吸特点；红细胞数量多、血红蛋白含量高等血液学特征；牦牛耳垂皮小，体表皱褶少，相对体表面积小，单位面积的散热量相应减少，有利于体温恒定；为了保温和御寒，其全身被毛粗而密长，背毛表面较封闭，能防雨防风，体侧周围有“裙毛”及蓬松的尾，形成天然的空气隔热层；头长、粗重，角粗大、光滑，呈圆锥形，先向头的两侧伸出，然后向上、向后弯曲，角尖略向后弯曲，是抵御豺狼虎豹等天敌的有力武器；体型高大，体质结实紧凑，四肢相对粗短，前驱发育好，后躯较差，蹄大坚实，蹄叉开张，蹄尖狭窄锐利，蹄侧及前面有坚实而突出的边缘围绕，蹄底有很深的凹陷，有利于登高涉远。

三、高原藏系绵羊

绵羊隶属于偶蹄目（Artiodactyla）、洞角科（Bovidae）、羊亚科（Caprinae）、绵羊属（*Ovis*），是全球农业经济的一个重要组成部分，也是最早被驯化的家养动物之一。在中国地方品种中，家绵羊按地理分布和遗传关系将地方品种划分为蒙古系、哈萨克系和藏系，其中蒙古系最多，占44%，哈萨克系和藏系分别占20%和22%，还有14%（6个）的地方品种并未提到或确定谱系。绵羊在长期的自然和人工选择过程中，在形态结构、生殖发育和行为等方面形成各自独有的特征，以适应不同生态环境和满足人类生产的需求。

藏系绵羊（Tibetan sheep）又称为藏羊或藏系绵羊，隶属于偶蹄目（Artiodactvla）、牛科（Bovidate）、羊亚科（Caprinae）、羊族（Coprini）、绵羊属（*Ovis*），为青藏高原的特有物种，其分布于青藏高原及与其毗邻的西藏、四川、云南、甘肃等高寒地区。由于独特的低氧高海拔环境，藏系绵羊具有喜冷凉、耐高寒、耐干旱等独特的生物学特性。依据分布地域和外貌特征不同，《青海省畜禽品种志》将青海地区藏系绵羊分为欧拉型、山谷型、高原型和贵德黑藏羊4种类型。其中高原型藏系绵羊是青藏高原藏羊的主体，约占藏系绵羊总数的56%，主要分布在海北藏族自治州、海西蒙古族藏族自治州、黄南藏族自治州、玉树藏族自治州及果洛藏族自治州的广阔高寒牧区。高原型藏系绵羊体型大，所产羊毛品质优良，誉称“西宁毛”。山谷型藏系绵羊个体较小，产毛、产肉量较低，在青海省的数量很少，仅分布在青海南部班玛、囊谦两县山间谷地和东部黄水谷地的部分地区，占青海藏羊总数的3%，其个体较小，被毛多呈毛丛结构，产毛量低，毛质差。欧拉型藏系绵羊主要分布在黄南藏族自治州的河南蒙古族自治县、泽库县和果洛藏族自治州久治县的大部分地区，占青海藏羊总数的5%以上。此型羊体型高大，背腰平直，体躯肌肉丰满，后躯发达，具有良好的肉用体型，且其产肉性能明显优于高原型和山谷型藏系绵羊。贵德黑藏羊是青海省高原藏系羊中的一个特有经济类型，主要分布在青海省海南藏族自治州贵南县黑羊场。该羊种以生产黑色羊毛皮著称，全身被毛多为黑微红色和青灰色，个别也有纯黑色者。

四、高原鼠兔

高原鼠兔（*Ochotona curzoniae Hodgson*）是一种小型非冬眠的植食性哺乳动物，属于兔形目、鼠兔科。成年鼠兔体长为10～15 cm，平均体重为150～200 g，嘴唇似兔，耳朵似鼠，尾巴短小，躯背毛色呈黄褐色，是一种生活在青藏高原海拔3000～5000 m地区的特有土著动物。高原鼠兔喜欢选择滩地、河岸、山麓缓坡等植被低矮的开阔生境，它所挖掘的洞穴可以为许多小型鸟类和蜥蜴提供赖以生存的巢穴。据古生物资料记载，现存的各种鼠兔乃由古鼠兔亚科（Subfamily Sinolagomyinae）演化而来，在青藏高原的北缘发现它们的化石距今约3700万年。鼠兔现存30个种类，其中24个种别发现存在于中国境内，9种是西藏特有种类。高原鼠兔世代生活、繁衍在高原，高原低氧环境可视作它们生存的正常环境，是一种经过无数代的自然选择过程且对高原缺氧充分适应而保留下来的青藏高原特有的土著动物。高原鼠兔以家族的形式生活在一起，范围不超过2 m，雌雄双方共同承担领域防卫责任。青藏高原冬天的生活环境比较严酷，很多高原鼠兔被冻死，少数存活到第2年，能够存活的成年鼠兔在夏天产三窝仔，都住在一起，大部分小型哺乳动物是黑夜出来活动，但高原鼠兔白天出来活动，叫、跳、跑都可以看见。高原鼠兔很奇特，有的是“一夫一妻制”，有的是“一夫多妻制”，还有少数为“多夫多妻制”，三种现象并存，这在其他动物身上是不可能发现的。高原鼠兔同一家族之间比较友好，但是通常不同家族之间有攻击性行为，如果在青藏高原上看见两只奔跑的鼠兔，可能是两个家族之间的雄性鼠兔在互相追逐。在长期应对青藏高原严酷的环境下，高原鼠兔形成了自己独特的生活方式和适应机制，具有明显耐受低温和低氧环境的能力，是研究小型哺乳动物对青藏高原高寒低氧环境生态适应的代表性物种。

五、高原鼢鼠

高原鼢鼠（*Myospalax baileyi*）民间称其为“瞎老鼠”，藏语称其为“塞隆”，隶属于动物界、脊索动物门、哺乳纲、啮齿目、鼹形鼠科、鼢鼠属，仅在中国分布，主要栖息在青藏高原海拔2800 ~ 4200 m的耕地、草滩、森林和阳坡草场地区，是靠啃食草根、茎为生的高寒草甸草原特有物种。高原鼢鼠长期生活于高海拔地区黑暗、封闭的地下环境中，视力严重退化，不冬眠。高原鼢鼠已列入《世界自然保护联盟》（IUCN）2008年濒危物种红色名录。它们世世代代栖息在高原洞道低氧和高二氧化碳环境中，并能很好地适应此环境，机体在组织结构、生理特征乃至分子水平上都发生了适应性的变化，是一种经过无数代自然选择而保留下来的青藏高原特有的土著动物。

高原鼢鼠体形浑圆，体长为160 ~ 235 mm，体重为173 ~ 490 g。头骨较粗大，眼小，吻短，鼻骨较长，前端宽而低扁，鼻垫上缘及唇周有一块白色区域。上门齿向下垂直，不突出鼻骨前缘，唇面呈黄色或棕黄色。耳壳退化为环绕耳孔的皮折，不突出于被毛外。视觉严重退化，嗅觉及听觉发达。尾短，仅为35 ~ 60 mm，超过后足长，并覆以浓密的短毛，四肢较短粗，前、后足上面覆以短毛，前足掌的后部具毛，前部和指无毛，后足掌无毛。前足的2 ~ 4指爪发达，特别是中3指爪最长，后足趾爪小而短。前肢粗壮、发达、强劲，掌部宽扁，指爪锐利，利于挖掘洞穴。高原鼢鼠躯体被毛柔软、丰厚并有丝光，背、腹毛色基本一致。成体毛色从头部至尾部呈灰棕色，自臀部至头部呈暗赭棕色，腹面较背部更暗灰，毛基均为暗鼠灰色，毛尖赭棕色。

高原鼢鼠长期生活在黑暗、封闭的地下环境中，仍表现出明显的昼夜节律。高原鼢鼠属非冬眠动物，一年四季均有活动。高原鼢鼠挖掘活动与环境因子和食物丰富程度有一定关系。其中春季以繁殖活动为主，秋季以贮粮为主，并伴有大量的挖掘活动，夏季挖掘活动明显减弱，入冬后挖掘活动因土壤冻结而逐渐停止。王权业等研究发现，高原鼢鼠一年出现2次挖掘活动高峰期，这两次高峰期主要与高原鼢鼠的觅食有关，4 ~ 5月出现第1次挖掘高峰，4月随着日平均气温上升和地表逐渐解冻，在杂类草地下生物量和其营养物质含量较高的草返青期，高原鼢鼠为满足繁殖需要而持续地进行中等水平的挖掘活动，其挖掘量亦随之增加；9 ~ 10月出现第2次挖掘高峰，在9月下旬至11月上旬食物较丰富的草枯黄期，鼢鼠为贮备越冬期食物，频繁地掘土觅食，从而表现出全年挖掘活动的最高水平。

高原鼢鼠的觅食、贮藏食物、繁殖、育幼和防御天敌等整个生命活动都是在其挖掘的洞道系统进行的。其洞穴结构相当复杂，主要由两部分组成，即洞道和洞穴，洞道分觅食洞、交通洞、朝天洞等部分。觅食洞道一般与地面几近平行，是在取食活动中掘出的洞道，这些洞道纵横交错，迂回曲折；交通洞道是由主穴至取食洞道的比较固定的通道，多呈斜向的，盘旋层叠，洞壁光滑，洞径较粗大，在洞道附近常建有贮藏食物的洞室；位于交通洞道下方、主穴上方的是朝天洞，一般每一洞道系统有1 ~ 2条，垂向连接主巢或成锐角连接主穴。雌、雄鼢鼠的洞道也有区别，雄鼠洞道较大，呈圆筒形，同时从某一段来说，直而不弯曲，地面上堆出土丘呈一条线性排列，距地面浅。雌鼠洞道则较小，呈扁圆形，多弯曲，距地面较深，地面上堆出土丘呈片状排列。主穴距地面50 ~ 200 cm，其面积大小不一。雄鼠主穴距地面的深度较浅，雌鼠主穴与地面的距离较深。在主穴中有巢室、仓库与厕所，均以很短的出入洞道相连。穴室较大，直径为15 ~ 29 cm，内垫干燥、柔软的草屑。仓库内储存有整理有序的多汁草根、地下茎等食物。此外，洞系中尚包含有一定数目的盲洞。可以将高原鼢鼠比喻成一位技艺高超的建筑师，经过它的一番忙碌挖掘建造之后，一个结构复杂的洞系工程就完工了。这个工程的顶层为觅食洞道，中层是交通洞道，犹如立体交通一般，最底层则有主穴、仓库和厕所，居室宽绰配套，住所冬暖夏凉。1个洞系一般只栖居1只成年鼢鼠，仅在春季交配时才有短暂的雌雄同居现象，幼鼠分巢后亦营独居生活。多数情况下，高原鼢鼠将所有的洞口用土堵住，所有活动均在地下进行，为繁衍后代创造了一个安全、舒适的环境。

六、裸鲤

高原裸鲤（*Gymnocypris waddelli*）为鲤科裸鲤属的鱼类，高原鱼类，俗名瓦氏裸鲤，为中国特有物种，主要分布于西藏。其背部呈深绿色，体侧呈浓绿色或黄绿色，间杂云斑和小黑点，各鳍具有小黑点数行。体长形，稍侧扁，头略大，吻钝圆，个别稍扁平。口端位或亚下位，马蹄形。无须。背鳍起点位于体中点稍前，背鳍最后不分支，鳍条细长，下半部硬，上半部软，其后缘有锯齿 16 ～ 22 枚。腹鳍与背鳍第 4 ～ 6 分支鳍条相对。尾鳍叉形。身体几乎裸露，仅在肩带部有少数不规则鳞片。下咽齿 2 行。鳔 2 室，后室为前室的 1.63 ～ 2.05 倍，肠管简单或盘曲，为体长的 2.03 ～ 4.65 倍。裸鲤栖息于高原湖泊或河流缓静流水处，水深 0.5 ～ 1.0 m 处多见，以底栖硅藻、蓝藻及小型浮游动物轮虫类为主要食物，也食水生维管束植物和个别的枝角类、桡足类及摇蚊幼虫。

6 月为繁殖旺季，此时常见有在江河岸边生殖游弋的鱼群。体长 200 ～ 350 mm，体重 200 ～ 500 g 的鱼类绝对怀卵量一般为 3000 ～ 6000 粒，相对怀卵量 12 ～ 32 粒 / 克，多分布于西藏山南羊卓雍湖、多钦湖、哲古湖、克鲁昂成湖、莫特里湖及定日鲁曲河等湖泊及河流等，多见于湖区。

七、藏猪

藏猪主产于青藏高原，包括云南迪庆藏猪、四川阿坝及甘孜藏猪、甘肃的合作猪以及分布于西藏自治区山南、林芝、昌都等地的藏猪类群。藏猪是世界上少有的高原型猪种，是我国宝贵的地方品种资源，也是我国国家级重点保护品种中唯一的高原性猪种。藏猪长期生活于无污染、纯天然的高寒山区，具有适应高海拔恶劣气候环境、抗病、耐粗等特点，但繁殖力低。藏猪具有皮薄、胴体瘦肉率高、肌肉纤维特细、肉质细嫩、野味较浓、适口性极好等特点，可生产酱、卤、烤、烧等多种制品，其中烤乳猪是极受消费者青睐的食品。青海省约有繁殖母猪 2 万多头，多为黑色，约占 83%，其次为黑毛兼“六白”不全。少部分猪为棕红色。冬季密生绒毛，夏季毛稀而短。棕毛特别发达。头稍长，额较窄，额纹不明显或有纵行浅纹，耳小，向两侧平伸或微竖，转动灵活，嘴筒长直尖，呈锥形，有 1 ～ 3 道箍。颈肩窄，略长，体躯较短，胸较狭窄，直膀单脊，背腰一般较平直，腹紧凑不下垂，后躯高于前躯，臀部倾斜，四肢结实，蹄质坚实，极少卧系。迪庆藏猪除德钦县的外，一般可分为大、中、小三型。

母猪乳头一般 5 ～ 6 对，据农村调查，母猪的乳头数平均为 10.6 ± 1.2 个。鬃毛长而密，一般为 12 ～ 20 cm，被毛下有大量绒毛，据对 8 月龄母猪鬃毛、粗毛、绒毛数量与长度的测量，藏猪远较分布海拔较低的（600 ～ 700 m）内江、荣昌猪为高。据产地农村调查，24 月龄以上的成年母猪平均体重为 33.1 kg，体长 85.1 ± 1.2 cm、胸围 73.3 ± 0.9 cm、体高 49.9 ± 0.6 cm。公猪多未成年即被淘汰。

八、藏鸡

藏鸡是分布于我国青藏高原海拔 2200 ～ 4100 m 的半农半牧区、雅鲁藏布江中游流域河谷区和藏东三江中游高山峡谷区数量最多、范围最广的高原地方鸡种。产区包括西藏自治区的山南市、拉萨市，昌都地区东南部、日喀则地区中南部、那曲地区东部和阿里地区西南部；青海的玉树藏族自治州东部玉树、囊谦、称多三县。藏鸡体型轻小，较长而低矮，背呈船形，翼羽和尾羽发达。外貌特征：藏鸡体型呈 U 字形，小巧匀称、紧凑，行动敏捷，富于神经质，头昂尾翘，善飞翔。公鸡大镰羽长达 40 ～ 60 cm。

藏鸡头部清秀，少数有毛冠，母鸡稍多，占 1% ～ 3%，从冠为红色单冠。公鸡冠大、直立，冠齿 4 ～ 6 个，母鸡冠小，稍有扭曲；喙以黑色居多，少数为肉色；虹彩多为橘红色，黄栗色次之；耳多为白色，少数红白相间，个别为红色，胫为黑色或肉色。

藏鸡在 3 月龄前生长速度较快。据产地调查，成年公鸡平均体重为 1585 g，在成都平原舍饲条件下（日粮每公斤含粗蛋白 15% ～ 17%，代谢能 2700 kcal），3 月龄时平均体重公鸡为 630.3 ± 19.05 g，母鸡为 539.2 ± 21.48 g；6 月龄平均体重公鸡为 1300 ± 40 g，母鸡为 990 ± 50 g。据测定，藏鸡 0 ～ 90 日龄料肉比为 5.56 : 1。

（朱明明）

第三章

青藏高原世居人群低氧适应机制

青藏高原是世界上最高和最大的高原，平均海拔 4000 m 以上，面积超过 250 万 km^2，不但具有特殊的自然风光、文化资源，同时低气压、强紫外线、低温、大风构成了独特的地理气候特点，其中低氧分压（即缺氧）是青藏高原最主要、最鲜明的特点，生物在高原地区面临的主要问题是低氧含量，海拔为 4000 m 时的氧含量只有海平面氧含量的 60%。长期生活在平原地区的人在进入高原后，在低氧环境中往往会产生诸多的身体和心理等方面的不适应，身体机能也会发生变化，会引发急、慢性高山病，甚至可能会危及生命。然而，经过长期的自然选择，高原土著动物和世居人群具有一些特有的生物学机制来适应低氧环境。从世界范围来看，随着几万年来人类在全球范围内的迁移，全球主要有三大高原世居人群，分别是非洲东部埃塞俄比亚高原的阿姆哈拉族人（Amhara），喜马拉雅山和青藏高原地区的藏族人（Tibetans）和夏尔巴人（Sherpa），南美洲安第斯山区的克丘亚人（Quechuans）和艾马拉人（Aymaras）。另外，亚洲的天山和帕米尔高原地区还居住着吉尔吉斯人（Kirghiz）。人类考古学和遗传学研究的数据表明，藏族人群生活在高原的时间最长，迄今为止已经在青藏高原生活了至少 3 万年。与低海拔地区人群相比，他们表现出静息通气量（resting ventilation，RV）增加、缺氧性肺血管收缩（hypoxic pulmonary vasoconstrictor，HPV）反应减弱、动脉血氧含量减少以及血红蛋白（hemoglobin，Hb）水平降低等，这些生理上的差异特征是一代代的藏族人经历高原低氧的自然选择，促使藏族人在遗传进化方面发展出一套高效的生理特征来适应高原低压低氧环境 [1]。近几年，藏族高原低氧适应一直是科学界研究的热点。

在青藏高原，除了藏族外，还有一部分世居人群——青海蒙古族。青海蒙古族也叫“德都”蒙古（原意为上部、上边、高原、雪域），约在 13 世纪 20 年代进入高原，是青藏高原世居少数民族之一。来自大漠蒙古的青海几支蒙古人先后在西海柴达木盆地、环青海湖四周，在严酷的青南高原上繁衍生息了五六百年。他们在遗传进化方面也发展出一套高效的生理特征来适应高原低压低氧环境 [2]。蒙古族高原低氧适应机制研究成为近几年科学界研究的热点。

第一节　藏族人口的地理分布

藏族是我国的少数民族之一。2016 年统计藏族人口约为 700 万，分布在西藏自治区、青海省（海北藏族自治州、海南藏族自治州、果洛藏族自治州、玉树藏族自治州和海西蒙古族藏族自治州）、甘肃省（甘南藏族自治州和天祝藏族自治县）、四川省（阿坝藏族羌族自治州、甘孜藏族自治州、木里藏族自治县）和云南省（迪庆藏族自治州）等，此外，藏族在尼泊尔、巴基斯坦、印度、不丹等国也有分布。汉语的名称“藏”来自藏语“gtsang”。“gtsang”的本意可能是“雅鲁藏布江（yar-klungsgtsang-po）流经之地”。藏族有自己的语言和文字，属于汉藏语系藏缅语族藏语支，分为卫藏、康巴、安多 3 种方言。根据生活地域、方言和某些习俗又分为几个支系：博巴（Boba 或 Bod-Pa），在西藏绝大部分地区；康巴（Kangba 或 Kahmpa）在青海玉树、西藏昌都、四川甘孜、云南迪庆等地；安多（Anduo），在青海大部分地区、甘肃甘南、西藏那曲、四川阿坝等地。还有生活在中国西藏樟木镇和尼泊尔的夏尔巴人（Sherpa），Sherpa 即藏语“东方来的人”，人类学家认为其是藏族的一个支系或起源于藏族的一个亚群，翻越喜马拉雅山口来到尼泊尔。此外，生活在西藏措那、墨脱一带的门巴族（Monba）和生活在珞隅、墨脱、米林一带的珞巴族（Lhoba）与藏族在种族、文化、宗教上有着密切的联系 [3,4]。

考古学研究表明，埃塞俄比亚的阿姆哈拉族人（Amhara）在海拔 2300 ~ 2400 m 地区可能已经居住了 7 万年，但在海拔 2500 m 以上地区世居时间最短，为 5000 年。南美安第斯山人约在 1 万年前开始在高海拔地区居住。在青藏高原中央的河谷山坡（海拔 4200 m）上发现的手印、足印和火塘遗迹距今有 22 000 年，在末次盛冰期（距今18 000～22 000年）的早期阶段，表明人类已经在青藏高原活动。旧石器时代晚期的考古遗址，除了古湖滨阶地地区位于高海拔（4600 m）外，大多数都位于相对较低海拔（3100 m）的青海湖周围。根据中国科学院青藏高原综合科学考察队于20世纪70年代在青藏高原的藏北羌塘、阿里、那曲和可可西里等地区采集到多种古人类打制石器，有形制稍大的石片石器，有制作精致的刮削器和尖状器，可能属于石器时代的遗存。在西藏自治区的定日县苏热、申扎县的多格则和珠洛勒、日土县的扎布、普兰县的霍尔区、那曲县城附近发现了五处旧石器地点，出土的一批旧石器，其特征与印度和巴基斯坦的旧石器有较大差异，两者不属于同一文化系统，呈现出一定的多样化与区域性特点。从中石器时代到新石器时代早期，在西藏海拔4300～5200 m地区，发现了分布广、数量多、延续时间长的细石器，这个人烟稀少的“藏北无人区”是世界上已知发现细石器地点海拔最高的地方，证明今天人畜罕至的藏北高原也是原始人类活动的地方。西藏昌都地区发现的卡若遗址为新石器时代的考古提供了重要线索。1975年9月，中国科学院青藏高原综合科学考察队在西藏东部的林芝县城附近发现了第一块古人类头骨，经分析认为是30～40岁的女性，头骨弦弧指数（90.1）与丽江人（90.8）、资阳人（90.9）接近，更接近现代人（89.7），枕骨弦弧指数（77.5）较接近旧石器时代晚期的丽江人，头骨颞线所在的位置比较接近现代华北人和资阳人。枕骨大孔在长、宽及指数方面接近蒙古人，从下颌支最小宽度比较，林芝人接近于汉族和藏族。从枢椎测量看，林芝人比较接近商代中国人。这说明，藏族先民在种族来源上与中原地区民族先民基本一致。根据古生物学考证，喜马拉雅地区人类最早存在于25 000年前。由此推论，几万年前青藏高原就有了人类活动，他们就是藏族的祖先。除了有限的考古证据，越来越多的遗传学证据都支持藏族在青藏高原定居的时间为旧石器时代晚期。基于遗传学数据的计算认为，青藏高原世居人群的遗传起源可追溯至40 000～60 000年前，即人类演化史上的旧石器时代中、晚期。Y染色体、线粒体和常染色体部分多态位点标记的遗传学研究都发现，绝大多数藏族人群的遗传组分都可追溯到新石器时代迁入青藏高原的东亚北方人群，且藏族人群内部存在亚人群分化，形成了现代藏族人群的遗传多样性格局[3,4]。

由于历史上地理环境的相对封闭性和藏族传统婚俗的对外隔离性，使青藏高原上居住的这一人群形成了比较显著的遗传隔离。随着在青藏高原上居住时间的延长，这一人群对高原的适应性越来越好，这一独特的资源为高原医学研究提供了很好的条件。以往研究证明了高原世居藏族获得了最佳的高原适应性，藏族人在高原上经过长期的进化和演变，发生了基因流动，在基因漂移和自然选择的作用下，遗传基因发生了很大的变化，适应了低氧环境。现有大量研究表明，高原世居藏族较其他高原世居者和移居人群能更好地适应高原低氧环境。综上所述，高原世居藏族既是适应高原的佼佼者，也是高原医学研究的最佳对象。

（杨应忠）

第二节　高原世居藏族解剖学特征

机体暴露于低氧环境后，对外环境的变化进行自身调节，并在新的环境中有效生存的过程称为习服（acclimatization）。在高原环境中，长期的低氧作用和自然环境选择，使机体结构和功能发生适应性改造和重建，而这些特性又通过生殖传给后代而巩固下来，称为适应（adaptation）。这是高原世居人群或土著动物经过世世代代自然选择所获得的，具有遗传特性。青藏高原是人类居住的最极端环境之一，藏族在高原环境中生存将比其他人群有更多的时间和机会去通过自然选择来适应高原低氧环境，继而产生适应性变化，成为高海拔低氧适应研究方面具有独特优势的研究对象[1]。

从20世纪70年代起，科学家们开始探讨高原世居人群在低氧环境下其解剖形态、基本生理指标的改变。长期在高原低氧环境中生活，人体形态（如外表特征、身体线性尺度、骨的干骺融合时间等）会发生适应性变化。科学家最先发现，在安第斯山的世居人群有着与低海拔人群极为不同的胸廓特征，对史前阿塔卡马沙漠（Atacama Desert）高原地区世居人群胸部骨的研究发现，他们的胸骨长和宽、锁骨长和宽的值很大，肋骨的长度和面积很大而曲度最小，提示胸廓前后深、内外宽，而低海拔地区世居人群则表现为窄而浅的胸，表明高原缺氧作为环境压力塑造了安第斯山世居人群的解剖学特征。在中等海拔地区，青春期启动年龄相近，但持续时间较长；而高海拔地区，青春期启动明显晚且持续时间长。长期在海拔 4000 m 以上生活，儿童和青少年的线性生长会中等程度地降低。藏族儿童和青少年的生长发育表现出长期加速，城市好于牧区，男女性别差异明显，表现为发育水平低，生长迟缓，胸径大，腿短。阿坝藏族男、女身高增长速度高峰时间较当地汉族人分别提前 1.4 岁和 0.5 岁。藏族学生进入青春期年龄早于当地汉族学生，2005 年调查发现，藏族学生生长发育指标均高于当地汉族学生。四川藏族（海拔 3100 m）儿童比汉族儿童明显高、胖。藏族与汉族相比，胸围和肺体积较大，肺活量、肺容量及残气量更大，睡眠质量佳，较低的血红蛋白浓度和更好的高海拔体力劳动表现，其形态表现出适应性变化。此外，藏族儿童及青少年骨的干骺融合延迟，女性月经来潮时间晚。根据现代体质特征的研究，藏族明显地属于蒙古人种的东亚类型，而不是印第安人。在体型测量和皮纹的聚类分析中，藏族与汉族及一些少数民族相似。1994 年刘武等用头长和头宽等 6 项身体测量指标对亚洲地区 25 个人群进行聚类分析，表明中国的藏族人和汉族人与东亚的日本人、朝鲜族人聚在一起。温有锋等做的体型研究和皮纹密度调查都显示西藏藏族与汉族聚在一起。在安第斯山地区生活的人口所有的身体径线与肢体相对长度都随着海拔高度的梯度而变化。沿海个体较大，高原个体的肢体相对长但较小。喜马拉雅高海拔地区生活者坐高相对大，腿相对短，而躯干长度差别不大。对中国西藏自治区和尼泊尔居民的测量发现，体重指数（BMI）、腰围和腰围身高比这三项指标随海拔升高而降低，很可能是低温、低氧产生直接的代谢分解作用所致。还有，研究人员发现低海拔地区的藏族上臂围高于高海拔地区。对拉达克（Ladakhi）当地 7 位高原居民活组织检查发现，小的肺动脉壁很薄，并没有肺动脉肌性肥大或小动脉的肌化，但动物则无此变化。比较居住在不同海拔高度（3521 m、970 m 和 800 m）印度藏族体测指标时发现，低海拔地区的藏族的体重高于高海拔地区。藏族有明显的胸深（男）和明显的胸宽（女）。此外，藏族牙齿变小，第三磨牙发育不全，卡氏尖数量减少明显，铲型齿退化为原始状态，某些特征类似高加索人和现代人，某些特征与蒙古人种类似[3,4]。

高原缺氧使胎儿在子宫内生长迟缓。移居高原的汉族产妇，尤其是初产妇，在高原分娩的新生儿体重低于高原世居藏族和平原汉族，胎盘系数显著高于高原世居藏族，说明环境影响胎儿宫内发育。印度报道了不同海拔地区藏族新生儿的出生体重，高海拔地区（海拔 3521 m）为 3194±411 g，比 2 个低海拔地区（海拔 800 ~ 970 m）低 294 g；研究还指出，在同一海拔高度，藏族新生儿的出生体重高于印度其他民族新生儿。Moore 等报道在西藏地区随着海拔（2700 ~ 4700 m）的升高，藏族新生儿出生体重降低的程度仅为汉族新生儿的 1/3，胎儿宫内发育迟缓（intrauterine growth retardation，IUGR）的发生率也低于汉族。在海拔 2700 ~ 3000 m，藏族新生儿的出生体重比汉族新生儿平均重 310 g，在海拔 3000 ~ 3800 m，藏族新生儿的出生体重比汉族新生儿平均重 530 g。其原因可能与藏族妊娠妇女近足月时子宫动脉血液流速的增加有关，发现髂总动脉血液流速高于汉族妊娠妇女，供应下肢的血液被重新分配，从而流向了子宫动脉，增加了子宫动脉的血流量，提高了子宫胎盘的氧气输送，对其胎儿生长起保护作用。在低海拔地区，肺血管末梢迅速发生重塑，使血管壁变薄，血管腔直径变大，但研究发现高原出生和生活的 4 岁汉族儿童肺小动脉中层显著增厚，血管阻力增加，肺动脉压升高。与之相反的则是藏族婴幼儿肺动脉和小动脉血管壁厚度正常，血管壁仅有单一的弹性层。在对登山探险者肌肉进行的活检和电镜检查发现，登山探险者的肌横断面积减少 10%，肌纤维减小 20%（因肌动蛋白减少所致），肌的氧化能力减少 25%，说明暴露在高原环境后，肌线粒体的供氧级别得到改善。经人股外侧肌活体穿刺对高原缺氧状态下肌的超微结构和生物化学检查发现，低海拔地区世居藏族的线粒体体积 / 高峰氧耗的比值比尼泊尔藏族低。Slatin 等用形态学研究发现，藏族周围组织中毛细血管数量增多，线粒体的数量和体积增加，毛细血管至线粒体的氧梯度缩短等，这些变化不仅提高了组织对氧的摄取和利用效率，而且能更好地排出 CO_2、乳酸和其他代谢产物，从而提高了有氧代谢的能力，这是藏族组织和细胞氧利用率较高的生理学基础 [5]。

（杨应忠）

第三节　高原世居藏族生理学特性

一、血液系统

血液系统发生变化最明显的标志是血红蛋白浓度上升。当生活在低海拔地区的人进入高原时，机体为应对低氧环境，会加速制造血红蛋白以获得更多的氧气。20 世纪，国外学者以南美洲安第斯高原的人群作为研究对象，发现其以高红细胞（red blood cell，RBC）数量、高血细胞比容（hematocrit，HCT）和高血红蛋白（Hb）含量为特征，曾认为人群是以提高血红蛋白含量和血细胞比容来适应高原低氧环境的（安第斯模式），但现在看来，这种类型类似于高原移居人群的习服特征，曾被称为低氧适应的“经典类型”。中国学者观察到，高原藏族的血红蛋白与血氧饱和度（oxygen saturation，SaO_2）低于居住在大致相同海拔高度（3500 ~ 4000 m）的南美安第斯山人，藏族的红细胞和血红蛋白含量甚至接近汉族平原人。美国人类学家 Beall 等 [6] 对居住在海拔 3800 ~ 4065 m 的青藏高原藏族人和安第斯高原艾马拉人（Aymaras）血红蛋白的比较研究发现，排除缺铁、异常血红蛋白、地中海贫血等影响因素后，青藏高原藏族人静脉血血红蛋白浓度（男性为 15.6 g/dl，女性为 14.2 mg/dl）明显低于安第斯高原艾马拉人（男性为 19.2 g/dl，女性为 17.8 g/dl）（图 3-1）。

一项对南美洲高原地区居民血红蛋白与血细胞比容的调查显示，居住在玻利维亚海拔为 4000 m 高原的成年男性血红蛋白浓度与血细胞比

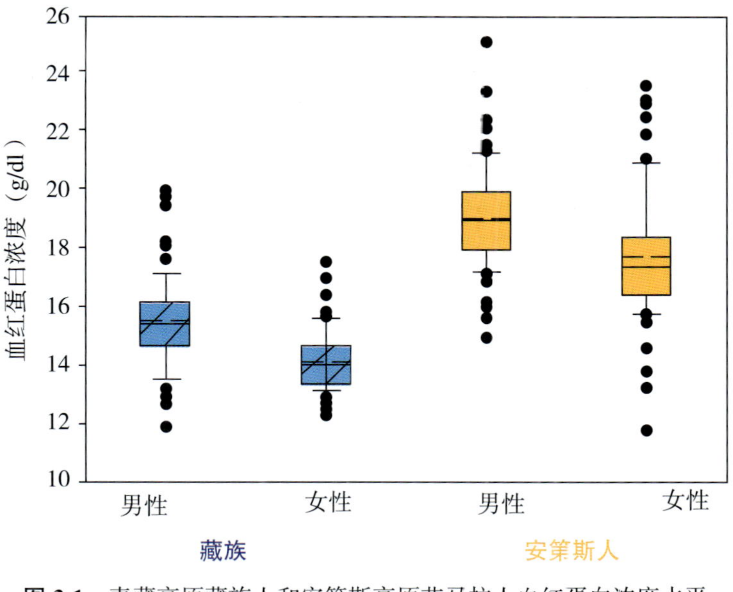

图 3-1　青藏高原藏族人和安第斯高原艾马拉人血红蛋白浓度水平

Beall C M. Two routes to functional adaptation：Tibetan and Andean high-altitude natives. Proc Natl Acad Sci USA，2007，104 Suppl 1（Suppl 1）：8655-8660.

容分别为 17.3 g/dl（13 ~ 21 g/dl）与 52.7%（45% ~ 61%）；女性血红蛋白浓度与血细胞比容分别为 15.8 g/dl（12 ~ 19 g/dl）与 48.3%（41% ~ 56%）。与南美洲高原世居者相比，藏族的血红蛋白浓度明显偏低。吴天一等曾综合对比多项关于高原藏族人群与平原移居汉族人群以及安第斯山居民的平均血红蛋白浓度的研究发现，高原藏族人群的血红蛋白浓度整体低于已报道的安第斯山居民和平原移居汉族者的血红蛋白浓度。中国汉族平原人移居到高原相当长的一段时间后（1 年以上），血红蛋白浓度显著升高，尤其是长期生活在海拔 3813 ~ 4525 m 的汉族移居者，血红蛋白浓度上升较快。不管男性或女性，西藏高海拔地区的藏族居民血红蛋白浓度都低于移居高原的中国汉族居民。印度学者同样发现，生活在海拔 3692 m 10 个月以上的泰米尔人的血细胞比容显著比生活在低海拔地区的该民族的人高，其血红蛋白浓度比达拉克人的高。中国汉族人和印度泰米尔人的血红蛋白浓度比青藏高原藏族的要高得多。这些研究结果是一致的，认为青藏高原藏族人是适应高原的，而中国汉族人和印度泰米尔人作为移居者，只是对高原低压低氧的习服。藏族遗传适应最重要的表型之一是相对较低的血红蛋白浓度（表 3-1）。埃塞俄比亚人是新近发现的第 3 类高原低氧适应人群，居住在海拔为 3530 m 的埃塞俄比亚土著居民的血红蛋白浓度（男、女分别为 15.9 g/dl 与 15.0 g/dl）和动脉血氧饱和度（95.3%）均在平原人的正常范围之内，Beall 认为这是一种新的低氧适应模式。比较居住在海拔约为 3700 m 的尼泊尔夏尔巴人和智利高海拔地区安第斯土著居民克丘亚人，受试对象全部为同龄健康男性，夏尔巴人的血细胞比容明显低于克丘亚人（48.8% *vs.* 52.2%，$P < 0.003$）。当受试者血细胞比容相同时，夏尔巴人的促红细胞生成素（erythropoietin，EPO）浓度低于克丘亚人（$P < 0.01$），表明低氧时夏尔巴人不会像克丘亚人那样过度增生红细胞。Beall 等人用相同的方法进行了类似的研究，他们比较了海拔为 3800 ~ 4065 m 的青藏高原藏族人和南美安第斯山人，发现藏族人血红蛋白浓度显著低于玻利维亚人（15.6 g/dl *vs.* 19.2 g/dl，$P < 0.001$），血红蛋白浓度表型的差异遗传因素所占比例很高。在血氧饱和度不变的情况下，血红蛋白浓度的增加可以提高动脉血氧含量，虽然血红蛋白浓度增加可以增加血液的携氧能力，但是当血红蛋白浓度升高到大约 180 g/L 以上时，血液黏滞度迅速增加，反而导致组织血流量减少，

表3-1 藏族与其他两大高原世居人群之间的血液生理特性差异

国家（地区）	海拔（m）	血氧饱和度（%）	成年男性血红蛋白浓度（g/dl）	动脉氧气含量（ml O_2/100 ml）	动脉低氧血症	红细胞增多
海平面	0	97	15.3	21.1	—	—
埃塞俄比亚	3530	95	15.6	21.1	—	—
中国西藏	4000	89	15.8	19.2	存在	—
玻利维亚	4000	92	19.1	24.4	存在	存在

注：引自 Beall C M，Gebremedhin A，Brittenham G M，et al. Blood pressure variation among Ethiopians on the Simien Plateau. Ann Hum Biol，1997，24（4）：333-342.

Beall C M，Strohl K P，Blangero J，et al. Quantitative genetic analysis of arterial oxygen saturation in Tibetan highlanders. Hum Biol，1997，69（5）：597-604.

Beall C M，Strohl K P，Blangero J，et al. Ventilation and hypoxic ventilatory response of Tibetan and Aymara high altitude natives.Am J Phys Anthropol，1997，104（4）：427-447.

Beall C M，Brittenham G M，Strohl K P，et al. Hemoglobin concentration of high-altitude Tibetans and Bolivian Aymara. Am J Phys Anthropoll，1998，106（3）：385-400.

Beall C M，Almasy L A，Blangero J，et al. Percent of oxygen saturation of arterial hemoglobin among Bolivian Aymara at 3，900-4，000 m. Am J Phys Anthropol，1999，108（1）：41-51.

Beall C M. Tibetan and Andean contrasts in adaptation to high-altitude hypoxia. Adv Exp Med Biol，2000，475：63-74.

Beall C M，Decker M J，Brittenham G M，et al. An Ethiopian pattern of human adaptation to high-altitude hypoxia. Proc Natl Acad Sci USA.，2002，99（26）：17215-17218.

Beall C M. Two routes to functional adaptation：Tibetan and Andean high-altitude natives. Proc Natl Acad Sci USA，2007，104：8655-8660.

微循环缓滞，外周阻力和心脏负荷增加，可能导致进一步缺氧，形成一个“恶性循环”，长时间居住在高原会出现红细胞增多症，此现象在低氧习服和适应方面的重要性仍然存在争议。有研究者认为，红细胞增生是适应的一个重要特征，而另一些人则认为已经很好地适应高原的土著居民拥有最低的血红蛋白浓度或血细胞比容。比较藏族人和汉族人（出生并长大在海拔 3200 m、3800 m 和 4300 m 的青藏高原）的血红蛋白和血细胞比容，在海拔 3200 m 时，两组的血红蛋白和血细胞比容未发现差异，但在海拔 3800 m 和 4300 m 时，两组的血红蛋白和血细胞比容都比海拔 3200 m 时高。13 岁以下无民族间差异，而青少年和成年汉族人的血红蛋白和血细胞比容都比藏族人高。在上述人类低氧适应类型中，印第安人是依靠增加红细胞与血红蛋白量来适应低氧的；藏族人低氧适应的血液学表现与高原土著动物相似，不单纯以增加红细胞和血红蛋白量来增大携氧能力，因此避免了由于红细胞和血红蛋白的过度增加而导致的红细胞增多症与血液黏滞度增加。在高原低氧适应的其他方面，藏族人的肺通气、肺循环与体循环的匹配、最大有氧能力及低氧耐力均优于南美安第斯山人。与世居藏族相比，虽然南美安第斯山人具有较高的血液学指数，但仍然是功能性低氧。藏族世居人群对低氧具有更好的适应能力[7-9]。

科学家们采用数量遗传学的研究显示，高原世居人群的低氧适应性表型具有高度的可遗传性。血红蛋白浓度在藏族人和南美安第斯山人中的遗传度分别是 0.64 和 0.89，提示遗传因素影响两个人群血红蛋白浓度的程度并不相同。藏族人群的血氧饱和度可能由一个显性遗传模式的主效基因控制，其遗传度为 0.41 ~ 0.44，该基因中与高血氧饱和度关联的等位基因在藏族人群中的频率为 0.55 ~ 0.78；而在南美安第斯山人中，血氧饱和度不受遗传因素的影响，进一步提示藏族和南美安第斯山人低氧适应的遗传机制不同[4]。

以前认为，移居者和南、北美洲高原世居者易患高原红细胞增多症，而高原世居藏族不会，近年发现，部分高原世居藏族也患有红细胞增多症，其患病率随海拔高度的增高明显增加，不过，高原世居藏族患病率明显低于移居汉族。由于高原世居藏族和移居汉族的全血容量、血浆容量和红细胞体积均相似，与其他高原民族水平大致相同，高原世居藏族血红蛋白浓度较低可能是由于单个红细胞所含血红蛋白浓度较低，高原世居藏族的这种较低的血红蛋白浓度可能是由于他们呼吸功能较强，缺氧程度较低，低氧红细胞生成敏感性迟钝所致，高原世居藏族的这种低血红蛋白浓度有其遗传基础，是自然选择的结果。

二、呼吸系统

空气的主要成分是 O_2、CO_2 和 N_2，其中具有生理意义的是 O_2 和 CO_2。空气中各气体的容积百分比一般不会因地域不同而有差异，但氧分压会随大气压的变化而改变。在高原地区，由于大气压的降低，大气中的氧分压也会相应降低，大气与线粒体之间的氧分压差随之减小，会影响体内氧的正常传递，造成机体氧供给不足、组织缺氧，出现一系列功能、代谢和形态结构的改变。

适当的通气水平对保证充足的肺泡氧分压（P_AO_2）和动脉血氧分压（PaO_2）是极其重要的。在氧分压降低的高原地区，单位体积气体中的氧含量低于海平面，因此必须要吸入更多的空气来供给相同量的氧。低氧通气应答（hypoxic ventilation response，HVR）是指低氧使肺通气量增加的一种现象，是人类生来就具有的特性，在生存中起着重要的作用。久居平原的人进入高原数小时或数日后，肺通气量进行性增加，在 1 周内肺通气量超过高原世居者的 20%，这一现象被称为“通气习服”。肺通气量的增加是提高运氧系统效率的第一步，进入高原后通常几小时就可发生过度通气，并在 1 周内迅速增高。之后随着在高原居住时间的延长及习服机制的建立，通气量不再进一步增加而趋于平稳。正常人因高原低氧引起的过度通气以潮气量的增加为主。

国内学者对拉萨市 3472 名 7 ~ 13 岁儿童胸廓形态的调查表明，高原世居藏族胸廓前后径与左右径的比值大于移居的汉族。高原世居藏族的胸廓接近圆形，汉族的胸廓接近椭圆形，膈肌升降同样幅度时，潮气量大于汉族。国外研究报道同样发现高原世居的印第安人胸廓容积比非高原世居人或秘鲁白种人大，胸廓宽大，胸径指数增大，呈“圆状胸”，使得肺容量及肺表面积也增大。非洲海拔 1800 m 地区的世居人群也表现出这一特征。另外，有研究比较了高原世居藏族和南美洲及北美洲高原世居者的肺总量、肺活量和胸围，在校正了身高和体表面积之后，高原世居藏族肺总量及胸围与南美安第斯山人及北美洲高原居民相同，显著高于高原居住的汉族居民，高原世居者肺体积扩大可以增加气体弥散面积，从而缩小肺泡 - 动脉血氧分压差。但也有学者研究后发现，高原世居藏族并没有南美安第斯山人那样大的胸廓。此外，高原世居者肺的弥散功能是增强的，已有资料证实，高原久居和世居者的肺弥散能力明显增加，有报道发现高原世居居民肺弥散能力比平原居民高 20% ～ 30%。这与肺容积较大、肺泡毛细血管膜面积较大有关，伴随高原肺通气量的增加，肺泡毛细血管开放数量增多，血流量增加，有助于维持正常的通气 / 血流比值。格日力等对长期居住在高原地区的人进行常规肺功能测定发现，生活在海拔为 4300 m 以上藏族的肺总量、功能残气量、肺弥散量等指标显著高于移居汉族，说明长期生活在低压低氧环境中，肺保持在较高的膨胀状态，从而增加肺表面面积，扩大了肺内气体交换面积，有助于氧的弥散。肺容量和肺弥散量的增大是人体对高原低氧环境最佳适应的初始机制，高原世居人群对低氧呼吸调节与平原人群相似是他们已取得自然适应性的一种表现，机体会摄取更多的氧，保证在低氧环境下有效的生活和工作。

关于高原世居人群呼吸调节及低氧通气应答仍存在不同的看法。一般来讲，高原上适宜的肺通气量对维持足够的肺泡氧分压和组织摄氧量是非常必要的。然而，早在 20 世纪 60 年代，科学家研究发现，南美洲印第安人和高原世居藏族的静息通气和运动通气都明显低于平原人，认为长期生活在高原的居民其周围化学感受器对低氧通气应答是钝化（blunted）的。通气反应的钝化在某种意义上来讲是有益的，如运动状态下它可减轻运动引起的呼吸困难，从而使运动显得轻松、有效。高原世居藏族通气反应的钝化与居住的海拔高度有关。格日力等 [10] 研究显示，中海拔地区藏族的低氧通气应答斜率和最大运动通气量均高于高海拔地区藏族，两者之间呈正相关，说明中海拔地区藏族对低氧的刺激反应保持较高的通气反应，而高海拔地区藏族则明显钝化（图 3-2）。人体对通气的驱动主要是基于中枢和外周化学感受器对 CO_2 和 O_2 的反应，高原世居藏族钝化的低氧通气应答可能是由于外周化学感受器长期受低氧的刺激导致其敏感性降低所致。

长期生活在南美洲高原的人群低氧通气应答钝化，通气水平比初入高原的平原人低，而高原

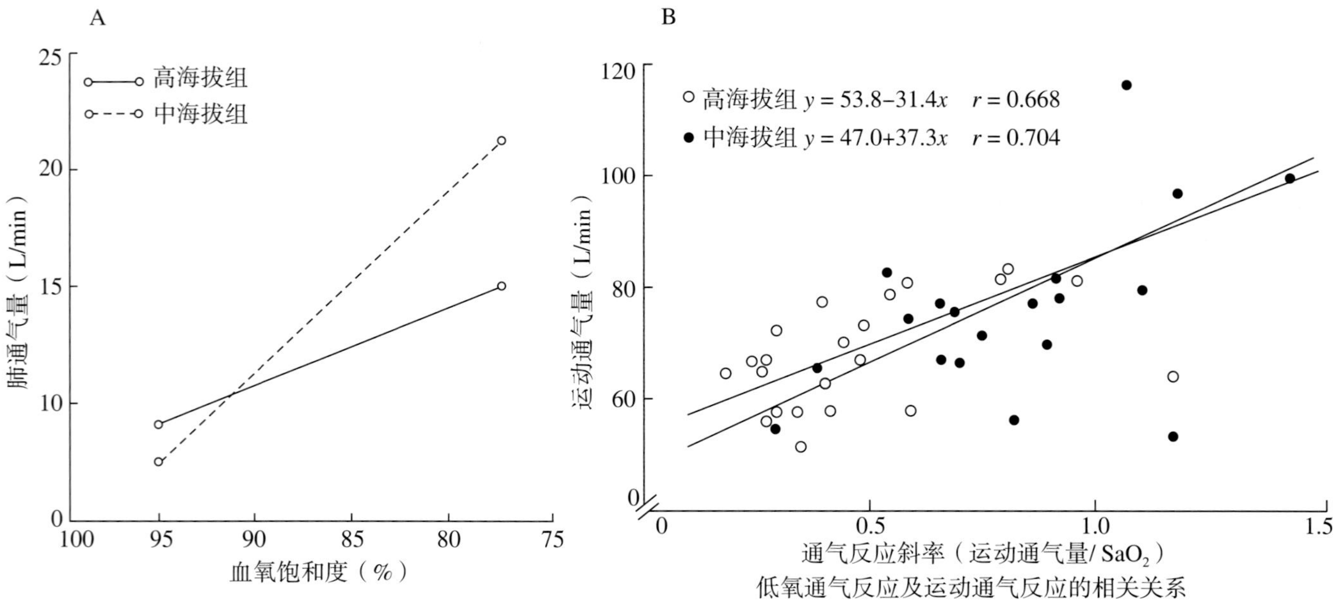

图 3-2　藏族与汉族低氧通气应答（A）及运动负荷状态下生理指标（B）的比较

引自：格日力，陈秋红，和伦高娃，等. 中高海拔地区藏族低氧通气应答的特征. 中华结核和呼吸杂志，1994，17（6）：364-366.

世居藏族则与之相反，在室内静息呼吸时，藏族比汉族呼吸频率快，每分通气量大，但是他们的动脉血氧分压和呼气末二氧化碳分压并无不同，说明他们的肺泡通气水平相似，低氧可以增加高原世居藏族每分通气量和呼气末二氧化碳分压，移居高原的汉族则没有此作用。这是因为高原世居者的代偿方式主要表现为血液运氧能力和组织利用氧能力的增强。目前，在人类血红蛋白的结构方面，已发现很多人类珠蛋白变种，它们的氧结合能力大幅度提高。但迄今为止尚未发现与高原世居人群相关的高氧亲和力血红蛋白变种，高原世居藏族可能不是通过血红蛋白运氧能力的调节途径来实现高原低氧适应。有报道称，藏族肌红蛋白浓度高、组织摄氧能力强；藏族世居者肌红蛋白基因的第二位外显子，发现肌红蛋白 72A 等位基因的频率高于平原对照人群，可能与组织储存氧有关。陈秋红等研究发现，海拔为 3417 m 和 4280 m 处高原世居藏族的无氧代谢阈值分别为 70.74% 和 63.57%，显著高于汉族，而且高于平原青少年。无氧代谢阈值是反映机体对最大摄氧量利用效率的客观指标，也是评价人体有氧代谢能力的重要标志。高原世居者有较高的无氧代谢阈值（anaerobic threshold，AT），反映了他们的组织和细胞对氧的摄取和利用效率较佳。近年来，有些学者对高原居民通气“钝化”提出疑问，认为一些高原世居人群对低氧呼吸调节与平原人群相似是他们已取得自然适应性的一种表现。

一定程度的肺动脉高压对于高原人来说不会产生什么不利影响（病态下例外），这是高原人生理上的一种习服，即适应性改变，有利于高原人更好地适应高原。在高原通气量增加的同时，肺血流量也同样增加，上升 30% 以上，这一机制主要是通过肺动脉高压来完成的。肺动脉高压不仅增加了肺的血流灌注量，而且能对抗部分重力作用，保证了肺尖的血流灌注，从而扩大肺泡气体交换面积，提高弥散功能，使机体从中获得更多氧气，进而提高机体适应高原的能力。高原世居藏族肺动脉压力和阻力显著低于移居汉族和其他高原世居者，接近最大运动量或吸入低氧混合气体仅轻度增加藏族肺动脉压或肺阻力。有学者对久居西藏拉萨（海拔为 3658 m）的健康藏族男性做了静息和近似极限直立功率负荷运动试验，发现静息时肺动脉平均压［15 mmHg ± 1（SE）mmHg］和肺血管阻力（1.8 ± 0.2 Wood）均在海平面平均值范围内。呼吸低氧混合气（PO_2 = 36 ± 2 mmHg）也仅有轻微变化。在近似极限运动时［最大耗氧量（VO_{2max}）= 87% ± 13%］，心排血量增加了 3 倍，为 18.3 ± 1.2 L/min，但未增加肺血管阻力。在近似极限运动期间，吸入 100% 氧气并未降低肺动脉压和肺血管阻力。认为久居高原的藏族静息时肺动脉压类同于海平面标准，在静息时和运动期间均显示肺血管的低氧收缩程度很小。由此可知，通过自然选择淘汰这种低氧性肺血管收缩是适应高原的一种表现，高原世居藏族肺动脉压及低氧收缩反应低也可能是由于肺小动脉缺乏平滑肌 [11]。由于高原世居藏族肺小动脉平滑肌细胞的缺乏和缺少肺部小血管的重建机制，才使高原世居藏族在低氧状态下保持肺动脉压力的稳定，这种机制可能与遗传有关。安第斯山区的印第安人虽然已在高原生活多年，但对自然选择来说还不够长，因而仍会出现轻度肺动脉肌化和肺动脉高压（图 3-3）。

高原肺动脉高压是指居住在海拔 2500 m 以上高原地区的人，静息时肺动脉平均压超过 30 mmHg，或肺动脉收缩压超过 50 mmHg。肺动脉高压的发生和发展存在着显著的个体及种族差异。在高原人发生肺动脉高压的直接原因是肺泡缺氧引起肺血管收缩，而它的发生机制很复杂，目前尚未明确。McMurty 和 Reffestin 提出导致低

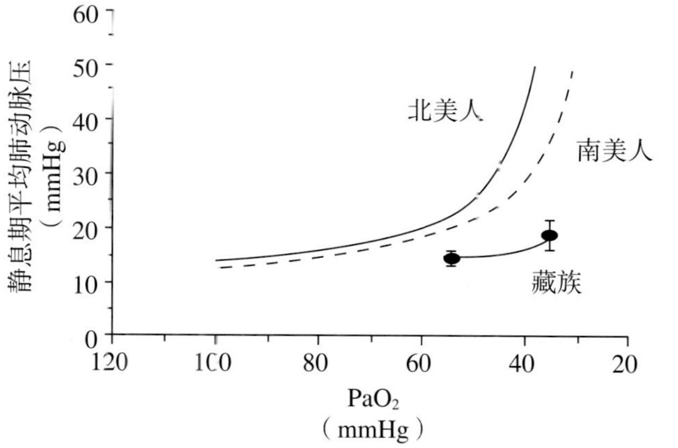

图 3-3　高原世居藏族与北美人、南美人静息时平均肺动脉压比较

引自：Groves B M，Droma T，Sutton J R，et al. Minimal hypoxic pulmonary hypertension in normal Tibetans at 3，658 m. J Appl Physiol，1993，74（1）：312-318.

氧性肺血管收缩的3个假设：①缺氧直接刺激肺小动脉平滑肌收缩；②肺组织释放各类化学介质，如肥大细胞、嗜中性粒细胞、血管内皮素；③抑制血管扩张剂的活性。近年来，人们对一氧化氮（NO）与高原适应机制进行了很多的研究，研究证实NO可以调节肺血管舒张状态，改善肺局部通气/血流比值，防止血小板凝集，促使气道平滑肌舒张。格日力等发现，无论是肺动脉高压的动物模型还是临床患者，其肺组织中的NO含量是降低的，并且NO的含量与肺小动脉壁的厚度呈负相关，而鼠兔在低氧状态下肺血管内皮细胞和平滑肌没有受到损伤，NO合成正常，有力地维护了肺血管的低张力，避免肺动脉高压的形成。国外学者报道了藏族肺呼出气NO含量和血浆硝酸盐水平较北美人高，推测藏族人可能也存在类似的保护机制[12]（图3-4）。

急进高原低氧环境后，由于低氧引起的过度通气使血浆PCO_2降低，pH升高，可导致磷酸果糖激酶活性增加，糖酵解增强；pH的升高还可使1,3-二磷酸甘油酸变位酶活性增加，使红细胞内2,3-二磷酸甘油酸（2,3-DPG）生成增加，氧解离曲线右移，导致血红蛋白对氧的亲和力降低，这有利于微循环中组织进行气体交换时释放O_2，促进O_2弥散入细胞，保持线粒体的氧分压。但pH的增加也可通过波尔效应使血红蛋白对氧的亲和力增加，这将促进在肺循环气体交换中更多的摄取O_2，保持足够的动脉血氧饱和度，有利于携带更多的O_2到组织。Samaja探寻不同高度下血红蛋白对氧亲和力的变化，提示在海拔为5400 m以下高原，2,3-DPG增加、血红蛋白对氧亲和力的降低，有利于组织摄取O_2；而在海拔为5400 m以上高原，吸入气氧分压过低，血红蛋白对氧亲和力增加，有利于肺毛细血管摄取O_2，可携带较多的O_2。比较居住在海拔为4500 m南美安第斯山人和居住在海平面者的氧解离曲线，在相同动脉血氧分压的情况下，由于南美安第斯山人的血红蛋白含量和血氧饱和度高，因而其携氧量高于平原人；同时，南美安第斯山人静脉氧分压低，有利于氧在组织中的释放，提高组织的氧供应。

三、心脏功能

心脏及肺功能的变化在高原低氧习服及适应中具有重要的作用。研究表明，久居平原的人初入高原后，肺通气量增加，心搏加快，以提高心排血量和提高血液的运氧能力，补偿因低氧环境造成的机体缺氧。随着时间的延长，肺通气量和心率则逐渐降低，这是机体适应高原低氧环境的重要生理机制和标志。

曹婧文[13]等采用流行病学横断面研究方法，选择1282名居住在海拔为3000 m以上的松潘县的藏族居民和1588名居住在海拔为500 m平原地区的汉族健康居民，对8项心脏功能参数［心排血量（cardiac output，CO）、心指数（cardiac index，CI）、每搏输出量（stroke volume，SV）、搏出指数（stroke index，SI）、心率（heart rate，

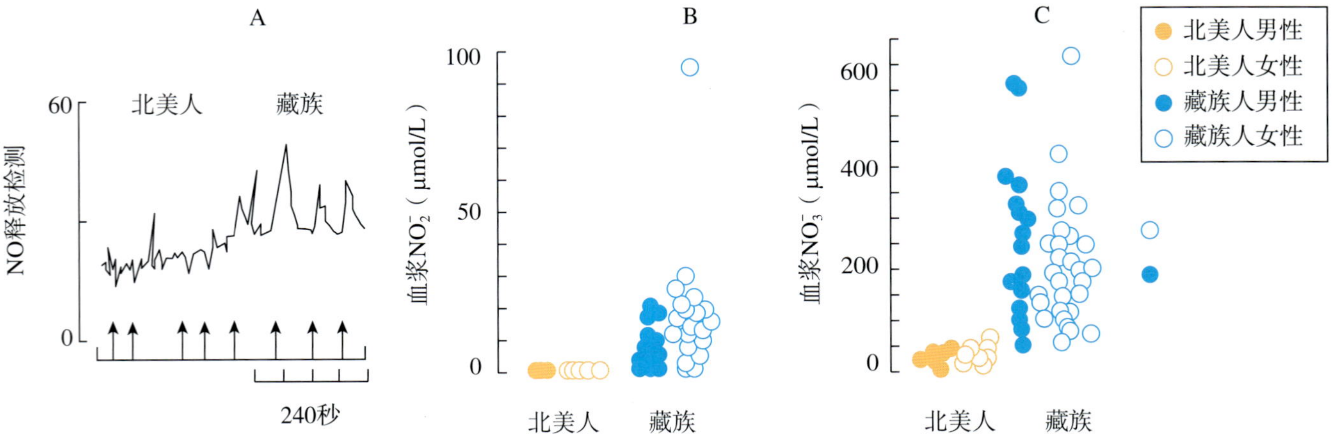

图3-4 藏族人和低海拔北美人循环NO产物水平比较

（A）血浆亚硝酸盐释放NO的安培检测（pA）。箭头表示样品进样时间。（B和C）藏族人血浆样本中的亚硝酸盐（B）和硝酸盐（C）水平高于海平面对照组（均$P < 0.001$）。

引自：Erzurum S C，Ghosh S，Janocha A J，et al. Higher blood flow and circulating NO products offset high-altitude hypoxia among Tibetans.Proc Natl Acad Sci U S A，2007，104（45）：17593-17958.

HR）、体血管阻力（systemic vascular resistance，SVR）、收缩压（systolic pressure，SBP）和舒张压（diastolic pressure，DBP）］进行了对比分析。数据显示，藏族男子CO、SV、SI、SVR等指标随年龄的变化趋势同汉族男子相似，藏族男性HR在20～29岁期间最低，CO、CI、SV、SI均在20岁期间缓慢增加，峰值期间为30～39岁，SVR在15～19岁期间降至最低，40岁后逐渐增高。贾宇恒等人通过3T磁共振的方法观察了青海地区海拔为3000 m以上的藏族及汉族正常成人心脏结构与功能的差异，结果显示，藏族男性室间隔厚度、肺动脉干内径、左心质量、右心室排血量均显著高于汉族男性，高海拔地区藏族男性心肌质量较汉族人增加，而左、右心室射血分数均显著低于汉族男性（表3-2）。

刘丽娜利用彩色多普勒超声诊断仪对藏族及汉族30名受试者静息状态时相关心脏结构与功能参数进行检测，推测高原世居藏族男性大学生右心室收缩能力可能强于高原世居的汉族男性大学生；高原世居的藏族及汉族男性大学生左、右心室舒张功能无显著差异，但高原世居的汉族男性大学生左心室的收缩功能可能受高原低氧环境的影响较大。

高原久居及世居居民的心率相对缓慢，心排血量接近或略低于平原居民，动脉血压（特别是收缩压）明显降低，但舒张压仅轻度下降或基本不变，因此，久居和世居者的基础血压偏低。流行病学调查显示，青藏高原高血压的患病率明显低于全国平均水平，尤其是高原世居藏族及蒙古族的高血压患病率显著低于汉族，与南美洲安第斯高原居民相一致。另外发现高原世居人群肺小动脉肌层增厚而升主动脉中层厚度较平原人群薄，说明高原居民体循环不仅在功能上，而且也在形态学上发生了适应性改变。青海省人民医院将每年急性心肌梗死的住院和死亡人数与平原地区规模相似的医院进行比较，结果发现高原地区急性心肌梗死发病率低，病死率也较低，尸检资料分析表明，高原人主动脉和冠状动脉粥样硬化的发生率低，发生时间较晚，病变程度也较轻。Hultgren提出高原世居人群因心排血量和血压较低，动脉与静脉血氧差较大，故冠心病及心肌梗死的发病率低于平原居民。

表3-2 高海拔地区藏族人及汉族人总体心脏各房室大小及功能参数

心脏各房室参数	藏族人总体（n=30）	汉族人总体（n=30）
室间隔（mm）	7.92±1.48	6.30±1.00
左心室后壁厚度（mm）	7.16±1.65	6.25±1.13
左心室舒张末期横径（mm）	44.38±4.91	43.66+5.51
左心室收缩末期横径（mm）	32.62±4.18	31.34±5.60
左心室舒张末期容积（ml）	75. 60±19.54	73.60±13.35
主动脉内径（mm）	27.60±3.67	26.94±3.85
肺动脉干内径（mm）	25.07±2.95	23.08±3.67
左心质量（g）	48.81±2.27	37.36±8.21
右心室排血量（L）	3.82±0.56	3.29±0.45
左心室射血分数（%）	64.36±5.90	70.28±6.19
右心室射血分数（%）	39.36±5.04	46.97±5.00

（杨应忠）

第四节 高原世居藏族低氧适应的遗传学机制

高原低氧环境对人群影响的研究最早在南美洲安第斯山的高原世居人群中展开。之后，科学家们将目光聚焦到青藏高原的藏族人群，令人们惊讶的是，通过对高原世居藏族胸廓和血红蛋白浓度的研究发现，高原世居藏族并没有南美安第斯山人那样大的胸廓，也没有南美安第斯山人那样高的血红蛋白浓度。与南美安第斯山人相比，高原世居藏族表现出截然不同的生理表型：较低的血红蛋白浓度、较低的肺动脉压、较高的静息肺通气量、较高的一氧化氮呼气量、较低的新生儿低体重发生率、新生儿较高的血氧饱和度、较高的脑血流量和妇女妊娠期较高的子宫动脉血流量等。世居埃塞俄比亚高原的阿姆哈拉族人既具有与藏族人群类似的低血红蛋白浓度，也具有与南美安第斯山人类似的高肺动脉压和高血氧饱和度；一氧化氮代谢水平和动脉血氧含量则介于藏族与南美安第斯山人之间。以上生理学的研究表明，在相同的高原低氧压力下，人类可以通过多种方式去适应。大量的研究初步证明，高原世居藏族在高原 3 万年的生活史中已获得了最佳的高原适应表型，是长期自然选择和进化的结果，在高原低氧适应的背后，存在遗传学因素的作用。

因此，近几十年来科学家都在思考同一个问题：藏族人群完全适应高原低氧环境的遗传基础是什么？而恰恰由于青藏高原地理环境的封闭性和藏族婚俗的对外隔离性，使之成为显著的遗传学隔离群体，这为研究高原遗传适应提供了最好的条件和绝佳的研究对象。加之分子生物学和遗传学领域的长足进展和技术突破，使得全面、系统地研究高原世居人群低氧适应的遗传机制成为了可能。自 1991 年发现 *EPO* 基因 3′端存在被低氧诱导核因子结合的增强子序列后，针对氧动态平衡过程的一系列分子生物学研究，使科学家们能够逐渐了解生物体低氧反应的遗传机制。

一、缺氧信号转导通路

氧对生物的生存起着至关重要的作用，能够维持细胞内所有有氧代谢并且是维持能量平衡中必不可少的有机物质。在各种生理（如适应高海拔）和病理情况下（如缺血性疾病）均可出现缺氧。缺氧对机体和细胞是一种强烈的应激，人类与所有多细胞动物一样，具有一种能适应细胞内氧浓度下降的氧平衡系统。体内氧平衡系统主要包括氧传感器、呼吸、肺、心脏、血管和组织灌注、红细胞和血红蛋白浓度、代谢及线粒体功能。在缺氧的情况下，所有的组织与细胞均能适应内部环境而生存，其机制与细胞通过氧感受器和信号转导通路特异地调节某些基因或蛋白的表达有关。低氧诱导因子（hypoxia-inducible factor，HIF）家族蛋白是哺乳动物维持氧平衡最主要的调节因子，可启动促红细胞生成素（erythropoietin，EPO）基因等多种低氧相关基因的表达以适应氧浓度的变化，HIF 家族的靶基因参与了细胞代谢、细胞凋亡、血管发育、离子代谢、神经发育等生物学过程，与生物体的生长、发育及一些疾病的发生都存在着密切的关系。

（一）低氧诱导因子

HIF 是一种在低氧条件下被激活的转录因子，是细胞参与低氧应答的主要介质。1992 年，Semenza 和 Wang 采用体外实验研究 *EPO* 基因时，发现了一个在低氧状态下可上调 *EPO* 基因表达的转录因子，命名为 HIF-1。1995 年，Wang 等在 Hep3B 细胞中使用离子交换和 DNA 亲和色谱法明确了其结构并证实其 cDNA 序列，全长 3720 bp，之后将基因定位于 14 号染色体（14q21-24）。起初，HIF-1 被认为是低氧情况下唯一增加 *EPO* 基因表达的转录因子，后来学者们又陆续发现了 HIF-2 和 HIF-3 具有相似的作用。研究表明，HIF 是由 α 和 β 亚基组成的异源二聚体，均包含碱性螺旋 - 环 - 螺旋（basic/helix-loop-helix，bHLH）结构域、脯氨酸 - 丝氨酸 - 苏氨酸（Per/Amt/Sim，PAS）结构域，其中 HIF-α 是功能亚基，决定了 HIF 的生物学活性，受氧浓度调节，属于诱导性表达；HIF-β 是结构亚基，在细胞内呈现组成性表达。

HIF-α 亚基属于 bHLH-PAS 超家族，有序列同源的 3 种亚基，即 HIF-1α、HIF-2α 和 HIF-3α，三者结构极为相似，但是各自的功能仍有区别。HIF-1α 蛋白含有 826 个氨基酸残基，HIF-2α 蛋白则含有 869 个氨基酸残基。在 N 端，两者均含有 bHLH、PAS A 和 PAS B 结构域，同源性分别为 99%、91% 和 96%。这些结构域可介导 α 亚基与 β 亚基形成二聚体，并最终与靶基因增强子或启动子上的低氧反应元件（hypoxia response element，HRE）、核心序列 5′-RCGTG-3′结合。C 端决定了氧调节的稳定性和蛋白的转录活性，HIF-1α 和 HIF-2α 同样都具有保守的功能结构域，包括氧依赖的降解结构域（oxygen-dependent degradation domain，ODD）和 2 个转录激活结构域（NAD 和 CAD）。研究表明，HIF-α 极不稳定，在常氧条件下半衰期不到 10 min，其降解与 ODD 有关，此区域包含 NAD 控制 HIF-α 的常氧降解。NAD 是 HIF-α 和 HIF-2α 特异性调节不同靶基因时起主导作用的结构域，为激活转录所必需。CAD 的主要功能是在缺氧条件下富集转录辅助激活因子（如 p300/CBP），发挥精细调整作用；这两个结构域之间为抑制结构域（inhibition domain，ID），能够降低该蛋白转录激活结构域的活性，抑制在正常氧条件下的反式激活作用，在常氧时这种抑制作用更明显（HIF-2α 中是否存在该结构域未见报道）。由于 HIF-1α 和 HIF-2α 是转录因子，这两个蛋白中均存在一簇有功能的核定位信号（nuclear localization signal，NLS），使其在缺氧时能够特异性定位于细胞核内。两者的 NLS 都由富含碱性氨基酸（Lys 和 Arg）的片段组成，但具体氨基酸组成及序列长短都不相同，其中 C 端的 NLS 在介导 HIF-1α 进入细胞核的过程中起关键作用（图 3-5）。

HIF-1α 在几乎所有物种的细胞中表达，主要负责转录糖酵解相关酶和凋亡调节蛋白。HIF-2α 又称为内皮 PAS 结构域蛋白 1（endothelial PAS domain protein 1，EPAS1），由 Tian 等于 1997 年发现，主要存在于内皮细胞中，负责调控细胞周期相关因子、转化生长因子 -α（transforming growth factor α，TGF-α）等的转录。在成人体内，EPO 合成以及铁代谢主要由 HIF-2α 调控。对 HIF-3α 的功能研究仍不清楚，一般认为其可能对 HIF-1α、HIF-2α 起负性调节作用。

β 亚基为已知的芳香烃受体核转移蛋白（aryl hydrocarbon receptor nuclear translocator，ARNT），在细胞内稳定表达，是几种转录因子的共同亚基，不受氧浓度调节和影响，其功能可能与保持 HIF 结构稳定性及二聚化引起的活性构象转变有关。有研究证明，在 ARNT 缺陷的细胞不能诱导 HIF 的活性，α 亚基必须与 β 亚基聚合形成异二聚体，才能发挥转录因子的作用。

（二）低氧诱导因子分子调节机制

O_2/PHDs/pVHL 途径 HIF-1α 和 HIF-2α 的半衰期都非常短，在细胞中处于不断被合成和降解的过程。在常氧状态下，HIF-1α 和 HIF-2α 氧依赖的降解结构域（ODD）中有两个特殊的脯氨酸残基（HIF-1α 中为 Pro402 和 Pro564；HIF-2α 中为 Pro405 和 Pro531），与其邻近的氨基酸残基构成特定的空间构象，该构象能够被细胞中的脯氨酸羟基化酶（prolyl hydroxylase domain proteins，PHDs）识别，并催化脯氨酸第 4 位上的氢离子发生羟基化（化学式：HIF-1α-Pro^{564} + O_2 + α 酮戊二酸 → HIF-1α- Pro^{564}-OH-CO_2+ 琥珀酸），从而使其转变成羟脯氨酸残基。被羟基化的 HIF-α

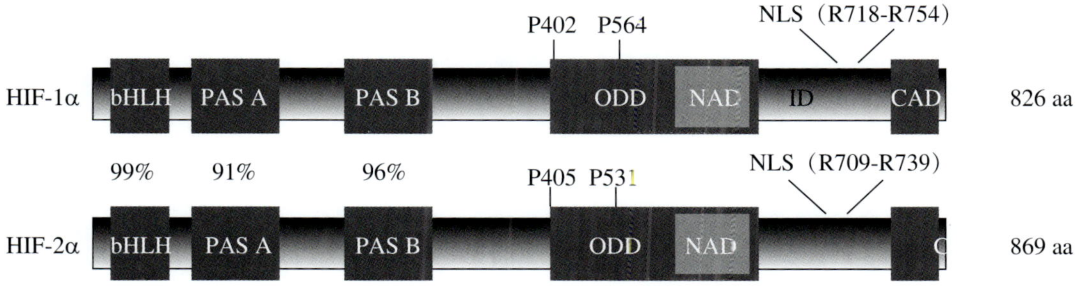

图 3-5 HIF-1α 和 HIF-2α 结构对比示意图

bHLH、PAS A、PAS B、ODD、NAD、ID、CAD 分别为两个蛋白的功能结构域；NLS 为蛋白的核定位信号与肿瘤抑制蛋白（von Hippel-Lindau protein，pVHL）结合，pVHL 复合体能够富集 elongin- C/elongin-B/cullin-2 E3 泛素连接酶，最终使 HIF-α 由 26S 蛋白酶体介导降解。因此，在常氧分压时，HIF-1α mRNA 不断地被转录，其蛋白质也在不断地被翻译，由于 PHDs 的羟化修饰，致使 HIF-α 蛋白不断被 pVHL 介导的泛素 - 蛋白酶体途径降解，导致 HIF-α 不能有效积累。

低氧时，PHDs 的活性受到抑制，使其羟化作用减弱，泛素蛋白酶体途径受到抑制，HIF-α 降解减少，在细胞质中的 HIF-α 积累增多。HIF-α 对氧浓度的调节非常敏感，在氧浓度低于 6.0% 时，细胞 HIF-1α 水平以指数的方式快速增长，在氧浓度为 0.5%（相当于 $PO_2$10 ～ 15 mmHg，1 mmHg = 0.133 kPa）时达到最高值。大量积累的 HIF-α 从热激蛋白（HSP90）中解离后转移至细胞核内与 β 亚基结合成有活性的 HIF-1，在协同激动剂如 CRB 结合蛋白 / p300（CBP/p300）和类固醇受体协同激活因子 -1（SRC-1）、TIF-2 等的作用下，HIF-1 被完全激活，然后与下游基因上的 HRE 结合，促进转录。在该降解途径中，PHDs 是起关键作用的酶，该种羟化酶是利用分子氧和 α 酮戊二酸作为底物，亚铁离子和抗坏血酸盐作为共作用因子的双加氧酶。哺乳动物中一共存在 4 种 PHD 成员（PHD1、PHD2、PHD3 和 P4H-TM），细胞体外试验表明，PHD1 和 PHD3 更倾向于调节 HIF-2α；而 PHD2 在调节 HIF-1α 方面更占优势，PHD2 在体内是 HIF-1α 降解的关键限速酶。当氧气浓度降低时（通常为 ≤ 2%O_2），HIF-α 亚基的氧依赖降解途径被抑制。

HIF-α 亚基的转录功能受到另一种羟化酶的调节，即天冬氨酸羟化酶，其通常又被称为 HIF-1α 抑制因子（factor-inhibiting HIF-1α，FIH-1）。与 PHDs 类似，FIH-1 的催化功能同样需要 O_2 和 α 酮戊二酸作为底物。常氧时，FIH-1 可以对人类 HIF-1α 的 Asn803 和小鼠 HIF-2α 的 Asn851 位点进行羟基化修饰，阻止 HIF-α 的 CAD 结构域富集共激活因子 p300/CBP，进而抑制 HIF 的转录激活功能。而缺氧能抑制 FIH-1 的羟基化作用，未被修饰的 HIF-α 便能够成功地富集 p300/CBP 及其他一些辅助因子，并与 HIF-β 形成有转录活性的复合体。此外，磷酸化、去乙酰化等都能对 HIF-α 的转录功能进行调控。p42/p44 有丝分裂激活蛋白激酶（MAPK）可以磷酸化 HIF-1α 和 HIF-2α，并显著上调它们的转录活性。HIF-1α 的 Thr796 和 HIF-2α 的 Thr844 是受该磷酸化作用修饰的位点，并且蛋白转录活性的上调是由于磷酸化加强了 CAD 的结构域和转录辅助激活因子 CBP 的结合能力。另外，p42/p44MAPK 也能够磷酸化 HIF-1α 的 Ser641 和 Ser643，通过阻止 HIF-1α 的出核而增加 HIF-1α 在核内的积累，从而增强其转录活性。最新研究表明，依赖 ATM（ataxia-telangiectasia mutated）的 HIF-1α Ser696 的磷酸化可显著上调对其靶基因 *REDD1* 的转录活性。

Sirtuins 是一种依赖 NAD^+ 的组蛋白去乙酰酶，亦可对 HIF 的活性进行调控。缺氧时，细胞内 NAD^+ 的减少导致 Sirt1 活性降低，间接升高 HIF-1α 的乙酰化水平，最终增强 HIF-1α 对靶基因的转录激活，可见 Sirt1 对 HIF-1α 的去乙酰化修饰可以抑制其转录功能的发挥。HIF-2α 同样也可以受 Sirt1 去乙酰化修饰，但与 HIF-1α 不同的是，HIF-2α 经过 Sirt1 去乙酰化后，增强了对靶基因 *EPO* 的转录调控作用。在发挥转录激活功能时，HIF 与 HRE 的结合不足以启动靶基因的表达。α 亚基中的 CAD 结构域对转录辅助激活因子的富集是必不可少的一步。p300/CBP 是 HIF-1 和 HIF-2 发挥转录功能时共同的辅助激活因子，但细胞内还有其他辅助激活因子的存在，如 Ref-1（redox effector factor-1）、PARP1（poly ADP-ribose polymerase1）、SRC-1（steroid receptor coactivator-1）等，都被证明是 HIF-1α 的转录辅助激活因子。而 ETS 转录因子家族中的 ETS-1、Elk-1 以及 NEMO（NF-κB essential modulator）等能够特异性地与 HIF-2α 结合，上调 HIF-2α 的转录激活功能。

在 HIF 的调节机制中，PHDs 对 HIF-α 的调节发挥关键作用。常氧状态下，PHDs 将 HIF-α 蛋白上的两个关键位置的脯氨酸进行羟基化修饰，被修饰后的 HIF-α 可被肿瘤抑制因子 VHL（von Hippel-Lindau）所识别和结合，然后进行 VHL 降解复合物介导的 K48 泛素化修饰，最后经 26S 蛋白酶体途径将 HIF-α 降解。PHDs 的活性受其底物 O_2 的直接调控。低氧状态下，PHDs 酶活力下降，无法完成对 HIF-α 的羟基化修饰，这时 VHL 也就无法识别、结合及降解 HIF-α，大量积累的 HIF-α 与 HIF-1β 结合，由细胞质进入细胞核，与

HREs 结合，上调血管生成、糖酵解、细胞迁移、生长和凋亡基因等的表达。此外，PHDs 的活性还受其辅因子 Fe^{2+} 和 α 酮戊二酸的影响。另外，FIH 对 HIF-α 的调节也有一定作用，它通过特异性地对 HIF-1α 的 Asn803 进行羟基化修饰，从而削弱 HIF-1α 与其转录辅因子 p300/CBP 的结合能力，降低 HIF-1α 对其靶基因的转录活性。与 PHDs 一样，FIH 的酶活性也受 O_2 的直接调控，只有在常氧状态下才对 HIF-1α 有修饰作用。除此之外，生长因子和炎性因子，如白细胞介素（interleukin，IL）-1β、肿瘤坏死因子（tumor necrosis factor，TNF）均能影响 HIF-α 的蛋白水平及转录活性。

对不同 HIF 调节酶（PHD 1、PHD 2、PHD 3 和 FIH-1）的研究发现，常氧状态下 PHD 2 含量最丰富，低氧可使其水平增加约 2 倍；而 PHD 3 含量最少，但对低氧最敏感，低氧状态下其表达可增加 19 倍；相反，PHD 1 和 FIH-1 几乎不受低氧影响。常氧状态下敲除 PHD 2 后，HIF-1α 和 HIF-2α 蛋白表达水平与低氧时水平相当；而敲除 PHD 3 可使 HIF-2α 与 HREs 的结合增加，对 HIF-1α 蛋白表达影响甚小，甚至降低 HIF-1α 表达水平。以上研究提示，PHD 2 是调控 RA-FLS 中 HIF 稳定性及其下游靶基因的最重要的酶。

低氧可以增加 HIF-α 的稳定性，促进 HIF 与 HRE 的结合，从而激活并诱导靶基因的转录，在低氧相关的生理状态和病理过程中发挥作用。HIF 直接或间接调控的基因超过 200 个，这些基因参与了机体系统性低氧状态下组织的携氧能力和缺氧后细胞代谢、生长、分化及迁移、血管重塑、红细胞生成、葡萄糖运输和代谢、细胞自噬、炎症反应、内皮 - 间质转化等重要过程的调控。HIF-1α 与 HIF-2α 结构类似，都具备结合 HRE 而启动靶基因表达的能力。因此，两者存在一些共同的靶基因，如血管内皮生长因子（VEGF）、肾上腺髓质素（ADM）、葡萄糖载体蛋白 1（GLUT1）、白细胞介素 -6（IL-6）、脂肪细胞分化相关蛋白（ADRP）等，但近年来也有 HIF-1α 和 HIF-2α 能够特异性调节不同靶基因的报道。对 786-O 和 HEK293 细胞系的体外研究发现，HIF-1α 可以特异性上调糖酵解酶的表达，如醛缩酶 A（ALDA）、醛缩酶 C（ALDC）、烯醇化酶 1（ENO1）、己糖激酶 1（HK1）、己糖激酶 2（HK2）、乳酸脱氢酶 A（LDHA）、磷酸果糖激酶 L（PFKL）、磷酸甘油酸激酶 1（PGK1）和 3- 磷酸甘油醛脱氢酶（GAPDH），而 HIF-2α 对此并不起作用。胰岛素样生长因子Ⅱ（IGF- Ⅱ）、内皮素 -1（ET-1）、血小板源性生长因子（PDGF）、血红素加氧酶 -1（HO-1）、诱导型一氧化氮合酶（iNOS）等均是 HIF-1 的特异性靶基因。近几年，又有一些新的 HIF-1α 的靶基因被陆续发现。胰岛素样生长因子结合蛋白 -1（IGFBP-1）在缺氧情况下能够被上调，HIF-1α 是该反应的诱导因子。ANKRD37 是一种相对分子质量很小的锚定蛋白，在哺乳动物和斑马鱼中较为保守，其具体功能目前尚未明确。Benita 等综合计算机分析和实验手段发现 *ANKRD37* 是 HIF-1α 新的靶基因。相比于 HIF-1α，HIF-2α 也能够对一些特定的靶基因进行调节。VEGF 受体 -2（Flk-1）是胚胎形成早期原生血管系统生成中必不可少的因素，HIF-2α 对 Flk-1 转录水平的调节发挥了特异性的作用。HIF-2 可以通过与 Ets-1 转录辅助激活因子形成复合体结合至 Flk-1 启动子上的 HRE。利用 RNA 干扰技术沉默 HIF-2α 后发现，*CITED2*、*WISP2* 以及 *IGFBP3* 也是特异性受到 HIF-2α 调控的靶基因。Oct-4 是在干细胞自我更新中起重要作用的转录因子，HIF-2α 能够特异性结合到 Oct-4 启动子区域并诱导其表达。除此之外，细胞周期蛋白（cyclin D1）、转化生长因子 -α（TGF-α）在 RCC 细胞系中主要受 HIF-2α 的调控，促进肿瘤的生长。在 Kras 诱导的人类非小细胞肺癌细胞系（NSCLC）中，Mazumdar 等敲除 HIF-2α 后抑癌基因 *scgb3a1* 的表达量随之降低，最终导致肿瘤的发展，随后证明 *scgb3a1* 是 HIF-2α 的直接靶基因。骨骼肌纤维型转换（skeletal muscle fiber-type switching）过程中的相关基因是 HIF-2α 的特异性靶基因，如 *MyoHCI*、*Myoglobin*、*Calmodulin2* 和 *TroponinI* 的 mRNA 水平受 HIF-2α 的诱导上调，*MyoHC* Ⅱ *b* 的 mRNA 水平却受 HIF-2α 的诱导下调 [14]。

此外，HIF 通路与其他信号通路间也存在交叉调节，形成了细胞低氧应答的特异性和多样性。

（三）非低氧诱导因子依赖的其他信号通路

小泛素相关修饰物（small ubiquitin-related modifier，SUMO）修饰与蛋白的泛素化修饰较为类似，是近几年研究的热点。HIF-α 是 SUMO

修饰的靶蛋白之一。然而，根据现有的文献报道，HIF-α 的 SUMO 修饰对其稳定性是正调控还是负调控还没有一致的结论。2004 年，Shao 等首次报道了缺氧可以上调成年小鼠脑部和心脏中 SUMO-1 的表达，并检测到 SUMO-1 可以与 HIF-1α 结合，推测 SUMO-1 能够增强 HIF-1α 蛋白的稳定性。HIF-1α 共存在两个位点（Lys391 和 Lys477），可以被 SUMO-1 识别并修饰，过表达 SUMO-1，使 HIF-1α 的蛋白稳定性增强（图 3-6）。2007 年，RWD 结构小泛素化增强子（RWD containing sumoylation enhancer，RSUME）被证明可以受缺氧上调并且促进 HIF-1α 的 SUMO 化。在缺氧状态下，沉默编码 RSUME 的基因使得内源性 HIF-1α 的稳定性降低，进一步说明 SUMO 可正调控 HIF-1α 的表达。然而，也有其他的研究小组报道 SUMO 修饰可负调控 HIF-1α 的蛋白稳定性。

Sentrin/SUMO 特异性蛋白酶（Sentrin/SUMO-specific proteases）是一种可对已被 SUMO 修饰的蛋白去 SUMO 化的作用因子。相对于正常的 MEF 细胞系，Cheng 等观察到只有在缺失 SENP1 的 MEF 细胞系中 HIF-1α 才能被 SUMO 修饰，并且被 SUMO 修饰的 HIF-1α 经泛素蛋白酶体降解，而当 SENP1 存在时，HIF-1α 被去 SUMO 化，进而使该蛋白的稳定性增强。该实验结果与之前的报道并不一致，推测原因是之前的研究中过表达 SUMO 时没有沉默 SENP1 的基因表达，于是 SENP1 使得 SUMO 化的 HIF-1α 再被去 SUMO 化，而去 SUMO 化的 HIF-1α 蛋白稳定性增强得到积累。若这种解释是合理的，那么 SUMO 修饰对 HIF-1α 的稳定性调控可能是负性的，这有待于更多的实验加以验证。对于 HIF-2α SUMO 修饰的研究也有报道，HIF-2α 的 Lys394 能够被 SUMO 结合，RNF4 和 pVHL 能够介导 SUMO 修饰的 HIF-2α 经蛋白酶体降解，从这一实验结果看，SUMO 修饰对 HIF-2α 的稳定性调控是负性的。

Koh 等发现缺氧相关因子（hypoxia-associated factor，HAF）可以作为一种新的 E3 连接酶与 HIF-1α 结合，引起 HIF-1α 泛素化并最终经蛋白酶体途径降解（图 3-7）。HAF 介导 HIF-1α 的降解

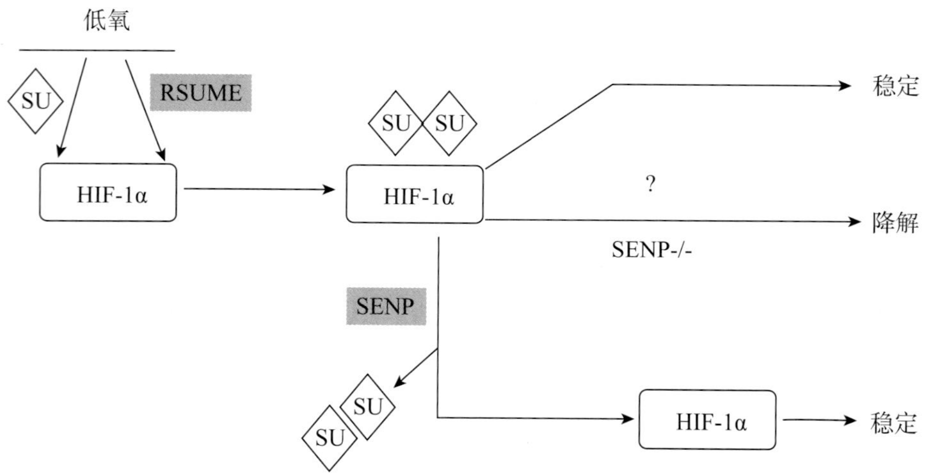

图 3-6 SUMO 修饰对 HIF-1α 的调控

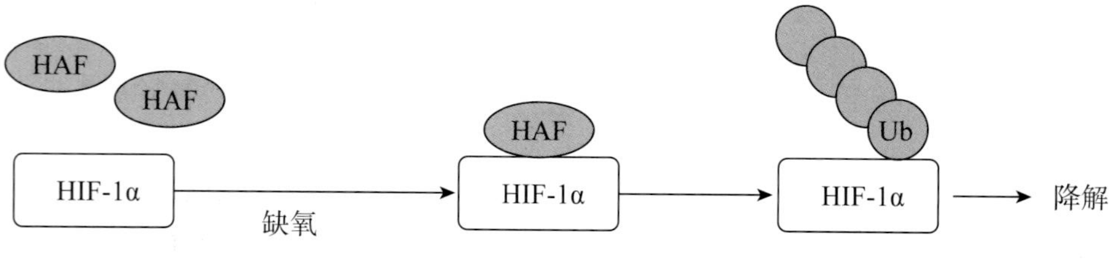

图 3-7 HAF 修饰对 HIF-1α 的调控

不依赖细胞内 O_2/PHD/pVHL 途径，缺氧时 HAF 依然能够启动降解。HAF 的调节作用特异性针对 HIF-1α，无论是降解或是过表达 HAF，都没有引起 HIF-2α 蛋白水平的变化。

热激蛋白 90（heat shock protein 90，HSP90）和热激蛋白 70（heat shock protein 70，HSP70）也能对 HIF-1α 的稳定性产生调控。HSP90 能与 HIF-1α 的 PAS 结构域结合而起到稳定 HIF-1α 的作用，在缺失 pVHL 的细胞系中，HSP90 的特异性抑制剂（17-AAG）能够诱导 HIF-1α 经蛋白酶体降解，该降解机制需依赖于活化的蛋白激酶 C 受体 1（receptor for activated C-kinase 1，RACK1）蛋白（图 3-8）。RACK1 将 HSP90 替换后，通过增强 HIF-1α 与 E3 连接酶的结合而促进其通过泛素蛋白酶体降解的发生。HSP70 可增强 HIF-1α 与一种新的 E3 连接酶［热激蛋白 70 羧基末端相互作用蛋白（carboxyl terminus of HSP70-interacting protein，CHIP）］的结合而启动泛素蛋白酶体降解途径，并且这种调节选择性作用于 HIF-1α。2010 年，Bento 等的研究也进一步证明了 HSP70/CHIP 的调节作用。在缺氧状态下，细胞中丙酮醛的大量积累会增强 HIF-1α 的降解，这一过程是由 HSP70/CHIP 介导的。

除上述途径外，HIF-1α 蛋白的稳定性调控还存在其他不同的机制。例如在巨噬细胞中，HIF-1α 第 533 位 Cys 的 S- 亚硝基化可增强该蛋白的稳定性；c-Jun 也被报道能够通过与 HIF-1α 的 ODD 结构域的结合而阻止 HIF-1α 泛素化降解途径。乙酰化也是常见的蛋白翻译后修饰方式，HIF-1α ODD 中第 532 位的赖氨酸可被乙酰转移酶 ARD1（arrest defective 1）乙酰化，该酶为酵母与低等真核细胞蛋白 N- 乙酰转移酶的同系物。被乙酰化的 HIF-1α 与 pVHL 蛋白复合体的结合增强，HIF-1α 最终通过泛素蛋白酶体的途径而降解。HIF-2α 的稳定性是否也会受到乙酰化修饰的调控目前还未见报道。

HIF-1α 是最早被发现的 HIF 成员，并且由于其表达谱的广泛性，相对于其他两个成员得到了更多和更深入的研究，但是近些年 HIF-2α 研究也逐渐得到关注。虽然 HIF-2α 的表达并不是普遍性的，但它的功能不仅仅局限于内皮细胞，在很多情况下它的作用可独立于 HIF-1α，说明 HIF-2α 的重要性也不可忽视。在蛋白质水平上，除经典的羟基化酶（PHD、FHI-1）对 HIF-α 的蛋白稳定性和转录活性进行调控外，越来越多的文献报道了一些新的调节机制，包括一些特异性只针对 HIF-1α 或 HIF-2α 的机制。而近几年越来越多的报道同样证实 HIF-1α 或 HIF-2α 在例如细胞代谢、肿瘤发生等生理及病理过程中发挥着相似、独立，甚至是相反的功能。这些研究成果均表明 HIF-1α 和 HIF-2α 在功能上的独立性和差异性。虽然目前针对 HIF 的蛋白稳定性、转录活性及其它们在疾病中的作用有较多的研究和报道，但目前尚有较多的问题亟待探讨和解决，主要有以下几个方面：①从目前已有的报道可知，SUMO 修饰对 HIF-1α 有显著的影响，但是 HIF-1α 的 SUMO 化究竟对其蛋白稳定性起到正调控还是负调控作用，目前尚存在争议，需要更多的实验加以证明。② HIF-2α 的蛋白稳定性调控是否也受到除 O_2/PHDs/pVHL 途径外其他多种类型的调节。虽然有文献报道 SUMO 亦可对 HIF-2α 进行修饰，进而调节其稳定性，但某些针对 HIF-1α 的调节途径或是其他新的机制是否也可能对 HIF-2α 产生影响值得进一步探讨。③在一些疾病的发生过程中，HIF-α 的表达量往往发生改变，以调控下游基因表达水平的变化，但是由于 HIF-1α 和 HIF-2α 有各自特异性的靶基因，导致两者在功能上产生差异。若要将 HIF 作为一些疾病（如缺血症、癌症）等的靶向位

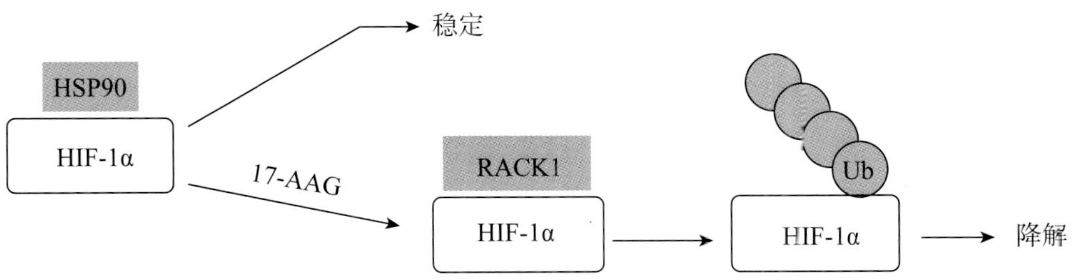

图 3-8　HSP90 增强 HIF-1α 蛋白稳定性

点，需针对不同疾病设计出能够特异性激活或抑制不同 HIF-α 亚基的靶向药物。目前已有研究小组得到了能特异性抑制不同 HIF-α 亚基的化合物，为新药的设计和开发奠定了基础。

二、藏族高原适应涉及的基因

随着全基因组关联分析（whole genome-wide association study）与外显子测序等研究方法和技术的进步以及与之相匹配的全新统计策略的应用，对藏族高原适应相关基因的研究取得突破性进展，为进一步深入揭示藏族高原适应的遗传机制奠定了基础，为选择候选基因提供了丰富的资料。特别是 2010 年，这一年可以说是科学家们对藏族高原适应的遗传学机制研究的“丰收”之年，国内外的科学家们成功筛选出一些与高原适应相关的候选基因，尽管各研究使用的方法和样本来源不尽相同，但是均发现 HIF 通路中的 *EPAS1* 和 *EGLN1* 是藏族高原适应的重要候选基因。

（一）*EPAS1*

EPAS1 基因编码 HIF-2α 蛋白，在机体应对低氧的转录调控中起重要作用，直接参与下游 *EPO*、血管内皮生长因子（*VEGF*）等相关基因的转录。近年来的全基因组关联分析发现，藏族人中 *EPAS1* 基因 H1 单体型频率为 89.1%，而东亚人群仅为 3.4%，且 *EPAS1* 基因调控区（内含子区和 3'-UTR 区）的遗传变异参与藏族的高原低氧适应。

青海大学格日力团队利用 Affymetrix Genome-Wide Human SNP Array 6.0 芯片对 43 名长期居住在青海省果洛藏族自治州（海拔为 4350 m）的藏族人进行了全基因组 SNP 分型，采用 XP-EHH 和 iHS 比较相关人群的自然选择信号，并与 247 个低氧适应有关候选基因进行比较分析。筛选出藏族特有的正向选择基因（*EPAS1*、*EGLN1*、*ANGPTL4*、*CAMK2D*、*CYP17A1*、*CYP2E1*、*EDNRA*、*HMOX2*、*PPARA*、*PTEN*），其中 5 个候选基因与血红蛋白浓度、氧饱和度的关联分析，发现与 HIF 通路密切相关（图 3-9）。*EGLN1* 基因和 *PPARA* 基因多态性与血红蛋白浓度有很强的负相关（图 3-10），提示这两个基因可能是调节在低氧环境下藏族无红细胞增多、无肺动脉高压的关键基因，该结果发表于 *Science*，首次揭示了藏族高原低氧适应的遗传学机制[15]。

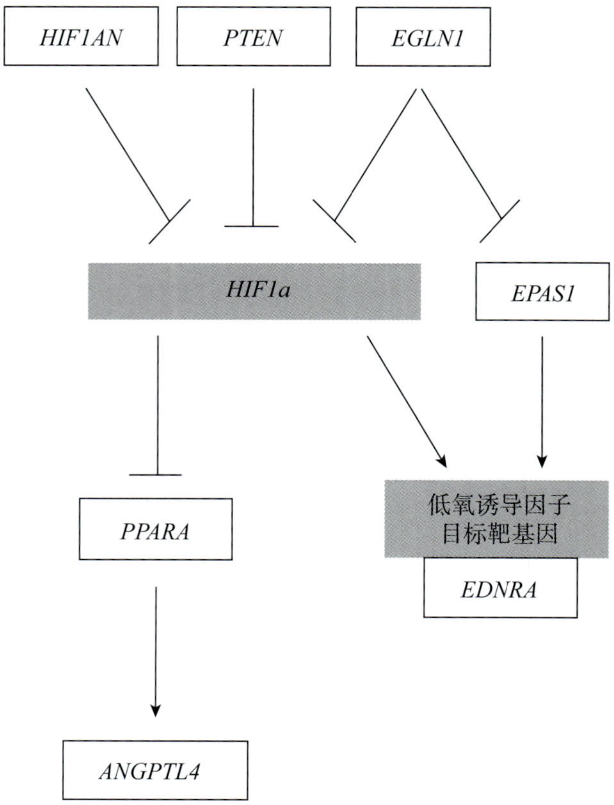

图 3-9 HIF 通路低氧适应候选基因

引自：Simonson T S，Yang Y Z，Huff C D，et al. Genetic evidence for high-altitude adaptation in Tibet. Science，2010，329（5987）：72-75.

深圳华大基因研究院汪建、王俊研究组对 50 名居住于海拔 4350 m 的藏族人进行了全外显子基因组测序，采用基于 Fst 的人群分支检验（population branch statistics，PBS）方法，对中国藏族人、汉族人和丹麦人进行比较，发现在 *EPAS1* 基因存在强烈的自然选择信号。*EPAS1* 基因中最强的单核苷酸多态性（single nucleotide polymorphism，SNP）位点与血液相关表型指标（红细胞数，血红蛋白浓度和氧饱和度）存在强关联性自然选择信号，并且等位基因频率差异最大的位点位于 *EPAS1* 基因的内含子上。这个 SNP 位点在藏族和汉族人群中存在巨大差异（78%），这是目前发现的最快的等位基因改变速率。该单核苷酸多态性位点与红细胞丰度的关联分析也支持 *EPAS1* 基因改变在适应缺氧环境中的作用，表明其为适应高原环境的一个重要的遗传位点（图

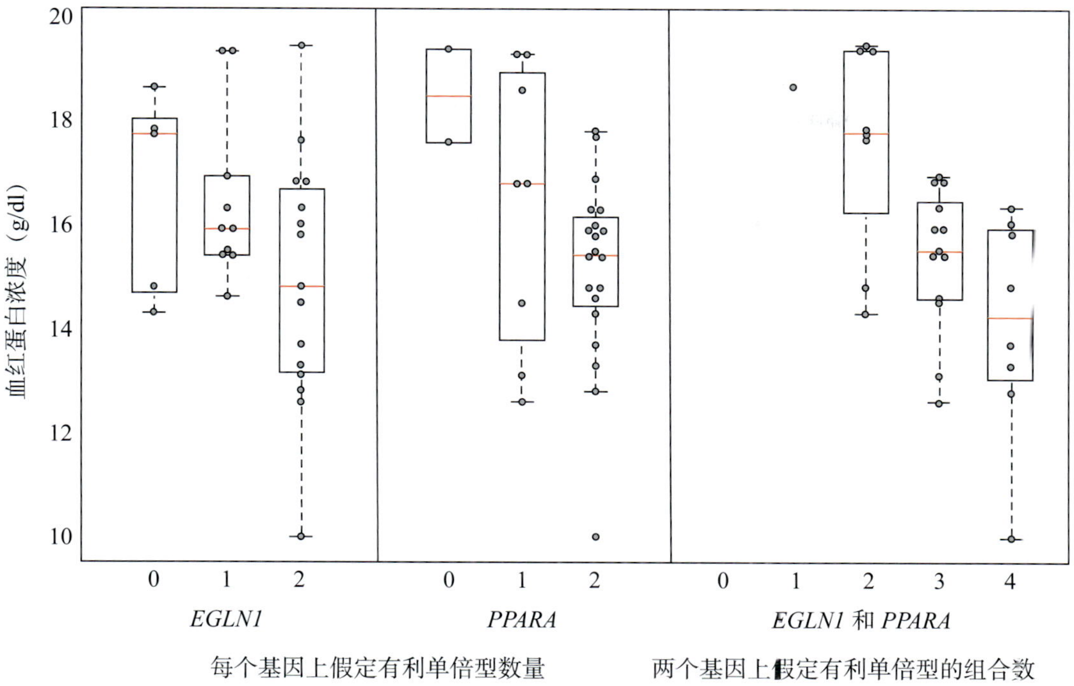

图 3-10 *EGLN1* 和 *PPARA* 基因与血红蛋白、血氧饱和度等表型之间相关性分析

引自：Simonson T S，Yang Y Z，Huff C D，et al. Genetic evidence for high-altitude adaptation in Tibet. Science，2010，329（5987）：72-75.

3-11、图 3-12）。进一步对 *EPAS1* 基因 SNPs 进行的关联分析发现这些 SNPs 与低血红蛋白浓度关联 [16]。该研究成果与格日力教授团队的研究论文同期发表在 2010 年 7 月 2 日出版的 *Science*，在业界引起轰动。

美国科学院院士 Beall 教授团队也在藏族人群样本中发现，*EPAS1* 基因受到了定向选择的影响，且该基因的突变与血红蛋白浓度关联 [17]。Beall 等首先用全基因组等位基因差异分析（genome-wide allele differentiation scan，GWADS）比较了云南省藏族（居住于海拔 3200 ~ 3500 m 地区）和汉族全基因组中 500 000 多个 SNPs 位点，在 *EPAS1* 基因中筛查出差异 SNPs，并在另两个藏族群体样本中经基因分型，发现其中的 8 个 SNPs 均与血红蛋白浓度显著相关（图 3-13、图 3-14）。这些位于 *EPAS1* 基因下游 366 ~ 235 kb 8 个 SNPs 在藏族中普遍存在，且它们构成的单体型在藏族中的频率为 46%，而在汉族中仅为 2%。同时对 70 名居住在海拔为 4000 m 以上的藏族 SNPs 与血红蛋白的关联分析，纯合变异比杂合变异的血红蛋白浓度约低 0.8 g/dl，证实 *EPAS1* 基因 31 个 SNPs 与血红蛋白浓度密切相关。

后续一些藏族高原适应的研究同样发现了 *EPAS1* 基因的自然选择信号。Bigham 等对藏族和南美安第斯山人的全基因组近 100 万个 SNPs 进行

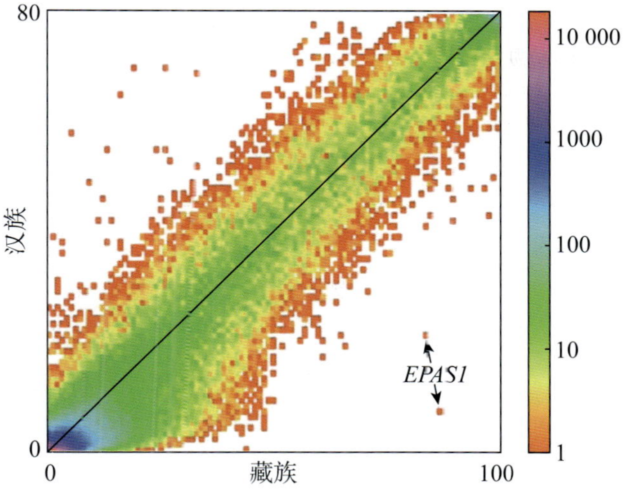

图 3-11 藏族 SNPs 频率二维展开图

汉族和藏族等位基因频率之间有很强的协方差性，但汉族的 SNP 频率较低，藏族的 SNP 频率适中。

藏族（x 轴）和汉族（y 轴）人群样本中 SNP 位点的二维展开频谱。x 轴和 y 轴指藏族和汉族人群样本中 SNP 位点的频率。检测到的 SNPs 数量根据右侧绘制的对数标度进行彩色编码。箭头表示来自 *EPAS1* 基因的一对内含子 SNP，与汉族相比，藏族样本中的衍生等位基因频率显著升高。

引自：Yi X，Liang Y，Huerta Sanchez E，et al. Sequencing of 50 human exomes reveals adaptation to high altitude. Science，2010，329（5987）：75-78.

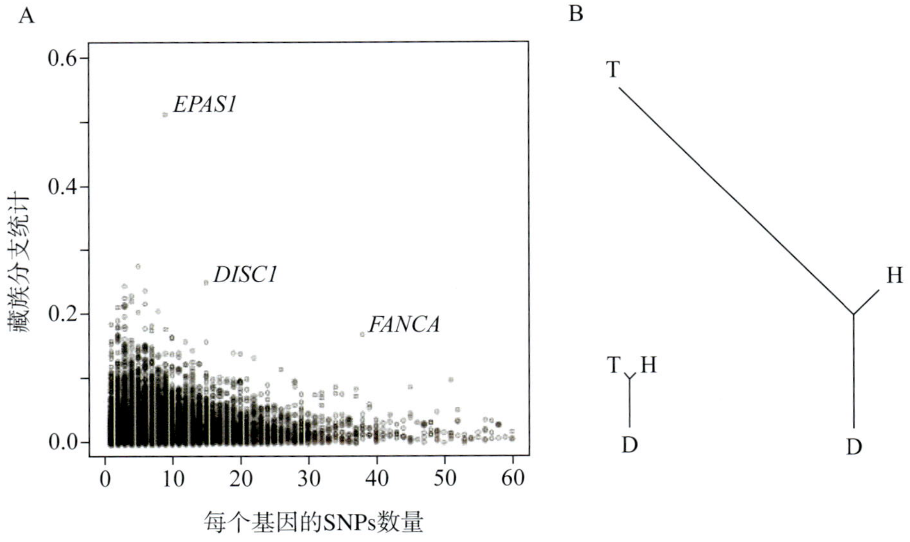

图 3-12 藏族人特异性 SNPs 频率改变图

引自：Yi X，Liang Y，Huerta Sanchez E，et al. Sequencing of 50 human exomes reveals adaptation to high altitude.Science，2010，329（5987）：75-78.

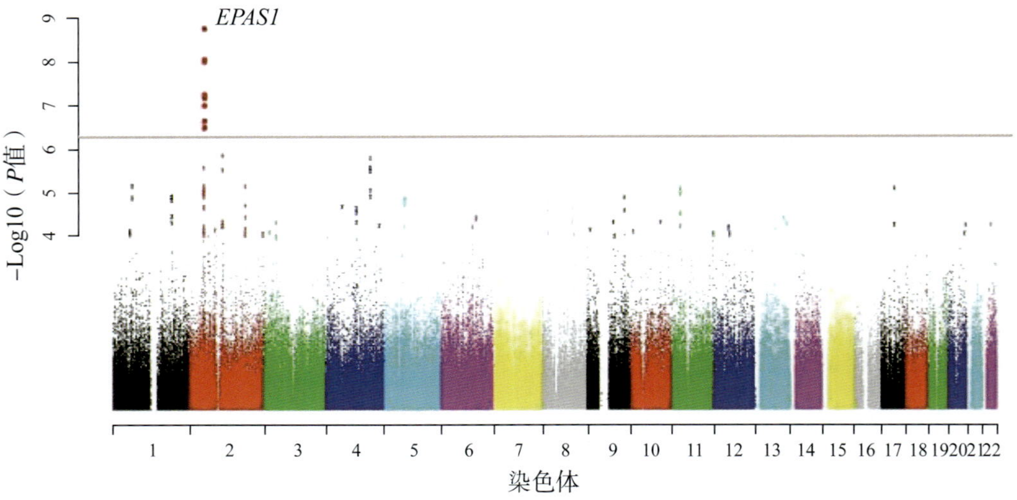

图 3-13 藏族全基因组等位基因差异扫描曼哈顿图

引自：Beall C M，Cavalleri G L，Deng L B，et al.Natural selection on EPAS1（HIF2α）associated with low hemoglobin concentration in Tibetan highlanders，Proc Natl Acad Sci U S A，2010，107（25）：11459-11464.

分析。利用 4 种不同的自然选择检验方法，发现 *EPAS1* 基因在藏族中的分布和亚洲其他人群中的分布表现出显著差异。Xu 等 [18] 采用 Fst 和 XP-CLR 检验方法发现 *EPAS1* 基因上的几个 SNPs 在藏族和汉族人群中有显著差异，利用相同检验方法对 Simonson 等的藏族人群样本数据进行重新分析，也发现 *EPAS1* 基因位点上的自然选择信号。有人对中国汉族和藏族人群进行比较，验证了 *EPAS1* 基因的自然选择信号，并在 *EPAS1* 基因区域发现超过一半的 SNPs 存在显著差异。

基于前人研究，有研究团队发现 *EPAS1* 基因存在藏族富集缺失（tibetan-enriched deletion，TED）、拷贝数变异（copy number variations，CNVs）与高原环境适应相关 [19]。TED 位于 *EPAS1* 基因下游 80 kb 处，藏族人群中 90% 携带 TED，50% 为纯合缺失；而世界上其他人群仅有 3% 携带 TED，无

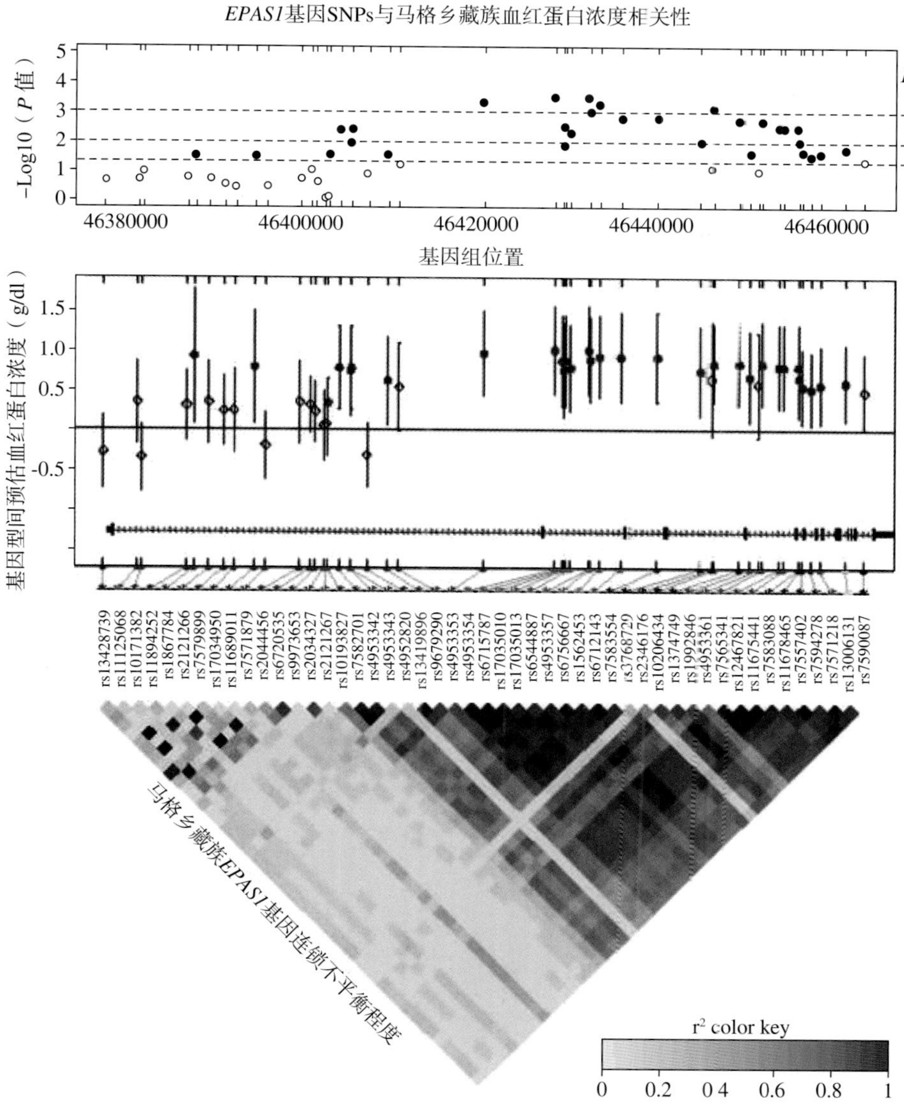

图 3-14 藏族人性别校正后 *EPAS1* 基因 SNPs 与血红蛋白浓度关联分析

引自：Beall C M，Cavalleri G L，Deng L B，et al.Natural selection on EPAS1（HIF2α）associated with low hemoglobin concentration in Tibetan highlanders，Proc Natl Acad Sci USA.，2010，107（25）：11459-11464.

纯合缺失。同时，TED 与 *EPAS1* 变异（rs1447563 和 rs4953388）存在强烈的连锁不平衡，与血液中血红蛋白浓度的减少密切相关。低的血红蛋白浓度可促进血液流动，降低血液黏滞性，利于高原低氧适应。此外，藏族与汉族在 *EPAS1* 基因的 mRNA 表达水平上也存在显著差异，藏族处于平原时外周血淋巴细胞中 *EPAS1* 基因表达水平显著低于平原汉族。携带高原适应变异的藏族脐带内皮细胞和胎盘组织中 *EPAS1* 表达水平显著低于未携带者。这些结果揭示适应高原的 *EPAS1* 基因变异可通过调节基因转录水平促进藏族适应高原。可能的调节机制是高原低氧环境下藏族中 HIF-2α 表达量低于汉族，下游基因转录水平被抑制，则机体内生理指标（如红细胞和血红蛋白等）不会持续升高，因此可减少红细胞过度增生导致的血液黏滞度增加。

研究发现，*EPAS1* 基因调控区 rs13419896 和 rs1868092 位点突变不仅在藏族和汉族中存在差异，而且与藏族低血红蛋白水平具有相关性。rs13419896 位点 A 等位基因频率在藏族和汉族中分别为 88.0% 和 27.0%，rs1868092 位点 A 等位基因频率在藏族和汉族中分别为 80.0% 和 10.0%，两组比较均具有统计学差异（$P < 0.000$）。单体型结果发现，观察组中 rs13419896 和 rs1868092 单

体型（A-A）显著低于对照组（$P < 0.05$，$OR = 0.032$，95%CI 0.003 ~ 0.382）。结论：*EPAS1* 基因 rs13419896（G > A）和 rs1868092（G > A）位点突变与西藏藏族适应高原低氧环境存在相关性。汉族人群进入高原后，携带 *EPAS1* 基因单体型 rs13419896 和 rs1868092（A-A）既能更好地适应高原低氧环境，又可以降低自身血液黏滞度，利于高原低氧习服。

藏族与汉族在 *EPAS1* 基因位点上遗传分化为自然选择提供了强有力的证据。藏族高原适应的研究均证实 *EPAS1* 基因存在自然选择信号，但是该基因的突变是否导致其功能丧失尚不明确。*EPAS1* 基因在藏族高原适应中究竟有多大的贡献以及如何发挥作用是未来研究亟待解决的问题。

（二）*EGLN1*

EGLN1（egl nine homolog 1）基因编码脯氨酰羟化酶 2（prolyl hydroxylase 2，PHD2），在低氧诱导因子的羟基化调节中起重要作用。HIF-α 降解反应的限速酶被认为是“核心氧感受器”，是另一个被证实的与藏族高原适应高度相关的候选基因，由格日力教授团队首次研究证明。当氧含量正常时，PHD2 特异性羟化 HIF-α 亚基的脯氨酸残基，并由泛素蛋白酶解系统的 E3 泛素连接酶复合物识别并降解；当氧含量低时，脯氨酰基的羟化作用减弱，α 亚基不能被降解，与 HIF-β 形成异二聚体，与目标基因的低氧反应元件结合，间接参与 HIF 下游靶基因（*EPO*、*VEGF* 等）转录。

PHDs 被称为“氧传感器”，其活性严格依赖于氧的浓度。PHDs 是 Fe^{2+}、α 酮戊二酸依赖的双加氧酶超家族成员，依赖于分子氧、Fe^{2+} 和 α 酮戊二酸来催化靶蛋白羟化。哺乳动物中一共存在 4 种 PHD 成员（PHD1、PHD2、PHD3 和 P4H-TM），各亚型 PHD 的 C 端催化区高度同源，N 端则明显不同。目前已知的 4 种亚型 PHDs 的功能是不同的，这主要取决于它们在细胞内定位、是否低氧可诱导及其生化特性。研究表明，PHD1（44 000）只存在于细胞核中，PHD2（46 000）主要存在于细胞质中，PHD3（27 300）则在细胞核与细胞质中均存在。PHD1 mRNA 在睾丸中高度表达，PHD2 mRNA 在各处均有表达，PHD3 mRNA 在心脏中表达水平较高。细胞体外实验表明，PHD1 和 PHD3 更倾向于调节 HIF-2α，而 PHD2 在调节 HIF-1α 方面更占优势，PHD2 在体内是 HIF-1α 降解的关键限速酶。在小鼠中抑制 PHD1、PHD3 的表达可上调 HIF-2α 在肝中的表达，部分敲除 PHD2 可同时促进 HIF-1α、HIF-2α 表达增加。关于 PHD4 的报道很少，PHD4 位于细胞内质网膜，活性位点在细胞管腔，PHD4 过表达可通过上调 TGF-α 表达水平来抑制血管生成。在低氧条件或者 PHD 抑制剂存在时，PHD 催化活性减弱而引起 HIF-α 稳定表达。PHD2 是 4 种 PHD 酶中最重要的亚型，将其完全基因敲除后可致胚胎死亡，选择性基因敲除后动物可表现为 *EPO* 与 *VEGF* 表达增加、血管生成增多以及红细胞生成增多等。当氧气浓度降低时（通常为 ≤ 2%），HIF-α 亚基的氧依赖降解途径被抑制。

格日力团队后期发现[20]，藏族 *EGLN1* 基因外显子 1 存在遗传变异 c.（12C > G；380G > C），导致 PHD2 发生氨基酸替换 p.（Asp4Glu；Cys127Ser），该变异在缺氧时表现为较低的 K_m，促进低氧条件下 HIF-α 亚基降解增加。细胞分化实验显示，携带突变的红系造血祖细胞分化明显减弱，该突变 c.（12C > G；380G > C）减弱了低氧诱导 HIF 介导的红细胞生成增加（图 3-15），为藏族在高原环境下免受红细胞增多症困扰提供了直接的分子依据。

随后有团队选取青藏高原不同地理群体的 50 个代表性藏族个体进行了 *EGLN1* 基因的全长序列精细重测序，发现藏族在该基因区域有 185 个序列多态位点，其中 13 个位点为首次发现。*EGLN1* 基因上极度保守的改变氨基酸的非同义突变位点 rs186996510（D4E）和半胱氨酸变成丝氨酸位点 rs12097901（C127S）在藏族和世界其他人群（包括汉族在内）之间存在极显著的频率差异。rs186996510 的谷氨酸等位基因（高原适应型）在藏族中的平均频率为 70.9%，但在汉族中的频率仅约为 1%，在其他世界代表人群（非洲人和欧洲人等）中的频率也都在 2.3% 以下。随后进行的小规模遗传相关性分析发现，rs186996510 的谷氨酸等位基因与藏族低血红蛋白浓度表型显著相关。

此外，有研究发现，*EGLN1* 基因的 6 个 SNPs 位点（rs2066140、rs2808584、rs2491405、rs2486741、rs2486734 和 rs21533646）的纯合基因型在藏族和汉族间均具有统计学差异，单倍型分析显示，藏族单倍型“G-G（rs2066140 和 rs2808584）”

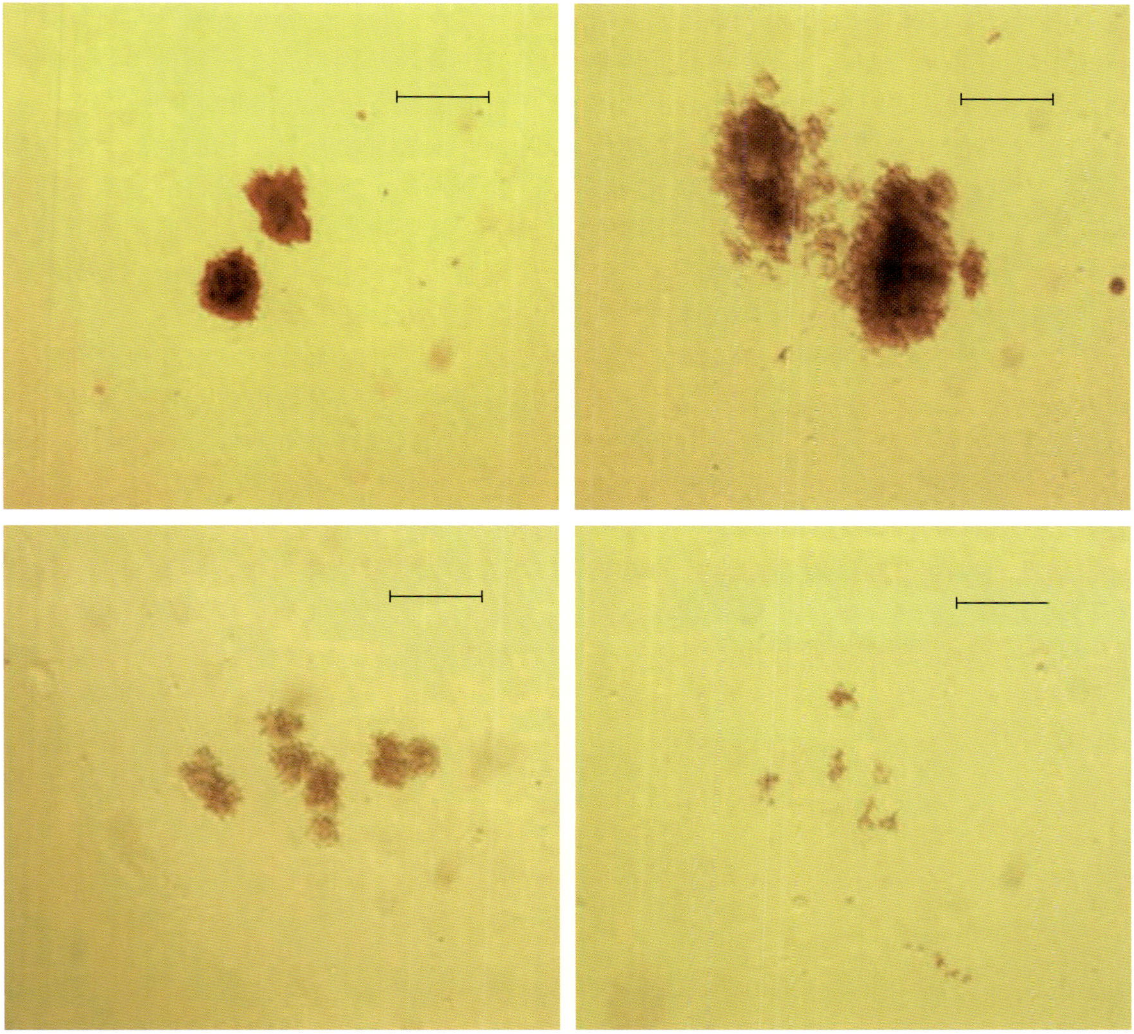

图 3-15　藏族人性别矫正后 *EPAS1* 基因 SNPs 与血红蛋白浓度关联分析

引自：Lorenzo F R，Huff C，Myllymäki，et al.A genetic mechanism for Tibetan high-altitude adaptation. Nat Genet，2014，46（9）：951-956.

和“G-C（rs2486741 和 rs2486734）”显著高于汉族，单倍型“C-A（rs2066140 和 rs2808584）”和“C-T（rs2486741 和 rs2486734）”显著低于汉族。该研究结果提示，*EGLN1* 基因 6 个 SNPs 位点的纯合基因型和所构建的单倍型与藏族高原适应密切相关。近期研究还发现，*EGLN1* 基因型与急性高山病发病频率增加相关。因此，*EGLN1* 基因在藏族和其他高海拔人群中遗传特点的异同对于理解高原适应的分子生物学机制至关重要。

（三）其他相关基因

近几年，不同的研究团队开展的相关研究还有澳大利亚布里斯班昆士兰大学杨剑团队与中国温州医科大学金子兵等共同比较了 3008 名藏族人和 7287 名非藏族人的基因样本，寻找常见的变异，并计算其是否通过自然选择传播到整个群体。结果发现，除了上述 *EPAS1* 和 *EGLN1* 基因外，还有 7 个基因（*MTHFR*、*RAP1A*、*NEK7*、*ADH7*、*FGF10*、*HLA-DQB1* 和 *HCAR2*）也起了重要作用。

血红素加氧酶（HO）是血红蛋白代谢的关键限速酶，属于血红素加氧酶家族。*HMOX2* 基因是血红素加氧酶家族组成性表达的一个亚型。该基因在藏族人群中存在显著的定向选择信号，在不同团队的研究中均发现它是受到自然选择最强的基因。有人对来源于青藏高原不同地理群体的 47 个代表性藏族个体的 *HMOX2* 基因序列进行了全长重测序。发现藏族在该基因区域存在 113 个序列多态位点，其中 32 个位点为首次发现。尤其需

要关注的是位于 *HMOX2* 基因第 1 号内含子上的位点 rs4786504，在藏族和包括汉族在内的世界其他群体之间存在较明显的频率差异。进一步利用两个独立的藏族群体对 *HMOX2* 基因进行了遗传相关性分析，发现 rs4786504 与藏族低血红蛋白浓度显著相关。体外功能实验进一步表明，当多态位点 rs4786504 为适应型 C 等位基因时，对应的 *HMOX2* 表达量增加，从而可能加速代谢体内血红素，有利于藏族在高海拔条件下保持较低的血红蛋白含量，从而避免红细胞增多症的发生。该研究的多个证据表明，*HMOX2* 基因可以调节低氧代谢通路下游血红蛋白的代谢，是藏族实现对高原低氧环境最佳适应的关键基因之一。

格日力团队对两个不同区域不同语系的藏族人群进行比较研究，发现大部分正选区域在不同区域不同语系的藏族人群中普遍存在，但亦有很多差异性区域，更为显著的是与血红蛋白浓度相关的优势性基因型存在一定的差异。同时，发现高原世居藏族新生儿出生体重明显较移居人群高，胎盘并未表现出低氧损伤的状态，对经阴道分娩以及剖宫产分娩的胎盘进行的基因表达差异结果提示，高原世居藏族胎盘对经阴道分娩引起的急性缺血及缺氧明显钝化，提示藏族对高原环境最佳适应的又一表现。

此外，研究人员还发现其他受到定向选择的几十种基因，其具体的机制仍有待研究。最近对 *EPAS1* 基因区域的重测序发现，藏族和汉族高度分歧的单倍型仅在藏族人和丹尼索瓦人中存在，提示丹尼索瓦人或丹尼索瓦相关的人类物种的 DNA 渗入现代人类可能发生在史前，而这一基因交流似乎是现代人类适应新环境（如低氧）的有益遗传突变。

（杨应忠）

第五节　青海蒙古族适应高原低氧环境的生物学特征

根据第五次全国人口普查，2000 年青海蒙古族有 107 000 人，占全省总人口的 1.71%，主要分布在海西蒙古族藏族自治州的德令哈市、格尔木市、都兰县、乌兰县，黄南藏族自治州的河南蒙古族自治县，海北藏族自治州的祁连县、海晏县和门源回族自治县，西宁市、海南藏族自治州、海东地区、大通回族土族自治县和其他部分地区，以海西蒙古族藏族自治州和黄南藏族自治州的河南蒙古族自治县为主。

海西蒙古族藏族自治州地处青藏高原北部。南通西藏，北达甘肃，西出新疆，东邻海北藏族自治州、海南藏族自治州，是青海、甘肃、新疆、西藏四省区交汇的中心地带，也是出入西藏的重要通道。全州总面积为 30.09 万 km^2。占青海省总面积的 41.7%。海西蒙古族藏族自治州地形、地貌奇特，主要由昆仑山、阿尔金山、祁连山环抱的柴达木盆地和唐古拉山北麓高原两部分组成。海西蒙古族藏族自治州平均海拔为 3000 m 左右，北部、东南部较高，中部、西北部较低，最低点位于察尔汗的达布逊和霍布逊湖区（海拔为 2675 m），最高点是布喀达坂峰（海拔为 6860 m），该峰位于昆仑山中段阿尔格山东端与博卡雷克塔山西头处，在青海省海西蒙古族藏族自治州格尔木市境内，为新疆、青海的界山，地处东经 90.9° 北纬 36.0°，是昆仑山脉的最高峰。另一座高点山峰是玉珠峰，海拔 6178 m，位于青海省格尔木市南 160 km 的昆仑山口以东 10 km，是昆仑山东段最高峰。玉珠峰具有独特的自然景观和适宜的高度，使它成为世界业余登山爱好者的摇篮，高山探险及旅游者的天堂。随着青藏铁路的建成，这里的交通条件更加便利，为玉珠峰的开放带来了良好的机遇。2009 年 8 月，国家投资在玉珠峰建立了国家登山训练基地，每年可接待登山者 1200 人次。玉珠峰国家登山训练基地的建立对高原医学，特别是人体快速暴露于特高海拔低氧环境之后的病理生理学的研究提供了千载难逢的实验平台。青海大学高原医学研究中心的科研人员曾多次开展玉珠峰登山医学活动，通过登山活动，不仅对登山人员的健康保驾护航，而且获得了大量第一手科研资料。为了取得第一手珍贵数据，科研人员跟随登山队员攀登至海拔 5800 m（图 3-16），采集到不同海拔高度的血液样本及相关生理学指标。

海西蒙古族藏族自治州气候独特，四季不分明，日照时间长，太阳辐射强，昼夜温差大，常年干旱、多风、少雨。年平均气温为 –5.6 ~ –5.2 ℃，年平均降水量为 16.7 ~ 48.7 mm，年平均蒸发量为 1353.0 ~ 3526.1 mm，为降水量的 5 ~ 195 倍。盆地无霜期每年为 70 ~ 120 d。山区没有绝对无霜期，年平均降水量东多西少，从东向西由 200 mm 递减至约 10 mm。部分山地降水量超过 400 mm，属典型的高原大陆性气候。

河南蒙古族自治县是青海省唯一的蒙古族自治县，俗称“河南蒙旗”，是中国境内蒙古族人口比例最高的县，截至 2011 年，总人口 4 万，蒙古族占 93.21%。河南蒙古族自治县地处青海省东南部，地理位置西倚青藏，东襟甘陇，北通宁海，南望川康，是青海、甘肃、四川三省津要之所在，素有青海省南大门之称。河南蒙古族自治县也是全国面积最大的有机畜牧业生产基地，全国三大名马之一的河曲马、青海优良畜禽品种欧拉羊是河南蒙古族自治县的优势畜种。河曲草原属典型的高寒草甸型草场，地处被联合国教科文组织誉为“四大无公害超净区之一”的青藏高原东南部地带。全县总面积为 6997.45 km^2，地势总趋势是东北高、西南低，大部分地区海拔在 3600 m 以上，最高海拔为 4539 m，最低海拔为 3168 m，高差 1371 m。地貌类型属典型青南浅切割高山区。由于河南蒙古族自治县海拔较高，地势复杂并受季风影响，高原大陆性气候特点比较明显。每年 5 ~ 10 月温暖、多雨，11 月至次年 4 月寒冷、干燥、多大风天气。春、秋时日短，四季不分明，无绝对无霜期。全年平均气温在 9.2 ~ 14.6 ℃，年降水量为 597.1 ~ 615.5 mm。常年风向为西北风，全年平均积雪时间为 55.3 d，最大积雪厚度为 31 cm。年平均气压为 671.8 mPa，空气密度为 812.0 g/m^3，属高原亚寒带湿润气候区。青海省的蒙古族牧民为游牧民族，冬季在较低海拔地区过冬（海拔为 2800 m），夏季迁移至可可西里地区（海拔为 4200 m）的夏季草场。

一、血液学

青海蒙古族在高原居住了 600 ~ 700 年，目前相关生理学研究资料严重匮乏。2010 年格日力课题组在青海省海西蒙古族藏族自治州乌图美仁乡（海拔为 2800 m）对蒙古族牧民进行健康检查，检查内容包括血常规、心脏结构与功能、肺通气功能等。表 3-3 列举了居住在这个地区的藏族、汉族、蒙古族血常规（包括白细胞、红细胞、血小板、血红蛋白、血细胞比容、血氧饱和度等）数据。汉族和蒙古族的血常规是在乌图美仁乡（海拔为 2800 m）检测的，藏族是在沱沱河（海拔为 4600 m）地区进行检测的。检测结果显示，乌图美仁乡汉族血红蛋白和血细胞比容明显高于蒙古族（$P < 0.05$），其他指标均无明显差异。沱沱河地区藏族血红蛋白及血细胞比容显著高于蒙古族；汉族人与藏族之间没有显著差异。藏族平均血氧

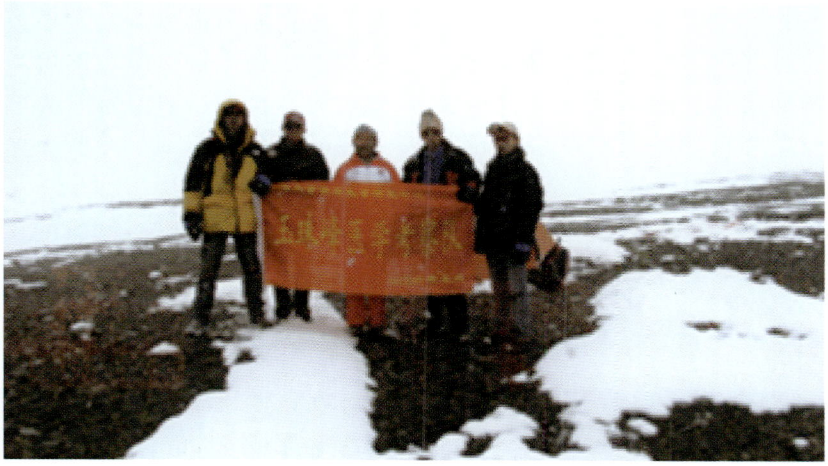

图 3-16　青海大学高原医学科考队在玉珠峰（海拔 5800 m）

表3-3　高原地区汉族、藏族、蒙古族血常规比较

	血氧饱和度（%）	白细胞（$\times 10^9$/L）	红细胞（$\times 10^{12}$/L）	血红蛋白（g/L）	血细胞比容（%）	血小板（$\times 10^9$/L）
汉族	90.30±2.75	6.18±1.14	5.59±0.51	179.50±13.04	53.47±4.11	193.20±21.1
藏族	88.70±2.71	7.70±1.65	5.74±0.28	186.80±9.53	54.53±2.50	227.80±46.8*
蒙古族	91.90±1.79$^{\Delta}$	6.26±0.87	5.61±0.38	155.10±11.2$^{*\Delta}$	45.68±2.94$^{*\triangle}$	221.90±32.3
F	4.238	4.580	1.192	21.413	22.061	2.786
P	0.025	0.019	0.319	0.000	0.000	0.079

注：*. 藏族、蒙古族分别与汉族比较，$^{\Delta}$. 蒙古族与藏族比较，*、$^{\Delta}$的 P 均 <0.05

饱和度为 88%，蒙古族为 91%，汉族为 90%。

居住在海拔为 2800 m 高原的青海蒙古族平均血红蛋白为 155 g/L，居住在同一海拔高度的汉族平均血红蛋白为 179 g/L，提示高原蒙古族血红蛋白的改变类似于高原藏族，提示他们对高原适应能力可能优于汉族（表 3-4）。

高原对白细胞计数和分类计数变化的研究报道不尽一致。在临床研究中发现，进入高原后，外周血白细胞计数和中性粒细胞比例增加，但也有报道急进高原后，外周血白细胞计数无显著变化，甚至进入高原 8 个月时白细胞总数仍无明显变化。平原人进入海拔 2800 m、3500 m 及 4000 m 高度外周血白细胞计数无显著差异。高原世居藏族、蒙古族和高原习服汉族之间外周血白细胞计数也无明显差异。提示在一定海拔高度以上，白细胞计数并不随海拔增高而进一步变化，且无民族差异。多数研究认为高原环境对外周血中性粒细胞绝对数影响不明显，而移居者进入高原后外周血淋巴细胞和单核细胞绝对数增加，但随着时间的延长逐渐恢复，久居高原者与平原居民无明显差异，且不随海拔升高而变化。

血小板是最小的血细胞，它的主要功能是凝血和止血、修复破损的血管。高原缺氧可引起血小板聚集性增强，而血小板功能改变在诸多高山病发生及发展过程中具有十分重要的意义。有关高原正常人血小板变化的说法不一。有报道，高原世居藏族人与平原人对照组相比，血小板数目无显著性差异，而世居人群与高原常驻人群之间也无显著性差异。另有报道，平原人短期暴露于高原环境会导致血小板数量显著上升，而长期高原暴露则会导致血小板数量显著降低。人体暴露于高原早期血小板高度活化，以后逐渐降低。如暴露高原早期，血小板表面 α- 颗粒膜蛋白（α-GMP-140）含量、血浆血栓素 B2（TXB2）和血小板聚集率（PAR）等显著升高，随着高原习服，这些指标逐渐降低，在高原停留 1 年之后，α-GMP-140、TXB2 和 PAR 等指标与平原人无显著性差异。高原世居人群红细胞和血红蛋白均与血小板数量呈明显的负相关关系，即红细胞增生程度越显著，血小板数量反而越低。

表3-4　高原血红蛋白浓度变化的种族差异

作者	种族	海拔高度（m）	血红蛋白（g/L）
Becall	藏族	3400	161±12
Hartado	印第安人	4540	208±17
Ge RiLi	藏族	4700	186±9.5
Ge RiLi	蒙古族	3000	155±11.2

二、心脏结构和功能

心脏是血液循环的动力器官。心脏收缩时，给予血液一定的动力，使血液沿着动脉系统流经全身各个器官；心脏舒张时，血液返回心脏。因此，可以把左、右心室视为两个连续泵。心脏的主要功能是运输氧到全身各个器官。如何评价高原环境下心功能优劣便成为高原医学研究中的重要课题之一。心脏对低氧的反应首先体现在自主神经系统的变化，包括心脏的泵血功能（心率、每搏输出量、心排血量）和血管功能（血液重新分配、外周阻力调整），以保证重要器官对氧的需求。在急性缺氧条件下，无论静息状态还是运动，其心率都是增加的，而且海拔越高，心率增加就越快。与海平面心率比较，模拟海拔 4000 ～ 4600 m，

PO_2 降低到 40 ～ 45 mmHg 时，心率增加了 40% ～ 50%。长期居住在高原的移居者和世居者，特别是藏族人，出现心动过缓，居住在海拔为 4700 m 地区的藏族牧民心率低于 60 次 / 分者占总人口的 50.9%，但无临床症状。也有个别牧民心率低于 40 次 / 分，但未影响他们的生活。栖息在海拔为 4600 m 的藏羚羊平均心率为 25 次 / 分，而同样海拔高度的藏系绵羊心率为 55 次 / 分。高原世居人和动物心动过缓的机制尚未明确，可能是迷走神经张力增强或慢性缺氧引起窦房结缺氧以致功能降低。心排血量是心率和每搏输出量的乘积。高原对心排血量的变化说法不一。一般来讲，平原人急性低氧暴露下最初几天心排血量降低，但随着高原习服的建立，心排血量增加。但也有报道显示，急性低氧暴露下，无论在静息还是运动状态，均可导致心排血量增加。高原世居人群无论静息状态或运动状态下，表现出与平原相同的心排血量与氧耗量关系。应用超声心动图检测高原蒙古族和汉族心脏结构和功能，进行比较研究（表 3-5），结果显示，蒙古族的心率、心排血量、每搏输出量、心脏指数、射血分数等各项指标与汉族无显著差异，与平原人的指标相同。

三、肺通气功能

有报道平原人快速进入海拔为 3000 m 以上高原可立即出现呼吸频率、每分通气量增加，但随着高原习服的建立，呼吸频率与世居者一样，比平原地区每分钟快 2 ～ 3 次。据生理试验证明，呼吸频率在 15 ～ 20 次 / 分时做功最小、最省力，呼吸频率过快、过慢都会增加机体的消耗，因此高原适应后的移居者的呼吸频率很少超过 20 次 / 分，呼吸频率增快的结果是通气量增加。

在高原上，无论是世居者或者是移居者，肺活量都比平原地区的人为高。反映通气功能的另一些试验，如时间肺活量、最大呼气中期流量等都是移居的汉族大于世居的藏族，更大于平原地区的汉族。这就表明增大通气功能在高原适应中有着重要的作用。格日力等研究藏族人群运动耐力，发现藏族最大氧耗量、无氧代谢阈值等不同于移居人群。西藏军区总医院对进藏战士进行肺通气功能观察，发现初入高原后，在呼吸频率增快、潮气量上升的同时，最大通气量也上升，1 年后呼吸频率及潮气量慢慢下降到略高于高原水平。而最大通气量在高原生活 3 年后还在缓慢上升。课题组对高原蒙古族、藏族、汉族做常规肺功能检测，结果显示三组之间呼吸频率、每分通气量无显著差异，但肺活量、最大通气高峰流速、最大自主通气量等指标蒙古族及藏族大于汉族（表 3-6）。

青海地区蒙古族、藏族、汉族肺通气结果显示，相同性别的不同民族的人之间在肺活

表3-5　青海地区正常汉族和蒙古族男性心脏彩超参数对比

参数	汉族	蒙古族
左心房前后径（mm）	31.9	27.3
左心室舒张末期前后径（mm）	45.4	44.9
右心房左右径（mm）	33.9	33.5
右心室前后径（mm）	18.5	18.4
升主动脉内径（mm）	31.2	29.3
主动脉内径（mm）	21.9	20.5
左心室舒张末期容积（ml）	95.1	92.5
左心室射血分数（%）	71.5	68.5
心率（次 / 分）	75.2	66.7
每搏输出量（ml）	68.0	62.8
心排血量（L/min）	5.17	4.21

注：各项参数在两组间的差异均无统计学意义

表3-6 蒙古族、藏族、汉族肺通气指标比较（$\bar{x} \pm s$）

肺功能指标	性别	蒙古族（*n*=14）	藏族（*n*=31）	汉族（*n*=17）	*F*位	*P*
VC（L）	男	4.04±0.49	3.74±0.88	4.01±0.32	1.296	0.282
	女	3.11±0.49	2.96±0.63	2.85±0.22	0.833	0.440
FVC（L）	男	4.42±0.44	4.22±0.90	4.52±0.37	1.040	0.360
	女	2.63±0.49*△	3.06±0.64	3.34±0.46	5.589	0.006
FEV_1（L）	男	3.86±0.41	3.28±0.74	3.60±0.45	2.293	0.110
	女	2.42±0.26	2.53±0.48	2.73±0.47	1.858	0.165
FEV_1/FVC（%）	男	82.42±8.42	78.81±11.47	79.94±12.88	0.778	0.464
	女	80.41±6.44	80.90±8.73	80.41±11.95	0.020	0.980
PEF（L/s）	男	7.87±1.15△	7.33±1.40△	6.38±0.78	5.968	0.004
	女	5.60±0.69	6.21±1.21△	5.02±0.46	8.561	0.001
$PEF_{25\% \sim 75\%}$（L/s）	男	4.01±1.12	3.64±0.92	3.60±0.45	0.993	0.377
	女	3.34±0.56*△	2.87±0.46	2.94±0.51	4.025	0.023
MVV（L/min）	男	124.88±23.10	111.97±29.58	118.49±20.41	1.137	0.328
	女	77.17±10.82	71.76±22.47	79.42±12.68	1.070	0.350

注：*. 与藏族比较，$P < 0.05$；△. 与汉族比较，$P < 0.05$。

VC. 肺活量；FVC. 用力肺活量；FEV_1. 第一秒用力呼气量；PEF. 用力呼气流量峰值；$PEF_{25\% \sim 75\%}$. 用力呼气中段流量；MVV. 最大自主通气量

量（VC）、第一秒用力呼气量（FEV_1）、一秒率（FEV_1/FVC）、最大自主通气量（MVV）上差异无统计学意义。男性各组之间在用力肺活量（FVC）、用力呼气中段流量（$PEF_{25\% \sim 75\%}$）上差异无统计学意义。女性各组之间在FVC、$PEF_{25\% \sim 75\%}$上差异有统计学意义：蒙古族女性FVC低于藏族女性和汉族女性，藏族女性和汉族女性之间差异无统计学意义；蒙古族女性$PEF_{25\% \sim 75\%}$高于藏族女性和汉族女性，藏族女性和汉族女性之间差异无统计学意义。男性、女性各组间在用力呼气流量峰值（PEF）间差异有统计学意义，男性蒙古族和藏族PEF高于汉族，蒙古族和藏族之间差异无统计学意义；女性藏族PEF高于汉族，其余各组之间差异无统计学意义。

进入高原后，改变最明显的为潮气量。在呼吸频率改变不大时，通气量的增加主要依靠潮气量增大。如果比平原地区增加20%，无效腔通气量不变，潮气量和无效腔通气量的比值增大，使每分钟肺泡通气量增加25% ~ 30%。如潮气量上升50%，肺泡通气量就增加70%，这种增加与加快呼吸频率的效果好，也是移居高原后适应中的主要生理代偿。肺泡通气量是通气功能的一项重要指标，凡能影响每分钟肺泡通气量者，必定能够影响肺的通气功能。如呼吸频率过慢，使每分通气量下降，肺泡通气量降低更明显。当潮气量等于无效腔通气量时，肺泡通气量就等于零，这种呼吸是无效的。通气不匀出现生理无效腔也会影响通气功能。肺泡通气量的增减直接影响肺泡内O_2和CO_2分压（或浓度）。

四、青海蒙古族全基因组测序

基因组学（genomics）是对所有基因进行基因组作图（包括遗传图谱、物理图谱、转录图谱）、核苷酸序列分析、基因定位和基因功能分析的一门科学。基因组学研究主要包括以全基因组测序为目标的结构基因组学和以基因功能鉴定为目标的功能基因组学两个方面的内容。

人类基因组计划（human genome project，HGP）是由美国科学家于1985年率先提出的，于1990年正式启动。2005年人类全基因组图谱绘制完成，揭开了组成人体2.5万个基因的30亿个碱基对的秘密。美国、英国、法国、德国、日本和中国科学家共同参与了这一预算达30亿美元的人类基因组计划。中国科学家承担了人类基因组计划的1%部分。人类基因组计划在研究人类过程中建立起来的策略、思想与技术，构成了生命科学领域新的学科，可以用于研究微生物、植物及其他动物。对人类而言，全基因组测序最主要的目的是实现个体化医疗，即根据每个人基因组的差异制订个体化医疗方案。它是人类自然科学史上最伟大的创举之一，被誉为生命科学的“登月计划”。中国科学家自完成人类基因组计划1%的任务及国际人类基因组单体型图计划10%任务之后，他们对中国特色的人类和动物全基因组测序进行了研究，建立了多种中国特色的动物及人类全基因组图谱，取得了重大成果。

2008年深圳华大基因研究院绘制完成了第一个亚洲人全基因序列图谱[21]，命名为“炎黄一号”。该项目是我国科学家用新一代测序技术独立完成的中国人基因组图谱，测序数据总量达到1177亿碱基对，基因组平均测序深度达到36倍，有效覆盖率达99.97%，变异检测精度为99.9%以上。“炎黄一号”作为中国人参照基因组序列，从基因组学上对中国人与其他族群在疾病易感性和药物反应方面的显著差异做出了解释，揭示了中国人自主的基因组研究与中国人的医学健康事业发展的重要关联性和必要性，对中国的基因科学研究和产业发展具有重要的指导意义。2013年青海大学高原医学研究中心与美国犹他大学合作绘制完成了一例青海高原蒙古族全基因组测序[22]，命名为“天骄一号”。与人类标准基因组比较，“天骄一号”基因组中含有超过380万个DNA变化。其中大概一半变化是在基因区间内，包括57 031个在外显子中。“天骄一号”的绘制完成对高原蒙古族低氧适应相关遗传机制的研究、对先前高原世居藏族低氧遗传适应性的研究成果进行了有力的补充。其研究成果对人类在特殊环境条件下的适应性研究及相关疾病的机制研究具有重要的科学意义。2018年内蒙古民族大学生命科学学院与深圳华大基因研究院合作完成了一名蒙古族个体全基因组测序[23]。本研究对典型的1例蒙古族个体进行denovo测序和200例蒙古族个体进行重测序，共得到约150 G的读长（Reads）总数，13T的碱基总数，平均测序深度达到21倍。研究对象为自愿入组的我国新疆卫拉特蒙古族人群、内蒙古布里亚特蒙古族人群、科尔沁蒙古族人群、阿巴嘎旗蒙古族人群和苏尼特蒙古族人群，还有蒙古国的乌拉巴托蒙古族人群。蒙古族人群全基因组序列图谱的构建将为确定中亚/北亚人群的进化路径研究以及个体化医疗等方面提供宝贵的遗传资源。

（一）青海蒙古族（“天骄一号”）全基因组测序图谱

青海蒙古族一般为和硕特蒙古族，但也有来自喀尔喀与土默特、鄂尔多斯的部落，是一个中亚族群，约在13世纪20年代迁移到青藏高原并逐渐适应了那里高海拔低氧的环境。以往对藏族适应低氧环境的生理学、分子生物学以及遗传学等领域做了大量研究，取得了重大成果，但居住在高原的蒙古族，由于他们在高原生活的时间远不如藏族，因而他们对适应高原低氧环境的机制尚未明确。2012—2013年，青海大学高原医学研究中心与美国犹他医学院合作绘制完成了一例青海蒙古族个体全基因组序列图谱[24]，这是世界上首部长期居住在青藏高原的蒙古族全基因组图谱，命名为“天骄一号”。受检者为男性，58岁，身高为165 cm，体重为67 kg，出生在海拔为3250 m的高原。实验检查：血红蛋白160 g/L，血细胞比容52%，红细胞数542万。心脏超声心动图：心排血量5.23 L/min、每搏输出量80.4 ml，左心室射血分数78%，心率65次/分，肺动脉平均压28 mmHg。肺功能：潮气量500 ml，每分通气量10 L，肺活量3.58 L，残气量1.58 L，功能残气量2.45 L，用力肺活量4.45 L，一秒率89.4%，最大呼气中期流量3.8 L/s，呼气高峰流量（PEFR）6.9 L，血氧饱和度92%。抽静脉血10 ml，用常规方法提取DNA，全基因组测序是在美国全基因组公司（Complete Genomics Inc）完成的，由美国犹他大学医学院人类遗传研究中心进行全基因测序资料的分析与注释。与人类标准基因组比较，“天骄一号”基因组中含有超过380万个DNA变化，这些变化包括单核苷酸变异为3 353 824、缺失198 230、插入180 121、多核苷酸多态性70 901（表3-7），这些变异中多数变化是在基因区间内，包括57 031在外显子中。另外，170为拷贝数变异，1439为高位结构变异。

在“天骄一号”的外显子变化中，将近300个变化是从来未被发现过的，包括255非同义突

表3-7 “天骄一号”基因变化

	总和	CGI54 Not	%	每1000基因中CGI54 Not	%
SNV	3 353 824	92 310	2.75%	44 783	1.34%
插入	180 121	16 992	9.43%	164.35	9.12%
缺失	198 230	14 896	7.51%	11 886	6.00%
替换[a]	70 901	3830	5.40%	2444	3.45%
总和	3 803 076	128 028	3.37%	75 548	1.99%

注：a. 包括复杂替换和多核苷酸多态性

变（non-synonymous mutation）以及34编码突变（frame shift mutation）。应用全基因组资料，确认了“天骄一号”线粒体基因和Y-DNA单倍性，即线粒体DNA的进化分枝属于H18族，这一现象曾在欧洲人和阿拉伯半岛人群中被报道。我们用相同的实验方法比较了“天骄一号”全基因组资料与11个不同国家的54例个体全基因组测序，发现“天骄一号”基因变异总数量与其他民族相似，特别是近似于欧洲人，但低于肯尼亚的鲁希亚族人（图3-17A）。应用成对遗传距离的分子邻近树显示，“天骄一号”的亲缘关系与其他东南亚人有关（图3-17B）。根据admixture分析，“天骄一号”基因组构成包括3个民族，其中蒙古族占26%、藏族占56%、汉族/日本人（HapMap）占17%。

作为世界上第一个针对高海拔人群的全基因组图谱，“天骄一号”基因组中发现的基因对低氧适应机制的研究有重要意义。

（二）高原蒙古族基因型

研究团队在绘制青海蒙古族的全基因组序列图谱的基础上，对42名长期生活在海拔为3000 m高原的青海蒙古族进行了群体遗传学分析，这些人是游牧人群，夏季迁移到可可西里（海拔为4000 m），冬季在乌图美仁地区（海拔为3000 m）。全体受检者做心肺功能及血常规检查，排除严重慢性心肺疾病。每人抽5 ml静脉血，提取DNA，并将DNA送北京博奥生物芯片有限责任公司（Capital Bio）进行线粒体DNA基因型测试。

青海蒙古族群体遗传学成分：对860 000个SNPs位点进行了分析并与369名其他10个欧亚人群进行比较分析。FST分析（表3-8）发现青海蒙古族与布里亚特蒙古族最接近（FST = 0.007 5），其次与吉尔吉斯斯坦人与沱沱河藏族人（TTR）最接近（FST = 0.010 5和0.011 4）。

群体邻接树（neighbor-joining tree）分析也得到了相近的模式，青海蒙古族的邻接树不同于藏族、汉族和日本人（图3-18）。

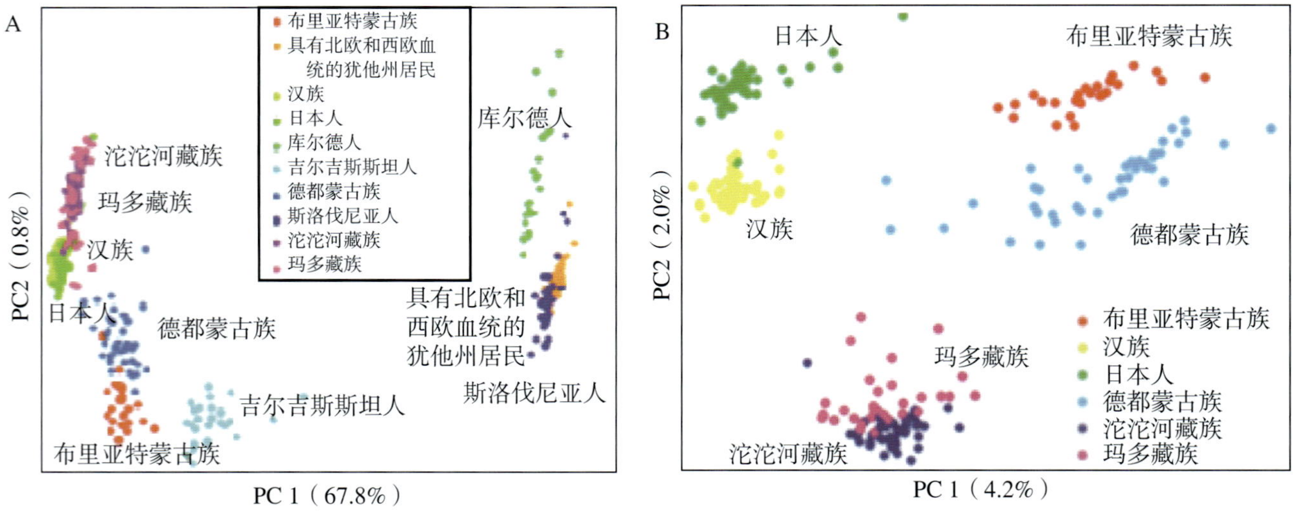

图3-17 “天骄一号”基因组主成分分析

引自：Xing J C，Wuren T，Simonson T S，et al. Genomic analysis of natural selection and phenotypic variation in high-altitude mongolians. Plos Genet，2013，9：e1003634.

表3-8　欧亚人群成对FST比较（群体固定系数）

	青海蒙古族	布里亚特蒙古族	吉尔吉斯斯坦人	沱沱河藏族	玛多藏族	汉族	日本人	库尔德人	斯洛伐尼亚人
布里亚特蒙古族	0.008								
吉尔吉斯斯坦人	0.011	0.008							
沱沱河藏族	0.011	0.020	0.024						
玛多藏族	0.013	0.017	0.022	0.004					
汉族	0.013	0.016	0.023	0.014	0.012				
日本人	0.016	0.017	0.025	0.020	0.018	0.007			
库尔德人	0.081	0.081	0.047	0.102	0.099	0.106	0.108		
斯洛伐尼亚人	0.085	0.085	0.050	0.107	0.104	0.111	0.113	0.013	
具有西欧和北欧血统的犹他州居民	0.086	0.085	0.051	0.107	0.104	0.111	0.113	0.014	0.003

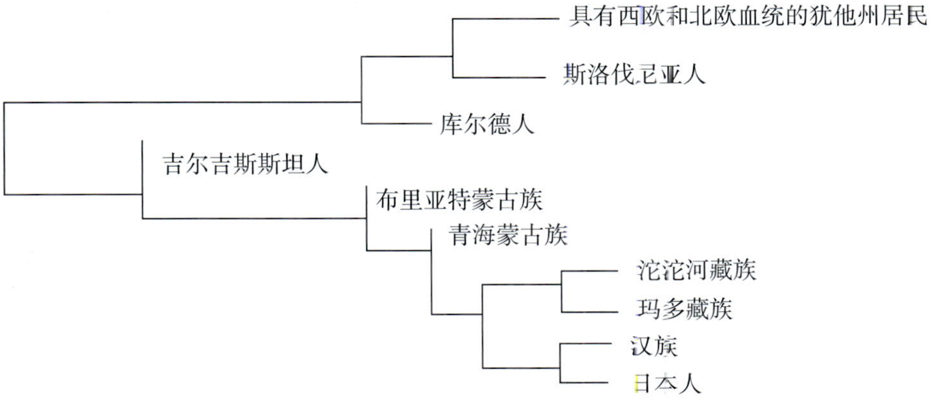

图 3-18　群体邻接树分析青海蒙古族和其他人群的关系

引自：Xing J C，Wuren T，Simonson T S，et al. Genomic analysis of natural selection and phenotypic variation in high-altitude mongolians. Plos Genet，2013，9：e1003634.

为了进一步分析每一个个体之间的群体遗传关系，研究者进行了主要成分分析，在对东亚人群进行分析时发现，青海蒙古族与布里亚特蒙古族最为接近，另外两个藏族人群（TTR 和玛多藏族），HapMap 中的中国汉族和 HapMap 中的日本人均与蒙古族人群明显分离。同时对所有青海蒙古族个体和邻近人群进行了群体成分的分析。青海蒙古族人群中藏族和蒙古族祖先成分都存在。平均青海蒙古族个体中有 44% 的蒙古族遗传成分、52% 的藏族遗传成分、3% 的东亚人群遗传成分。反之，布里亚特蒙古族中主要成分为蒙古族遗传成分以及东亚人群遗传成分。上述结果说明，与布里亚特蒙古族不同的是，青海蒙古族拥有与藏族人群共有的遗传成分，这可能与近代发生的人群混合（population admixture）或者远古时代拥有共同的祖先有关［Admixture 分析显示青海蒙古族的基因包括了蒙古族（浅蓝色），东亚汉族（黄色）以及藏族（棕色）的历史，见图 3-19］。

研究人员利用 iHS 和 XP-EHH 方法分析了与高海拔相关的正选选择信号区域，共筛选出 96 个区域，由 162 个候选基因构成。正选基因中发现很多与代谢相关的基因以及免疫调节和抵抗微生物相关。青海蒙古族居住在可可西里，其生活环境与该地区藏族基本相似。为此，研究人员

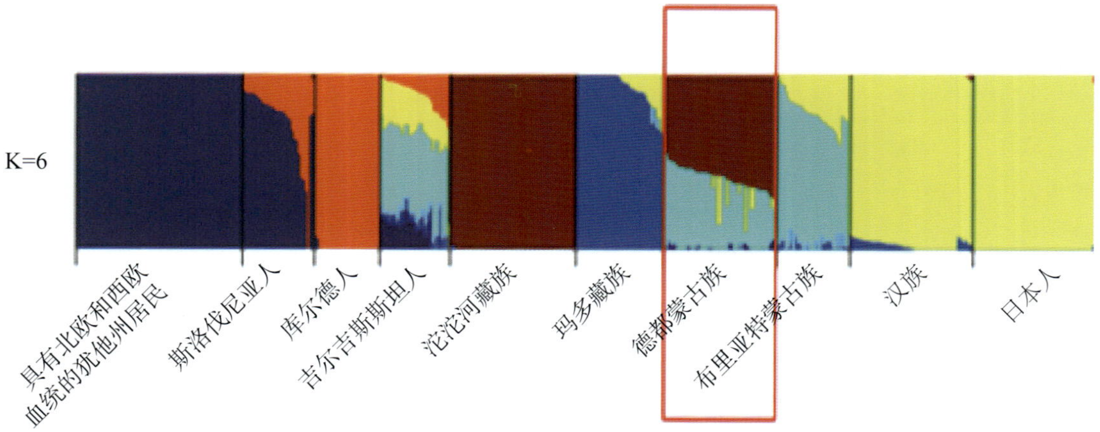

图 3-19 青海蒙古族人的基因构成

引自：Xing J C，Wuren T，Simonson T S，et al. Genomic analysis of natural selection and phenotypic variation in high-altitude mongolians. Plos Genet，2013，9：e1003634.

对青海蒙古族和藏族进行了可能在这两个人群中共同存在的正选基因的筛选，发现 153 个正选区域（包含 399 个基因）。其中最显著的正选基因是过氧化物酶体增殖物激活受体γ（peroxisome proliferator activated receptor gamma，PPARG）。以往的研究证明，该基因与人类因为饮食结构改变促使的代谢适应相关，同时与寒冷适应过程中的能量动员、产热以及棕色脂肪有关。同时对青海蒙古族正选区域与以往研究的藏族高原适应相关区域进行比较，发现青海蒙古族和藏族共享几种异于低海拔人群的低氧适应机制，包括 *EPAS1*、*PKLR*、*CYP2E1* 和 *PPARG* 等选择信号。这些低氧相关基因参与了很多代谢相关通路，提示这些基因所在的分子通路与能量代谢以及血管新生等有关。① *EPAS1* 又称为低氧诱导因子 2α（HIF-2α），该因子属于氧代谢调节因子，在人体代谢、血管形成等方面均具有重要的作用。近年来开展的藏族高原适应基因组学研究和外显子测序结果提示，*EPAS1* 基因在藏族高原低氧适应过程中起主要作用，且高原世居藏族血红蛋白偏低，提示 *EPAS1* 参与了藏族高原低氧适应过程，且其单核苷酸多态性（SNP）位点与藏族低血红蛋白浓度存在显著相关性，而且在藏族与汉族之间均存在明显频率差异[17]。② *PKLR* 基因位于染色体 1q21，包含 12 个外显子。*PKLR* 基因突变可导致红细胞 PKR 变异，从而引起红细胞丙酮酸激酶缺乏症（PKD），它可以调节红细胞及肝中的丙酮酸激酶。③ *CYP2E1* 基因全称为 cytochromeP450，family2，subfamilyE，polypeptide1，编码细胞色素 P4502E1 酶，位于第 10 号染色体的 10q24.3-qter 位置。CYP2E1 酶是细胞色素 P450 酶体系的一员，是药物代谢的核心体系成员。CYP2E1 酶主要分布于肝，其最适底物多为亲脂性小分子化合物，包括苯、乙醇、氯乙烯、亚硝胺等，其中大部分为前致癌物和前毒物。目前的研究表明，*CYP2E1* 基因上的多态现象能改变其编码酶的表达和活性，因而与肝癌、肺癌、胃癌等肿瘤易感性有关。④ *PPARG* 基因为过氧化物酶体增殖物激活受体γ编码基因，属于核受体过氧化物酶体增生激活受体亚家族，可以与类维生素 A 受体（RXR）结合形成异性二聚物，然后通过与特异 DNA 序列［通常称为过氧化物酶体增殖反应元件（PREE）］结合，调控多种基因的转录。

青海蒙古族和藏族共享几种异于低海拔人群的基因，说明历史上跨民族交流帮助了蒙古族适应高海拔地区的生活环境，这也对研究人类在特殊环境条件下的适应性有重要意义。

（格日力）

参考文献

[1] 格日力. 高原医学. 北京：北京大学医学出版社，2015.
[2] Xing J C，Wuren T，Simonson T S，et al. Genomic

analysis of natural selection and phenotypic variation in high-altitude mongolians. Plos Genet, 2013, 9 (7): e1003634.

[3] 席焕久，李文慧，赵宏. 藏族生物人类学研究回顾. 人类学学报，2015，34（2）：260-266.

[4] 张祥龙. 藏族人群高原低氧适应遗传机制及演化历史研究. 北京：中国科学院大学，2013.

[5] 乌仁塔娜. 高原适应遗传机制及藏族胎盘组织表达谱研究. 西宁：青海大学，2015.

[6] Beall C M. Two routes to functional adaptation: Tibetan and Andean high-altitude natives. Proc Natl Acad Sci USA, 2007, 104 Suppl 1 (Suppl 1): 8655-8660.

[7] Wu T Y, Liu F Y, Ouzhou L. et al. A genetic adaptive pattern-low hemoglobin concentration in the Himalayan highlanders. Zhong guo Ying Yong Sheng Li Xue Za Zhi, 2013, 29: 481-493.

[8] Beall C M, Decker M J, Brittenham G M, et al. An Ethiopian pattern of human adaptation to high-altitude hypoxia. Proc Natl Acad Sci USA, 2002, 99 (26): 17215-17218.

[9] Beall C M, Brittenham G M, Strohl K P, et al. Hemoglobin Concentration of High-altitude Tibetans and Bolivian Aymara. Am J Phys Anthropol, 1998, 106 (3): 385-400.

[10] 格日力，陈秋红，和伦高娃，等. 中高海拔地区藏族低氧通气反应的特征. 中华结核和呼吸杂志，1994，17（6）：364-366.

[11] Groves B M, Droma T, Sutton J R, et al. Minimal hypoxic pulmonary hypertension in normal Tibetans at 3, 658 m. J Appl Physiol, 1993, 74 (1): 312-318.

[12] Erzurum S C, Ghosh S, Janocha A J, et al. Higher blood flow and circulating NO products offset high-altitude hypoxia among Tibetans. Proc Natl Acad Sci USA, 2007, 104 (45): 17593-17598.

[13] 曹婧文. 中国四川省藏、汉族参考人主要心脏功能参数调查与分析. 中国协和医科大学，2009.

[14] Semenza G L. Oxygen sensing, homeostasis, and disease. N Engl J Med, 2011, 365 (6): 537-547.

[15] Simonson T S, Yang Y, Huff C D, et al. Genetic evidence for high-altitude adaptation in Tibet. Science, 2010, 329 (5987): 72-75.

[16] Xin Yi, Yu Liang, Emilia Huerta-Sanchez, et al. Sequencing of 50 human exomes reveals adaptation to high altitude. Science, 2010, 329 (5987): 75-78.

[17] Beall C M, Cavalleri G L, Deng L, et al. Natural selection on EPAS1 (HIF2alpha) associated with low hemoglobin concentration in Tibetan highlanders. Proc Natl Acad Sci USA, 2010, 107 (25): 11459-11464.

[18] Shuhua Xu, Shilin Li, Yajun Yang, et al. A genome-wide search for signals of high-altitude adaptation in Tibetans. Mol Biol Evol, 2010, 28 (2): 1003-1011.

[19] Lou H, Lu Y, Lu D, et al. A 3.4-kb copy-number deletion near EPAS1 is significantly enriched in high-altitude Tibetans but absent from the denisovan sequence. Am J Hum Genet, 2015, 97 (1): 54-66.

[20] Felipe R Lorenzo, Chad Huff, Mikko Myllymäki, et al. A genetic mechanism for Tibetan high-altitude adaptation. Nat Genet, 2014, 46 (9): 951-956.

[21] Wang J, Wang W, Li R Q, et al. The diploid genome sequence of an Asian Individual.Nature, 2008, 456: 60-65.

[22] Ge R L, Cai Q L, Shen Y Y, et al. Draft genome sequence of the Tibetan antelope. Nature Communications, 2013, 10: 1858-1864.

[23] Bai H, Guo X, Narisu N, et al. Whole-genome sequencing of 175 Mongolians uncovers population-specific genetic architecture and gene flow throughout North and East Asia. Nat Genet, 2018, 50 (12): 1696-1704.

[24] Tana W R, Simonson T S, Ga Q, et al. Shared and unique signals of high-altitude adaptation in geographically distinct Tibetan populations. Plos One, 2014, 9 (3): e88252.

第四章

青藏高原藏羚羊低氧适应机制

高原的动物包括高原土著动物（native animals）和移居动物（immigrant animals）。高原土著的鸟类和哺乳类在长期进化（evolution）过程中，遵循适者生存的法则，在漫长的时间内，在自然选择（natural selection）的压力下不断调整，以适应高原恶劣的低氧环境，其中高原土著动物在高原至少生存了数十万年。

青藏高原是全球平均海拔最高、面积最大、地形最复杂的高原，高寒、低氧和强紫外线辐射是其最显著的环境特征。青藏高原尽管有极端特殊的环境，但也有极其丰富而独特的生物资源，是全球重要的资源宝库，其中高原土著动物资源在中国乃至全世界都是独一无二的。正是由于青藏高原的特点，使得生物的发生、发展及其环境适应机制都独具特色。因此青藏高原是研究本地区的生态演变、极端环境下生物的进化史以及人类和动物对高原适应机制的天然实验基地。青藏高原有世界上居住高原时间最长、适应能力最优秀的人群——藏族人；有大量的青藏高原特有的野生动物及植物资源；有最佳的科学研究实验动物模型——高原鼠兔、牦牛和藏羚羊等，这些动物对高原低氧环境的生理学适应特征也完全不同于移居动物。近10余年来，我国科学家对青藏高原特有动物进行了富有成效的研究，人们已从生理学、形态学和遗传学等方面，对高原适应的血液学特征、心肺特征、能量代谢以及遗传学特性有了初步的认识。因此，有关高原土著动物对低氧适应机制的研究，不仅从较深层次上诠释了高原低氧适应的机制，也为研究人类在高原上的生存提供了颇具价值和说服力的参考数据，同时还为低海拔人的低氧习服以及低氧相关疾病的防治措施提供了切实可靠的理论依据与指导方针。

青藏高原有许多珍稀物种，其中藏羚羊、牦牛、野驴、藏獒、高原鼠兔及鼢鼠是青藏高原具有代表性的土著动物。本章将以藏羚羊这种青藏高原特有土著动物为例，介绍其在高原环境中繁衍生存的行为生态学特征、生物学特征及其适应机制。

藏羚羊（*Pantholops hodgsonii*）俗称独角羊，英文名为Tibetan antelope或Chiru，系青藏高原特有野生动物品种，主要分布在西藏和青海的大部分以及新疆南缘、四川西北隅和甘肃甘南藏族自治州西南的部分地区。藏羚羊是中国重要的珍稀物种之一，属于国家一级保护动物，被列入《濒危野生动植物种国际贸易公约》，栖息于海拔4000～5000 m的高寒草原和高寒荒漠。考古学家根据各种化石资料推断，在距今至少260万年前的更新世早期，藏羚羊就已存在于青藏高原上，与藏羚羊相同种属的*Pantholops hundesiensis*也曾出现在更新世期中印边境的高海拔地区，而在青藏高原东北部的柴达木盆地发现的库羊（*Qurliqnoria*）化石，使得藏羚羊在起源上可追溯至更早的晚中新世时期[1]。由此可见，藏羚羊起源于青藏高原，已有百万年的进化历史。

藏羚羊的分类学地位很特殊，属于偶蹄目（Artiodactyla）、牛科（Bovidae）、藏羚属（*Pantholops*），但对于藏羚羊的亚科归属，学术界的意见并不统一。20世纪40年代Simpson把藏羚羊划分到赛加羚亚科。20世纪50年代Cokojiob把藏羚羊划分到山羊亚科。20世纪80年代末我国学者冯祚建则将藏羚羊划分到羊亚科。2003年雷润华等在对藏羚羊和其他几种羚羊（包括赛加羚）的外部特征、头骨形态和线粒体DNA片段序列数据进行聚类分析后，发现藏羚羊与所比较的其他羚羊进化距离较远，不应将其划入羚羊亚科。除此之外，齿式是哺乳动物分类的重要依据，而藏羚羊虽属牛科，却与其他牛科动物的齿式存在明显差别[2]。因此有关藏羚羊的亚科分类学术界尚无定论。

作为青藏高原动物的典型代表，藏羚羊具有难以估量的科学研究价值。藏羚羊绒毛轻、软、纤细，弹性好，保暖性极强，被称为“羊绒之王”，也因其昂贵的身价被称为“软黄金”；藏羚羊体长为117～146 cm，体重为45～60 kg，头部宽而长，雄兽的吻部粗壮多毛，上唇宽厚，没有眶下腺，鼻部肿胀而略隆起，鼻腔宽阔，向两侧呈半球状鼓胀，鼻端被毛，鼻孔较大，略向下弯，每个鼻孔内还有1个小囊，其作用是帮助藏羚羊在空气稀薄的高原上进行呼吸，以利于快速奔跑；四肢强健而匀称，蹄侧扁而尖，大腿内侧腹股沟处有两个对称的气囊，囊壁薄、有弹性，当藏羚羊奔跑时，气囊会充气。奔跑速度越快，气囊就越喷出，利用大量气体推动身体前移。藏羚羊奔跑的最高时速可达80 km，可连续奔跑40～60 km。

（马　兰　马　燕）

第一节 藏羚羊的行为生态学特性

一、生境选择

藏羚羊是青藏高原的世居动物，栖息地全年3/4以上的月份平均气温不足0 ℃，年降水量少且多为固态降水，紫外线辐射强，大风频繁。藏羚羊的栖息地植被覆盖率低，以高寒草甸草地和高寒荒漠草地较为常见。食物、海拔、坡度和水源是影响藏羚羊环境适应的关键因子。藏羚羊对距水源地小于2000 m的昆仑早熟禾（银穗羊茅草原、糙点地梅草原）、紫花针茅（高山薹草草原、垫状驼绒藜草原）具有选择倾向性，对斜坡和山冈的利用率低。有学者研究了青藏高原高寒荒漠草原生态区（包含羌塘、阿尔金山、可可西里国家级自然保护区）藏羚羊的生境，并将其分为适宜生境、一般生境和不适宜生境，每种生境约占1/3，其中羌塘保护区的有效生境和潜在生境最大，但是因为受人为因素干扰，该区的减损率也最大[3]。藏羚羊对于栖息地的选择与植被的覆盖率有很大的关系，它们一般会选择植被覆盖率相对较高的区域活动，但雌性藏羚羊会选择植被覆盖率低而海拔较高的区域产仔，可能与保护幼仔避免受到天敌的滋扰从而提高幼仔的生存率有关。

二、食性状况

藏羚羊主要栖息在高原高寒荒漠区，平均海拔为4000 m以上，植被群系以草原植被、荒漠植被、高山植被、草甸植被及沼泽植被为主，植被覆盖率低，植被高度在5 ~ 25 cm。

藏羚羊为草食性动物，觅食时间占所有可利用时间的59.12%，一日当中的三个觅食高峰出现在10：00 ~ 11：00、13：00 ~ 14：00和18：00[4]。无论暖季还是冷季，禾本科植物都是其主要的采食对象（占所采食植物的50%以上），包括早熟禾属（*Poa spp.*）和针茅属（*Stipa spp.*）等。其他采食的植物包括莎草科的嵩草属（*Kobresia spp.*）、豆科的异叶米口袋（*Gueldenstaedtia diversifolia*）、菊科的弱小火绒草（*Leontopodium pusillum*）、柽柳科及玄参科等植物，不同季节藏羚羊采食上述植物的比例略有变化[5]。有学者报道不同性别藏羚羊的采食对象也有所差异，Harris在1990—1992年夏、秋季对青海省野牛沟的藏羚羊食性调查发现，夏季雄性藏羚羊的食物来源多样性比雌性及幼崽相对丰富一些，主要以莎草科的嵩草属和豆科植物为主，雌性藏羚羊及幼羚的食物则以非禾本科植物为主，而且雌性藏羚羊在夏季完全不采食禾本科和莎草科的植物[6]。这可能是由于交配季节过后，藏羚羊处在两性隔离的状态，而且活动地区及海拔高度都略有不同，这就在一定程度上导致了雌、雄藏羚羊食性的差异。

尽管藏羚羊生活在枯草期长达半年之久且植被覆盖率较低的高寒环境，却仍体现出较其他反刍动物更高的干物质消化率[7]，说明藏羚羊具有较强的消化能力，使其更能适应食物匮乏的环境，这是其长期进化和适应的结果。

三、社群行为

藏羚羊是聚群活动的哺乳动物，大致可分成雄性群、雌性群、母幼群和混合群。除了冬季交配期外，成年藏羚羊在一年的大部分时间内都是雌、雄分群而居的，雌、雄藏羚羊的栖息地往往相距上百千米。一般雄性藏羚羊单独或组成几只至数十只、上百只不等的群体，其中夏季20只以内的雄性群体占雄性群体的50%以上。单独的雌性藏羚羊相对较少，多以雌性藏羚羊携带幼羚组成母幼群的情况多见，而且经常能见到百只以上的大群，母幼群的关系相对其他群体更为稳定，幼羚一般跟随母羚至其1岁后加入到同性群中。混合群中通常包括1只雄性个体和3 ~ 8只雌性个体，混合群的平均群体大小在繁殖期内达到最大。藏羚羊的种群大小受季节、食物、天敌、自然灾害和疫病的影响有所变化。冬季交配期的藏羚羊群体规模最大，而春季的群体相对较小。

四、迁徙行为

藏羚羊有季节性迁徙的行为，按照目前主要的栖息地和迁徙路径，藏羚羊可分为西藏羌塘、青海可可西里、青海三江源和新疆阿尔金山四大地理种群。过了繁殖期后的雄性藏羚羊每年的4～5月便与雌性藏羚羊分开活动，从冬季栖息地向夏季栖息地迁徙，雄性藏羚羊和雌性藏羚羊的迁徙方向一致，但雄性藏羚羊的迁徙路线明显不同而且距离也较短。雌性藏羚羊的迁徙是典型的生殖迁徙（长距离迁徙）。绝大多数的雌性藏羚羊都会从冬季栖息地长途迁徙至夏季栖息地产仔，而后沿原路返回冬季栖息地。分布于青海三江源区域杂多县、治多县和曲麻莱县的藏羚羊迁徙到可可西里的太阳湖和卓乃湖产仔。新疆境内的雌性藏羚羊迁徙至兔子湖、东部的祁曼塔克以南地区产仔。西藏羌塘的雌性藏羚羊迁徙方向各不相同：羌塘西部的雌性藏羚羊主要迁徙至昆仑山南麓一带；羌塘中部的雌性藏羚羊迁徙至甜水河附近；羌塘东部的雌性藏羚羊迁徙至可可西里；羌塘南部的雌性藏羚羊仅迁徙几十千米进行产仔。

对于导致雌性藏羚羊长距离迁徙至固定区域产仔的原因，学者们有着多种推测。首先是食物假说，认为产仔地可能富含有益于胎儿生长及其产奶的微量元素和蛋白质，但也有研究发现产仔地和原栖息地在这方面并无显著性差异；也有人猜测可可西里卓乃湖和太阳湖的水质具有特殊性，有利于雌性藏羚羊及其幼羚存活。其次是避害假说，认为雌性藏羚羊是为了躲避天敌和传播寄生虫病的昆虫，以及人类活动的滋扰。还有学者研究发现藏羚羊冬季栖息地的降雪量和降雪频率远高于产仔地，而且沿着迁徙的路线逐渐递减，因此提出雌性藏羚羊迁徙产仔是为了躲避固态降水相对丰富的地区，从而提高新生藏羚羊的存活率。虽然假说和推测很多，但其中尚未有充分证据表明何种因素才是导致雌性藏羚羊长距离迁徙至固定区域产仔的决定性原因。近些年也有团队借助卫星定位系统技术进行藏羚羊迁徙和产仔规律的研究，此类相关技术的发展将会为全面、深入了解不同区域藏羚羊的迁徙路线以及揭示雌性藏羚羊长距离迁徙产仔的原因提供有力帮助。由此可见，导致雌性藏羚羊这一迁徙习性的成因非常复杂且尚无定论，但终究是藏羚羊对生态环境漫长进化适应后对其种群延续最为有利的结果。

五、繁殖行为

藏羚羊的繁殖期在每年11月到次年1月，此时原本雌、雄分群而居的藏羚羊到盆地或地势平坦的区域聚集成群。经历过换毛期的雄性藏羚羊在此时格外英俊健壮，在抵达求偶场后开始追逐角斗，争夺交配权，组成“临时家庭”（一般是1只成年雄性个体和3～8只成年及亚成年雌性个体）。一旦雄性个体确立了自己的地位，便开始捍卫自己的领地并约束雌性个体进行交配。交配结束后（6 h左右）“临时家庭”随之解散。没有争夺到交配权的雄性藏羚羊则在求偶场周围伺机而动等待机会。繁殖期结束后，藏羚羊混合群规模及数目都逐渐减少，4～5月两性已处在完全隔离状态。到了5～6月，雌性藏羚羊开始前往夏季产仔地，6～7月开始产仔。每只妊娠的藏羚羊要经过200 d左右的妊娠期才能产下1只幼仔。雌性藏羚羊生产前一般会离开群体独自找一个安静低洼的地方产仔。刚出生15 min的幼羚就能够站立，1 d后就能开始奔跑，2 d后奔跑的速度已经相当快，可见其运动能力发展之迅速。一旦幼羚能够走动，母羚就会将其带回群体，母羚的一切活动幼羚都会紧紧跟随。幼羚一般到1岁左右能够独立行动，亚成年的藏羚羊就可以离开母亲，寻找同性集群一起活动。

六、种群生态

藏羚羊在全球的分布面积约有100万km^2，在分布上属于中亚型中的高山型，在我国的分布面积约有80万km^2。主要分布在我国青藏高原腹地，西藏、青海和新疆三省（区），在印度和尼泊尔有少量分布，栖息地海拔为3250～5500 m。藏羚羊在西藏、青海、新疆的栖息地面积分别占其全世界栖息地总面积的57.7%、2.7%和39.4%；上述三地的藏羚羊繁殖地面积分别占本地区藏羚羊栖息地面积的40.6%、76.4%和1.6%[8]。

Rawling于1905年曾在西藏一次见到15 000～20 000只的藏羚羊群。1988年冯祚建在喀喇昆仑山—昆仑山地区考察记录到3940只藏羚羊，种群密度为3.9只/平方千米。Fox于2000年秋季在西藏阿鲁盆地记录到11 000只藏羚羊，2002年秋季在阿鲁盆地及以西记录到10 000只藏羚羊。Harris等分别在1990—1992年夏、秋季的青海野牛沟面积为1051 km^{2}的范围记录到2076只藏羚羊，种群密度为0.59只/平方千米，然而在1997年同一区域的考察中仅记录到2只，2002年则没有记录到[9-11]。Schaller和Ren于1986年11月在格尔木至拉萨的公路沿线面积为2100 km^{2}的范围记录到3087只藏羚羊，种群密度为1.47只/平方千米，2006年11月在同一区域面积为1750 km^{2}的考察中记录到1714只藏羚羊，种群密度为0.98只/平方千米。谷景和于1982年、1984年夏季在新疆库木库勒盆地面积为10 000 km^{2}的范围考察记录到1227只藏羚羊，种群密度为1.375只/平方千米。

七、保护生物学研究

藏羚羊数目的锐减发生在20世纪80～90年代，由于不法分子觊觎走私藏羚羊绒所带来的非法暴利，因此铤而走险，肆意捕杀藏羚羊。每年因此被屠杀的藏羚羊估计有2万只，对藏羚羊的种群结构和数量带来了巨大影响。到20世纪末，随着我国对青藏高原野生动物的保护意识不断增强，藏羚羊岌岌可危的处境逐渐受到重视，1981年藏羚羊被列为《濒危野生动植物种国际贸易公约》Ⅰ级，1988年被列为《国家重点保护野生动物名录》一级，1996年被《世界自然保护联盟世界濒危动物红色名录》列为易危，2000年被《世界自然保护联盟世界濒危动物红色名录》列为濒危，2001年被《全国野生动植物保护及自然保护区建设工程总体规划》列为重点保护和拯救物种。2005年《全国藏羚羊保护工程建设规划（2005–2015）》出台，2007年《全国生物物种资源保护与利用规划纲要》指出要在蒙新高原荒漠区和青藏高原实施藏羚羊拯救工程。由国际爱护动物基金会（IFAW）资助，2002—2006年由西藏、青海和新疆轮流召开了藏羚羊保护三省区研讨会，成立了专门的藏羚羊保护管理机构和执法队伍，定期巡山和进行种群监测，并对非法活动进行了严厉的打击。2015年《中国生物多样性红色名录——脊椎动物卷》将藏羚羊由“濒危”物种定为“近危”物种，表明藏羚羊种群正在稳定恢复中。

我国有多处藏羚羊自然保护区，主要分布在西藏、青海和新疆3个省（区）。1983年新疆阿尔金山国家级自然保护区成立（面积为46 800 km^2）；1992年西藏羌塘国家级自然保护区成立（面积为300 200 km^2）；1993年新疆中昆仑自然保护区成立（面积为32 000 km^2）；1995年成立可可西里省级自然保护区，并于1997年底上升为国家级自然保护区（面积为50 300 km^2）；2000年青海省又成立了三江源国家级自然保护区（面积为36 300 km^2）。各个保护区之间多次展开打击非法捕杀藏羚羊的专项行动，有效地遏制了犯罪分子的偷猎行为。与此同时，国家在青藏高原修建铁路、公路时为野生动物建立了专门的通道，这对有迁徙习性的藏羚羊而言尤为重要，藏羚羊也正在逐步适应由此所带来的变化。不仅如此，随着对栖息地生态保护的加强，藏羚羊的种群资源得到了进一步的回升。此外，政府和科研机构对藏羚羊的保护还做了许多新的尝试，例如异地圈养、异种克隆等。

（马　兰　马　燕）

第二节　藏羚羊高原低氧适应的形态学特征

一、解剖特征

成年藏羚羊一般体长为117～146 cm，体重为45～60 kg，形体健壮，头形宽长，吻部粗壮。雄性角长而直，乌黑发亮，雌性无角。藏羚羊虽属牛科，但头骨特征与其他牛科动物存在一定差异：藏羚羊的头骨枕面由枕骨和颞骨构成，而其他牛科动物由顶骨、顶间骨和枕骨构成；藏羚羊眶突比其他牛科动物更发达，且角突发出部位偏向眶窝背侧；藏羚羊鼻颌切迹由鼻骨和上颌骨形成，其他牛科动物的则由鼻骨和颌前骨形成。藏羚羊鼻部宽阔，略隆起，鼻甲骨发达，鼻孔垂直向下，鼻腔较长，鼻腔两侧鼓胀，呈半圆球状。尾短，四肢强健而匀称。全身除面颊、四肢下部以及尾外，其余各处被毛丰厚、绒密，通体呈淡褐色（图 4-1）。皮肤下通体为发达的鲜红色肌肉，无脂肪。藏羚羊前肢腋窝处皮下有两个对称的气囊，囊壁薄、有弹性（图 4-2，图 4-3）。藏羚羊奔跑时，气囊会充气，奔跑速度越快，气囊就越喷出，大量气体推动身体前移。

二、心脏

心脏和血管是实现血液循环的基础。有效的血液循环的维持对机体组织与器官的氧和营养物质的供应有重要作用。藏羚羊心肌具有丰富的线粒体，呈螺旋状排列，且其数量远远多于藏系绵羊。放大 6000 倍电镜观察藏羚羊线粒体数量比藏系绵羊丰富。放大 40 000 倍电镜观察两种动物的线粒体结构完整，但藏羚羊线粒体体积较大，线粒体嵴排列紧密、数量明显更多（图 4-4）[12]。上述结果提示藏羚羊心肌组织在氧的摄取、转运、组织弥散和利用效率方面有强大的适应能力，从而进一步表明藏羚羊在长期慢性高原缺氧环境下通过增加心肌线粒体数目来加强心肌摄取氧和产生腺苷三磷酸（adenosine triphosphate，ATP）的能力；而藏系绵羊由于相对较少的线粒体数量，导致其在应激状态下从环境中摄取氧的能力有限，无氧糖酵解就成为心肌细胞获取能量的主要来源，导致心肌内乳酸合成增加，乳酸堆积，心肌收缩力下降。

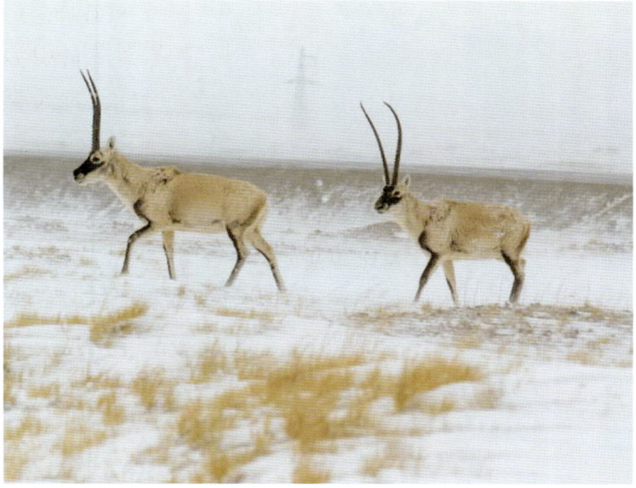

图 4-1　成年藏羚羊

三、肺

藏羚羊肺的小支气管上皮为假复层纤毛柱状上皮，杯状细胞丰富，纤毛排列紧密，部分小支气管外膜内有完整的纵行平滑肌；近肺门处较大的支气管内比肺边缘的小支气管内的腺体更丰富，透明软骨也更多[13]。电镜下发现藏羚羊肺组织中Ⅱ型肺泡上皮细胞特别丰富，细胞突向肺泡腔内，核膜结构完整，核质分布清楚，细胞质中细胞器完好，未见细胞器肿胀、空泡状结构和核溶解等

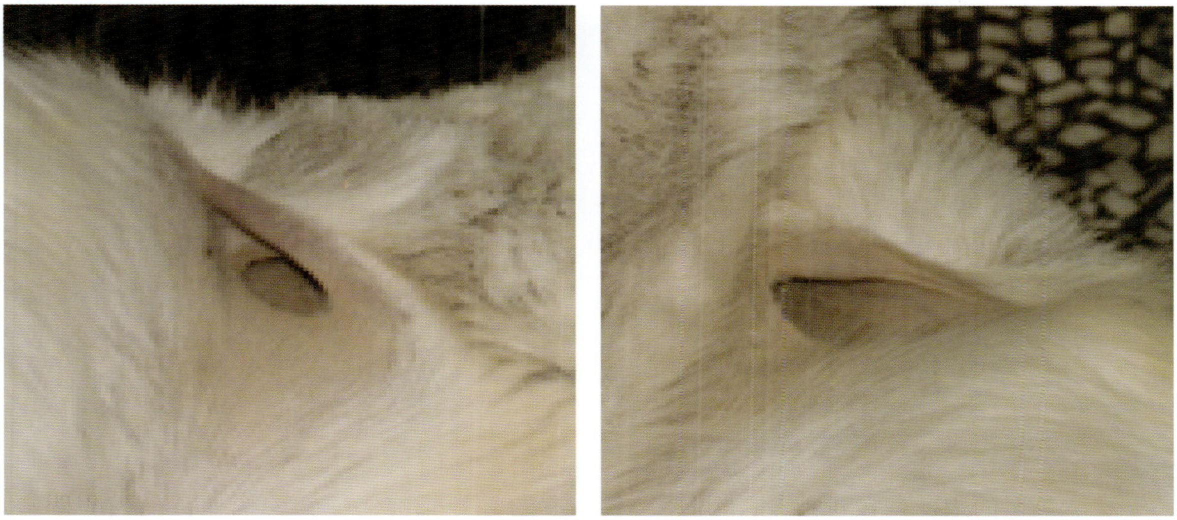

图 4-2　藏羚羊的气囊

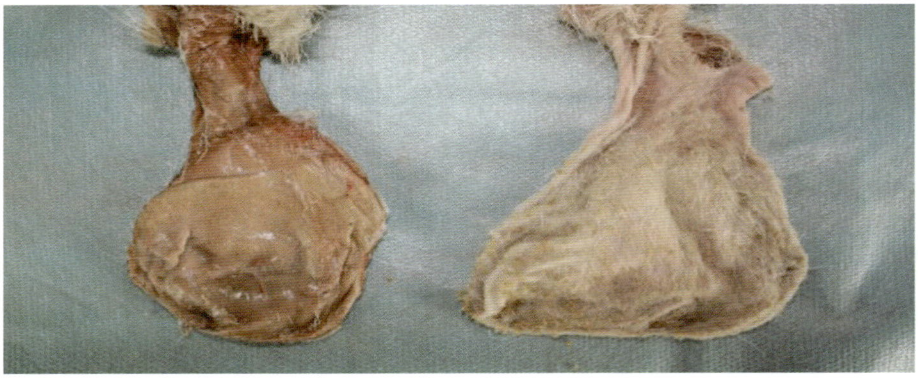

图 4-3　藏羚羊气囊剖面图

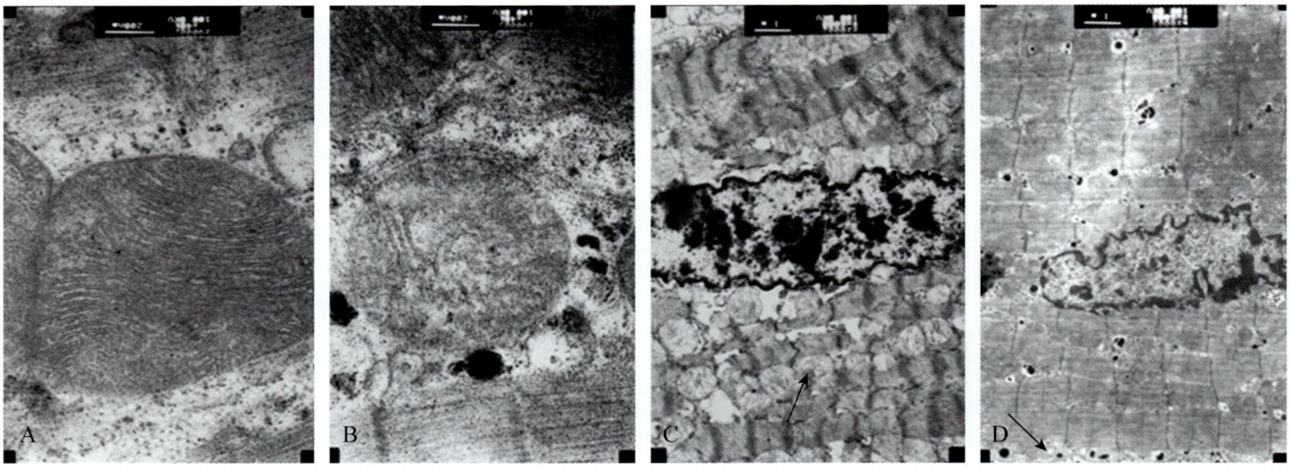

图 4-4　藏羚羊、藏系绵羊心肌组织细胞线粒体透射电镜图

A. 藏羚羊心肌（×6000）；B. 藏系绵羊心肌（×6000）；C. 藏羚羊心肌（×40 000）D. 藏系绵羊心肌（×40 000）

引自：常荣，杨应忠，马祁生，等 . 藏羚羊和藏系绵羊左心室收缩功能的比较研究 . 中国病理生理杂志，2010，26（8）：1498-1502.

改变。而藏系绵羊肺组织中Ⅱ型肺泡上皮细胞较藏羚羊稀少，结构不清楚，细胞质中可见空泡状结构（图 4-5）。肺组织中Ⅱ型肺泡上皮细胞可产生二棕榈酰磷脂酰胆碱，又称为肺表面活性物质，它能降低肺泡表面张力，削弱肺泡回缩力，防止肺泡塌陷，从而增加肺的顺应性以及肺通气量。藏羚羊能够在特高海拔地区生存和剧烈运动，与其具有丰富的Ⅱ型肺泡上皮细胞及其高通气储备能力有关。

四、脑

藏羚羊生性怯懦、机警，听觉和视觉发达，常出没于人迹罕至的地方，极难接近，避险反应十分快，瞬间就可以从对危险的感知转变为远离危险的行动。这表明藏羚羊对外界的反应十分灵敏，神经系统传递外界信号的速度也很快。髓鞘能使信号传导过程中的能量消耗少，增加信号在神经的传导速度。髓鞘是神经膜细胞的细胞膜反复缠绕在轴突周围形成的多层膜结构，髓鞘的主要成分是脂质，缠绕在神经纤维上面的主要作用是绝缘，大多数髓鞘覆盖着神经纤维全长，但是髓鞘呈现分节状，约 1 mm 为 1 个分节，分节之间约有 1 μm 的长度没有髓鞘，神经纤维裸露，这个裸露点称为郎飞结。神经细胞之间的信号传递方式为跳跃式，从一个郎飞结到下一个郎飞结。对藏羚羊脑组织的形态学研究发现，藏羚羊中枢神经组织中的神经髓鞘分布十分广泛，几乎包裹所有的神经轴突，使其传导横截面面积明显增大，电镜下其神经束数量巨大，髓鞘横截面粗而厚

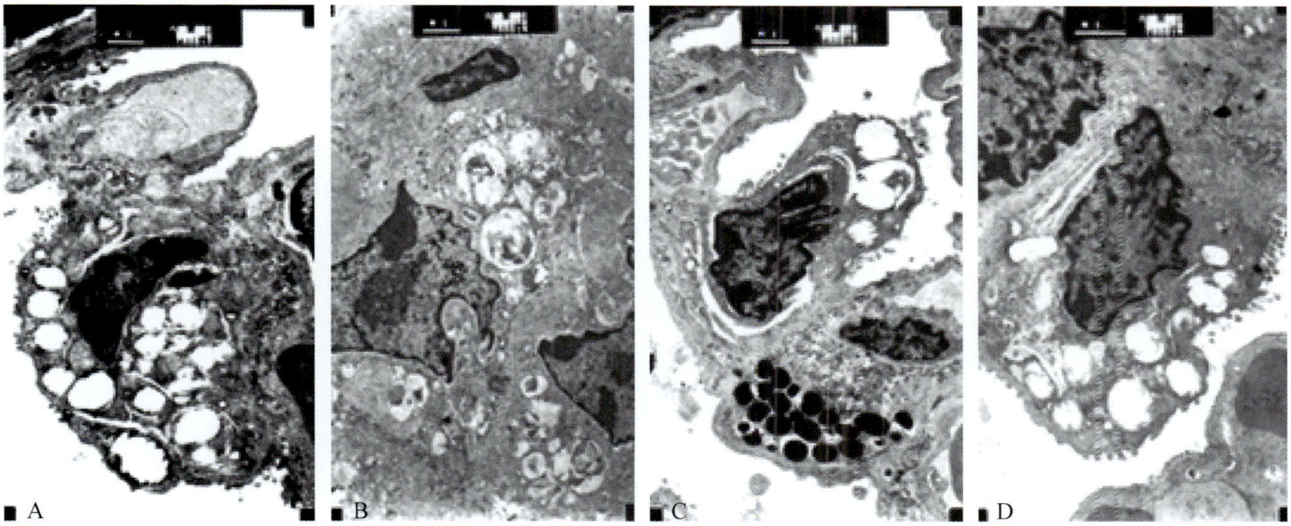

图 4-5　藏羚羊、藏系绵羊肺组织Ⅱ型肺泡上皮细胞及肥大细胞透射电镜图

A. 藏羚羊肺Ⅱ型肺泡上皮细胞（×6000）；B. 藏系绵羊肺Ⅱ型肺泡上皮细胞（×6000）；C. 藏羚羊肺肥大细胞（×6000）；D. 藏系绵羊肺肥大细胞（×6000）

（图 4-6）。而藏系绵羊与藏羚羊相比，神经髓鞘分布稀少，除神经束外，其髓鞘横截面显得细而薄，说明藏羚羊在传导外界刺激信号以及协调全身活动的能力方面比藏系绵羊和其他平原动物有明显的优势。

五、小肠

小肠的正常组织结构是营养物质被机体充分消化和吸收的重要保证。小肠的绒毛高度、绒毛表面积、隐窝深度、小肠绒毛高度与隐窝深度比值（length villous/intestinal crypt，V/C 值）、黏膜厚度及肌层厚度是衡量小肠消化及吸收功能的重要指标。在特殊高寒环境下，一般牧草枯草期长达 7 个月左右，特别是在冬季，草原有时被大雪覆盖，脆弱的生境可导致藏羚羊能获取的食物极为有限。研究发现，冬季藏羚羊对牧草的消化率比其他反刍动物高，这表明在严酷的环境下，藏

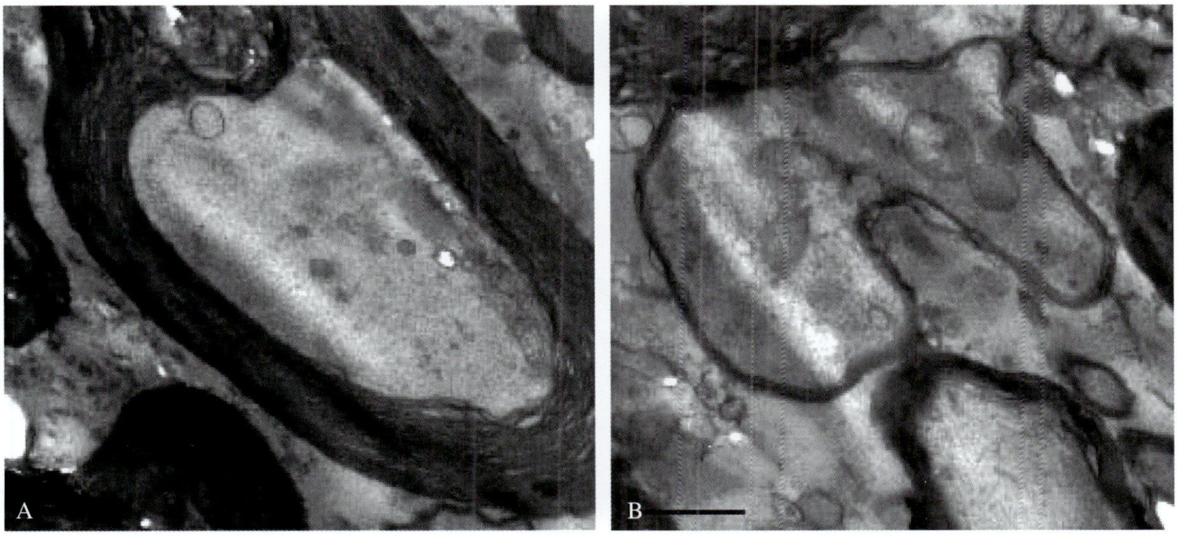

图 4-6　藏羚羊与藏系绵羊髓鞘横截面电子显微镜

A. 藏羚羊髓鞘；B. 藏系绵羊髓鞘

羚羊对干牧草物质有较高的消化率和吸收率。

（一）小肠黏膜的结构特征

小肠绒毛高度、直径以及黏膜厚度的增加可直接增加小肠内壁表面积，同时小肠黏膜表面积扩大也有利于消化酶等物质的分泌进入肠道，有利于提高小肠吸收效率。隐窝（绒毛新细胞的来源）是绒毛基部上皮下陷至固有膜内形成的管状结构，其开口在相邻的肠绒毛之间，可分泌含有多种消化酶的小肠液，对各种营养成分最终分解为可吸收的产物发挥重要作用，而且大量的小肠液可以稀释消化产物，使其渗透压下降。V/C 值能够综合反映小肠的功能状况。V/C 值低，提示消化及吸收功能较弱；V/C 值高，提示消化及吸收功能较强[14]。小肠的部分消化和全部吸收发生在隐窝和绒毛上。

1．小肠黏膜的形态结构　小肠从内到外分为黏膜、黏膜下层、肌层和浆膜。藏羚羊小肠黏膜厚，绒毛细而高（图 4-7A），藏系绵羊小肠黏膜比藏羚羊薄，绒毛短而宽，呈指状（图 4-7B）。扫描电镜显示藏羚羊十二指肠绒毛呈薄片状，排列密集，肠绒毛表面隆突较多（图 4-8A、C），空肠绒毛呈板状、指状，回肠绒毛呈指状。藏系绵羊十二指肠绒毛呈板状，排列较密集，肠绒毛表面隆突相对较少（图 4-8B、D），空肠和回肠绒毛均呈指状[15]。

2．小肠绒毛高度和 V/C 值　小肠是营养物质消化和吸收的主要部位，小肠的正常结构是营养物质被充分消化与吸收的基本保证。小肠的绒毛高度、V/C 值是衡量小肠消化及吸收功能的重要指标。当绒毛长时，肠上皮细胞数量增多；绒毛短时，成熟的绒毛细胞减少，对养分的吸收能力降低。V/C 值可综合反映小肠的功能状态。V/C 值上升，表示消化及吸收功能增强；V/C 值下降，表示消化及吸收功能减弱。藏羚羊冬季对牧草的消化率比其他反刍动物高，这表明在严酷的生存环境下，藏羚羊对牧草干物质有较高的消化率和吸收率[7]。已有形态学的证据支持了上述结论。藏羚羊十二指肠的肠绒毛（1107.83 ± 56.41 μm）明显长于藏系绵羊十二指肠的肠绒毛（625.01 ± 25.87 μm）；藏羚羊空肠的肠绒毛（654.28 ± 45.01 μm）明显长于藏系绵羊空肠的肠绒毛（399.90 ± 17.05 μm）；藏羚羊回肠的肠绒毛（687.59 ± 23.13 μm）明显长于藏系绵羊回肠的肠绒毛（507.91 ± 8.31 μm）。藏羚羊的小肠各段中十二指肠的肠绒毛最长，高于空肠和回肠。藏羚羊十二指肠的 V/C 值（3.71 ± 0.10）明显高于藏系绵羊十二指肠的 V/C 值（2.24 ± 0.05）；藏羚羊空肠的 V/C 值（2.93 ± 0.11）明显高于藏系绵羊空肠的 V/C 值（2.44 ± 0.06）；藏羚羊回肠的 V/C 值（2.70 ± 0.12）明显高于藏系绵羊回肠的 V/C 值（1.99 ± 0.05）。藏羚羊的小肠各段中，十二指肠的 V/C 值最高，空肠次之，回肠最低[14]。上述数据为藏羚羊较强的消化功能提供了强有力的形态学依据。

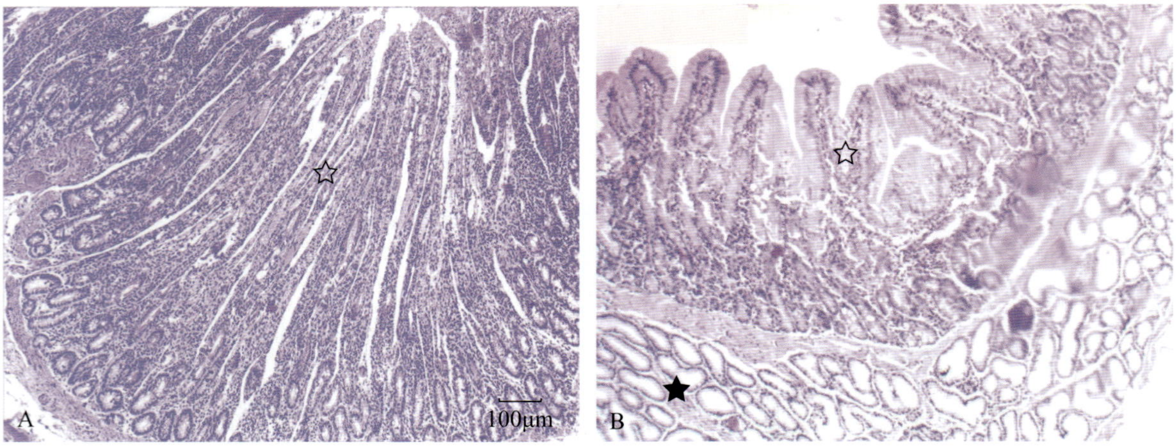

图 4-7　藏羚羊和藏系绵羊十二指肠黏膜结构

A. 藏羚羊小肠黏膜（× 100）；B. 藏系绵羊小肠黏膜（× 100）

引自：常兰，张鹏飞，陈付菊，等 . 藏羚羊和藏绵羊小肠黏膜结构和黏膜免疫相关细胞的比较 . 中国病理生理杂志，2012，28（9）：1658-1664.

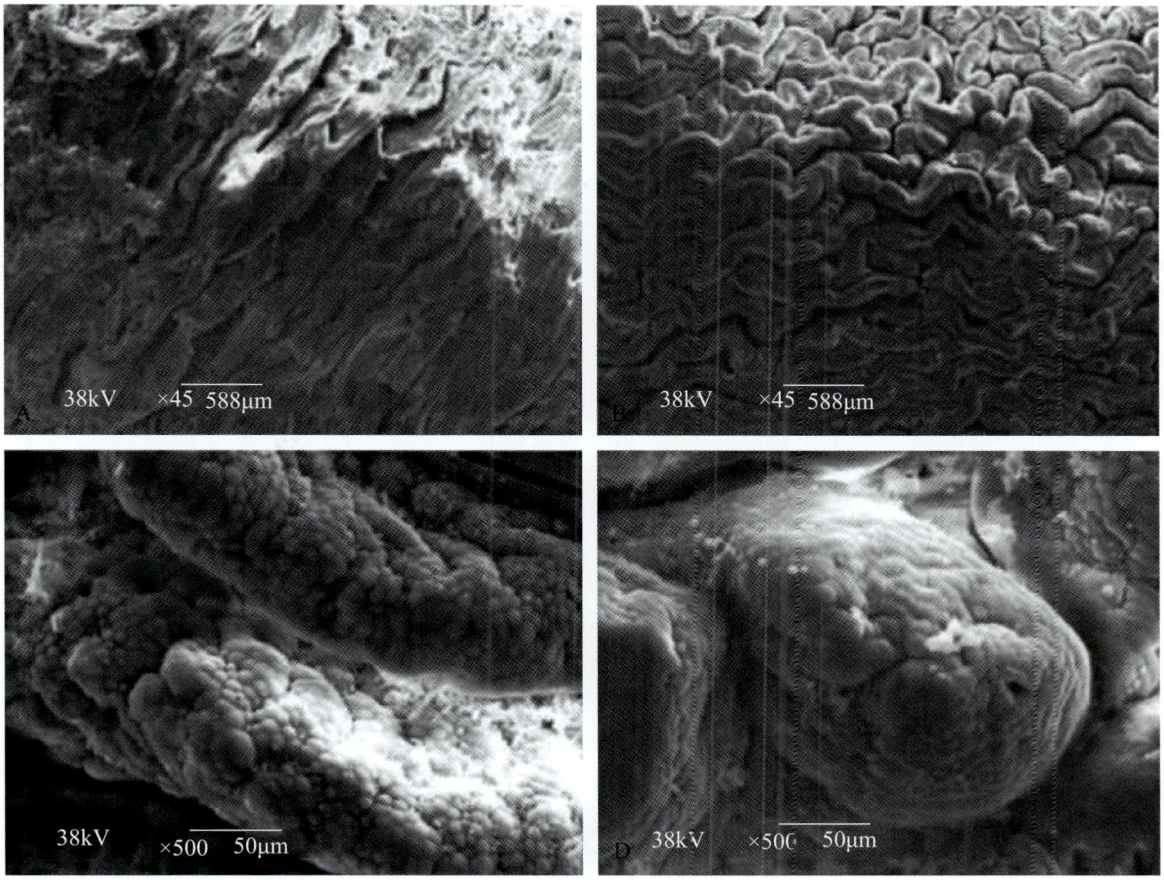

图 4-8　藏羚羊和藏系绵羊十二指肠绒毛扫描电镜图

A. 藏羚羊十二指肠（×45）；B. 藏系绵羊十二指肠（×45）；C. 藏羚羊十二指肠（×500）；D. 藏系绵羊十二指肠（×500）

引自：常兰，张鹏飞，陈付菊，等. 藏羚羊和藏绵羊小肠黏膜结构和黏膜免疫相关细胞的比较. 中国病理生理杂志，2012，28(9)：1658-1664.

3．小肠黏膜厚度　藏羚羊十二指肠的肠黏膜（1801.57±55.12 μm）明显厚于藏系绵羊十二指肠的肠黏膜（1247.19±39.34 μm）；藏羚羊空肠的肠黏膜（1298.83±79.60 μm）明显厚于藏系绵羊空肠的肠黏膜（1183.50±55.48 μm）；藏羚羊回肠的肠黏膜（1220.32±48.89 μm）明显厚于藏系绵羊回肠的肠黏膜（1061.54±18.64 μm）。藏羚羊的小肠各段中，十二指肠的肠黏膜最厚，空肠次之，回肠最薄[14]。

4．小肠肌层厚度　藏羚羊十二指肠的肌层（670.27±14.38 μm）明显薄于藏系绵羊十二指肠的肌层（779.50±26.76 μm）；藏羚羊空肠的肌层（769.96±30.44 μm）明显厚于藏系绵羊空肠的肠黏膜（737.87±2.72 μm）；藏羚羊回肠的肌层（634.38±22.16 μm）明显薄于藏系绵羊回肠的肠黏膜（715.57±19.92 μm）。藏羚羊的小肠各段中空肠的肌层最厚，十二指肠次之[14]。

（二）小肠黏膜免疫相关细胞

1．上皮内淋巴细胞的数量　肠上皮内淋巴细胞是肠道相关淋巴组织中的一个特殊组分，是机体免疫系统中与外来抗原以及微生物最先接触的免疫细胞，同时也是最先发生免疫反应的细胞，肠上皮内淋巴细胞识别上皮细胞是否受细菌、病毒的感染，并分泌细胞因子以发挥抗细菌、抗病毒、抗感染的作用。

藏羚羊十二指肠上皮内淋巴细胞的数量（13.53%±0.50%）明显少于藏系绵羊十二指肠上皮内淋巴细胞的数量（20.83%±0.85%）；藏羚羊空肠上皮内淋巴细胞的数量（19.71%±0.92%）明显少于藏系绵羊空肠上皮淋巴细胞的数量（41.81%±1.11%）；藏羚羊回肠上皮淋巴细胞的数量（25.33%±1.15%）明显少于藏系绵羊回肠上皮内淋巴细胞的数量（53.69%±1.39%）。在藏羚羊小肠的各段中，回肠上皮内淋巴细胞的数量最多，空肠次之，十二指肠最少（图 4-9 A、B）[14]。上述结果提示藏系绵羊的小肠免疫功能处于激活状态，可能与其白天放牧、夜间归圈等生活方式有关。

2．上皮内杯状细胞的数量 杯状细胞是分散分布在黏膜上皮中的黏液分泌细胞，主要分泌以黏蛋白为主的黏液物质，是一种典型的黏蛋白分泌细胞。黏蛋白是一种糖蛋白，释入管腔内成为润滑性黏液，涂布于上皮表面，黏液可在一定程度上通过黏附阻挡病原微生物和正面破坏有害物质，阻止毒素与上皮细胞接触，对上皮具有保护作用。藏羚羊小肠上皮内较多的杯状细胞为其更好地保护肠黏膜提供了保障。经过碘酸希夫染色（periodic acid-Schiff stain，PAS）后，杯状细胞呈红色高脚杯状，散在分布于柱状细胞之间（图 4-9 C、D）。藏羚羊的杯状细胞顶部细胞质由大量糖原颗粒充满，藏系绵羊杯状细胞纤细并且数量较少。比较小肠各肠段的杯状细胞数量：藏羚羊十二指肠的杯状细胞数量（10.37%±0.28%）明显多于藏系绵羊十二指肠的杯状细胞数量（9.19%±0.25%）；藏羚羊空肠的杯状细胞数量（12.05%±0.39%）明显多于藏系绵羊空肠的杯状细胞数量（8.04%±0.22%）；藏羚羊回肠的杯状细胞数量（8.90%±0.31%）明显多于藏系绵羊回肠的杯状细胞数量（8.43%±0.24%）。藏羚羊的小肠各段中，空肠的杯状细胞数量最多，十二指肠次之，空肠最少[15]。

3．上皮内肥大细胞的数量 肠道中的肥大细胞是一种具有免疫活性又能分泌多种介质的重要免疫细胞。藏羚羊小肠的肥大细胞，经抗酸染色后呈紫红色，形态呈圆形、椭圆形。藏羚羊回肠肥大细胞多分布于固有层肠腺和集合淋巴小结周围，而藏系绵羊肥大细胞多数分布于固有层，肠腺周围数量少（图 4-9 C、D）。藏羚羊十二指肠的肥大细胞数量（27.91%±2.21%）明显多于藏系绵羊十二指肠的肥大细胞数量（27.85%±3.63%）；藏羚羊空肠的肥大细胞数量（20.53%±

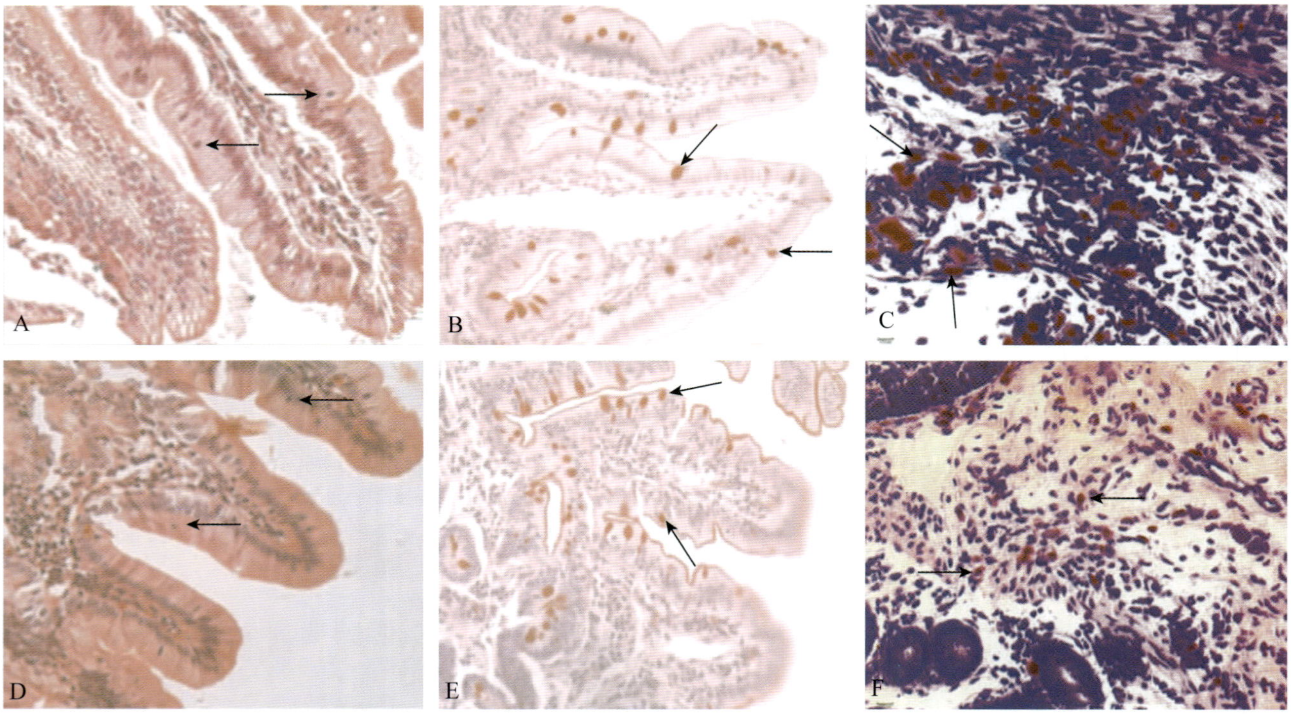

图 4-9 藏羚羊和藏系绵羊十二指肠上皮内的淋巴细胞、杯状细胞和回肠肥大细胞

A. 藏羚羊十二指肠上皮内淋巴细胞（苏木精 - 伊红染色，×400）；B. 藏系绵羊十二指肠上皮内淋巴细胞（苏木精 - 伊红染色，×400）；C. 藏羚羊十二指肠上皮内杯状细胞（PAS 染色，×400）；D. 藏系绵羊十二指肠上皮内杯状细胞（PAS 染色，×400）；E. 藏羚羊十二指肠上皮内肥大细胞（抗酸染色，×400）；D. 藏系绵羊十二指肠上皮内肥大细胞（抗酸染色，×400）

引自：常兰，张鹏飞，陈付菊，等 . 藏羚羊和藏绵羊小肠黏膜结构和黏膜免疫相关细胞的比较 . 中国病理生理杂志，2012，28（9）：1658-1664.

1.93%）明显多于藏系绵羊空肠的肥大细胞数量（19.36%±3.04%）；藏羚羊回肠的肥大细胞数量（34.19%±8.14%）明显多于藏系绵羊回肠的肥大细胞数量（13.11%±1.50%），差异均具有统计学意义。藏羚羊的小肠各段中，回肠的肥大细胞数量最多，十二指肠次之，空肠最少（图 4-9 E、F）[14]。藏羚羊小肠肥大细胞主要分布在集合淋巴结周围，推测藏羚羊肥大细胞可能与黏膜免疫应答的启动有关。

（马 兰 马 燕）

第三节 藏羚羊高原低氧适应的生理学特性

以往学者对高原土著动物的研究发现，高原土著动物的生理功能与平原动物的一些生理指标相似，而与移居动物截然不同。藏羚羊长期生活在高海拔地区，表现出极强的低氧适应能力，它们在海拔 3000 m 以上地区能够像富氧地区动物一样奔跑、生活，其机体代谢及各脏器功能与平原地区其他羊系动物是不一样的。在长期的低氧耐受进化过程中，藏羚羊已形成遗传性适应，可能在低氧适应方面有其独特的生理学特征。

一、血液生理

血液（blood）由细胞成分和非细胞成分组成。细胞成分包括红细胞（red blood cell，RBC）、白细胞（white blood cell，WBC）和血小板（platelet）；非细胞成分为血浆（plasma），包括水、电解质、其他无机物和有机物、多种血浆蛋白质等。在高原缺氧环境下，血液学（特别是红系）出现一系列代偿性反应。高原缺氧早期的反应是促红细胞生成素（erythropoietin，EPO）增加，EPO 是一种糖蛋白激素，分子量大约为 39 kD。它主要作用于红系定向祖细胞膜上的促红细胞生成素受体，促进这些定向祖细胞加速增殖与分化，加快红细胞成熟，防止细胞凋亡（apoptosis）。EPO 的表达与低氧诱导因子（hypoxia-inducible factor，HIF）有关，在低氧刺激下，HIF 表达增加，引起 EPO 生成增加，从而刺激骨髓造血组织释放大量的红细胞，引起血红蛋白（hemoglobin，Hb）增加，以便携带和运送更多的氧气到体内各组织，适应机体的需氧量。

（一）血液常规

国内学者对藏羚羊的血液学指标测定结果显示，藏羚羊血红蛋白、血细胞比容（hematocrit，HCT）及红细胞值均低于同海拔藏系绵羊和低海拔地区绵羊。三组动物的血红蛋白、红细胞、血细胞比容、促红细胞生成素、血氧饱和度的各项指标列于表 4-1。这一结果显示，与携氧有关的各项指标藏羚羊明显低于其他两组，藏羚羊以较少量的血红蛋白、红细胞和促红细胞生成素来完成机体奔跑所需要的供氧，这就表明藏羚羊机体在氧传递过程的特殊性。学者认为其变化可能出现在两个方面：一方面通过组织和细胞代谢水平的改变和提高对氧的摄取量和利用率来实现；另一方面可能是通过对氧的传递，特别是与携氧和储氧相关的血红蛋白和肌红蛋白氧亲和力的改变来实现。而对这两方面的影响存在遗传背景，其根源来自于基因水平，包括基因变异、基因调控的

表4-1 藏羚羊、藏系绵羊和低海拔地区绵羊血液学指标

组别	例数（只）	体重（kg）	血氧饱和度（%）	血红蛋白（g/dl）	血细胞比容（%）	红细胞（$\times10^{12}$/L）	EPO（mIU/ml）
藏羚羊	5	37.7±9.4	84.8±8.7	12.2±1.3	35.6±6.7	8.29±0.9	0.70±0.24
藏系绵羊	10	38.5±4.1	92.0±5.2	14.1±1.4	48.9±9.7	8.80±2.76	6.20±1.63
低海拔地区绵羊	10	38.1±8.1	95±6.7	12.9±1.0	43.2±6.4	10.7±1.5	7.43±1.27

改变或储备信号转导通路启动等。既往对其他高原土著动物和人群研究发现，由于组织增加了对氧的摄取量，使得静脉血氧含量特别低，去氧血红蛋白含量相对增加，血液呈现暗红色状态，而藏羚羊静脉血则呈现鲜红色和易溶血现象，特别是静脉血呈现鲜红色的特点，这无法用组织增加了对氧的摄取来解释，但从血氧饱和度来看，藏羚羊明显高于藏系绵羊，与其他高原土著动物一致，表明藏羚羊的氧合能力强，其氧结合蛋白是否存在另外的化学结构和形式是值得进一步研究的课题。

（二）血液细胞因子

国内学者用酶联免疫吸附测定（enzyme linked immunosorbent assay，ELISA）测定了藏羚羊血清（或血浆）中B型利钠肽（B-type natriuretic peptide，BNP）、低氧诱导因子-1（hypoxia-inducible factor-1，HIF-1）、心房钠尿肽（atrial natriuretic peptide，ANP）、内皮素（endothelin，ET）、血管内皮生长因子（vascular endothelial growth factor，VEGF）、一氧化氮合酶（nitric oxide synthase，NOS）等含量。结果显示，藏羚羊血液中的各种肽类因子含量均显著低于藏系绵羊和低海拔地区绵羊（表4-2），提示在极度低氧环境下藏羚羊对血液因子的表达途径以及其适应机制完全不同于家畜绵羊。低氧条件下形成具有活性的HIF-1，同靶基因的低氧反应元件结合，在转录水平上调节促红细胞生成素、血管内皮生长因子等靶基因的表达，从而引起一系列的生理反应，维持有机体的氧平衡。藏羚羊的HIF、VEGF等表达水平显著低于藏系绵羊和低海拔地区绵羊，推测在藏羚羊体内，受HIF调控的低氧相关基因表达量均低，其表现为机体的系统适应性。藏羚羊血清BNP、ANP、ET、NOS等血管活性物质也显著低于家系绵羊，提示藏羚羊的低氧性肺血管收缩钝化而使肺动脉压无增高，其可能与这些因子的改变有关，因为这些因子的生理功能主要作用于循环系统的血流动力学。BNP是一种肾素-血管紧张素-醛固酮系统的天然拮抗激素，能有效防止过量水钠潴留，起到维护心功能的作用。ET-1由血管内皮细胞合成和分泌，是最重要的血管收缩剂，由21个氨基酸残基组成。一氧化氮（nitric oxide，NO）由血管内皮和平滑肌细胞分泌和合成，具有舒张血管、降低血管阻力、抑制平滑肌细胞增殖等作用。ET和NO在血管平滑肌细胞膜上有竞争性抑制作用。低氧可抑制平滑肌细胞NO的合成和释放，从而增强ET-1的合成，其结果导致低氧性肺血管收缩，发生肺动脉高压。因此，藏羚羊上述细胞因子的变化对低氧性肺动脉高压发病机制的研究提供了新的思路。

二、呼吸生理

机体与外界环境之间进行气体交换的过程称为呼吸（respiration）。在平静呼吸过程中，吸气时，膈肌收缩，膈顶部下降，使胸廓的纵径增大，同时肋间肌收缩，胸廓扩张，使得整个胸腔容量增大，肺扩张，肺内气压相应降低，外界气体就被吸入肺；呼气时相反。机体通过呼吸从外界摄取O_2，同时排出新陈代谢产生的CO_2。高原环境最主要的变化是随海拔的升高大气压成非线性降低。吸入气氧分压、肺泡氧分压及动脉血氧分压

表4-2　藏羚羊、藏系绵羊和低海拔地区绵羊血清（或血浆）中细胞因子含量比较

	例数（只）	ANP（ng/L）	BNP（μg/L）	ET（pg/ml）	VEGF（pg/ml）	NOS（U/L）	HIF-1（pg/ml）	ET/NOS
藏羚羊（海拔4300 m）	5	24.68±6.28*※	24.66±3.9*※	1.91±1.0*※	7.36±4.4*※	2.19±0.6*※	26.17±10.2*※	0.76±0.24※
藏系绵羊（海拔4300 m）	10	159.12±7.3▲	42.89±16.9▲	8.25±3.0▲	70.13±55.5	10.51±4.6	305.5±187.2	0.89±0.39▲
低海拔地区绵羊（海拔2260 m）	10	241.03±17.8	80.80±5.8	5.36±3.8	70.39±52.6	14.29±6.1	253.2±133.1	0.40±0.28

*. $P < 0.05$，藏羚羊 *vs.* 藏系绵羊；※. $P < 0.05$，藏羚羊 *vs.* 低海拔地区绵羊；▲. $P < 0.05$，藏系绵羊 *vs.* 低海拔地区绵羊

均降低。

(一)肺体积和肺容积

为使气体在肺泡与血液之间处于最佳交换状态，需要通气/血流比值等于0.83左右，即单位时间内通气量要与单位时间内的血流量保持一致。藏羚羊的肺体积和重量大约是藏系绵羊的1.5～2倍，这与心脏的特点一致，显示出藏羚羊具有强大的通气储备能力，并与心脏运动协调一致，提高对氧的摄取和运输效率，从而使其能够在低氧环境中生存。

格日力等对生活在海拔为4300 m的藏羚羊和藏系绵羊及生活在海拔为1800 m地区的绵羊在麻醉状态下进行双肺的螺旋CT扫描（图4-10～图4-12），结果发现在活体状态下三组羊的肺容积大小无明显统计学差异。

(二)肺通气

肺与外界环境之间进行气体交换的过程，称为肺通气（pulmonary ventilation，PV）。在高原低氧环境中，大气压降低，单位体积气体中的氧含量低于海平面，因此必须吸入更多的空气来供给相同量的氧。因此，肺通气量的增加是氧运输系统的最关键一步。对初入高原的人而言，肺通气量随着海拔高度的升高而明显增加，但随着在高原居住时间的延长及高原习服机制的建立，肺

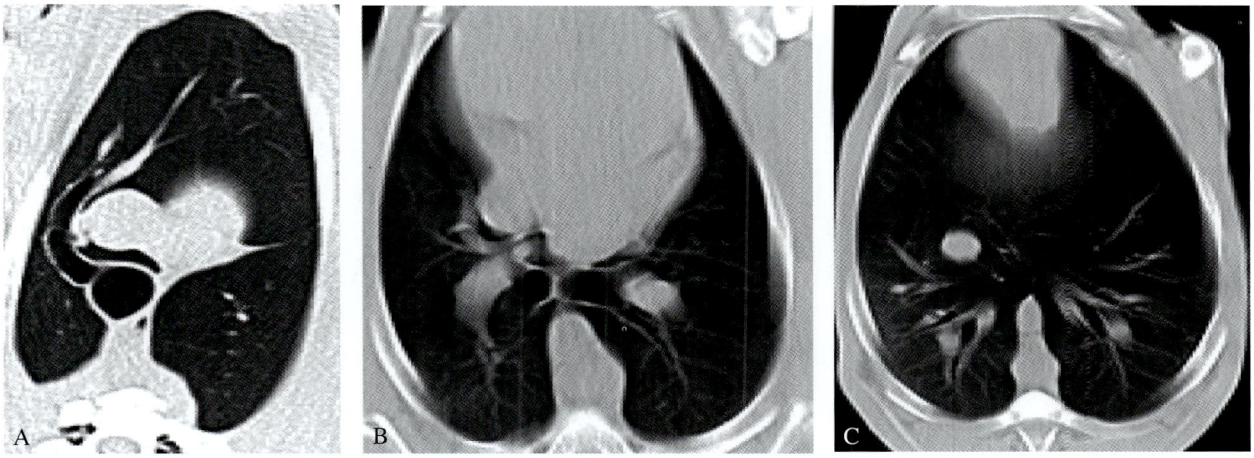

图4-10　藏羚羊肺CT图像

A. 上叶；B. 中叶；C. 下叶

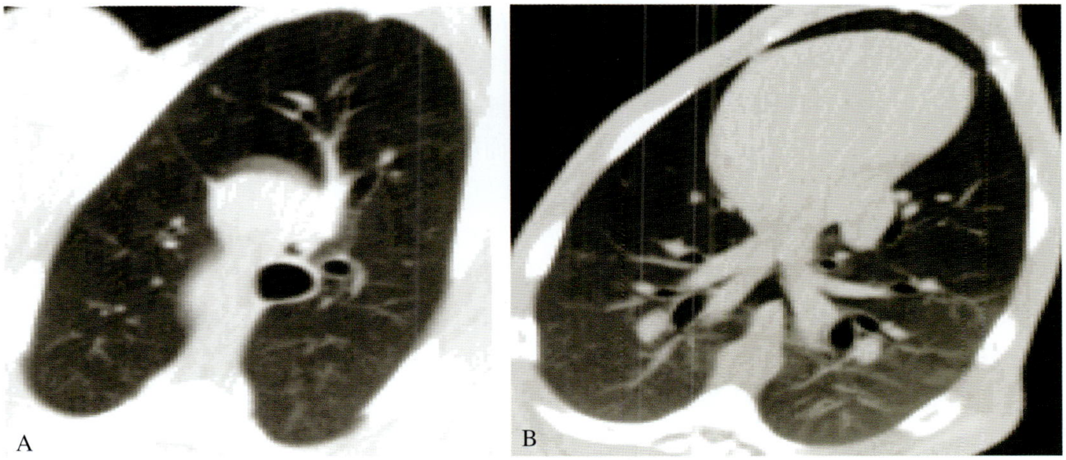

图4-11　藏系绵羊肺CT图像

A. 上叶；B. 下叶

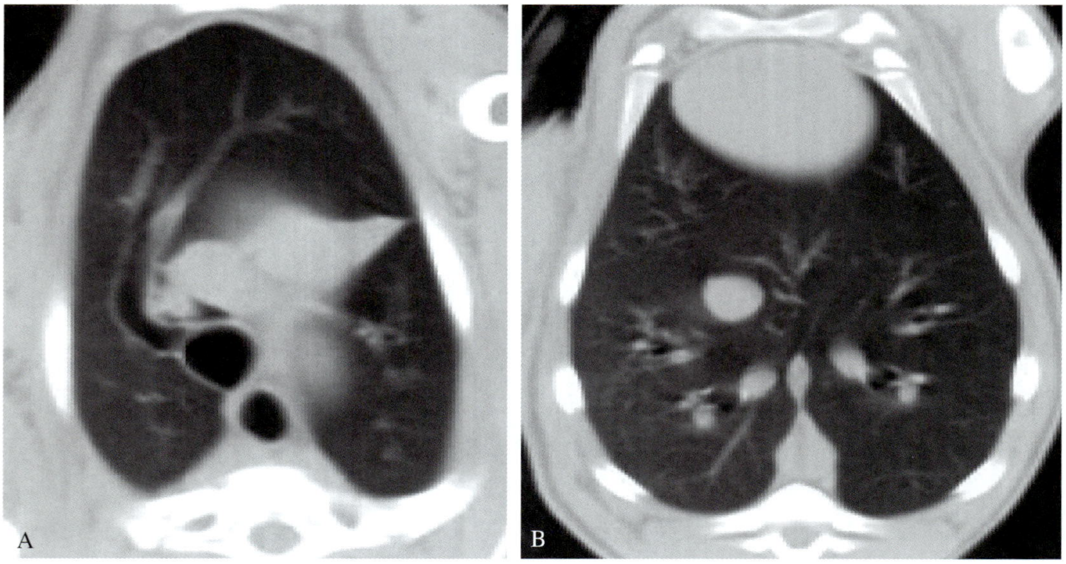

图 4-12 低海拔地区绵羊肺 CT 图像
A. 上叶；B. 下叶

通气量不再进一步增加，趋于平稳。低氧通气应答（hypoxic ventilatory response，HVR）是指呼吸运动随着氧浓度的下降而逐渐增强的过程，是一种因低氧使肺通气量增加的一种现象。低氧通气应答是人类生来具有的特性，个体间有一定差异。

在静息状态下，人体对低氧通气应答是通过颈动脉体的外周化学感受器来实现的。在氧分压降低的高原地区，低氧通气应答在生存中起着重要的作用。在高原，由于大气压降低，吸入气氧分压降低，使得肺泡气氧分压相应降低，导致动脉血的氧分压也低于正常水平，这将刺激外周化学感受器（颈动脉体），使肺通气量增加。通过呼吸加深、加快，一方面把原来未参与换气的肺泡调动起来，增大呼吸面积，提高氧的弥散，使动脉血氧饱和度增加；另一方面，呼吸的加深、加快使更多的气体进入肺泡，将肺泡内原有的气体置换出来，从而提高氧分压（PO_2），降低肺泡气二氧化碳分压（P_ACO_2）。

关于高原世居人群和土著动物的低氧通气应答还存在不同的看法和结果。大多数学者认为高原世居人群和土著动物表现低氧通气应答钝化（hypoxic ventilatory response blunt，HVRb）的现象，即随着氧浓度的下降，通气反应并不增加。南美洲印第安人和喜马拉雅山夏尔巴人的静息通气和运动通气都明显低于平原人，认为长期生活在高原的居民其周围化学感受器对低氧通气应答是钝化的。通气反应的钝化在某种意义上来讲（比如在运动状态下）对机体是有利的，因为它可减轻运动引起的呼吸困难，减少呼吸功，从而使运动显得轻松、有效。国内学者对生活在海拔为 4300 m 的藏羚羊和藏系绵羊及生活在海拔为 1800 m 的绵羊的肺低氧通气应答进行了比较，将三组动物吸入常氧（21.1%O_2）和低氧（14.6%O_2）和混合气体（12.5%O_2），进行肺通气量的测定（图 4-13）。结果发现，在常氧下，三组动物的肺通气量无明显差异，当吸入 14.6% 低氧后，藏羚羊肺通气量的增加显著低于低海拔地区绵羊，而与藏系绵羊之间无明显差异，但吸入 12.5% 低氧混合气体之后，藏羚羊、藏系绵羊和低海拔地区绵羊的每分通气量（minute ventilation，V_E）分别增加到 123%、135% 和 357%（图 4-14），说明低海拔地区绵羊的低氧通气应答最强，其次是藏系绵羊，而藏羚羊的低氧通气应答显示为钝化。

（三）肺循环血流动力学

肺血管对缺氧的直接收缩反应与体血管相反。肺泡缺氧及混合静脉血的氧分压降低都引起肺小动脉收缩，从而使肺泡血流量减少。移居高原的人或动物都有不同程度的肺动脉高压，并且与海拔高度呈正相关。长期持续性肺动脉高压将会导致肺小动脉平滑肌细胞增殖、管壁增厚，造成肺血管结构重建（remodeling）。然而，高原世居人

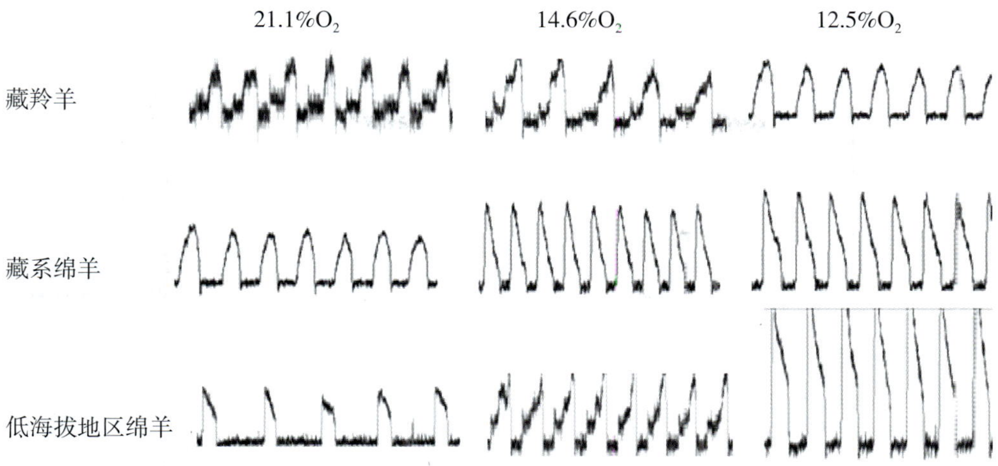

图 4-13　藏羚羊、藏系绵羊和低海拔地区绵羊吸入不同浓度低氧气体肺通气反应比较

群或动物尽管生活在较严重的低压低氧环境下，但他们的肺动脉压并不增高，肺血管壁也不增厚，仍保持在平原人的水平。格日力等应用右心导管测定了生活在海拔为 4300 m 的藏羚羊和藏系绵羊及生活在海拔为 1800 m 地区的绵羊在常氧及吸入低氧混合气体时的肺动脉平均压（mean pulmonary artery pressure，mPAP）。结果发现，常氧下藏羚羊的 mPAP 为 16.6±3.1 mmHg，藏系绵羊为 25.4±5.4 mmHg、低海拔地区绵羊为 18.3±6.0 mmHg；当吸入 12.5% 低氧气体之后，藏羚羊肺动脉压提高的幅度明显低于藏系绵羊及低海拔地区绵羊（图 4-15），说明藏羚羊低氧性肺血管收缩显示钝化，存在生理性适应，说明藏羚羊在长期的自然选择过程中可能已经获得了对高原环境最佳适应的表现，这种适应具有遗传特性。

三、心血管生理

心脏和血管是实现血液循环的基础，有效的血液循环的维持对机体组织和器官的氧、营养物质的供应有重要作用。由于藏羚羊在高海拔严重缺氧的环境中具有极强的运动能力和低氧耐受能力，心血管系统通过对心率、血压、心功能、冠状动脉血流量等多途径的调节，达到对长期的高

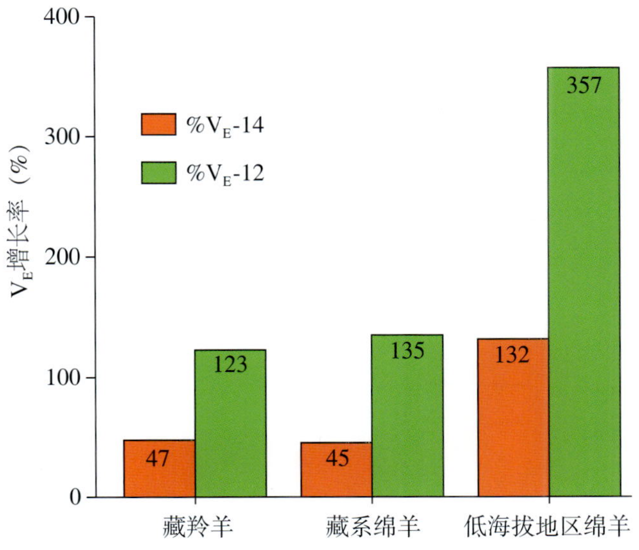

图 4-14　藏羚羊、藏系绵羊和低海拔地区绵羊吸入低氧气体后每分通气量（V_E）的增长率

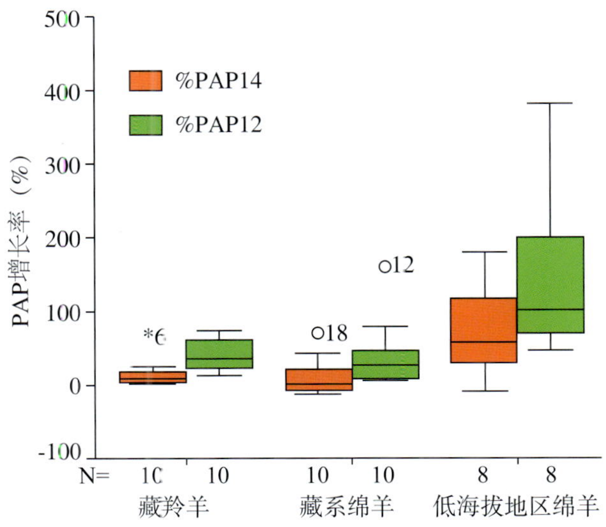

图 4-15　藏羚羊与藏系绵羊及低海拔地区绵羊低氧性肺血管收缩的比较

海拔暴露的低氧适应。

（一）心脏

藏羚羊心脏的形态、结构和功能有其显著特点。成年藏羚羊心脏较大，重量约为 330 g，占体重（body weight，BW）的 0.89% 左右，且右心室壁不增厚。同海拔高度的藏系绵羊心脏重量（heart weight，HW）约为 175 g，占其体重的 0.46% 左右，右心室壁增厚。而低海拔地区绵羊心脏重量占体重的 0.42% 左右。青海大学医学院高原医学研究中心的研究者对海拔 4300 m 藏羚羊、藏系绵羊和海拔 1800 m 的绵羊心脏 / 体重比（HW/BW）和右心室 / 左心室 + 室间隔比值［RV/（LV+S）］的比较发现，藏羚羊的 HW/BW 显著高于藏系绵羊和低海拔地区绵羊，提示藏羚羊通过其强大的泵血系统维持着全身的供血。藏羚羊 HW/BW 显著高于藏系绵羊，而两者 RV/（LV+IVS）无明显差异，说明藏羚羊的心室壁均匀性增厚。通过增加心室壁厚度，降低收缩压及静息状态的心肌收缩力来适应低氧环境，在低氧应激条件下藏羚羊可迅速增强左心室心肌收缩力，以加强机体氧供，在不同程度的低氧下表现出强的心脏适应能力。

（二）心率和血压

当机体暴露在急性低氧环境中时，心脏首先通过增加心率来提高心排血量，从而提高血氧饱和度。通过以上调节，心脏在低氧状态下以较高的心排血量提高向组织运输氧的能力，以保证低氧时组织的氧供。然而以往对高原土著动物低氧适应的研究发现，高原适应动物表现出心率并不高的现象。有学者 [12] 对藏羚羊和生活在同海拔高度的藏系绵羊的心率和血压做了比较研究后发现，在静息状态下，藏羚羊心率比藏系绵羊慢（图 4-16），对藏羚羊和藏系绵羊给予低浓度（14.6%O_2）吸氧后，藏羚羊心率没有显著改变，而藏系绵羊心率明显高于藏羚羊。还发现藏羚羊的收缩压（systolic blood pressure，SBP）、舒张压（diastolic blood pressure，DBP）较藏系绵羊明显降低（表 4-3）。这可能是由于慢性缺氧可抑制中枢及外周化学感受器，降低交感神经张力，改变心肌传导系统等，因此心率相对缓慢，血压偏低，以收缩压降低明显。

（三）心肌收缩功能

心肌收缩力是指心肌纤维不依赖于前、后负荷而改变其收缩强度（肌纤维缩短程度和产生

表4-3　藏羚羊与藏系绵羊的血流动力学指标比较（$\bar{x} \pm s$）

分组	例数（只）	SBP（mmHg）	DBP（mmHg）	mPAP（mmHg）
藏羚羊	9	97.75±9.56*	69.53±7.55*	16.58±3.12*
藏系绵羊	10	130.06±17.79	91.70±13.58	25.41±5.44

*. $P < 0.01$

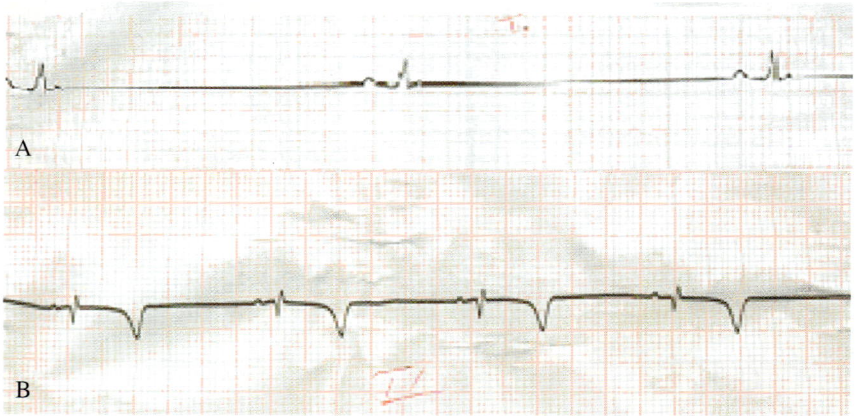

图 4-16　藏羚羊心电图（A）和藏系绵羊心电图（B）比较

引自：常荣，杨应忠，马祁生，等．藏羚羊和藏系绵羊左心室收缩功能的比较研究．中国病理生理杂志，2010，26（8）：1498-1502.

张力的大小）和速度（缩短速度和张力发展速率）的一种内在特性。通常以左室等容收缩期心室内压力上升最大速率和左室等容舒张期心室内压力下降最大速率（maximum rate of ventricular pressure rise / lower，dp/dt）反映心肌收缩功能。青海大学医学院高原医学研究中心学者[12]对藏羚羊和生活在同海拔高度的藏系绵羊做了比较研究，发现在基础状态下藏羚羊和藏系绵羊均通过较低的心肌收缩力、收缩压等使耗氧量保持在一个较低水平。分别给予氧浓度为14.6%、12.5%的低氧吸入后，藏羚羊心室等容收缩期心室内压力上升最大速率（+dp/dt）的值分别升高至145.1%和148.1%，而藏系绵羊分别降低至68.4%和70.5%（图4-17）。表明基础状态下藏羚羊通过较低的心肌收缩力使耗氧量保持在一个较低水平，有利于对低氧环境的适应。在低氧应激状态下，左心功能代偿性增加，收缩期室内压上升的速率加大，心排血量增加，这有利于氧气运送到全身器官。而藏系绵羊吸入低氧后表现出+dp/dt显著降低，同时血压下降明显，提示长期栖息在与藏羚羊同等海拔高度的藏系绵羊在进一步的低氧应激条件下显示出心功能的抑制，即高原不适应。

（四）血流动力学

常荣等[12]用右心导管法测定了藏羚羊血流动力学指标。经左颈总动脉插入心导管至左心室，

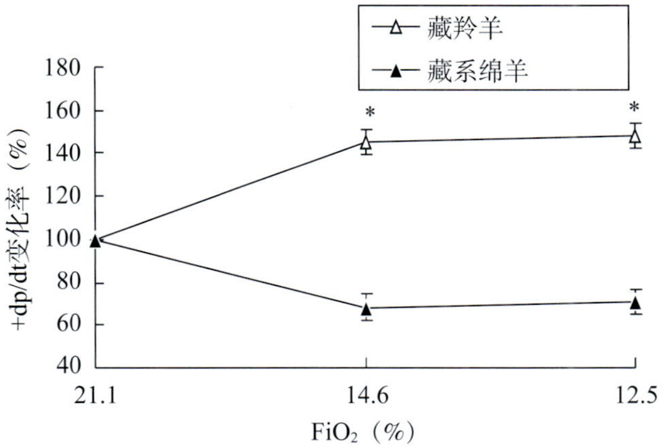

图4-17　以格尔木市的氧浓度（21.1%）为基线（100%），给予氧浓度为14.6%、12.5%的低氧吸入后藏羚羊与藏系绵羊+dp/dt的变化率比较

引自：常荣，杨应忠，马祁生，等．藏羚羊和藏系绵羊左心室收缩功能的比较研究．中国病理生理杂志，2010，26（8）：1498-1502.

用MAP100多导生理记录仪（Biopac）记录了在静息状态和低氧刺激下藏羚羊的SBP、DBP，并与同海拔高度藏系绵羊做了比较。结果发现，在静息状态下，藏羚羊SBP和DBP均显著低于藏系绵羊（表4-3），说明在基础状态下藏羚羊通过较低的收缩压、肺动脉平均压也不高，使机体耗氧量保持在一个较低水平，有利于对低氧环境的适应。给予浓度为14.6%、12.5%的低氧刺激后，藏羚羊SBP和DBP没有明显变化，而藏系绵羊SBP和DBP明显降低，并具有显著性差异，同一低氧浓度下（14.6%、12.5%）藏羚羊的SBP和DBP较藏系绵羊明显增高（图4-18）。这说明低氧应激状态下左心功能代偿性增强，收缩期室内压上升的速率加大，心排血量增加，这有利于氧气运送到全身器官。而藏系绵羊吸入低氧后表现出SBP和DBP显著降低，同时血压下降明显，提示长期栖息在与藏羚羊同等海拔高度的藏系绵羊在进一步的低氧应激条件下显示了心功能的抑制。

总之，藏羚羊常年生活在高海拔地区，与生活在同海拔高度的藏系绵羊等家畜比较发现，藏羚羊经过长期的自然选择，通过增加心室壁厚度、降低收缩压及静息状态下的心肌收缩力来适应这种高寒低氧环境。在低氧应激的条件下，藏羚羊可迅速增强左心室心肌收缩力，以加强机体氧供，在不同程度的低氧下表现出强的心脏适应能力。

四、内分泌生理

内分泌系统由内分泌组织、内分泌腺和分布于其他器官的内分泌细胞组成，是一种整合性的调节系统，通过分泌特殊的化学物质来实现对有机体的控制与调节。内分泌系统主要包括下丘脑、垂体、甲状腺、肾上腺等腺体，其主要的生理功能是调节物质和体液代谢，使其保持动态平衡，从而保持机体内环境的相对稳定。为了保持机体内主要激素间的平衡，在中枢神经系统的作用下，有一套复杂系统。激素一般以相对恒定的速度（如甲状腺素）或一定节律（如皮质醇、性激素）释放，生理或病理因素可影响激素的基础性分泌，也由传感器监测和调节激素水平。反馈调节是内分泌系统重要的自我调节机制。机体在高原环境习服的过程中，内分泌系统发挥着极其重要的作用，但这种调节具有一定的限度。在低氧刺激下，

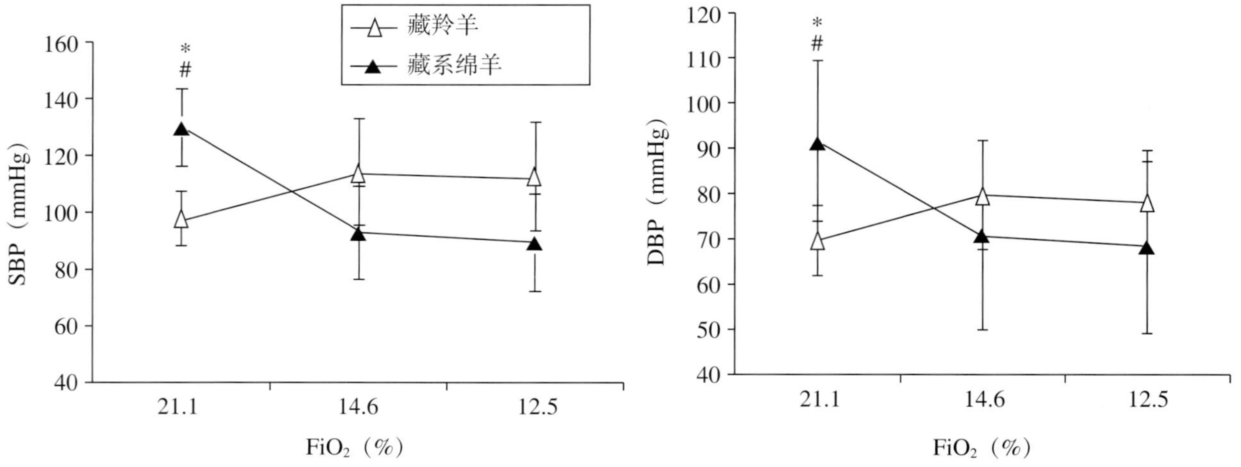

图 4-18 藏羚羊和藏系绵羊分别吸入氧浓度为 14.6%、12.5% 的低氧后 SBP、DBP 随氧浓度降低的变化

*. *vs.* FiO_2 14.6%，$P < 0.05$；# .*vs.* FiO_2 12.5%，$P < 0.05$

引自：Rong C，Yan M，Zhen-Zhong B，et al.Cardiac adaptive mechanisms of Tibetan antelope（*Pantholops hodgsonii*）at high altitudes. Am J Vet Res，2012，73（6）：809-813.

一旦超出了人体的生理耐受阈值，内分泌系统的正常调节功能将遭到破坏，发生内分泌功能紊乱，一般为可逆性改变，当严重缺氧时，亦可造成内分泌腺的不可逆性损害。

血液内分泌激素水平的变化可以影响生物对高原环境的适应过程，涉及生长、发育、生殖、水盐代谢、能量与物质代谢、情绪与生物本能、生物信号传递、生物应激、红细胞生成及生物体自稳态等多个领域。

张雪峰等[16]对藏羚羊和藏系绵羊的血液内分泌激素水平进行了比较。他们采用放射免疫法测定了血液 20 项内分泌激素。①下丘脑 - 垂体 - 甲状腺轴：促甲状腺激素释放激素（thyrotropin-releasing hormone，TRH）、促甲状腺激素（thyroid-stimulating hormone，TSH）、游离三碘甲腺原氨酸（free triiodothyroionine，FT_3）、游离甲状腺素（free thyroxine，FT_4）；②下丘脑 - 垂体 - 性腺轴：促性腺激素释放激素（gonadotropin-releasing hormone，GnRH）、促卵泡激素（follicle-stimulating hormone，FSH）、黄体生成素（luteinizing hormone，LH）、催乳素（prolactin，PRL）、雌二醇（estradiol，E_2）；③下丘脑 - 垂体 - 肾上腺轴：促肾上腺皮质激素释放激素（corticotropin releasing hormone，CRH）、促肾上腺皮质激素（adrenocorticotropic hormone，ACTH）、皮质醇（cortisol，F）；④肾素 - 血管紧张素 - 醛固酮系统（renin-angiotensin-aldosterone system，RAAS）及其他：血管紧张素Ⅰ（angiotensin Ⅰ，Ang Ⅰ）、血管紧张素Ⅱ（angiotensin Ⅱ，Ang Ⅱ）、醛固酮（aldosterone，Ald）、ANP、降钙素基因相关肽（calcitonin gene-related peptide，CGRP）、生长激素（growth hormone，GH）、生长激素释放激素（growth hormone releasing hormone，GHRH）、生长激素释放抑制激素（growth hormone release-inhibiting hormone，GHRIH）。结果如表 4-4 所列，藏羚羊与藏系绵羊 20 项指标血液含量比较差异无统计者 11 项；藏羚羊显著高于藏系绵羊者为 TRH、CRH、ACTH、F、GHRH、E_2、CGRP、Ald；藏羚羊显著低于藏系绵羊者为 FT_3、FT_4；Ang Ⅱ低于 1 倍。藏羚羊血液中甲状腺激素相对低的水平可降低机体的基础代谢率和耗氧率，降低交感神经的兴奋性，减慢心率，从而对动物自身发挥适应性的保护作用，这可能是下丘脑 - 垂体 - 甲状腺轴对高原低氧环境的一种慢性适应过程。与藏系绵羊相比，藏羚羊血液中的 CRH、ACTH、F 和 GHRH 水平明显升高，这一特点能充分地解释藏羚羊在高原恶劣的环境下所具有的最佳运动型体格、奔跑能力、低氧耐受能力，表明藏羚羊已具有了相当完善的生物应激进化系统。

低氧能明显地诱导红细胞数量增多，但藏羚羊血液中的 E_2 水平明显高于藏系绵羊，说明藏羚

表4-4　藏羚羊、藏系绵羊血液20项内分泌激素水平的比较

激素	藏羚羊	藏系绵羊
TRH（pg/ml）	1213.61±630.00**	166.67±69.80
TSH（μIU/ml）	0.027±0.03	0.040±0.05
FT_3（pmol/L）	2.95±1.51**	75.31±9.97
FT_4（pmol/L）	50.42±26.25**	184.74±24.81
GH（ng/ml）	0.34±0.18	0.47±0.27
GnRH（pg/ml）	38.23±4.36	38.81±4.21
FSH（mIU/ml）	0.35±0.19	0.37±0.15
LH（mIU/ml）	1.28±0.54	1.46±0.37
PRL（ng/ml）	4.75±1.69	3.88±2.53
E_2（pg/ml）	3.96±2.18**	0.59±0.71
CRH（pmol/L）	119.61±11.06*	83.82±10.90
ACTH（pg/ml）	69.31±44.22**	26.56±13.41
F（ng/ml）	146.16±81.46**	10.65±14.73
GHRH（pg/ml）	219.12±29.88**	108.92±18.60
GHRIH（pg/ml）	61.36±30.45	61.70±22.39
Ang Ⅰ（ng/ml）	0.98±0.99	2.10±1.87
Ang Ⅱ（pg/ml）	461.27±311.13*	779.84±342.32
Ald（ng/ml）	0.23±0.13**	0.06±0.03
ANP（ng/ml）	0.157±0.03	0.146±0.03
CGRP（pg/L）	15.01±11.29*	6.96±1.36

*. $P < 0.05$；**. $P < 0.01$ *vs.* 藏系绵羊

引自：张雪峰，杨应忠，裴志伟，等. 藏羚羊和藏系绵羊血液内分泌激素水平的比较研究. 生理学报，2011，63（4）：342-346.

羊能通过分泌 E_2 有效地抑制红细胞数量的过度增多，而且 E_2 能明显地降低血液中血红蛋白含量，保持其含量处于适当水平，以防血液黏滞度的增加，从而体现藏羚羊具有最佳的氧传送机制。CGRP 是目前已知的体内最强的扩血管神经肽，通过与肾素 - 血管紧张素 - 醛固酮系统的相互作用，可对动脉血压和肺动脉压产生重要的影响。对比于藏系绵羊，藏羚羊通过升高 CGRP 水平和降低 Ang Ⅱ 水平，达到降低 SBP、DBP 和 mPAP 作用，从而建立了与循环系统相协调的低氧适应机制。相关分析显示，藏羚羊和藏系绵羊的血红蛋白、Ang Ⅱ均与各自的 mPAP 呈中度正线性相关，而藏羚羊较低的血红蛋白、Ang Ⅱ与其较低 mPAP 相一致，充分说明藏羚羊的生物适应系统远较藏系绵羊完善而稳定。更有意义的是，藏羚羊的 FT_3 与 ACTH 呈负相关、与 GH 呈正相关，揭示了藏羚羊在氧、能量、物质代谢的合成与分解、消耗与存储等方面已具有高度的精细化与协调性。

藏羚羊内分泌系统高原适应的生物学特征为：与较低的心率、低血细胞比容、低肺动脉压基础生理特征配套的节氧、节能机制——低代谢（慢心率，低 FT_3、FT_4），同时又具备高应激（TRH）；有抑制红细胞过度增生（E_2）降低肺动脉压（CGRP）的生物化学系统；有低氧、寒冷、辐射、生存等生物应急系统的高表达（CRH、ACTH、F、GHRH）；内分泌系统的“低代谢高应激”生物学影响并决定了藏羚羊高原适应的质量与水平，是藏羚羊高原适应重要的生物学机制之一，是应对高原低氧生存的策略之一。

五、能量代谢

藏羚羊虽然常年生活在高寒低氧地区，但奔跑速度却可以达到 60 km/h，其耐缺氧机制，特别是心肌和骨骼肌对慢性缺氧适应的生物学机制完全不同于其他高原动物。

乳酸脱氢酶（lactate dehydrogenase，LDH）是一种糖酵解酶，主要存在于机体所有组织和细胞的细胞质内，通过催化丙酮酸还原并生成乳酸（lactic acid，LD），与组织和细胞的能量代谢过程密切相关，主要参与无氧糖酵解和糖异生，是机体糖代谢途径中无氧糖酵解过程的一种重要的酶。因此认为，LDH 活力的大小与组织和细胞内氧分压的高低密切相关。当细胞内氧分压降低时，LDH 的合成速度加快，其活力增大，通过加速糖酵解过程为组织和细胞提供能量；当细胞内供氧充足时，LDH 活力合成受到抑制，其活力降低，组织和细胞主要通过有氧呼吸来获得能量[17]。LDH 的每条肽链各由一个基因编码，经转录、翻译、修饰加工等过程，最后成为有生物学活性的物质。不同的动物，不同的组织或器官在不同的发育阶段或不同的生活周期均有其特异性的同工酶酶谱。苹果酸脱氢酶（malate dehydrogenase，MDH）是催化 L- 苹果酸脱氢并与草酰乙酸相互转化的酶，是机体糖有氧氧化途径中重要的催化酶之一，定位于线粒体基质内，是线粒体基质的标志酶。研究已证实，MDH/LDH 比值的高低可在一定程度上反映组织和细胞的有氧氧化能力，即 MDH/LDH 比值高说明组织和细胞有氧氧化能力强。

机体内氧的结合、转运等过程主要是通过一系列携氧蛋白来实现的。珠蛋白的功能是协助将氧分子转运到线粒体中，参与细胞的氧化磷酸化和 ATP 的生成。在机体实现氧转运、氧储存、氧利用及氧清除的过程中发挥重要作用。肌红蛋白（myoglobin，Mb）是肌肉中的储氧载体，在同样的氧分压状态下，其氧结合能力约为血红蛋白的 6 倍，可结合并储存大量的氧，供线粒体利用。因此，心肌和骨骼肌肌红蛋白含量的多少直接影响肌肉细胞摄取氧的能力，从而影响动物在缺氧条件下的适应能力。动物肌肉肌红蛋白含量会随着基础新陈代谢率、体力活动、潜水时间和耐疲劳能力等的变化而有改变。在潜水的哺乳动物、鸟类以及某些适应地下缺氧和高海拔环境的哺乳动物肌肉中，肌红蛋白含量更高，这是动物生理适应性的体现[18]。在缺氧或肌肉急剧运动时，肌肉中肌红蛋白的表达量显著增高。显然肌红蛋白含量增加是组织对低氧适应的表现。

有学者研究发现[19]，藏羚羊心肌和骨骼肌中肌红蛋白含量明显高于生活在同海拔地区的藏系绵羊和低海拔地区绵羊（图 4-19）。提示藏羚羊生活在高寒低氧环境中，且在如此高海拔地区能够以 80 km/h 的速度连续奔跑 40 ～ 60 km，说明其是通过增加心肌和骨骼肌中肌红蛋白的含量，储存大量氧气来满足其氧耗，从而维持正常的生理代谢所需要的氧气，进一步增强其对低氧环境的适应能力。而藏系绵羊虽然也生活在高海拔地区，但其心肌和骨骼肌肌红蛋白含量明显低于藏羚羊，说明其心肌和骨骼肌中氧供不如藏羚羊丰富。

藏羚羊心肌和骨骼肌中的 LD 含量和 LDH 活力显著低于藏系绵羊和低海拔地区绵羊，而 MDH 活力和 MDH/LDH 比值则明显高于藏系绵羊和低海拔地区绵羊，这可能是因为藏羚羊心肌和骨骼肌中具有较高含量的肌红蛋白，肌细胞氧供应充足，这样 LDH 的合成受到抑制，其活性较低。肌细胞主要通过有氧代谢获取能量以满足机体对氧的需求。相反，藏系绵羊虽然也生活在高海拔低

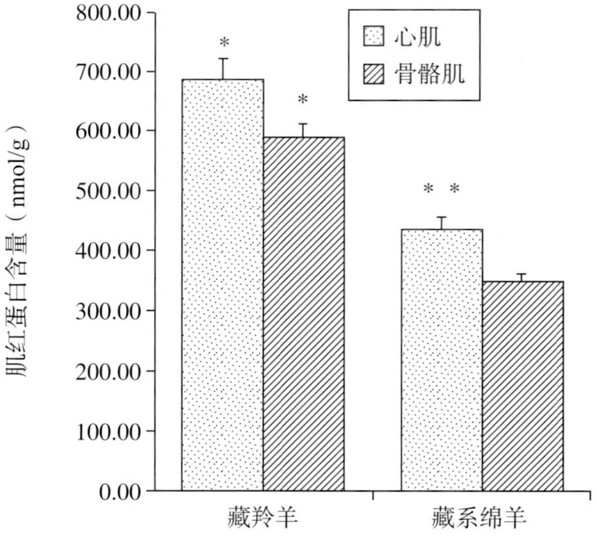

图 4-19 藏羚羊和藏系绵羊心肌和骨骼肌中肌红蛋白含量的比较

引自：马兰，杨应忠，靳国恩，等 . 藏羚羊与藏绵羊心肌、骨骼肌中肌红蛋白含量和乳酸脱氢酶活性的比较 . 动物学杂志，2012，47（3）：35-39.

氧地区，但是其心肌和骨骼肌肌红蛋白含量低，储氧量小，所以肌细胞氧分压低，氧供应相对不足，这样就促进了LDH的合成，其活性增加，导致肌细胞内LD合成增加。提示藏系绵羊在低氧环境中只能通过增加无氧代谢来满足组织和细胞对能量的需要。以上这些差异可能与两种动物不同的生境及运动习性密切相关。藏羚羊属于野生物种，生性机警，为了自然生存的需要，通常以极快的速度奔跑来避险，因此其肌细胞需要充足的氧供，主要通过有氧代谢的方式来满足机体对能量的需求。而藏系绵羊和低海拔地区绵羊是长期自然选择和人工培育下形成的地方品种，一般奔跑速度比较慢，其心肌和骨骼肌肌红蛋白含量相对较低，说明藏系绵羊和低海拔地区绵羊肌细胞内氧供不如藏羚羊丰富，主要通过无氧糖酵解的方式满足机体对能量的需求。

LDH同工酶是研究细胞能量代谢的重要指标，它由A（M）和B（H）两个亚基聚集形成5种有活性的四聚体同工酶，分别为：LDH1（H4）、LDH2（H3M）、LDH3（H2M2）、LDH4（HM3）、LDH5（M4）。它们催化相同的反应，即乳酸和丙酮酸。LDH同工酶组成及功能研究发现，在心脏中LDH同工酶有较高的H亚基，主要起“乳酸脱氢”的作用，在骨骼肌中LDH同工酶含有较高的M亚基，主要起“丙酮酸还原”的作用。用聚丙烯酰胺凝胶电泳分析LDH同工酶谱的研究发现，藏羚羊和藏系绵羊心肌组织中均以H亚基为主，M亚基含量较低，说明它们心肌中LDH的主要功能是通过催化乳酸脱氢来消除乳酸，而低海拔地区绵羊心肌LDH除此以外还通过促进糖酵解为心肌提供能量。且活力测定结果显示，藏羚羊心肌中LDH活力低，说明藏羚羊心肌产生的乳酸很少，体内不需要具有很强的乳酸脱氢作用。低海拔地区绵羊心肌中H亚基和M亚基均较丰富，说明低海拔地区绵羊心肌一方面旺盛地进行着无氧代谢，但是另一方面又以很高的水平进行着乳酸脱氢的作用，消除体内的乳酸。藏羚羊和藏系绵羊骨骼肌中主要以M亚基为主，H亚基含量较低，说明它们的骨骼肌中的LDH主要催化丙酮酸还原作用，通过糖酵解为机体提供能量；而低海拔地区绵羊H亚基和M亚基含量均丰富，说明低海拔地区绵羊骨骼肌LDH催化丙酮酸还原和催化乳酸脱氢活力相当。藏羚羊骨骼肌LDH活力很低，显著低于藏系绵羊和低海拔地区绵羊，而藏系绵羊和低海拔地区绵羊差异不显著。提示藏羚羊骨骼肌无氧代谢水平很低，主要通过有氧呼吸功能。

（马　兰　马　燕）

第四节　藏羚羊高原低氧适应的分子机制

随着分子生物学新技术的飞速发展，使寻找并明确高原适应特殊基因以及克隆和阐明这些基因和蛋白质功能成为可能。为了在高原医学研究领域体现生命科学基础和前沿的探索，选择藏羚羊作为研究对象，不仅能够弥补一些在人体无法进行的研究，更是因为其适应低氧的超常生活特点和历史，可给予我们更具价值和说服力的研究数据，同时填补该领域的某些空白。

一、携氧蛋白

氧作为生命活动最重要的自然因素，是人类及许多生物赖以生存的重要条件。机体内氧的结合、运输和储存等过程主要是通过一系列携氧蛋白来实现的，它们的功能是协助将氧分子转运到线粒体中，参与细胞的氧化磷酸化和ATP的生成。目前的研究已发现，脊椎动物有4种携氧蛋白，分别为存在于血细胞中的血红蛋白（hemoglobin，Hb）、肌肉组织中的肌红蛋白（myoglobin，Mb）、脑组织中的神经珠蛋白（neuroglobin，NGB）和其他多种组织中的胞红蛋白（cytoglobin，Cygb）[20]。它们在机体实现氧运输、氧储存、氧利用及氧清除等过程中发挥着重要作用。

藏羚羊常年生活在海拔4000 m以上的高寒低氧地区，大气含氧量相当于平原的60%，藏羚羊是如何摄取到足够的氧，保证机体在低氧环境中正常的生理功能的呢？其携氧蛋白对氧的运输机制如何？是否在漫长的低氧适应过程中发生了适应性改变？对藏羚羊携氧蛋白的克隆并对序列进行生物信息学分析及蛋白结构预测，将会初步揭示其在耐缺氧适应中的作用机制。

（一）血红蛋白

外界环境中的氧为机体所利用，要经过肺通气、肺换气、血液中的运输、血液与组织之间的交换及细胞内的氧化过程。在这些过程中，血红蛋白对氧的结合、贮存、运输、释放具有重要的生理作用，其结构、功能表现已成为高原低氧适应研究的重要内容。经过长期的进化和自然选择，高原土著动物具有低氧适应能力，在血液学上的突出特点是血红蛋白与氧结合、释放能力显著高于相应的平原物种。因此，有关高原土著动物血红蛋白的研究已成为高原低氧适应机制研究的热点和焦点。

血红蛋白高级结构的形成是由两条α类珠蛋白链和两条β类珠蛋白链借次级键进一步按空间结构关系缔合成一个近似球体，其立体构象的转变伴有氧的结合与释放。任何打破这种动态构象平衡的氨基酸改变均对血红蛋白的功能产生显著的影响，从而产生氧亲和力异常的血红蛋白。在人类已经发现了约160种高氧亲和力变种和35种低氧亲和力变种。产生氧亲和力异常的氨基酸突变是其结构基础，主要发生在与血红素接触部位、α1β1之间的接触部位、α2β2之间的接触部位、α1β2之间的接触部位、α2β1之间的接触部位、β链中与2,3-二磷酸甘油酸（2,3-diphosphoglyceric acid，2,3-DPG）结合的部位、珠蛋白链C末端和参与波尔效应的部位残基的改变。相同肽链之间接触很少，不甚重要。不同肽链间的接触至关重要，其中α1β1的接触点范围较广，α1链中有16个氨基酸残基与β1链中17个氨基酸残基接触；α1β2的接触点范围稍少，α1链中有15个氨基酸残基与β2链中16个氨基酸残基接触；当血红蛋白与氧结合时，α1β2间的移动距离较多（0.7 nm），而α1β1间的移动距离很少（0.1 nm），与脱氧状态时相同，这种构象的改变有利于氧的摄取与正常释放。这些接触部位氨基酸残基的替换直接影响着血红蛋白的氧亲和力。

在许多高原土著动物中发现了血红蛋白结构的改变，如生活在西藏湖泊中经喜马拉雅山迁徙到印度过冬的斑头雁（*Anser indicus*）和另一种常年生活于安第斯山的安第斯雁（*Cloephagamelanoptern*）。与在平原生活的灰尾雁相比较，斑头雁的血红蛋白α链的第119位脯氨酸被丙氨酸所取代，导致α链的第119位丙氨酸与β链的第55位亮氨酸之间的间隙增大，改变了α、β链的接触方式；安第斯雁的β链第55位亮氨酸被丝氨酸所取代，使蛋白质变得松散，上述两种改变均使血红蛋白与氧的结合能力显著增强。再如南美洲安第斯山的羊驼（*Vicugna pacos*），其胎儿血红蛋白（fetal hemoglobin，HbF）高达50%，其血红蛋白结构也发生与氧亲和力增高的改变。这3种动物的血红蛋白β链中，天冬氨酸替代组氨酸。

藏羚羊α珠蛋白基因的开放读码框由429个bp组成，可编码由142个氨基酸组成的多肽。通过对重组载体的构建及转化反应，获取阳性克隆产物进行序列测定，与其他物种序列的同源性进行比对，以邻接法（neighbor-joining method）构建进化树。经生物信息分析表明，藏羚羊α珠蛋白与其他动物的α珠蛋白集成一束，它们与高等动物的α珠蛋白源于共同的祖先，但分别处于不同的进化分支上，其中藏羚羊α珠蛋白与绵羊的α珠蛋白源于同一支，亲缘关系最近，其次是山羊（图4-20）。与绵羊α珠蛋白编码区的序列相比较，藏羚羊α珠蛋白基因中第16位密码子突变为GAC→GGC，第53位密码子突变为TCG→TCC，第132位密码子突变为AAC→AGC，第134位密码子突变为AGC→GGC；推导的氨基酸的序列也发生突变（图4-21），即第132位的天冬酰胺（asparagine，Asn）突变为丝氨酸（serine，Ser），第134位的丝氨酸（Ser）突变为甘氨酸（glycine，Gly）[21]。这些结果提示，血红蛋白对氧的结合、贮存、运输、释放具有重要的生理作用，其结构和功能已成为高原低氧适应研究的重要内容。

（二）肌红蛋白

肌红蛋白是一种氧结合血红素蛋白，分子量为17 800D，作为携氧蛋白的一种，主要在骨骼肌细胞和心肌细胞中表达，尤其是在Ⅰ型肌纤维细胞中高表达。主要功能是通过可逆性地与氧结合和释放，促进氧从细胞质弥散到线粒体，为肌肉

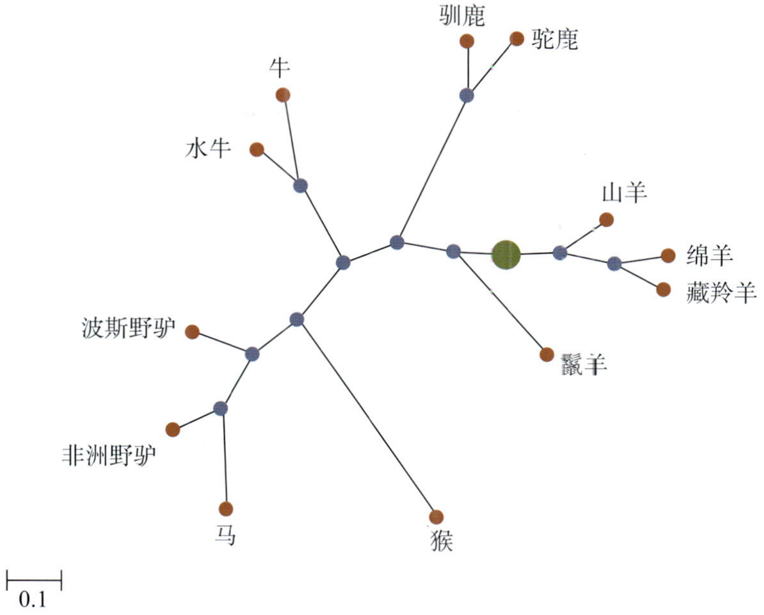

图 4-20　藏羚羊与其他物种 α 珠蛋白在进化树上的关系

引自：Yang Y Z，Droma Y，Jin G E，et al. Molecular cloning of hemoglobin alpha-chain gene from *Pantholops hodgsonii*，a hypoxic tolerance species. J Biochem Mol Biol，2007，40：426-431.

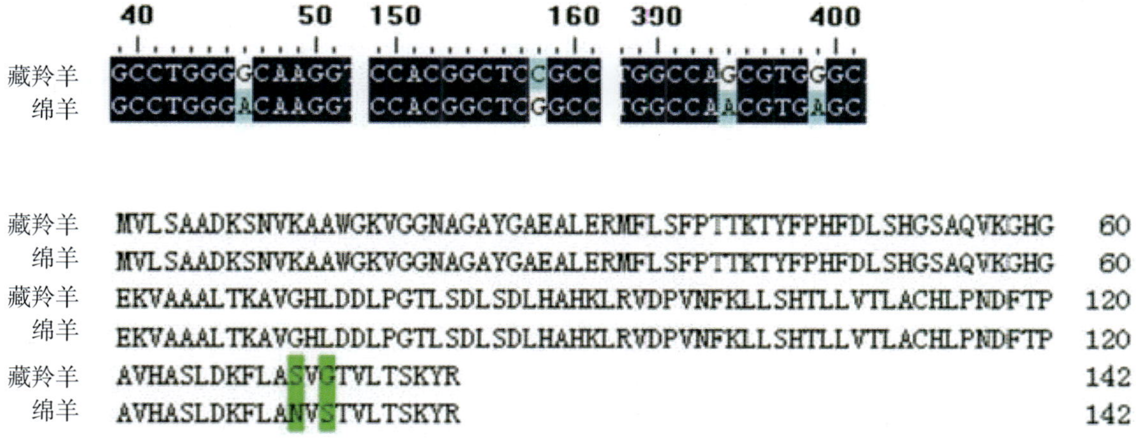

图 4-21　藏羚羊与绵羊 α 珠蛋白的氨基酸序列中突变部位的比较

引自：Yang Y Z，Droma Y，Jin G E，et al. Molecular cloning of hemoglobin alpha-chain gene from *Pantholops hodgsonii*，a hypoxic tolerance species. J Biochem Mol Biol，2007，40：426-431.

组织储存和转运氧，在机体的氧利用中发挥重要作用。在同样氧分压状态下，肌红蛋白结合的氧量是血红蛋白的 6 倍，线粒体可以通过此方式获取大量的氧。肌红蛋白可与氧可逆性结合，从而把氧从肌细胞附近毛细血管的血液通过细胞膜运到肌细胞中，肌红蛋白以氧合肌红蛋白（MbO_2）的形式在肌肉里暂时贮存氧，并可携带氧在肌肉中运动。在缺氧或肌肉急剧运动时将释放氧，从而保障肌肉在发生强烈代谢时对氧的需要。因此，肌红蛋白作为携氧蛋白之一，在机体的氧利用中发挥了重要的作用。

近年来，在对高原土著动物低氧适应的研究

中发现，肌红蛋白在动物低氧适应中发挥着重要的作用。齐新章等[22]研究发现，高原鼠兔和高原鼢鼠心肌和骨骼肌中肌红蛋白的含量明显高于SD大鼠，说明这两种动物心肌和骨骼肌可储存大量氧气来满足其氧耗，进一步增强其对低氧环境的适应能力。高原动物和人骨骼肌中的肌红蛋白的含量比平原水平高，而平原居民与平原动物（如大鼠、囊鼠和豚鼠等）经过高海拔（3100～5000 m）习服后，骨骼肌中的肌红蛋白则会显著增加。反之，将高山羊驼移至平原后，其肌红蛋白在6个月内降为原来的一半。显然，肌红蛋白表达水平的增加是动物对低氧适应的机制之一。因此，在低氧状态下，组织既可以通过肌红蛋白储存氧，同时也促进了氧向细胞内弥散，从而向线粒体供氧，有益于改善组织氧的弥散率，是低氧生理性适应机制的一个重要环节。

有学者应用cDNA末端快速扩增法（RACE）克隆全长技术[23]克隆得到的藏羚羊*Mb*基因cDNA序列全长1154 bp，5′非翻译区（untranslated region，UTR）长111 bp，3′UTR区由578 bp组成。其中开放阅读框（open reading frame，ORF）为465 bp，共编码154个氨基酸。该序列在GeneBank的登录号为JN561790。同源性比较分析结果发现，藏羚羊的*Mb*基因cDNA序列与绵羊的基因cDNA序列有98%同源性，而与牛、牦牛、猪、马、人、高原鼠兔、小鼠、大鼠及鸡分别有98%、97%、90%、87%、86%、86%、82%、81%、71%的同源性，推测出的氨基酸序列与绵羊、牛有98%同源性，而与猪、人、小鼠及大鼠分别有89%、85%、80%、79%的同源性。

对藏羚羊*Mb*基因cDNA序列推导出的氨基酸系列做二级结构分析，结果发现藏羚羊*Mb*基因是由8个α螺旋组成的多肽链，这与已知报道的其他物种肌红蛋白结构是一致的，说明肌红蛋白在结构上是比较保守的。与绵羊*Mb*基因的cDNA序列比较后发现，有两个位点发生突变，分别是第21位的GGT突变为GAT，第78位的GAA突变为AAG；推导的氨基酸也发生了相应的改变，分别是甘氨酸突变为天冬氨酸，谷氨酸突变为赖氨酸（图4-22）。藏羚羊进化分析发现（图4-23），藏羚羊与绵羊同属一个进化分支，而与人、猪、小鼠、大鼠的距离相对较远。

肌红蛋白的3D结构早在1960年首先被John Kendrew在抹香鲸的研究中阐明，随后的研究发现，肌红蛋白的骨架是由8个α螺旋组成的多肽链，通过它的亚铁血红素残基——铁离子卟啉环复合物与O_2结合，处于两个组氨酸残基（64和93）之间，这个铁离子同6个配体相互作用，其中4个配体被pyrole的氮原子提供并且分享一个共同的面。组氨酸93的咪唑侧链提供了第5个配体，稳定了亚铁血红素群并且使铁离子远离亚铁血红素。第6个配体的位置没有被脱氧肌红蛋白占用，作为结合O_2的位点，也作为其他配体（如CO或NO）的结合位点。当与O_2结合时，铁离子就被特定地拉向卟啉面。在高铁肌红蛋白中，氧合部位失活，H_2O分子代替O_2填充该部位，成为Fe^{3+}的第6个配体。His64（远侧His）与Fe原子距离远而不发生相互作用，但与O_2能紧密接触。因此氧结合部位是一个空间位阻区域，一些生物学上重要的性质就出自这种位阻。

为了进一步明确藏羚羊*Mb*基因这两个位点的突变是否引起了藏羚羊肌红蛋白结构的改变，根据藏羚羊肌红蛋白氨基酸序列，并参照已知马的肌红蛋白3D结构，用Swiss-model program构建藏羚羊肌红蛋白3D结构。分析发现，这两个突变位点距离血红素结合穴较远，不足以引起结构的改变，结果如图4-24所示。

既然藏羚羊并没有通过改变Mb的分子结构来增加对氧的亲和力，那么是否是通过增加其表达量来适应高原呢？该学者进一步用实时聚合酶链反应（real time PCR）和免疫印迹（western blot）对藏羚羊心肌和骨骼肌中Mb表达量进行研究[23]，发现与同海拔高度的藏系绵羊相比较，藏羚羊心肌和骨骼肌中*Mb* mRNA和蛋白水平的表达均明显高于同海拔高度的藏系绵羊。且不论是藏羚羊还是同海拔高度的藏系绵羊，其心肌中Mb的表达量明显高于骨骼肌，但是藏羚羊差异不显著。说明高原低氧下肌红蛋白的升高及活性增强，使得组织既可通过肌红蛋白贮存氧，同时也促进了氧向细胞内的弥散，从而向线粒体供氧，有益于改善组织氧弥散率，是低氧生理性适应机制的一个重要环节。而心肌中的Mb含量明显高于骨骼肌，说明动物心肌细胞对氧的需求远远高于骨骼肌细胞，只有得到充足的氧，心脏才能维持正常的生理代谢，从而通过血液流动维持对全身的氧气及能量的供应，及时清理机体的代谢产物。而

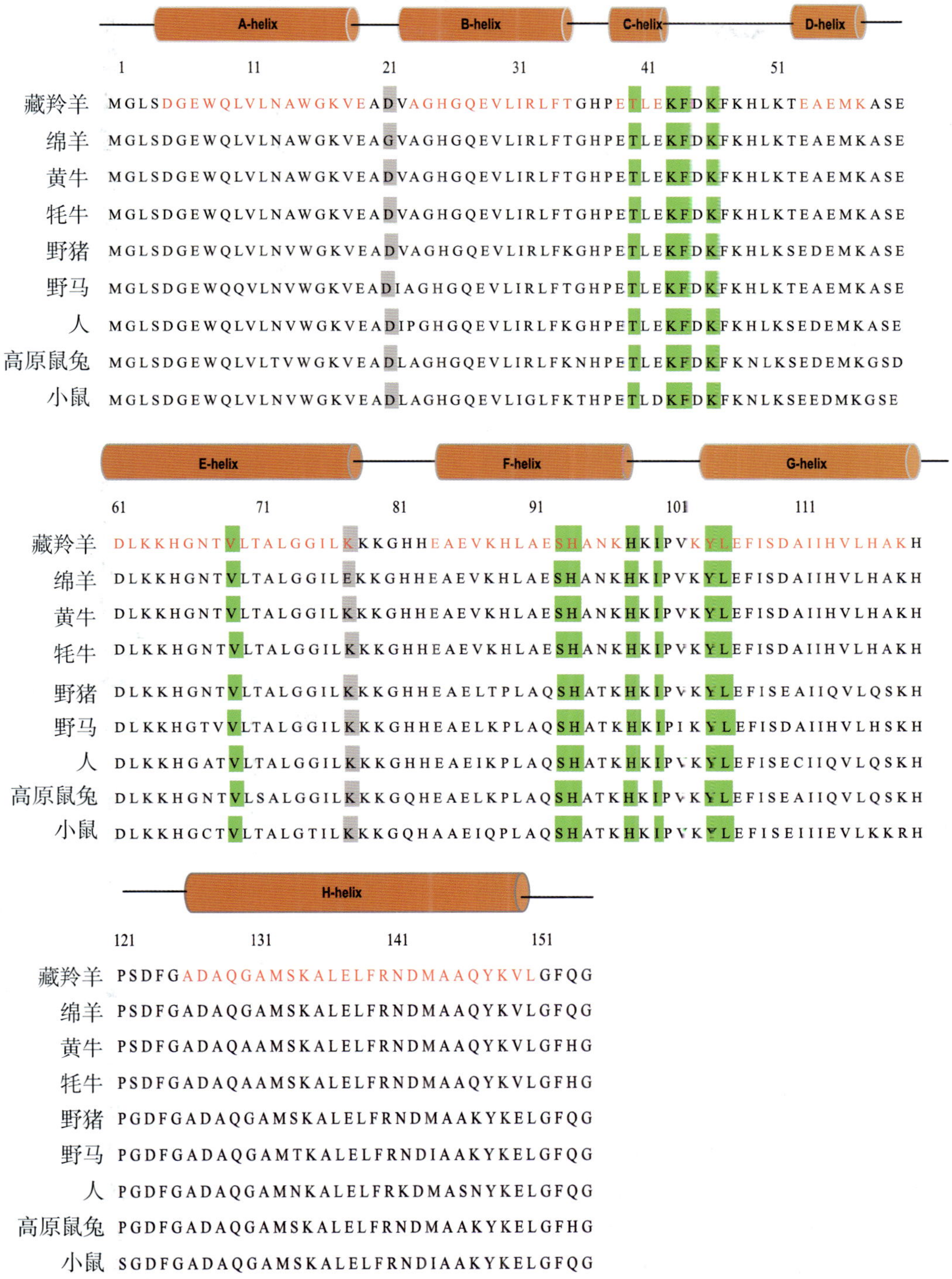

图 4-22 藏羚羊 *Mb* 氨基酸序列二级结构及与其他物种氨基酸序列间的比较

引自：Ma L, Shao X J, Wang Y P, et al. Molecular cloning, characterization and expression of myoglobin in Tibetan antelope (*Pantholops hodgsonii*), a species with hypoxic tolerance. Gene, 2014, 533 (2): 532-537.

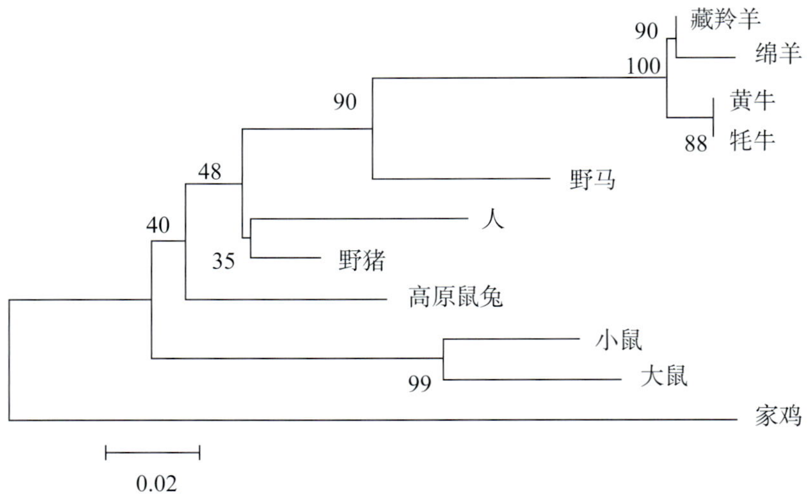

图 4-23　藏羚羊肌红蛋白系统进化树分析

（标尺及数据：不同物种间肌红蛋白基因的系统进化距离）

引自：Ma L，Shao X J，Wang Y P，et al. Molecular cloning，characterization and expression of myoglobin in Tibetan antelope（*Pantholops hodgsonii*），a species with hypoxic tolerance. Gene，2014，533（2）：532-537.

藏羚羊心肌中 Mb 表达量虽然高于骨骼肌，但差异不显著，说明藏羚羊为了满足在野外生存的需求，需要以极快的速度奔跑来避险。因此，不管是心肌还是骨骼肌，均需要充足的氧供来满足机体生理代谢所需要的氧气。

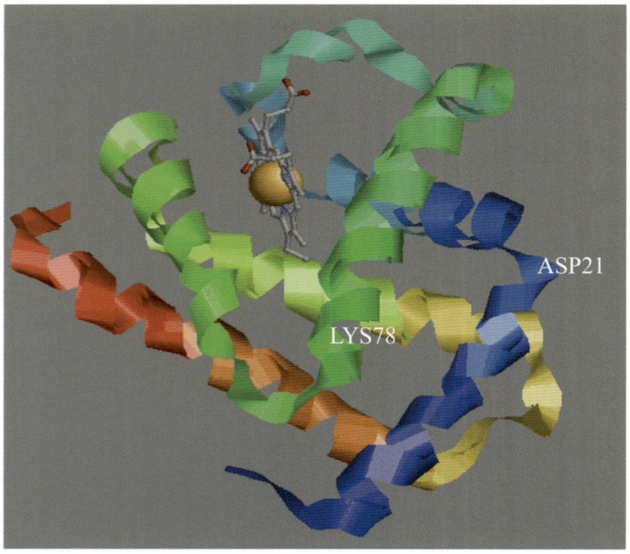

图 4-24　藏羚羊 *Mb* 基因 3D 分子结构

引自：Ma L，Shao X J，Wang Y P，et al. Molecular cloning，characterization and expression of myoglobin in Tibetan antelope（*Pantholops hodgsonii*），a species with hypoxic tolerance. Gene，2014，533（2）：532-537.

低氧可以直接刺激 Mb 的上调，但是单纯低氧并不能使 Mb 的表达上调，只有低氧联合肌肉收缩才能诱导 Mb 的表达上调，其机制主要与钙信号调节有关。因为 *Mb* 基因的转录与活化 T 细胞核因子（nuclear factor of activated T cells，NFAT）有关，即细胞质中磷酸化的 NFAT 在钙调磷酸酶的作用下脱磷酸，才能进入细胞核中，与 *Mb* 基因上游启动子区的反应元件相结合，才能激活 *Mb* 基因的转录。而钙调磷酸酶只有通过肌浆网中的钙来激活。因此，单纯低氧只会促使细胞内质网钙池中 Ca^{2+} 释放，而这些 Ca^{2+} 将会抑制活化 T 细胞和 NFAT 进入细胞核内。而肌肉收缩时刺激肌浆网钙池中 Ca^{2+} 的释放，从而使 NFAT 进入细胞核内，并通过钙 / 钙调磷酸酶 /NFAT 途径上调 Mb 的表达。

藏羚羊尽管常年生活在高寒低氧地区，却表现出与平原富氧动物一样的状态，尤其是其心肌和骨骼肌并非处于缺氧状态，其活动也并没有受缺氧的影响，在高原的奔跑速度可达 60 km/h，比高原上其他动物跑得都快，这可能与肌肉组织中高表达的 Mb 有关。因此，提示藏羚羊心肌和骨骼肌中 Mb 表达水平的提高可能是其低氧适应的分子机制之一，其机制可能与钙信号通路有关。第一，藏羚羊生存在极度缺氧的环境中。第二，因为藏羚羊属于野生动物，生性机警，反应速度快，为了逃避天敌，经常以非常快的速度连续奔跑，因此肌肉强烈收缩，促使肌肉组织肌浆网钙池中 Ca^{2+} 释放，从而通过钙 / 钙调磷酸酶 /NFAT 途径使心肌和骨骼肌中 Mb 的表达上调。

（三）神经珠蛋白

NGB 是新近发现的类似于血红蛋白和肌红蛋白的一种携氧蛋白，为六配位血红素蛋白，结合氧的半饱和压力为 1 ～ 2 托，主要表达于脊椎动物神经组织和视网膜中。NGB 作为一种“神经源性的肌红蛋白”，传递氧给脑和视网膜的呼吸链。即使脑组织血氧浓度很低，与氧具有很高亲和力的 NGB 也可转运氧通过血脑屏障，提高代谢活跃脑组织的氧供和利用率。早在 2002 年，Pesce 通过对 NGB 的结构分析，阐明 NGB 的蛋白结构呈典型的“three-over-three”螺旋三明治折叠结构，是一种高度保守的携氧蛋白。在生理条件下，NGB 通常以还原状态（即亚铁脱氧六配体形式）存在。由于 NGB 末端组氨酸残基（His-E7）占据亚铁血红素的第 6 个配位键，O_2、CO 与 NGB 结合必须竞争远侧的结合位点，从另一个角度来看，这是一种全新的配体结合调节机制，即双相性配体结合动力学。NGB 与氧的结合与细胞的还原状态有关，在缺氧状态下，NGB 通常以五配体形式存在，从而增加了 O_2 的释放。

神经珠蛋白在进化和功能上有其独特性，作为一种神经源性的肌红蛋白，可促进氧向神经元中的线粒体扩散，或直接介导氧向线粒体的传递。此外，神经珠蛋白可能作为一种终端氧化酶，有还原型烟酰胺腺嘌呤二核苷酸氧化酶的作用，增加了细胞供能，有助于维持神经元的正常功能；同时其具有清除 NO 和氧自由基的功能，减少 NO 对神经系统的损伤；作为一种氧感受器，在缺血缺氧性脑损伤中保护神经元的存活。人 *ngb* 为单拷贝基因，定位于染色体 14q24，人与小鼠 *ngb* 基因均编码 151 个氨基酸，而河豚与斑马鱼的 *ngb* 基因则编码 159 个氨基酸。青海大学医学院高原医学研究中心格日力研究团队对藏羚羊 *ngb* 基因的研究发现，藏羚羊的 *ngb* 基因编码区由 456 bp 组成，编码 152 个氨基酸（图 4-25），并与其他物种有较高的同源性。该团队还用实时聚合酶链反应和免疫印迹检测了 NGB 在藏羚羊不同组织中的表达情况。结果发现，*ngb* 基因不仅在大脑皮质、海马、小脑、丘脑等不同脑区有表达，而且在心脏、肝、脾、肾和骨骼肌组织中均有表达。提示 *ngb* 基因并不是神经系统所特有的，它可能在机体较为广泛的区域中发挥着作用。此外，他们还发现藏羚羊大脑皮质顶叶中 NGB 的表达最高，其次是海马、尾状核等。这说明 NGB 在脑内不同区域的表达程度与相应区域对缺血缺氧的敏感程度呈负相关，提示 NGB 在藏羚羊脑缺氧适应性保护过程中起着重要的作用。已有研究发现，缺氧能够诱导 NGB 表达升高，而高表达的 NGB 则能够保护神经元免受缺氧损伤，从而在神经系统缺氧损伤中具有重要的保护作用。

（四）胞红蛋白

Cygb 是 2001 年由日本学者 Kawada 在研究大鼠肝星状细胞激活的分子机制时被发现的，并于 2002 年由德国学者 Burmester 在小鼠和人体内也发现并证实其与血红蛋白、肌红蛋白和神经珠蛋白均具有显著的序列同源性，因此从进化角度以及功能上已将其明确归入携氧蛋白家族，因此，Cygb 是珠蛋白家族中的一员，在脊椎动物的器官、组织和细胞中有广泛表达。Cygb 具有储存和运输氧气的功能，还参与胶原合成、酶促反应、清除细胞内活性氧、基因调控等过程。因此，Cygb 还具有过氧化物酶和过氧化氢酶活性、细胞保护、促胶原形成和抗肿瘤等功能。

Cygb 广泛分布于多种组织和器官，在结缔组织的细胞中 Cygb 分布于细胞质，而在神经组织的细胞中，Cygb 分布于细胞核和细胞质。其分子结构呈典型的三明治夹心型螺旋球蛋白折叠结构，在生理条件下含有 6 个配位键，不同于 Hb 和 Mb 的 5 个配位键结构。由于其与 Mb 同源，Cygb 被认为参与细胞内氧的运输并促进其扩散。也有学者认为 Cygb 可能作为一个蓄氧库，在微氧条件下还会促进 NADH 等还原物的积累，这样，反过来又能改变细胞的氧化还原状态。同时，学者还认为 Cygb 也可能是一种氧感受器，通过这种感受器感受 O_2 浓度，从而调节蛋白活性，因而在缺氧情况下，Cygb 的表达会上调。国外学者 Schmidt 提出，Cygb 分布于神经细胞核中，并推测 Cygb 在核内的表达可能与在缺氧状态时的参与应激反应的蛋白质转录调节有关。Cygb 在下丘脑室旁核、蓝斑、纹状体等部位细胞核内的分布，可能并非

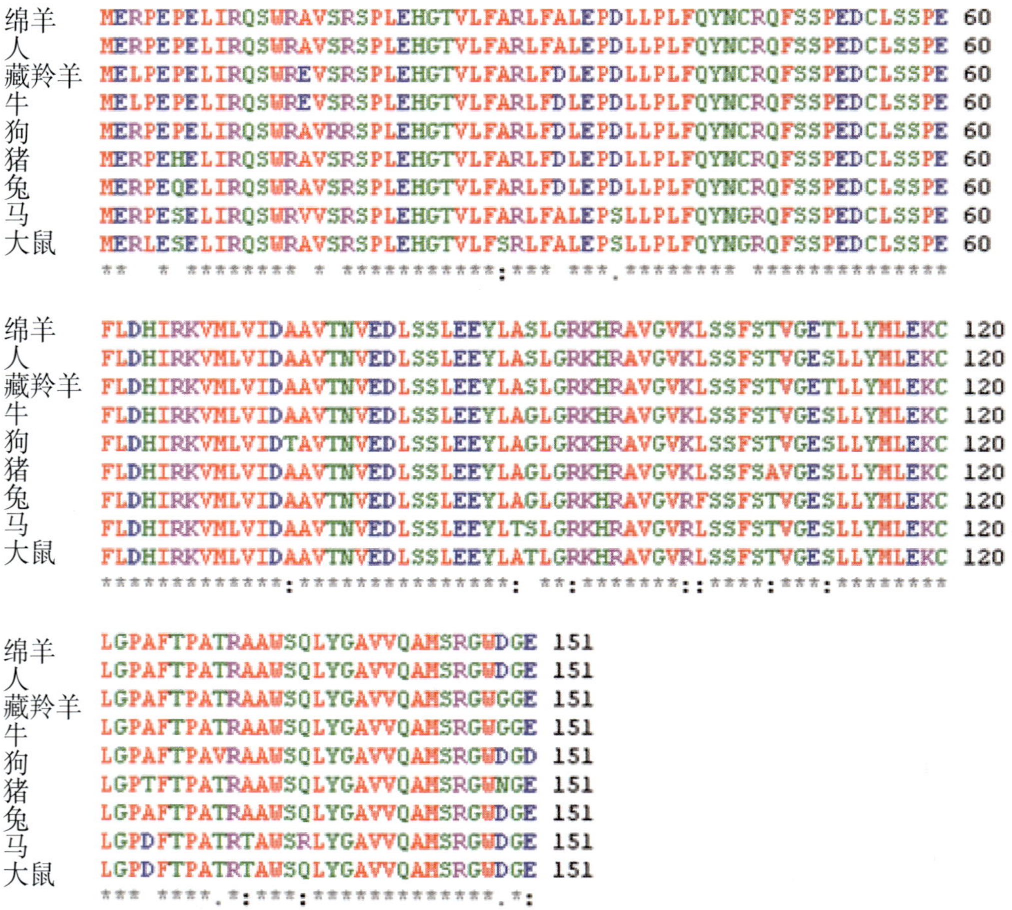

图 4-25 藏羚羊与其他物种 NGB 氨基酸序列的比较分析

引自：Bai Z Z，Yang Y Z，Jin G E，et al. Neurological adaptations to hypoxia in Tibetan antelope（*Pantholops hodgsonii*）with a view of molecular biology of respiratory globin-neuroglobin.Zhongguo Ying Yong Sheng Li Xue Za Zhi，2012，28（6）：555-560.

直接通过贮存和释放氧气参与缺氧时的应激反应，而是通过调节自主神经、代谢率等间接参与缺氧时的反应。

在高海拔低氧环境下，藏羚羊的大脑作为一个高耗氧量的器官，其脑组织应该有更加有效的方式最大限度地摄取和利用有限的氧，从而完成正常的生理功能。因此，青海大学医学院高原医学研究中心格日力团队检测了藏羚羊不同脑区脑组织中 *Cygb* 基因，结果发现 *Cygb* 在藏羚羊不同脑区均有表达，其相对表达量由高到低依次为中脑、颞叶、丘脑、额叶、枕叶、顶叶、小脑和海马。提示 *Cygb* 在藏羚羊脑组织中表达区域非常广泛，但表达量有差异，特别是在海马组织中明显低表达。这与报道的其他动物的研究结果不同，提示藏羚羊脑组织对氧的运输、代谢和利用形成了自己独特的机制，从而保证藏羚羊在高原低氧环境下脑组织有充足的氧供给。

二、低氧相关基因

在众多的抗低氧基因中，信号转导与转录激活因子 3（signal transducer and activator of transcription 3，*STAT3*）、*hif-l*、低氧诱导因子 -2（hypoxia-inducible factor-2，*hif-2*）是氧信号转导系统的核心转录因子，它们对于调节细胞低氧适应性反应、维持机体氧平衡状态和能量平衡状态起着关键性作用。

（一）低氧诱导因子

低氧诱导因子（hypoxia-inducible factor，HIF）是介导缺氧信号与众多低氧诱导基因转录激活的重要调控因子，对于低氧环境中细胞和机体氧稳态调节具有非常重要的作用。一般认为，HIF的低氧适应调节作用是通过其调控的下游靶基因介导的。HIF作为反式作用因子，可与低氧反应性基因（hypoxia responsive genes，HRG）上的低氧反应元件（hypoxia response element，HRE）相互作用，调控包括促红细胞生成素（erythropoietin，*EPO*）、*vegf* 等在内的多种下游基因的转录和翻译。这些基因产物可通过增加缺氧细胞的能量产生和利用效率、增加氧的供应和降低氧的消耗来维持其在缺氧环境中的生存，使机体产生低氧适应性反应。HIF由α和β两个亚基构成，其中α亚基为调节亚基，β亚基为构建亚基。α亚基属于碱性螺旋-环-螺旋（basic helix-loop-helix，bHLH）-PAS（Per/ARNT/Sim，PA）超家族[24]。在常氧状态下半衰期很短，只有在缺氧状况下，α亚基才会与构建亚基β二聚化形成HIF。目前发现，HIF-α亚基有3种异构体，分别是HIF-1α、HIF-2α、HIF-3α。其中HIF-1α、HIF-2α是细胞在缺氧应答反应中最重要的调节因子。低氧条件下，HIF-1α和HIF-2α调控的下游基因不完全相同，表达模式也显示出一定的差异，使它们表现出既相似又各自独特的生物学功能。

1. HIF-1α　是在低氧条件下广泛存在于哺乳动物及人体内的一种转录因子，参与机体对缺氧的反应，诱导抗低氧基因的表达和调控细胞的氧平衡状态。在低氧条件下，除了作为 *STAT3* 的重要下游靶基因，与 *STAT3* 共同参与血管新生等低氧适应性生理功能的调节外，还调控细胞存活、无氧代谢、免疫反应、细胞因子生成以及维持内环境稳态等。HIF-1α蛋白含826个氨基酸残基，其N端（氨基酸1～390）由碱性bHLH和PAS结构域组成，是与HIF-1β形成异二聚体和结合DNA上顺式反应元件的区域。HIF-1α的C端决定了氧调节的稳定性和蛋白的转录活性，包括2个反式激活域（trans-activation domain，TAD）即NTAD（氨基酸531～575）和CTAD（氨基酸756～826），这2个TAD之间为抑制结构域（inhibition domain，ID），能抑制该分子在正常氧条件下的反式激活作用。此外，HIF-1α还存在一个特殊的氧依赖降解区域（oxygen-dependent degradation domain，ODDD），位于氨基酸401～531，两个核定位信号（nuclear localization signal，NLS），分别位于N端的氨基酸17～33和C端的氨基酸718～721，其中C端的NLS在介导HIF-1α进入细胞核的过程中起着关键作用。HIF-1α的表达调节包括基因水平和蛋白质水平，以蛋白质水平为主。缺氧作为蛋白质水平上调节HIF-1α表达的最主要因子诱导HIF-1α表达后，通过①诱导低氧状态下新生血管生成以增加氧供；②调节细胞的代谢模式，以无氧代谢适应低氧环境；③降低组织和细胞的低氧损伤等作用，来实现缺氧状态下保护组织和细胞、减少缺氧性损害的功能。这一功能实现的基础在于 *hif-1α* 的下游靶基因 *vegf*、*epo*、葡萄糖转运蛋白（glucose transporter，*glut*）和糖酵解相关酶己糖激酶1（hexokinase 1，*hk1*）、己糖激酶3（hexokinase 3，*hk3*）、磷酸甘油酸激酶1（phosphoglycerate kinase 1，*pgk1*）、乳酸脱氢酶A（lactic dehydrogenaseA，*ldha*）、醛缩酶A（aldolase A，*alda*）等在缺氧条件下的迅速活化，共同参与组织对缺氧的适应。目前已有大量报道显示，HIF-1α参与了包括脑、心脏、肝、肾等各种组织和器官以及巨噬细胞、内支细胞等不同类型细胞对缺氧的适应性应答。

藏羚羊 *hif-1α* 基因cDNA序列包含2471 bp的开放阅读框和1191 bp的3′ UTR区。其3′ UTR区具有脊椎动物典型的加尾信号AATAAA和29 bp的多A尾。此序列在GenBan的登录号为JF267358。藏羚羊 *hif-1α* cDNA 的开放阅读框编码823个氨基酸。预测蛋白质分子量约为92 kD，pI为5.02，包含NLS、bHLH/PAS、ODDD、TAD等保守氨基酸序列。拓扑结构预测显示该蛋白上有44个潜在的功能位点：3个N-糖基化位点（49NVSS、206NQSQ、585NSST），1个cAMP和cGMP依赖性蛋白激酶磷酸化位点（11KKiS），6个N-肉豆蔻酰化位点（2GGagGA、3GAggAN、298GQvtTG、414GSndAE、660GSrtAS、754GCksSE），11个蛋白激酶C磷酸化位点（15SeR、28SrR、149ThR、163TqR、176TsR、188TwK、458TpK、505StR、677TeK、693SqR、748SwK），2个酪氨酸激酶磷酸化位点（32KesEvfY、258RitElmgY），21个酪蛋白激酶Ⅱ磷酸化位点（52ShlD、123TqfE、131SvfD、231SniE、253SycD、274SiyE、290ThhD、376TkvE、385SlfD、438SsnE、464SsaD、500SpsD、509SspE、515SpsE、551StqD、

555TdlD、581SplE、617TndE、697TapE、783SmdE、793TsyD），这与GeneBank中已报道的其他哺乳动物的HIF-1α在二级结构和潜在功能位点上相一致[25]。

利用DNAMAN软件将藏羚羊*hif-1α*基因的编码区序列和氨基酸序列与已报道哺乳类的*hif-1α*进行相似性比较。结果显示，藏羚羊*hif-1α*与哺乳类*hif-1α*具有较高的相似性，为87%～99%，其中与牛的*hif-1α*序列高度相似，达到98.95%以上。根据HIF-1α的氨基酸序列，利用Mega4.1软件的邻接法（Neighbor-Joining，NJ）构建哺乳类HIF-1α的分子进化树，HIF-1α进化树与传统的物种系统进化关系基本一致，藏羚羊与牛归为一支（图4-26）[25]。

该学者利用实时聚合酶链反应对藏羚羊肺、肝、肾、心肌、骨骼肌5种组织*hif-1α*的mRNA分布特征，以及对藏羚羊、藏系绵羊、平原绵羊的上述5种组织*hif-1α*的mRNA表达水平进行相对定量分析。结果显示，*hif-1α*的mRNA在藏羚羊的5种组织中均有表达。其中在肺中的表达量明显高于其他检测组织。三种动物同种组织之间比较发现，藏羚羊的5种组织中*hif-1α*的mRNA表达量均高于藏系绵羊和平原绵羊；藏系绵羊肺、肝、肾组织中*hif-1α*的mRNA表达量高于平原绵羊，而心肌和骨骼肌中*hif-1α*的mRNA表达量无显著差异（表4-5）。

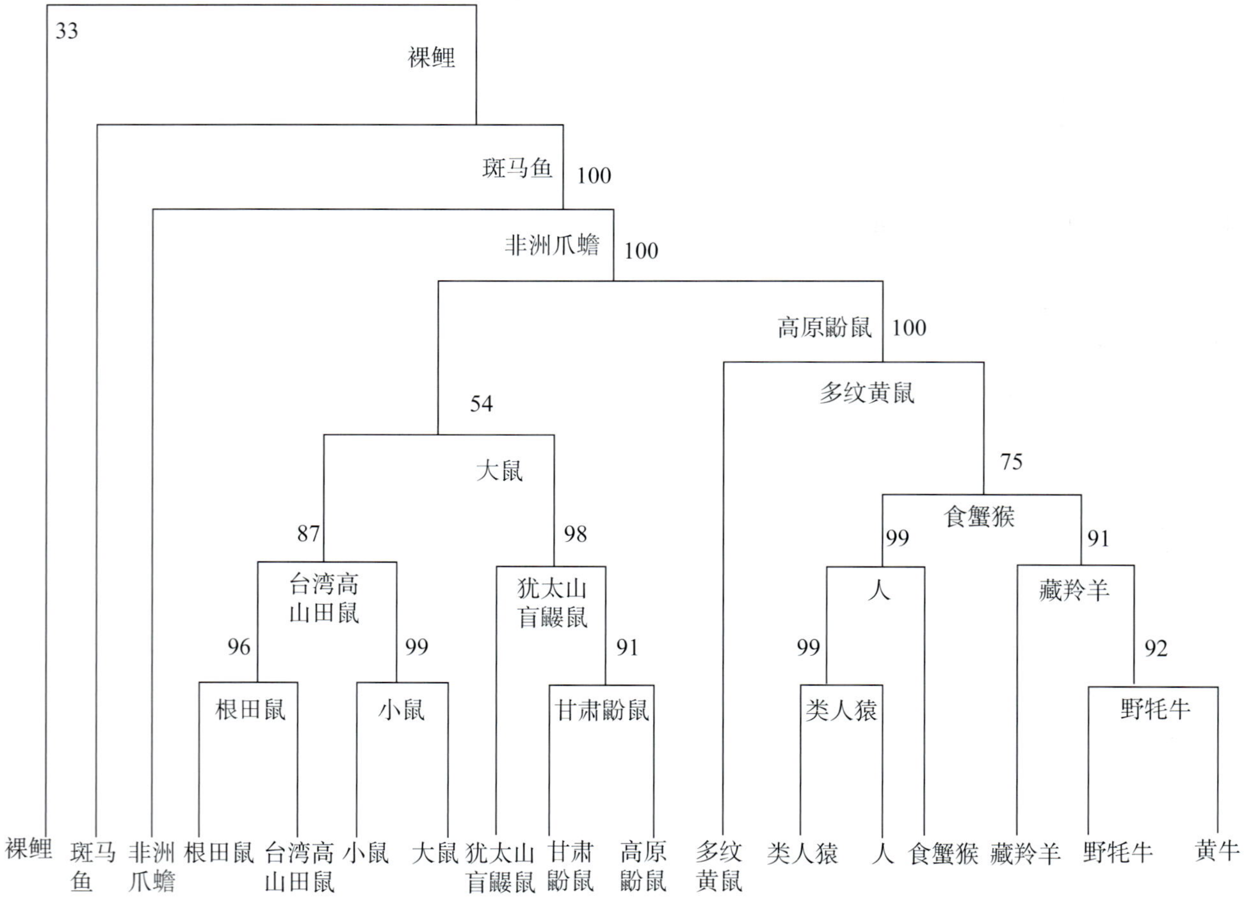

图4-26　各物种的HIF-1α氨基酸序列NJ系统进化树

表4-5　藏羚羊肺、肝、肾、心肌、骨骼肌HIF-1α蛋白表达水平的比较

	肺	肝	肾	心肌	骨骼肌
蛋白表达量	1.39±0.056	0.68±0.047	1.03±0.050	1.07±0.059	0.41±0.049

利用免疫印迹检测蛋白水平表达发现，HIF-1α 蛋白与 mRNA 水平出现较为一致的变化（表 4-6）。藏羚羊 5 种组织之间比较，HIF-1α 蛋白在肺组织中的表达量最高。与平原绵羊比较，藏羚羊和藏系绵羊的 HIF-1α 蛋白在这 5 种组织中的表达量明显增高；藏羚羊与藏系绵羊比较，藏羚羊在这 5 种组织内 HIF-1α 蛋白的表达量高于藏系绵羊，同时该因子在藏羚羊肺、心肌和骨骼肌组织中表达量的增高趋势尤为明显。

环境低氧诱导 HIF-1α 蛋白高表达，可以有效地调节葡萄糖转运蛋白 *glut-1/3*、糖酵解相关酶、*vegf*、*epo*、*Mb* 和肺表面活性物质等诸多参与氧代谢的下游靶基因转录，从而确保高原土著动物能够最大限度地摄取及利用氧，保持机体内的氧平衡状态，因此 HIF-1α 蛋白的组织特异性表达及表达增高可能是高原土著动物所具有的共性，也是维持低氧环境下生物体生命功能正常运转的分子学基础。藏羚羊肺、心肌、骨骼肌组织中 *hif-1α* 的 mRNA 和蛋白的表达量明显高于同海拔动物藏系绵羊，提示藏羚羊 *hif-1α* 的 mRNA 和蛋白呈现的高表达态势，有利于 HIF-1α 蛋白在细胞核内快速累积，进而迅速诱导参与氧代谢 HRG 的活化，提高藏羚羊的氧摄取、转运、组织弥散和利用率，提高其运动能力和避险反应能力，从而使藏羚羊能够在高原低氧环境中生存和繁衍。藏系绵羊作为家养动物，虽生活于高原低氧环境，但不需要快速奔跑和活动，因此其 *hif-1α* 的 mRNA 和蛋白的表达量介于藏羚羊和平原绵羊之间。

2．HIF-2α　是 HIF 家族新成员，又称为内皮 PAS 区域蛋白 1（endothelial PAS domain protein 1，EPAS1）、HIF 样因子（HIF-like factor，HLF）、同源限制因子（HIF-related factor，HRF）和 PAS 超家族 2 成员（member of PAS superfamily 2，MOP2）。HIF-2α 蛋白含有 869 个氨基酸残基。HIF-1α 与 HIF-2α 的氨基酸序列有 48% 的同源性，有很相似的结构域（图 3-5）。

HIF-1α 与 HIF-2α 均含有 bHLH/PAS、ODDDs、NADs 和 CADs 区域，图中数据表示共有结构域的氨基酸相似性，它们在 N- 端均含有 bHLH 结构域，介导与靶基因增强子或启动子上的 HRE 结合，因两者 bHLH 的同源性达到 99%，表明它们的 DNA 结合位点可能一致。在 C- 端均具有保守的 NAD 和 CAD 转录激活结构域，NAD 是 HIF-1α 和 HIF-2α 特异性调节不同靶基因时起主导作用的结构域。HIF-2α 的表达调节以蛋白质水平为主，缺氧同样是蛋白质水平上调节 HIF-2α 表达的主要因子。

HIF-1α 和 HIF-2α 都具备结合 HRE 而启动靶基因表达的能力。两者存在一些共同的靶基因，如 *vegf*、*EPO*、酪氨酸羟化酶（tyrosine hydroxylase，*th*）、*glut*、白细胞介素 -6（interleukin-6，*IL-6*）、脂肪细胞分化相关蛋白（adipose differentiation-related protein，*adpr*）等，HIF-1α 和 HIF-2α 调节共同的靶基因，是在不同的组织或细胞、或是在不同的时相点、或是在不同的氧分压状态下起作用。HIF-1α 和 HIF-2α 也能够特异性调节不同的靶基因。HIF-1α 主要促进糖酵解相关酶基因、胰岛素样生长因子Ⅱ（insulin-like growth factor Ⅱ，*igf-* Ⅱ）、内皮素 -1（endothelin-1，*ET-1*）、血小板源性生长因子（plateletderived growth factor，*pdgf*）、血红素加氧酶 -1（heme oxygenase-1，*ho-1*）、诱导型一氧化氮合酶（inducible nitric oxide synthase，*inos*）等基因的表达；HIF-2α 作用的靶基因主要涉及骨髓造血、血管生长、血管收缩、能量代谢、儿茶酚胺合成和铁代谢等方面。可见虽然 HIF-1α 和 HIF-2α 拥有高度的结构同源性，它们之间的功能并无冗余，以一种功能互补的方式发挥作用。这也说明低氧条件下 HIF-1α 和 HIF-2α 以协同作用的方式促进细胞对低氧的适应性，维持机体的氧平衡状态。

表4-6　藏羚羊、藏系绵羊、平原绵羊的5种组织（肺、肝、肾、心肌、骨骼肌）HIF-1α蛋白表达水平的比较

	肺	肝	肾	心肌	骨骼肌
平原绵羊	0.71±0.057	0.51±0.038	0.46±0.051	0.49±0.037	0.11±0.016
藏系绵羊	1.25±0.049	0.60±0.041	0.95±0.047	0.91±0.061	0.39±0.040
藏羚羊	1.39±0.056	0.68±0.047	1.03±0.050	1.07±0.059	0.41±0.049

藏羚羊 *hif-2α* 部分编码区序列在 GeneBank 的登录号为 JF267360，与藏系绵羊、平原绵羊 *hif-2α* 及哺乳类 *hif-2α* 具有较高的相似性（88% ~ 98%），其中与牛的 *hif-2α* 序列高度相似，相似性为 97.87% 以上。

利用实时聚合酶链反应对藏羚羊肺、肝、肾、心肌、骨骼肌 5 种组织 *hif-2α* 的 mRNA 的分布特征，以及对藏羚羊、藏系绵羊、平原绵羊的上述 5 种组织 *hif-2α* 的 mRNA 表达水平进行相对定量分析发现，*hif-2α* 的 mRNA 在藏羚羊的 5 种组织中均有表达。其中在肺中的表达量明显高于其他检测组织。三种动物同种组织之间比较发现，藏羚羊的 5 种组织中 *hif-2α* 的 mRNA 表达量均高于平原绵羊；藏羚羊肺、心肌、骨骼肌组织中 *hif-2α* 的 mRNA 表达量高于藏系绵羊，肝、肾组织中 *hif-2α* 的 mRNA 表达量却无显著性差异；藏系绵羊肺、肝、肾、心肌组织中 *hif-2α* 的 mRNA 表达量高于平原绵羊，而骨骼肌组织中 *hif-2α* 的 mRNA 表达量无显著性差异。

利用免疫印迹对 HIF-2α 蛋白在藏羚羊、藏系绵羊和平原绵羊的相应 5 种组织中的表达量进行检测。结果显示 HIF-2α 蛋白与 mRNA 水平出现较为一致的变化。藏羚羊 5 种组织之间比较，HIF-2α 蛋白在肺组织中的表达量最高（表 4-7）。与平原绵羊比较，藏羚羊和藏系绵羊的 HIF-2α 蛋白在这 5 种组织中的表达量明显增高；藏羚羊与藏系绵羊比较，藏羚羊这 5 种组织内 HIF-2α 蛋白的表达量高于藏系绵羊（表 4-8）。

HIF-2α 在所检测的藏羚羊不同组织中均有明显表达，且存在表达的组织差异性；藏羚羊、藏系绵羊 HIF-2α 蛋白在 5 种组织（肺、肝、肾、心肌、骨骼肌）中的表达量明显高于平原绵羊。表明环境低氧诱导 HIF-2α 蛋白高表达，特异性调节 *vegf*、*epo*、肺表面活性物质等靶基因的转录，增强藏羚羊和藏系绵羊肺通气能力、血管新生、红细胞生成、血红蛋白合成以及脂质生物氧化等方面的低氧适应性，提高它们的氧摄取、转运、利用能力和能量生成的功能。可见高原低氧条件下，在血管新生、红细胞及能量生成等方面，HIF-2α 发挥的调控功能互补于 HIF-1α，提示 HIF-1α 和 HIF-2α 是以协同作用的方式维持机体的氧平衡状态及能量平衡状态，促进藏羚羊、藏系绵羊对低氧的适应调节。

以平原绵羊为对照，藏羚羊、藏系绵羊 *hif-2α* 的 mRNA 表达变化趋势并不一致。藏羚羊 *hif-2α* 的 mRNA 在肺、肝、肾、心肌、骨骼肌这 5 种组织中的表达量均高于平原绵羊；藏系绵羊 *hif-2α* 的 mRNA 表达量在肺、肝、肾、心肌组织中高于平原绵羊，在骨骼肌中表达无差异。藏羚羊和藏系绵羊肺、肝、肾、心肌组织中 *hif-2α* 的 mRNA 表达增高，可能与快速诱导其下游因子 *vegf*、*epo*、肺表面活性物质的表达，加强脂质氧化磷酸化反应，进而增强肺的通气能力，心脏泵血功能，肾的 EPO 合成以及肝的物质代谢反应，以满足机体活动所需的氧及能量。与 *hif-1α* 类似，*hif-2α* 的 mRNA 在藏羚羊肺、心肌、骨骼肌组织中的表达量明显高于同海拔动物藏系绵羊，可能与藏羚羊 *hif-2α* 的 mRNA 快速翻译成蛋白质，并在细胞核内累积，进而迅速诱导其下游 HRG 的活化，提高藏羚羊的氧摄取、转运、组织弥散和利用率，提

表4-7　藏羚羊肺、肝、肾、心肌、骨骼肌HIF-2α蛋白表达水平的比较

	肺	肝	肾	心肌	骨骼肌
蛋白表达量	2.37±0.046	1.19±0.051	0.75±0.023	1.71±0.039	1.05±0.026

表4-8　藏羚羊、藏系绵羊、平原绵羊的5种组织（肺、肝、肾、心肌、骨骼肌）HIF-2α蛋白表达水平的比较

	肺	肝	肾	心肌	骨骼肌
平原绵羊	1.15±0.045	0.35±0.039	0.25±0.048	0.45±0.046	0.11±0.023
藏系绵羊	1.54±0.041	0.80±0.033	0.70±0.041	1.01±0.042	0.61±0.021
藏羚羊	2.37±0.046	1.19±0.051	0.75±0.023	1.71±0.039	1.05±0.026

高其运动能力和避险反应能力，从而使藏羚羊能够在高原低氧环境中生存和繁衍。

（二）信号转导与转录激活因子 3

信号转导与转录激活因子（signal transducer and activator of transcription，STAT）存在于细胞质内，是由生长因子、细胞因子等多肽类配体激活后转入细胞核的 DNA 结合蛋白家族，具有信号转导和转录调控双重功能。该家族包括 STAT1、STAT2、STAT3、STAT4、STAT5a、STAT5b 和 STAT6。作为 STAT 家族的重要成员，STAT3 广泛表达于哺乳动物的不同类型组织和细胞中。STAT3 蛋白含 750 ~ 795 个氨基酸，分子量为 84 ~ 113 kD，蛋白分子结构中共有 6 个功能区。①氨基端结构域（amino-terminal domain，NH2）：约包含 130 个氨基酸，其空间独立折叠结构具有稳定性，有助于 STAT3 与转录辅激活因子 p300/ 环磷腺苷效应元件结合蛋白（CREB-binding protein，CBP）、Protein Inhibitor of Activated Stat（PIAS）家族和受体区域之间相互结合。NH2 还参与 STAT3 二聚体的形成并调节 STAT3 的核转位过程。②卷曲螺旋域（coiled-coil domain，CCD）：NH2 与 CCD 通过含有 4 个 α 单环的 18 个氨基酸相连。CCD 位于第 135 ~ 315 位氨基酸之间，为 STAT3 的主要亲水面，可与干扰素调节因子 9（interferon regulatory factor 9，IRF9），转录因子 c-Jun、N-myc 等螺旋状蛋白相结合。近期研究表明，CCD 也参与受体结合、酪氨酸磷酸化以及核转运的过程。③ DNA 结合域（DNA binding domain，DBD）：位于第 320 ~ 480 位氨基酸之间，由 β 桶状（β-barrel）蛋白和免疫球蛋白折叠构成，是 STAT3 与 DNA 的特定结合位点。④连接区域（linker domain，LD）：位于第 465 ~ 585 位氨基酸之间，连接 DBD 和 SH2 二聚体化功能域。⑤ SH2 结构域（Src-homology 2 domain，SH2）：位于第 580 ~ 680 位氨基酸之间，是 STAT 蛋白最保守的区域。SH2 具有结合特异性酪氨酸活化模序的能力，在信号转导中发挥以下重要作用：通过识别特异性受体酪氨酸模序与细胞因子受体相结合；与 JAK 的活化相关；参与 STAT3 同源或异源二聚体的形成。⑥羧基端转录活性区域（carboxy-terminal transcriptional activation domain，TAD）：STAT 家族各成员蛋白的结构高度保守，TAD 是决定各自编码蛋白特异性的主要结构域。当第 701、705 位酪氨酸发生磷酸化后，STAT3 即呈活化状态，通过分子间 SH2 结构域的相互作用形成二聚体转位入核，与特定基因的启动子相结合，调节靶基因的转录。第 727 位的丝氨酸磷酸化位点是影响 STAT3 转录活性的主要因素。

藏羚羊 *stat3* 基因的 cDNA 序列包含 2312 bp 的开放阅读框、29 bp 的 5′ UTR 区和 1947 bp 的 3′ UTR 区。其 3′ UTR 区具有脊椎动物典型的加尾信号 AATAAA 和 29 bp 的多 A 尾。该序列在 GeneBank 的登录号为 JF267357。藏羚羊 *stat3* cDNA 的开放阅读框编码 770 个氨基酸。预测蛋白质分子量约为 88 kD，pI 为 6.22，包含氨基末端结构域 NH2、CCD、DBD、SH2 等保守氨基酸序列。拓扑结构预测显示该蛋白上有 39 个潜在的功能位点：4 个 N- 糖基化位点（N-glycosylation site）（192NQSV、401NGSL、538NYSG、647NMSF），11 个酪蛋白激酶 Ⅱ 磷酸化位点（casein kinase Ⅱ phosphorylation site）（181SqgD、208TalD、226SamE、234TltD、236TdeE、269SlaE、412TlrE、527TlaE、613SskE、622TwvE、649SfaE），11 个 N- 肉豆蔻酰化位点（N-myristoylation site）（126GGqaNH、190GNnqSV、223GLlsAM、253GGppNI、342GVqfTT、402GSlsAE、421GGraNC、536GVnySG、541GCqiTW、618GVtfTW、750GQfeSL），12 个蛋白激酶 C 磷酸化位点（protein kinase C phosphorylation site）（138TeK、178TlK、292SyK、346TtK、381SrK、412TlR、515TtK、516TkR、599StK、613SsK、629SgK、727SpR），1 个酪氨酸激酶磷酸化位点（tyrosine kinase phosphorylation site）（354KfpElnY）。这与 GeneBank 中已报道的其他哺乳动物的 STAT3 在二级结构和潜在功能位点上相一致[26]。

利用 DNAMAN 软件将藏羚羊 *stat3* 基因的编码区序列和氨基酸序列与已报道哺乳类的 *stat3* 进行相似性比较。结果显示，藏羚羊 *stat3* 与哺乳类 *stat3* 具有较高的相似性，为 86% ~ 98%，其中与牛的 *stat3* 基因序列高度相似，达到 98.06% 以上。根据 STAT3 的氨基酸序列，利用 Mega4.1 软件的 NJ 方法构建哺乳类 STAT3 的分子进化树（图 4-27），STAT3 进化树与传统的物种系统进化

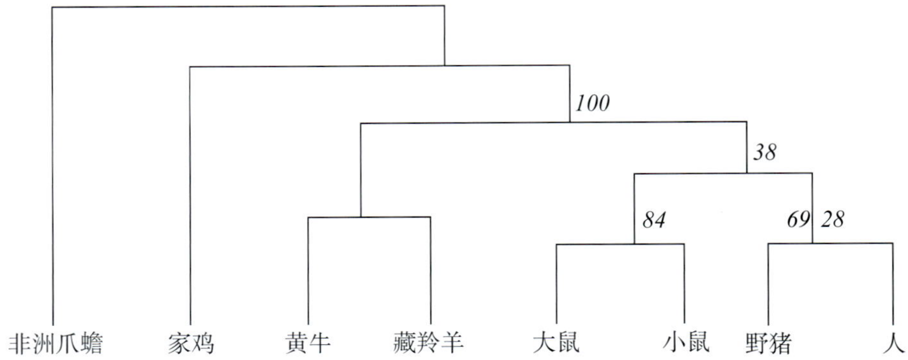

图 4-27　各物种 STAT3 氨基酸序列 NJ 系统进化树

关系基本一致，藏羚羊与牛归为一支。

利用实时聚合酶链反应对藏羚羊肺、肝、肾、心肌、骨骼肌 5 种组织 *stat3* 的 mRNA 的分布特征，以及对藏羚羊、藏系绵羊、平原绵羊的上述 5 种组织 *stat3* 的 mRNA 表达水平进行相对定量分析，结果发现，*stat3* 的 mRNA 在藏羚羊 5 种组织中均有表达，其中在肺中的表达量明显高于其他检测组织。三种动物同种组织之间比较发现，藏羚羊的 5 种组织中 *stat3* 的 mRNA 表达量均高于平原绵羊；藏羚羊肺、肝、肾、骨骼肌组织中 *stat3* 的 mRNA 表达量高于藏系绵羊，而心肌组织中 *stat3* 的 mRNA 表达量无显著差异；藏系绵羊肺、肝、心肌组织中 *stat3* 的 mRNA 表达量高于平原绵羊。

利用免疫印迹对 STAT3 蛋白在藏羚羊、藏系绵羊、平原绵羊的 5 种组织（肺、肝、肾、心肌、骨骼肌）的表达量进行检测。结果如表 4-9 和表 4-10 所示，STAT3 蛋白与 mRNA 水平出现较为一致的变化。藏羚羊 5 种组织之间比较，STAT3 蛋白在肺组织中的表达量最高。与藏系绵羊比较，藏羚羊的 STAT3 蛋白在这 5 种组织中的表达量明显增高；与平原绵羊比较，藏羚羊的 STAT3 蛋白在这 5 种组织中的表达量明显增高；藏系绵羊与平原绵羊相比较，藏系绵羊的 STAT3 蛋白在这 5 种组织中的表达量明显增高。

STAT3 是 STATs 的重要成员之一，最初是在研究 IL-6 的信号传递中作为急性期反应因子（acute phase response factor，APRF）被发现和纯化的。作为重要的信号级联成分，STAT3 的活化受 JAK2 及 Src 等非受体型酪氨酸激酶、丝裂原活化蛋白激酶（mitogen-activated protein kinase，MAPK）、蛋白激酶 C（protein kinase C，PKC）参与的多个信号通路的调节。活化的 STAT3 通过整合多种胞外刺激信号并转入核内，调控众多

表4-9　藏羚羊肺、肝、肾、心肌、骨骼肌STAT3蛋白表达水平的比较

	肺	肝	肾	心肌	骨骼肌
蛋白表达量	1.55±0.061	1.32±0.076	1.06±0.071	1.27±0.058	0.89±0.022

表4-10　藏羚羊、藏系绵羊、平原绵羊的5种组织（肺、肝、肾、心肌、骨骼肌）STAT3蛋白表达水平的比较

	肺	肝	肾	心肌	骨骼肌
平原绵羊	1.03±0.054	0.72±0.063	0.41±0.049	0.56±0.060	0.15±0.031
藏系绵羊	1.21±0.062	1.07±0.055	0.82±0.067	0.85±0.057	0.42±0.048
藏羚羊	1.55±0.061	1.32±0.076	1.06±0.071	1.27±0.058	0.89±0.022

的下游靶基因表达，从而调节细胞的生长、增殖、分化及凋亡过程。作为分布及作用十分广泛的信号转导与转录激活蛋白，STAT3 在正常组织和细胞中的表达是快速、短暂的，但在低氧状态下的组织和细胞中却表现为高表达和持续性激活。研究证实，STAT3 表达增高和激活是 HIF-1α 基础表达不可或缺的因素，它能够上调 *hif-1α* 的 mRNA 转录，阻止 HIF-1α 的降解，使组织中 HIF-1α 的表达量增高，有效调节诸多参与氧代谢的 HIF-1α 下游靶基因的转录，维持机体的氧平衡状态。低氧状态下高表达及活化的 STAT3 和 HIF-1α 可同时结合于 *vegf* 的启动子区域，与转录共活化因子 CBP/p300 和 Ref-1/APE 形成分子络合物，上调 *vegf* 的转录，促进新生血管的形成。过表达的 STAT3 可上调诱导型一氧化氮合酶（inducible nitric oxide synthase，*inos*）、环氧合酶 -2（cyclooxygenase-2，*cox-2*）、锰超氧化物歧化酶（manganese superoxide dismutase，*mnsod*）、*vegf*、细胞周期蛋白 D1（*cyclin D1*）、凋亡抑制蛋白（survivin）等心肌存活基因或保护因子，下调促凋亡基因 *Bax*，降低心肌细胞内活性氧（reactive oxygen species，ROS）的水平，减轻 ROS 对心肌细胞的损伤，起到保护心肌的作用；同时 STAT3 能够与呼吸链复合物 Ⅰ 和 Ⅱ 相互作用产生能量，并通过上调解偶联蛋白 1（uncoupling protein 1，UCP1），维持机体的能量代谢平衡。以上研究结果说明，表达增高及活化的 STAT3 可诱导其下游的抗低氧基因表达，参与心肌保护、新生血管形成等多种生理功能的调节，并维持能量平衡状态，从而在细胞的低氧适应性反应中发挥至关重要的作用。

STAT3 蛋白在所检测的藏羚羊不同组织中均有明显表达且存在表达的组织差异性；藏羚羊和藏系绵羊 STAT3 蛋白在肺、肝、肾、心肌、骨骼肌组织中的表达量明显高于平原绵羊。说明环境低氧诱导 STAT3 蛋白高表达，促进 STAT3 活化形式的产生，从而有效调节 *vegf*、*cox-2*、*mnsod*、*ucp1*、*hif-1α* 及其下游靶基因等的转录，增强藏羚羊和藏系绵羊肺通气能力、心脏泵血功能以及能量代谢等方面的低氧适应性，提高它们氧传输系统的功效、氧利用能力和能量生成的功能，确保体内的氧平衡状态和能量平衡状态。提示 STAT3 作为藏羚羊、藏系绵羊氧信号转导系统中的关键性信号级联成分，其组织特异性表达及表达增高对于低氧环境下藏羚羊、藏系绵羊生命功能正常运转起着重要作用。藏羚羊、藏系绵羊 *stat3* 的 mRNA 表达变化趋势并不一致。藏羚羊 *stat3* 的 mRNA 在肺、肝、肾、心肌、骨骼肌 5 种组织中的表达量均高于平原绵羊；藏系绵羊 *stat3* 的 mRNA 的表达量在肺、肝、心肌组织中高于平原绵羊，在肾和骨骼肌中表达无差异。藏羚羊和藏系绵羊肺、肝、心肌组织中 *stat3* 的 mRNA 表达增高，可能与快速诱导心肌存活基因、HIF-1α 及其下游因子肺表面活性物质的表达，加强与线粒体的相互作用，增强心脏泵血功能，肺通气能力，促进肝中糖、脂质、蛋白质的新陈代谢反应，提高氧的摄取、传输功能，并为机体提供活动所需能量有关。*stat3* 的 mRNA 在藏羚羊骨骼肌组织中的表达量明显高于藏系绵羊和平原绵羊，可能与该物种为适应残酷的生存环境，必须具备快速奔跑的运动能力和逃避天敌捕食的避险反应能力相关联。

（三）血管内皮生长因子

血管内皮生长因子（vascular endothelial growth factor，VEGF）于 1983 年由 Senger 发现，是一种具有诱导和促进血管内皮细胞增殖、分化、迁移的生长因子。*vegf* 基因结构位于染色体的 6p21.3，该基因全长 28 kb，编码 *vegf* 的基因长约 1.4 万个碱基对，由 8 个外显子和 7 个内含子交替构成。由于该基因的剪切方式不同，所形成的系列产物有 5 种，分别由 121、145、165、189 和 206 个氨基酸组成。其在胚胎发育、切口修复等生理功能中具有重要意义，同时在缺血、缺氧、炎症、损伤修复以及肿瘤等的病理过程中起到重要的作用。在低氧条件下，细胞反应趋向减轻低氧状态所造成的损伤影响，包括细胞周期停止、大分子合成减少、应激控制基因表达增加、血管形成因子分泌以及调控触发血管交互形成等，最终致血液运输增加。这些众多基因产物在细胞水平上直接发挥细胞保护作用，*vegf* 是其中的代表。在世界众多高原中，青藏高原在全球气候和生物圈起着重要作用。在恶劣环境（如低氧、低温、高太阳辐射）等诸多因素的限制下，它的动物和植物种类不断地发生着演变。低氧和寒冷是高原地区环境的主要特征，生活在高原地区的高原土著动物，在长期的适应进化过程中，必将形成自己独特的低氧适应策略。藏羚羊在高海拔、严重缺氧的环境下具有极强的运动能力和低氧耐受能力，提示它在氧的摄取、转运、组织弥散方面有着强大适应能力。藏羚羊肝组织 *vegf* 基因编码区序列为 460 bp，与羊和牛核酸序列的同源性分别为 99%、98%，蛋白序列与羊、牛和猪的同源性分别为 100%、99%、95%。系统进化树分析发现，藏羚羊与绵羊亲缘关系最近（图 4-28）。*vegf* 是众多基因产物在细胞水平上直接发挥细胞保护作用的代表之一。已有的研究表明，HIF-1 是机体缺氧应答反应中的关键作用因子，参与体内几十种缺氧反应性基因的转录调节，在低氧状态下上调 *vegf* 基因的转录，并且提高 VEGF 蛋白翻译的有效成功率，从而加快和提高了 VEGF 的分泌，最终发挥组织和细胞缺氧保护作用。因此，VEGF 在藏羚羊运动能力和低氧适应过程中发挥着重要作用。

（四）过氧化物酶增生物激活受体 γ 共激活因子 1α

过氧化物酶体增殖生物激活受体 γ 辅激活因子 1α（peroxisome proliferator activated receptor-γ coactivator 1α，PGC-1α）通过与转录因子相互作用，调控下游基因的表达，参与调节线粒体生物合成、糖代谢、脂肪代谢、氧化磷酸化等过程。过氧化物酶体（peroxisome）内含有多种氧化酶（包括过氧化氢酶和尿酸氧化酶），具有清除分子氧和过氧化氢的作用。某些化学物质或病

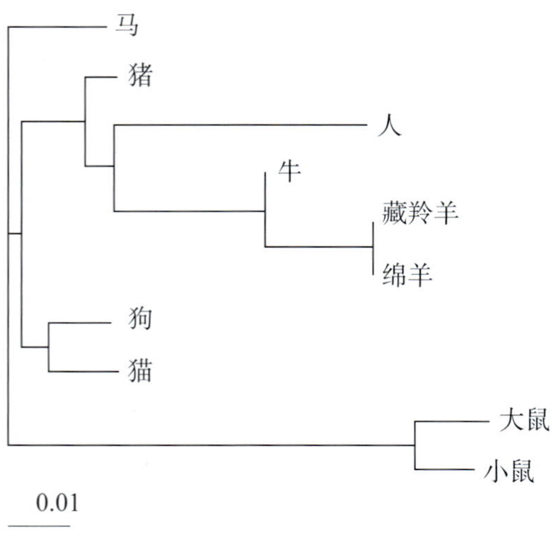

图 4-28 藏羚羊 VEGF 氨基酸序列与其他物种的进化树分析

理生理状态（如使用贝特类降脂药、除草剂、白三烯 D4 拮抗剂和氧化应激）能够激活相应的受体，从而促使过氧化物酶体的增殖，这类受体被称为过氧化物酶体增殖物激活受体（peroxisome proliferators-activated receptors，PPARs）。PPARs 被激活后与类视黄醇 X 受体（retinoid X receptor，RXR）结合形成异源二聚体后，与靶基因启动子上特异的 DNA 反应元件——过氧化物酶体增殖物反应元件（peroxisome proliferator responsive element，PPRE）作用，调控靶基因的表达。但由于 PPARs 缺乏修饰染色体、使 DNA 解螺旋及招募 RNA 聚合酶Ⅱ的相关酶促活性，PPARs 启动基因表达的作用依赖与转录共调节因子（例如 PGC-1α）协同完成。

PGC-1α 最早是 1998 年作为 PPARγ 的转录辅激活因子被 Spiegelman 研究小组在脂肪细胞内发现的[27]。PGC-1α、过氧化物酶体增殖物激活受体 γ 辅激活因子 1β（peroxisome proliferator activated receptor-γ coactivator 1β，PGC-1β）和 PGC-1 相关辅激活因子（PGC-1 related coactivators，PRC）三者共同构成了一个转录辅激活因子家族。PGC-1α 与 PGC-1β 同源性较高，而与 PRC 的同源性则相对较低。*pgc-1* 基因家族的氨基端均含有转录激活域，羧基端均包含富含丝氨酸/精氨酸的结构域（Arg/Ser-rich domain）和 RNA 识别基序（RNA recognition motif，RRM）。*pgc-1* 基因家族的特点在于同一分子内既有转录激活域，又有加工 RNA 的指针序列，这在其他转录辅激活因子中是极其罕见的。*pgc-1α* 的转录激活域能够结合多种蛋白，例如具有组蛋白乙酰转移酶（histone acetylase，HAT）活性的蛋白 CBP/p300 和 SRC-1，同时招募一些必需的转录成分，进而改变染色体构象，与 PPARs 一同启动靶基因的转录。在 PGC-1α 的羧基端停泊的 TRAP/DRIP 调节复合体，直接与 TRAP220/PBP 结合，富含丝氨酸/精氨酸的结构域和 RRM 参与了调节转录中 mRNA 前体的剪切过程。

PGC-1α 可与代谢相关的众多转录因子相互作用，加之 PGC-1α 的分布具有很强的组织特异性（如心脏、骨骼肌、棕色脂肪组织、脑、肝、肾等耗氧较多且能量需求较高的组织和器官），说明 PGC-1α 与机体的能量代谢有着密切的联系。通过不同信号的传导通路，PGC-1α 广泛参与了能量代

谢与调节的诸多方面，如线粒体生物合成、适应性产热、肝糖异生、脂肪酸β氧化和葡萄糖转运等。刺激线粒体的生物合成及增强不同组织氧化代谢能力是PGC-1α主要的生物学功能之一。线粒体DNA（mtDNA）的容量在PGC-1α诱导下能增加2倍左右，线粒体出现明显增生且密度增加[27]。心肌细胞中过度表达的PGC-1α能激活线粒体生物合成。

有关低氧条件下PGC-1α调控低氧相关基因（如*vegf*和*hif-1*）表达，无论细胞培养还是动物实验，PGC-1α在血管生成的过程中对于VEGF都有很强的诱导作用，但就PGC-1α与HIF-1作用方式尚无定论。另外，PGC-1α还能通过共激活核受体PPARα的途径来诱导脂肪酸氧化相关基因的表达，而低氧可能会抑制PPARα的活性。以上说明PGC-1α与部分低氧相关基因存在着联系。

藏羚羊*pgc-1*α基因部分cDNA序列长度为2474 bp；藏系绵羊*pgc-1*α基因部分cDNA序列长度为2475 bp，推测出藏羚羊和藏系绵羊基因编码区的核苷酸长度为2394 bp，可编码797个氨基酸，藏羚羊和藏系绵羊GeneBank注册号分别为JF449959和JF449960，获得相应氨基酸序列号为346214846和346214849。将藏羚羊*pgc-1*α的cDNA序列及氨基酸序列与其他物种进行序列相似性比较，结果表明，不同物种间该基因很保守，运用最大似然法（maximum likelihood，ML）和NJ两种不同方法构建的系统进化树均反映出藏羚羊与牛的亲缘关系最近，与猪、人、小鼠等哺乳动物的亲缘关系相对较远（图4-29）。进一步分析发现，藏羚羊和藏系绵羊的PGC-1α氨基酸序列中包含了TPPTTPP与DHDYCQ 2个典型的PGC-1α家族保守序列，还包含LXXLL基序、RNA识别基序、富含丝氨酸/精氨酸的结构域，RNA/DNA结合位点、负调节功能结构域、PGC-1α与NRF-1及MEF2C相互作用的区域。通常情况下，机体在低氧状态时为了维持稳态，会增强糖酵解的相关作用，而脂肪酸的代谢会减弱，因为脂肪酸的代谢离不开线粒体和氧。有趣的是，PGC-1α的表达通常倾向于消耗脂肪酸而非葡萄糖，常氧和营养充足的情况下几乎所有的实验都证实了这一点。PGC-1α能够通过激活PPARα诱导脂肪酸代谢相关基因的表达。心肌对能量底物的选择极大地受到发育水平及各种生理、病理情况的影响。为了应对低氧的情况，PGC-1α有可能在激活某些途径的同时也阻断了其他途径的作用。LXXLL模体是PGC-1α与PPARα等细胞核受体转录因子相互作用的部位，位于PGC-1α的转录激活域内。LXXLL模体在各物种之间高度保守，然而不同物种间调控转录激活区的负调节功能结构域却有着明显的氨基酸序列差异性，这可能会使各物种的

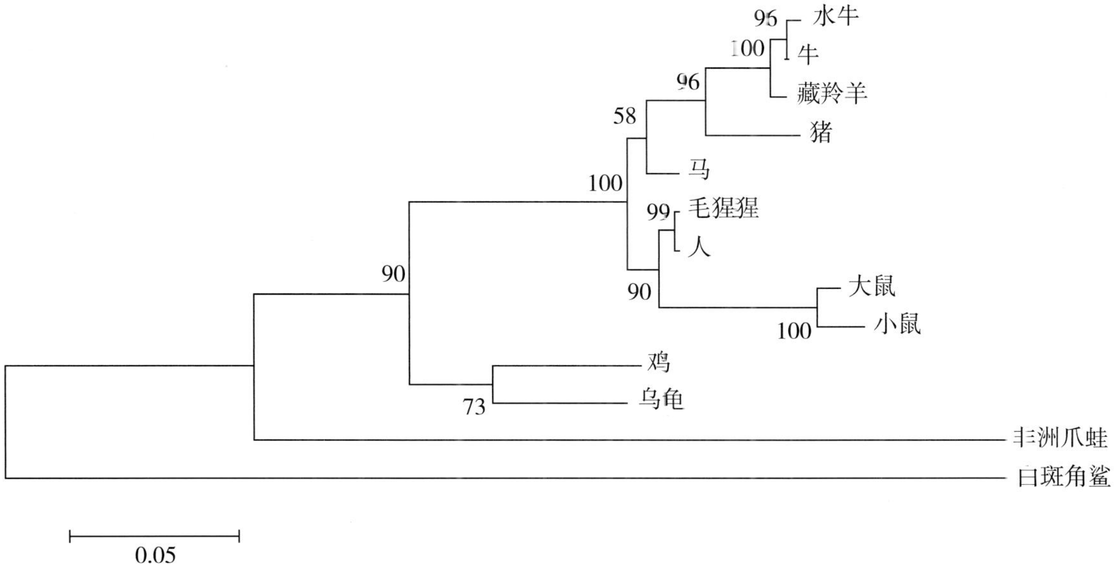

图4-29　基于不同物种PGC-1α氨基酸序列构建的最大似然法（ML）系统进化树

枝叶数字为自展值，Bootstrap的重复次为1000；比例尺：进化距离

PGC-1α 在调控自身与 PPARα 等细胞核受体转录因子相互作用时产生差异，进而影响对下游基因的调控 [28]。

对于 PGC-1α 广泛磷酸化位点分析，发现藏系绵羊比藏羚羊多了 2 个丝氨酸磷酸化位点（第 246 位和第 66 位），藏羚羊比藏系绵羊多了 2 个酪氨酸磷酸化位点（第 384 位和第 432 位）；通过 NetPhosK 1.0 Server 进行 PGC-1α 特定激酶磷酸化位点的预测，提示藏羚羊可能存在一个独有的蛋白激酶 G（protein kinase G，PKG）磷酸化位点（第 329 位苏氨酸）。其蛋白质二级结构预测结果显示，藏羚羊和藏系绵羊 PGC-1α 蛋白的主体结构为无规则卷曲，其余为 α 螺旋及少量的延伸链。

因为藏羚羊在低氧应激条件下可迅速增强的左心室心肌收缩力以及它心肌线粒体数目丰富的特点，推测藏羚羊的 PGC-1α 在调节其自身心肌线粒体功能方面可能发挥了重要的作用。

（五）内皮素 -1

内皮素（endothelin，ET）是由猪主动脉内皮细胞培养上清液分离出的一种血管活性肽，有 3 种异构肽：ET-1、ET-2 和 ET-3，其中以 ET-1 的生理功能和病理学意义最大。血管内皮细胞产生内皮素 -1，与血管平滑肌细胞上的内皮素受体 A 结合引起血管收缩，也可以与内皮细胞膜上的内皮素受体 B 结合导致舒血管物质释放，从而对缩血管作用起负反馈作用。*et-1* 基因增强子包含了活化蛋白 -1（activated protein-1，AP-1）、GATA-2、核因子 -1（nuclear factor，NF-1），即 CAAT——结合因子和急性期调节元件位点。缺氧诱导的 *ET-1* 的 mRNA 表达，不仅需要 HRE 的 HBSs（HIF-1 结合位点），还需包含 AP-1、GATA-2 和 NF-1 三个位点。上述四个位点中任何一个位点的变异都可消除缺氧对 *ET-1* 的 mRNA 诱导，然而这些位点都位于调控区域。

藏羚羊 *ET-1* 基因开放阅读框为 609 bp，可以编码 202 个氨基酸。与其他物种进行同源性比较分析，结果显示，藏羚羊的 *ET-1* 基因 cDNA 序列与绵羊的基因 cDNA 序列有 98% 同源性，而与牛、猪、大鼠及斑马鱼的同源性分别为 95%、86%、81%、48%；推测出藏羚羊的氨基酸与绵羊有 97% 的同源性，而与牛、猪、大鼠及斑马鱼的同源性分别为 94%、79%、76% 和 34%。通过建立的系统进化树可以看到，藏羚羊与绵羊的遗传距离最近，且同属一个进化分支上，与牛的遗传距离也非常近，而与猪和挪威鼠的距离相对较远，与斑马鱼的遗传距离最远。藏羚羊 *ET-1* 基因编码的氨基酸序列与绵羊比较，编码的氨基酸序列的第 30 位和第 172 位的苏氨酸变为丙氨酸，第 40 位和第 163 位的缬氨酸变为丙氨酸，第 141 位天冬氨酸变为天冬酰胺及第 181 位的苯丙氨酸变为缬氨酸（图 4-30）。这些突变位点是否与藏羚羊肺血管低氧适应有关，有待于进一步研究 [29]。

血管内皮对调节血管张力起重要作用。内皮细胞不仅生成血栓素和内皮素类血管收缩物质，还生成血管舒张物质，如前列环素（prostacyclin，PGI2）和内皮舒血管因子（endothelium-derived relaxing factor，EDRF）。ET 和 NO 在血管平滑肌膜上有竞争性抑制作用，低氧可抑制平滑肌细胞 NO 的合成和释放，而增强 ET-1 的合成。其结果导致低氧性肺血管收缩，发生肺动脉高压。慢性缺氧时，ET-1 表达增强，虽 cNOS 被抑制，但有 iNOS 的诱导表达，故其结果为：ET-1 和 NO 在缺氧性肺动脉高压（hypoxic pulmonary arterial hypertension，HPH）时均可升高。对高原鼠兔的研究发现，高原鼠兔无缺氧性肺血管收缩反应，在直径相同的情况下，其肺小血管壁薄，平滑肌少，直径＜ 100 μm 的肺小动脉壁无平滑肌层，仅由一层弹力纤维层组成，说明高原鼠兔 NO/ET-1 比值是适当的，是其对高原低氧环境的一种适应性选择。NO 对低氧性肺血管收缩也具有重要意义，高原鼠兔长期生活在低氧环境下，肺血管内皮细胞及平滑肌无低氧性损伤，能维持 NO 正常释放，对维持肺血管的低张力起到了重要作用，这也是它适应低氧环境的重要机制之一。

酶联免疫吸附测定藏羚羊血清各项低氧相关因子的研究发现，藏羚羊组血清 ET-1 浓度显著低于藏系绵羊组，藏羚羊组 ET-1 因子表达水平显著低于藏系绵羊组，提示藏羚羊无低氧性肺动脉高压的机制，其表现为机体的系统适应性。

（六）血红素加氧酶 -1

血红素加氧酶 -1（heme oxygenase，HO-1）是分解代谢血红素的限速酶，能催化血红素生成胆绿素、一氧化碳（carbon monoxide，CO）和游离铁。近年来研究表明，HO-1 催化分解产物（胆

```
绵羊       .MDYFPMIFALLFVAFQGAPEAAVLGTELSTGAESGGERP   39
藏羚羊     .MDYFPMIFALLFVAFQGAPEAAVLGTELSAGAESGGERP   39
Consensus  mdyfpmifallfvafqgapeaavlgtelsagaesggerp

绵羊       VPTTPWRPRRSKRCSCSSLMDKECVYFCHLDIIWVNTPEH   79
藏羚羊     APTTPWRPRRSKRCSCSSLMDKECVYFCHLDIIWVNTPEH   79
Consensusapttpwrprrskrcscsslmdkecvyfchldiiwvntpeh

绵羊       VVPYGLGSPSRSKRSLKDFFPTKATVHRKRCQCASQTDKK   119
藏羚羊     VVPYGLGSPSRSKRSLKDFFPTKATVHRKRCQCASQTDKK   119
Consensusvvpyglgspsrskrslkdffptkatvhrkrcqcasqtdkk

绵羊       CQNFCQAGKELKDQDSMEKAWDNRKRGKDCPKLGEKCLQQ   159
藏羚羊     CQNFCQAGKELKDQDSMEKAWNNRKRGKDCPKLGEKCLQQ   159
Consensuscqnfcqagkelkdqdsmekawdnrkrgkdcpklgekclqq

绵羊       QLVVGRKTRRLETISNSIKTSFRVAKLKAQLYRDKKVIYS   199
藏羚羊     QLVAGRKTRRLEAISNSIKTSVRVAKLKAQLYRDKKVIYS   199
Consensusqlvagrktrrleaisnsiktsfrvaklkaqlyrdkkviys

绵羊       RAH                                        202
藏羚羊     RAH                                        202
Consensusrah
```

图 4-30　藏羚羊与绵羊 ET-1 氨基酸序列的比较（非阴影部分为变异位点）

绿素、胆红素、CO 和铁）共同参与了机体许多生理和病理生理过程，发挥着广泛的细胞保护作用。而胆绿素在胆绿素还原酶作用下生成胆红素，游离铁与蛋白结合形成铁蛋白。人类和哺乳动物体内 HO 有 3 种同工酶，即 HO-1、HO-2 和 HO-3。HO-2 为结构型，相对分子质量为 36 kD，主要分布于中枢神经系统、血管内皮、前列腺和睾丸中，是生理状态下 HO 的主要形式。HO-3 特性与 HO-2 相似，也是结构型，存在于脑、肝、脾、睾丸和肾等器官中，相对分子质量为 33 kD。目前，研究较为深入的还是 HO-1，HO-1 为诱导型，相对分子质量为 32 kD，广泛分布于全身组织，在心脏、肺、肾、肝、脾、骨髓和网状内皮细胞中表达较多，尤以脾中活性最高，尤其是单核细胞、巨噬细胞系统的微粒体中多有分布，以肝、肾、心脏、肺、脾、骨髓和网状内皮细胞中活性最高。人 HO-1 大约有 288 个氨基酸，*ho-1* 基因定位于人染色体 22q12，*ho-1* 基因含有 4 个内含子，5 个外显子。HO-1 可以被多种物质或刺激因素诱导表达，如热休克、低氧、重金属、高氧、内毒素、缺血 - 再灌注、血红素、氧化应激、紫外线辐射等。现已证实，HO-1 是一种应激蛋白，也称热激蛋白 32，在应激状态下 HO-1 适量表达可以减轻细胞损伤、蛋白质氧化及脂质过氧化，是细胞的一种内源性保护蛋白质。

HO-1 催化血红素产生的 CO 以往被认为是有毒物质，现在发现与 NO 一样，在细胞内能激活可溶性鸟苷酸环化酶（guanylate cyclase，GC），增加 cGMP 的合成，发挥气体信号分子作用；CO 是继 NO 之后发现的一种具有重要作用的气体信号分子，具有抗细胞凋亡、调节血管张力、抑制血小板聚集、抑制血管平滑肌细胞增殖等效应。刘少华等研究发现，在脂多糖致肺损伤模型中给大鼠吸入低剂量 CO，可以抗细胞凋亡、抗炎、上调 HO-1 及 IL-10 的表达、抗氧化应激、增加 SOD 的活力。CO 可通过 p38 丝裂原活化蛋白激酶和 caspase-3 途径抗细胞凋亡和减轻细胞损伤。新生儿黄疸与胆红素有关，胆红素一直被视为有毒的代谢产物。近年的研究发现，它也是一种有效的抗氧化剂，正常生理水平的胆红素可有效保护细胞膜抵抗脂质过氧化，其抗氧化能力甚至超过了维生素 E 和维生素 C，例如由 HO-1 产生的胆红素可保护体外培养的内皮细胞免受过氧化硝基盐作用下的细胞凋亡。Foresti 等在细胞培养液中加入胆红素，可明显增强细胞抗氧化损伤能力。过量的亚铁离子（Fe^{2+}）有细胞毒性，可通过 Fenton 反应参与活性氧（如超氧阴离子）和过氧化氢的生成，而铁蛋白的生成则有助于预防铁介导的细胞毒性，一种观点认为铁明显参与了HO的细胞保护作用，HO降解血红素产生的铁可诱导铁蛋白生成，铁蛋白作为一个“储存库”，可限制铁参与过氧化氢及超氧阴离子生成，从而减少过氧自由基毒性反应，铁蛋白中游离铁的隔离可以使细胞从对氧化损伤的超敏状态转化为超抵抗状态。但有的实验证实，在HO-1被诱导而活性增高的同时，铁蛋白的水平也同时升高，血红素分解释放的铁也可能会减弱HO-1的细胞保护作用。

HO-1可被多种刺激因素（如缺血再灌注、热休克、重金属和低氧等）诱导表达升高，其作为一种新型的心肌保护因子，通过其产物的抗心律失常作用，在心血管疾病中发挥着重要的保护作用。近年来，有文献报道HO-1在抑制心肌肥大方面具有积极的作用；HO-1可以有效缓解缺氧性肺动脉高压形成，具有积极的防护作用。

HO-1及其血红素分解产物具有抗氧化效应。氧化应激时，氧自由基产生增多，而涉及HO-1的抗氧化步骤要消耗3分子O_2，因此，在氧化应激中，HO-1消耗O_2以减少氧自由基的产生，间接地发挥细胞保护效应。另外，胆绿素和其还原产物胆红素能清除自由基，它们被认为是内源性抗氧化剂，可以保护细胞氧化损伤。有报道显示，胆红素在各种疾病（包括冠状动脉相关疾病、阿尔茨海默病、缺血再灌注损伤）中都有抗氧化应激的作用。铁是HO-1催化血红素分解的又一产物，它能诱导铁蛋白的合成，后者可减少活性氧的产生。刘少华等研究发现，CO可以减少ROS和游离铁的形成。

近年来发现，氧化应激与细胞凋亡有密切的联系，细胞凋亡可能在氧化应激损伤中起重要作用。ROS可启动一个链式反应，易与细胞膜上的不饱和脂肪酸和胆固醇发生反应，其直接作用于细胞的氧化损伤引起细胞凋亡。大量的证据表明，HO-1过表达及其代谢产物对氧化损伤的保护作用伴有凋亡作用的减弱。赵卉的实验研究认为，胆红素可以抑制大鼠肺缺血再灌注损伤引起的细胞凋亡，降低肺损伤。HO-1的抗细胞凋亡可能机制为，第一，介导p21的表达：p21蛋白是一种细胞周期蛋白依赖性激酶抑制物，为DNA损伤和细胞分化的通用生长抑制物。研究发现*ho-1*基因表达上调的细胞中，*p21*的mRNA和蛋白量明显增加。p21可抵御不同的促凋亡刺激，它能与细胞周期蛋白依赖激酶结合并抑制其活性，使细胞周期停滞在G1期。第二，上调抗凋亡蛋白的表达：抗凋亡蛋白Bcl-2是Bcl-2蛋白家族中的一员，可调节钙离子流动而抑制细胞凋亡。在HO-1表达上调的细胞中Bcl-2明显增加，而HO-1抑制剂锌原卟啉（Zn-PP）可抑制Bcl-2的表达。Lin等发现，HO-1能上调Bcl-2蛋白，并且认为是CO上调了Bcl-2蛋白的表达，下调促凋亡基因（如*fax*和*bax*）的表达。第三，NF-κB与MAPK信号转导途径的参与：铁离子可以通过p38 MAPK途径来抗细胞凋亡。Soares等研究了HO-1氧化产物CO抑制内皮细胞凋亡的分子机制，结果表明，CO的抗凋亡效应是通过p38 MAPK信号转导途径、NF-κB以及NF-κB依赖的抗凋亡基因亚群的表达而介导的。Choi等研究表明，T细胞过表达HO-1可抵抗Fas介导的凋亡是通过NF-κB的激活而介导的。但HO-1对细胞凋亡的调节是否具有细胞特异性，其防御凋亡的具体机制是什么，目前尚未阐明。

HO-1可降低促炎分子，如肿瘤坏死因子（tumor necrosis factor，TNF）等的表达，促进产生抗炎分子白细胞介素-10（interleukin-10，IL-10），这是通过活化p38 MAPK，而不是cGMP途径实现的。有研究表明，*ho-1*缺陷患者或*ho-1*基因缺陷小鼠常发生慢性非特异性炎症改变，如脾大、肝炎及肾炎等，而用抗CD3单克隆抗体或抗CD28单克隆抗体刺激小鼠脾细胞后，TH1型细胞因子远较*ho-1*阳性基因正常小鼠产生多，说明免疫细胞表达*ho-1*将产生抗炎作用。Yamashita等发现，胆绿素可诱导同种异体小鼠移植心脏的特异性耐受，减少移植物$CD4^+$及$CD8^+$ T淋巴细胞浸润。

HO-1还有改善微循环、抗血栓形成的作用。栓塞等引起的微血管血栓和排斥反应破坏了移植部位的血流微循环状态。内皮细胞来源的CO作用于毗邻的平滑肌细胞，激活GC，升高细胞内cGMP，而使微血管平滑肌舒张，增加血流量；CO还具有抑制血小板活化、黏附、聚集的作用，抑制血栓形成，其机制依赖于cGMP及p38 MAPK信号转导途径。当使用HO-1抑制剂锡原卟啉（Sn PP）阻断HO-1活性，小鼠到大鼠的心脏移植在3～7 d后即出现排异反应，表现为微血管血小板聚集、黏附，冠状动脉内有血栓形成，心肌梗死和内皮、心肌细胞凋亡，而同时吸入 CO 组则上述改变轻微，说明 HO-1 改善微循环主要由 CO 介导。对 CO 的保护作用及其机制的进一步研究将有可能发现治疗与缺血再灌注相关疾病的新途径和新方法。

藏羚羊能在高海拔高寒低氧地区生存，奔跑速度可以高达 80 km/h，且可以连续奔跑 40 ~ 60 km，说明其从基因分子水平有高度的保护和适应机制，而 HO-1 具有广泛的细胞保护和抗氧化效应。为了揭示藏羚羊 HO-1 在细胞保护和抗氧化方面的作用及对高寒低氧适应的生物学机制，青海大学医学院高原医学研究中心团队从藏羚羊肝组织克隆了 *ho-1* 基因，藏羚羊 *ho-1* 基因编码区的全长 cDNA，并经基因序列分析证实，克隆的 *ho-1* 基因的开放读码框由 897 bp 碱基组成，编码由 298 个氨基酸组成的多肽。（GeneBank 登录号为 JQ809687）。序列分析表明，藏羚羊 *ho-1* 基因的编码区序列与脊椎动物山羊和牛的相似性分别达到 98% 和 96%，氨基酸序列相似性分别达到 92% 和 97%，与其他脊椎动物 *ho-1* 基因的核苷酸及氨基酸序列相似性在 86% 和 87% 以上，显示出高度保守性。在系统进化方面，藏羚羊与山羊的 *ho-1* 起源相同，进化关系最近。与山羊 *ho-1* 编码区的序列相比较，发现藏羚羊 *ho-1* 基因中第 123 位密码子突变为 GCC → ACT，第 230 位密码子突变为 TGG → TGG，第 284 位密码子突变为 GCC → GGC，第 287 位密码子突变为 AAT → CAT，推导的氨基酸的序列也发生突变，即第 123 位的丙氨酸（alanin，Ala）突变为苏氨酸（threonine，Thr），第 230 位的丝氨酸（serine，Ser）突变为亮氨酸（leucine，Leu），第 284 位的亮氨酸（leucine，Leu）突变为苯丙氨酸（phenylalanine，Phe），第 287 位的蛋氨酸（methionine，Met）突变为半胱氨酸（cysteine，Cys）。系统进化树分析表明（图 4-31），HO-1 与其他动物的 HO-1 集成一束，它们与高等动物的 HO-1 源于共同的祖先，但分别处于不同的进化分支上，而藏羚羊 HO-1 与山羊的 HO-1 源于同一支，进化关系最近，其次是牛[30]。关于基因变异位点与抗氧化应激及高原高寒低氧适应的关系，尚有待进一步研究。

（七）组蛋白脱乙酰酶 1

组蛋白脱乙酰酶（histone deacetylase，HDAC）是表观遗传学中组蛋白共价修饰的重要组成部分。它作为维持核小体中组蛋白乙酰化平衡的关键酶，起着催化组蛋白的去乙酰化作用，与基因的转录抑制密切相关。HDAC 不仅可以修饰组蛋白，还可以修饰其他转录因子，进而调控相关下游基因的表达，这使 HDAC 在生物体的低氧耐受等生理机制中起到关键作用。目前，在哺乳动物中已确定的 HDAC 共有 18 个。Taunton 等[31]发现的组蛋白脱乙酰酶 1（histone deacetylases1，HDAC1）是第一个哺乳动物的组蛋白脱乙酰酶，其表达序列为 1449 bp，编码含 482 个氨基酸的蛋白质，现已证实，低氧条件下 HDAC1 的表达呈现组织特异性上调趋势，并调控着 HIF-1α 和 VEGF 的乙酰化平衡状态，维持着机体的氧稳态，提示 HDAC1 可能参与了低氧适应的表观遗传机制的形成。

HDAC1 作为组蛋白脱乙酰酶家族的主要成员，在低氧耐受、细胞增殖和分化等生物学机制的调控过程中发挥着关键作用。在低氧耐受的调节机制研究中，以密西西比红耳龟（*Trachemys scripta elegans*）为研究模型，发现 HDAC1 在肝

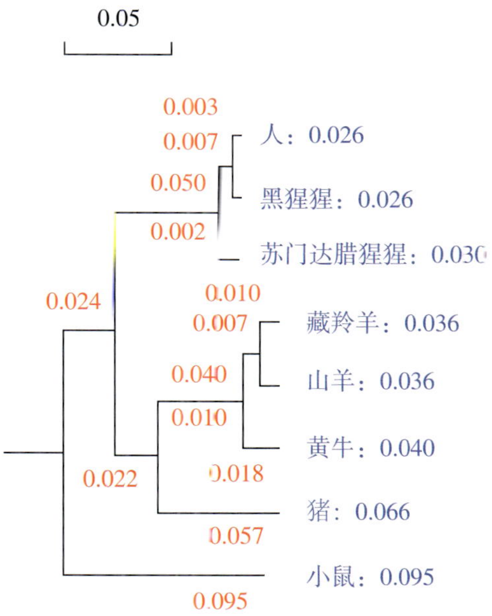

图 4-31　以 HO-1 氨基酸序列为基础的藏羚羊及其他物种系统进化树

引自：曹雪峰，杨应忠，马兰，等．藏羚羊血红素氧合酶 -1 基因编码区的克隆及序列分析．中国病理生理杂志，2012，28（8）：1461-1465.

组织中特异性的表达增高，同时组蛋白 H3 的乙酰化程度较对照组降低 50% ~ 75%，说明 HDAC1 作为转录调控的抑制因子可能对低氧代谢过程起着不可或缺的转录抑制作用，而且 HDAC1 因子与低氧应激及低氧诱导基因的转录调控密切相关。它可增强低氧环境中 HIF-1α 的稳定性和转录活性，并通过染色体重塑等方式促进 *vegf* 启动子区的转录复合物形成，上调 *vegf* 的 mRNA 的表达和增强血管新生。研究表明[32,33]，HDAC1 参与低氧适应机制的调节。根据藏羚羊特殊的生存环境和生理特点，刘芳等[34]克隆了藏羚羊 *hdac1* 基因 cDNA 序列并做了序列分析。藏羚羊 *hdac1* 基因编码区序列为 1449 bp，编码 482 个氨基酸残基，起始密码子和终止密码子分别为 ATG 和 TGA。HDAC1 蛋白的分子量为 55.086 kD，pI 为 5.31，共含有 62 个带正电荷的氨基酸残基（R 精氨酸和 K 赖氨酸），81 个带负电荷的氨基酸残基（D 天冬氨酸和 E 谷氨酸），其余均为中性氨基酸。拓扑结构预测显示，藏羚羊 HDAC1 蛋白上有 27 个潜在的功能位点：4 个 N- 糖基化位点（83NMSE、275NLTI、349NMTN、433NSSN），6 个蛋白激酶 C 磷酸化位点（7TkR、78SiR、190TdR、277TiK、304TiR、410SdK），1 个酪氨酸激酶磷酸化位点（229RdgiDdesY），6 个酪蛋白激酶 Ⅱ 磷酸化位点（393SgdE、421SdsD、423SdeE、445TedE、460TeeE、465TkeE），2 个 cAMP 和 cGMP 依赖性蛋白激酶磷酸化位点（403KriS、431RKnS），7 个 N- 肉豆蔻酰化位点（115GGsvAS、116GsvaSA、138GlhhAK、182GveeAF、215GagkGK、300GggyTI、429GGrkNS）以及 1 个酰胺化位点（429gGRK）。这与其他哺乳动物相一致，并不受突变氨基酸的影响，说明藏羚羊 HDAC1 在蛋白质功能水平上也相当保守。提示 HDAC1 在不同生物类群中具有同样重要的生物学功能，所以在物种进化过程中，为协调生物体适应其生存环境，该基因可能受到巨大的选择压力，使其氨基酸序列及其功能保持基本一致。由此认为，藏羚羊的 HDAC1 可能通过增强重要氧依赖转录激活因子 *hif-1α* 的稳定性和转录活性，诱导 *vegf* 等众多缺氧基因的表达，提高相关组织毛细血管的密度和对氧的摄取、运输效率，促使组织内储氧量增大，增强对氧的利用率，缓解组织和细胞的缺氧程度，保持机体的氧平衡状态，从而使藏羚羊具有对高海拔低氧环境的独特适应能力。

HDAC1 蛋白整条多肽链含有 11 个 α 螺旋结构（位于 41 ~ 43、47 ~ 53、72 ~ 77、85 ~ 90、156 ~ 166、245 ~ 251、307 ~ 310、356 ~ 371、436 ~ 442、455 ~ 463、466 ~ 478），21 个 β 折叠结构（位于 9 ~ 15、21 ~ 24、34 ~ 40、93 ~ 95、107 ~ 111、118 ~ 123、130 ~ 135、150 ~ 152、169 ~ 177、193 ~ 198、221 ~ 225、257 ~ 260、272 ~ 277、284 ~ 287、294 ~ 298、314 ~ 320、341 ~ 345、380 ~ 382、404 ~ 407、415 ~ 417、479 ~ 480），无跨膜区和信号肽结构，提示其为胞内蛋白。这与其他物种的 HDAC1 在二级结构和细胞内定位是一致的。

（马　兰　马　燕　刘　芳　曹学锋）

第五节　藏羚羊全基因组和肠道微生物基因组测序

一个生物物种的全基因组序列蕴藏着这一生物的起源、进化、发育、生理及与所有遗传性状有关的重要信息。所有这些重要的信息都写在 4 种碱基（A、T、C、G）组成的基因组 DNA 双链上。藏羚羊作为高原特有物种，其基因组序列同样蕴藏着与藏羚羊抗缺氧、抗高寒等的低氧适应等所有性状的遗传信息。解析藏羚羊全基因组序列，将有助于了解藏羚羊的起源、进化、生理及所有遗传性状等信息。

一、线粒体基因组

在生物进化和群体遗传学研究中，线粒体 DNA 研究越来越受到研究者的重视。作为能量代谢的关键细胞器，线粒体具有独特的遗传物质和调节方式，在高原低氧环境中发挥着更为重要的作用。哺乳动物的线粒体基因呈一个环形双链的结构，长度为 16 kb 左右，包括 13 个编码蛋白的基因、2 个 rRNA、22 个 tRNA 和一个非编码区，其中 13 个编码蛋白的基因均与氧代谢相关。

（一）藏羚羊线粒体基因组的一般特征

藏羚羊线粒体基因组全长 16 498 bp [35]，比绵羊（NC_001941，16 616 bp）和山羊（NC_005044，16 640 bp）都短，但比黄牛（NC_001567，16 338 bp）、瘤牛（NC_005971，16 339 bp）、中国水牛（NC_006295，16 359 bp）长。从基因片段长短看，上述物种均在 16 kb 左右，特别是黄牛和瘤牛，仅差一个碱基，但其形态和大小就有着显著差别，说明基因调控区片段长短不同可产生物种形态上的差异。通过对核苷酸序列成分的分析，藏羚羊线粒体基因组碱基分布以 AT 为主（A 占 33.59%、T 占 26.87%、G 占 13.11%、C 占 26.41%），但比绵羊和山羊低。ND1、ND2、ND3、ND4、ND5、ND6 与 NADH 亚型有关；COXⅠ、COXⅡ、COXⅢ与细胞色素 C 氧化酶亚型相关；ATP6 和 ATP8 涉及 ATP 酶 6 和 ATP 酶 8，大约有 40 bp 出现交叠；阴影部分为 tRNA；Origin 为轻链复制起点。藏羚羊线粒体基因组可编码 13 种蛋白，2 个 rRNA、22 个 tRNA、8 个 tRNA 基因和 1 个蛋白基因位于轻链上（图 4-32）。

（二）藏羚羊的蛋白编码基因

藏羚羊线粒体基因组有 13 个蛋白编码基因，这些基因中 8 个基因以 ATG 作为起始密码子，而烟酰胺腺嘌呤二核苷酸 2（nicotinamide adenine dinucleotide 2，*nadh2*）、*nadh3*、*nadh5* 基因以 ATA 为起始密码子。有趣的是，这些基因的转录终止靠一些不完整的终止密码子（如 *nadh1*，*nadh3* 和 *atp6*）以 TA 终止；*cox* Ⅲ、*nadh2* 和 *nadh4* 却是以 T 终止；其余基因以 TAA 和 AGA 为密码子终止。估计这种不完整的终止密码子可能与调节 mRNA 的成熟过程中的后转录水平有关，如多聚腺苷酸化修饰。

将藏羚羊的蛋白序列与其他哺乳类动物进行比较，发现藏羚羊 CYTB、ND6、ND4L 和

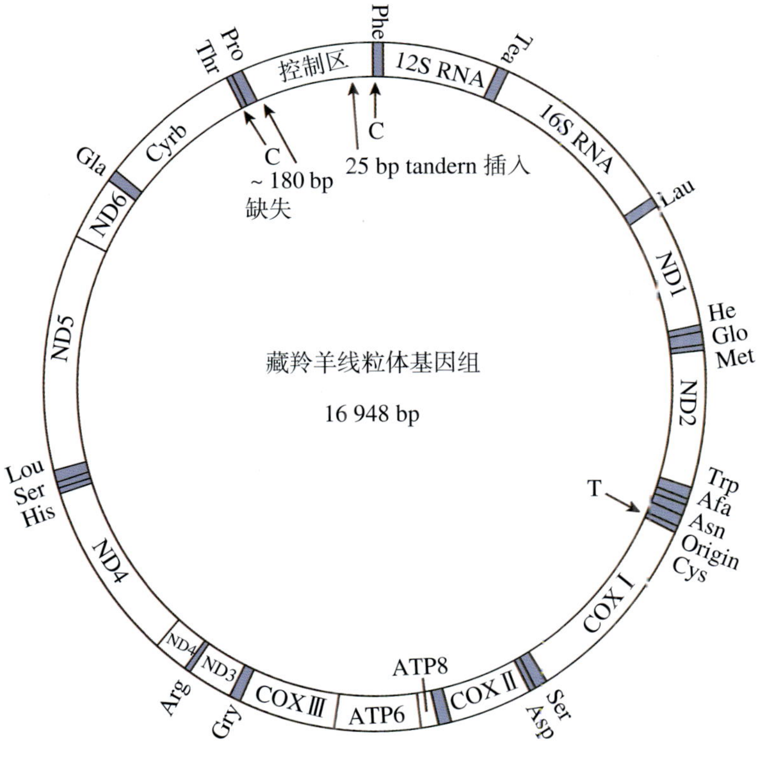

图 4-32 藏羚羊线粒体基因组结构图

引自：Xu S Q, Yang Y Z, Zhou J, et al. A mitochondrial genome sequence of the Tibetan antelope (*Pantholops hodgsonii*). Geno Prot Bioinfo, 2005, 3 (1): 5-17.

COX Ⅲ与山羊的同源性高于绵羊和其他物种，COX Ⅰ、COX Ⅲ、NU1M、NU2M、NU3M、NU4M、NU5M与绵羊的同源性高于山羊和其他物种。有趣的是，藏羚羊与牦牛的ATP8同源性达到93.93%，而与绵羊和山羊的同源性分别是89.39%和83.33%。将藏羚羊蛋白的核苷酸与绵羊和山羊相比，其相似性远高于其他物种。对CYTB、COX Ⅰ、COX Ⅱ和COX Ⅲ等4种蛋白编码基因在不同种属间的变异进行分析，以COX Ⅰ为例，与黄牛相比，藏羚羊中有5个突变位点，牦牛中有4个突变位点，山羊中有3个突变位点，而绵羊中未发现突变位点。藏羚羊和牦牛氨基酸改变最容易出现在第400～500碱基之间，而山羊的氨基酸改变出现在第150～512碱基之间。

（三）RNA基因及调控区

藏羚羊线粒体基因组中已发现有22个tRNA基因，与其他哺乳类动物典型的线粒体基因组一致，长度在65～74 bp。而12S rRNA和16S rRNA基因长度分别是957 bp和1566 bp。藏羚羊线粒体调控区由1067 bp组成，比绵羊（1180 bp）、山羊（1212 bp）、狗（1270 bp）和马（1192 bp）短，但比黄牛（910 bp）和牦牛（894 bp）长。利用串联重复序列发现法，发现一个约75 bp的串联重复序列在不同种属中存在多样性，该重复序列在绵羊被重复4次，在山羊和藏羚羊被重复各2次，上述物种中，75 bp重复序列出现在同一个位点，靠近脯氨酸tRNA基因的5′端。该重复序列在藏羚羊与绵羊之间的同源性达到86.7%，在山羊与藏羚羊之间的同源性为74.0%，在山羊与绵羊之间的同源性为76.6%。另外，藏羚羊存在两个大约为25 bp的串联重复序列，位于调控区3′端，靠近苯丙氨酸tRNA基因，以往对牛科类种系研究中没有发现这种序列。

（四）系统发生学分析和变异时间

通过对藏羚羊、绵羊、山羊和牛科其他物种的细胞色素b基因构建系统进化树研究发现，藏羚羊与绵羊和山羊的亲缘性更近，与先前研究一致。根据系统发生树和每100年出现0.056位点的变异率，可以估计藏羚羊与绵羊大约在225万年前开始分离。

（五）阳性选择分析

藏羚羊和牦牛*cox Ⅰ*基因的N/S比例显著增高，而藏羚羊和牦牛之间没有显著性差异，表明在藏羚羊和牦牛中*cox Ⅰ*基因受到阳性选择（适应性选择）。对藏羚羊而言，虽然其COX *Ⅰ*仅有3个氨基酸的变化，但与一个或多个其他物种共有一些其他变异，这些变异可能共同改变蛋白质本身的功能或改变与线粒体呼吸中其他成分之间相互作用。

N/S比率表明，藏羚羊和牦牛的*cox Ⅰ*基因存在明显的功能性变异，通过阳性选择分析进一步证实了功能性变异的发生。细胞色素C氧化酶是电子传递链中最后阶段的关键酶，它由13个亚基组成，其中3个亚基（COX Ⅰ、COX Ⅱ和COX Ⅲ）由线粒体基因组编码，10个亚基由细胞核基因组编码。酶复合体的功能性核心由亚基1、2和3组成。大量研究表明，灵长类动物*cox*基因的一些亚基有较高的非同义替代率，如*cox Ⅰ*、*cox Ⅱ*。对小鼠和大鼠的一些研究证实，细胞色素C氧化酶结构和活性在生理性低氧下存在适应性改变，这与非同义替代率较高的结果一致。当酶效保持不变时，线粒体基因组编码COX Ⅰ亚型的表达量下降可能与低氧有关，表明氧含量可调节*cox Ⅰ*基因的表达水平。另外，*cox Ⅰ*的mRNA表达在冬眠动物的肾和心脏中显著增高，但在非冬眠动物中没有被发现。

二、全基因组

为了更全面研究青藏高原藏羚羊高原适应性，格日力课题组[36]于2009年4月与深圳华大基因共同启动了“世界三极”动物基因组研究项目。历时8个月，于2009年12月向全世界宣布藏羚羊全基因组序列图谱绘制完成。他们抽取可可西里自然保护区的一只成年雄性藏羚羊的血液样本并提取基因组DNA后，用二代测序技术进行全基因组测序，构建了19个文库，可用于后续分析的数据189 Gb。用SOAPaligner软件对可用的数据进行重排并输入数据库，以此估计组装好的基因组中单个碱基的准确性，并得到藏羚羊的基因组数据。藏羚羊基因组的大小为2.75 Gb，覆盖率达到98%。藏羚羊与牛、马、人和小鼠的GC含量相似，GC 含量大于 20% 的片段占全部基因组的 0.01%，小于 80% 的片段占全部基因组的 2%，因此藏羚羊基因组的组装包含了高读数，而且受 GC 偏置非随机样品的影响较小。藏羚羊的全基因组数据用了牛和人的全基因组数据进行校准，发现三者有 635 MB 共同的序列。藏羚羊和牛有 499 MB 共同的序列，藏羚羊和人有 107 MB 共同的序列，牛和人有 72 MB 共同的序列。从藏羚羊的基因组鉴定出 220 万个杂合的 SNPs，还发现分布在 SNP 密度图谱中的 2 个高峰（图 4-33）。

在以上组装的基础上，对基因组进行了基因预测，共预测到 22 143 个功能基因，比较藏羚羊与其他 8 种哺乳动物（牛、人、小鼠、大鼠、黑猩猩、猕猴、马和狗）的功能基因，检测出了 12 077 个共有的直系同源簇，其中有 357 个直系同源簇是藏羚羊和牛共有的，这些可能是反刍动物的特有基因（图 4-34）。藏羚羊的基因组中包含大约 37% 的转座元件。牛的基因组中大部分已知重复片段在藏羚羊的基因组中也存在，而且每一个主要分类下的元件总数量在两个物种的基因组中也是相似的。在主要的重复类别中，非长末端重复反转录转座子占 80%，2 个长散在元件（RTE-BovB 和 L1）处于激活状态。

为了寻找藏羚羊高原适应性的基因学证据，用已知的高原鼠兔基因组（美洲）与藏羚羊基因组进行比较，研究在面对高原这一相同生存环境

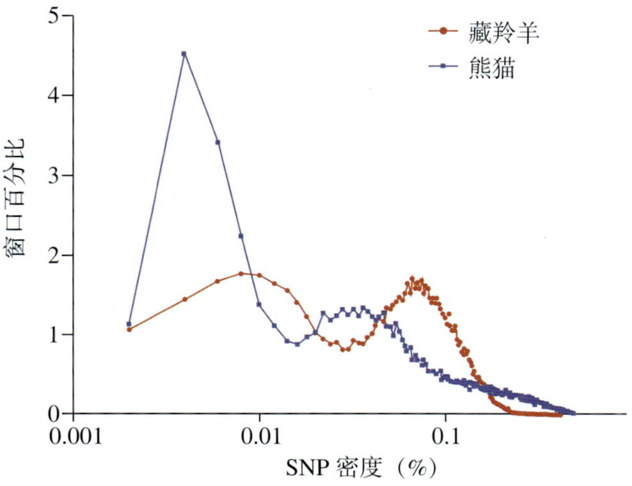

图 4-33　藏羚羊和熊猫的基因组杂合 SNP 密度比较

引自：Ge R L. Draft genome sequence of the Tibetan antelope. Nat Commun，2013，4：1858-1864.

时，两个物种能量代谢和低氧适应性上的特点。藏羚羊和高原鼠兔共有 76 个基因显示出定向选择信号，对已知的 247 个高原适应性相关基因进行筛选，发现了 7 个基因（*adora2a*、*ccl2*、*eng*、*pik3c2a*、*pklr*、*atp12a* 和 *nos3*）在藏羚羊和高原鼠兔中有趋同进化现象（图 4-35）。定向选择集中于血管生成调节、叶酸及衍生物合成调节、DNA 修复三大类生物功能相关的基因上。血管生成和高原低氧适应密切相关。叶酸对 DNA 的生成修复、健康红细胞产生和贫血的预防有重要作用。因此，GO：0009396（叶酸及其衍生物的生物合成过程）有可能反映了低氧和高紫外线辐射对藏羚羊基因的选择。ATP 酶相关基因在提供能量方面有重要作用。DNA 修复相关基因对于暴露在高紫外线辐射环境下的物种是非常重要的。因此，能量代谢方面的定向选择和基因家族扩展对于藏羚羊在低氧环境下能量的产生具有重要意义。

基因家族中获得或失去的基因在适应性进化方面可能扮演着重要角色。把藏羚羊的基因集和从 Ensembl 数据库上获得的其他 9 种哺乳动物（牛、狗、马、人、黑猩猩、猕猴、负鼠、小鼠和大鼠）的基因集进行比较，确定藏羚羊每个基因家族的大小。就藏羚羊而言，大部分失去的基因是与嗅觉受体和免疫相关的，而获得的基因则与线粒体膜功能相关。

以 *pklr* 基因为例，可以发现，在第 327 号氨基酸位置，藏羚羊和高原鼠兔发生了趋同进化，都变成了谷氨酰胺（glutamine，Gln，Q），而其他物种中为组氨酸（histidine，His，H），见图 4-36。*pklr* 编码丙酮酸激酶，该酶催化磷酸烯醇丙酮酸盐向丙酮酸和 ATP 转磷酸作用，是糖酵解的限速酶。这一基因的趋同 / 平行进化可能反映了高原低氧环境下糖代谢在能量代谢方面的重要性。另一个基因 *nos3*（内皮型一氧化氮合成酶）是心血管系统稳态的重要调节者，同时也发挥在脉管系统内维持抗增殖和抗凋亡的作用。*nos3* 的趋同 / 平行进化说明对高原的适应包含通过调节一氧化氮进而调控血管直径的大小，从而增加血流量，使组织获得更多的氧。在极端的高原环境中，大气氧分压低会导致机体内血氧分压急剧下降。当海拔达到 4000 m 时，吸入气的氧分压只有海平面的 60%。因此，在不适应或是代偿的生理机制中，氧运输到组织变得很困难，这影响到机体能量代谢

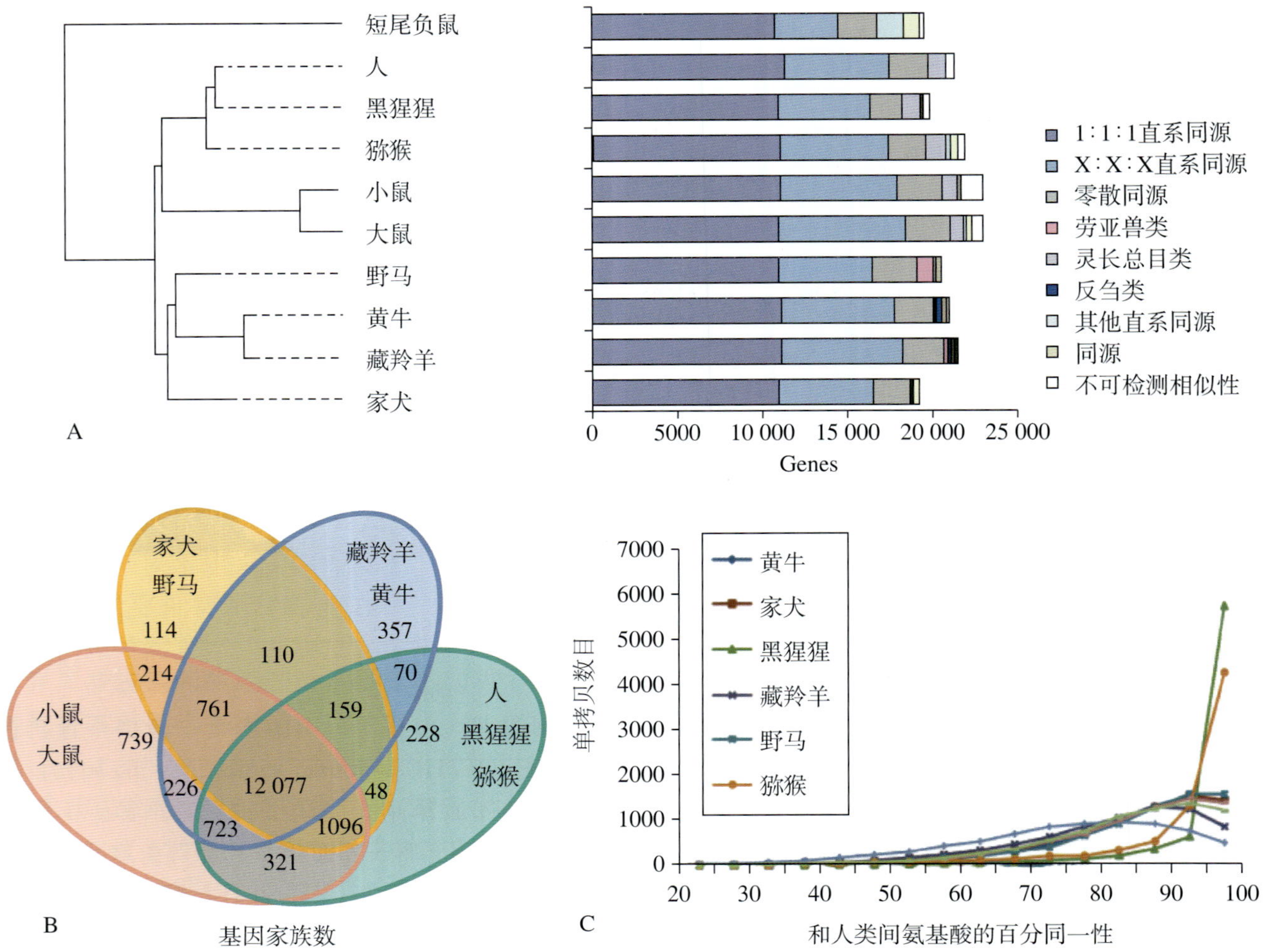

图 4-34　哺乳动物基因簇的进化

A. 哺乳动物的系统发生关系和基因集分布；B. 基于至少一个分组中一个代表基因而构建的直系同源图，包含啮齿类（小鼠、大鼠，红色）、反刍类（藏羚羊、牛，蓝色）、灵长类（人、黑猩猩，蓝绿色）和偶蹄类（马、狗，橙色）；C. 其他哺乳动物和人类之间的蛋白质同源性为严格保守的单拷贝

引自：Ge R L. Draft genome sequence of the Tibetan antelope. Nat Commun，2013，4：1858-1864.

和维持正常活动的能力。基因序列的聚类分析表明，土著动物可能通过两种方式应对低氧：一是增加对糖代谢功能的依赖，二是通过一氧化氮调节血管的直径。可见在这两个物种上，基因都产生了与其高原环境相适应的进化。

三、肠道微生物基因组

青藏高原食物供给相对匮乏且种类较少，加之高寒气候下体温的维持以及躲避天敌时快速的奔跑，都需要消耗大量能量，因此研究高原适应动物如何高效地对食物进行消化、吸收，以及如何从有限的食物中获取足够的能量对维持基本生命活动是极有必要的。尤其对于食草动物而言，生活在高海拔且植被覆盖率低的区域，必须具备高效的从食物中摄取能量和吸收营养的机制，以此适应青藏高原食物来源有限、低气温、低氧的严酷环境。藏羚羊、藏野驴等采食的食物以禾本科植物为主，纤维含量占有很大比例，但其中的植物多糖以及难消化的糖类不能被宿主酶水解，消化上述物质需要经过肠道微生物发酵，最终产生如短链脂肪酸（short-chain fatty acid，SCFA）等终产物。肠道微生物有助于从饮食中获得能量，在食物短缺的情况下，这种作用至关重要。

格日力团队研究了同一高海拔（4300 m）地区藏羚羊、藏野驴和藏系绵羊的肠道微生物群落结

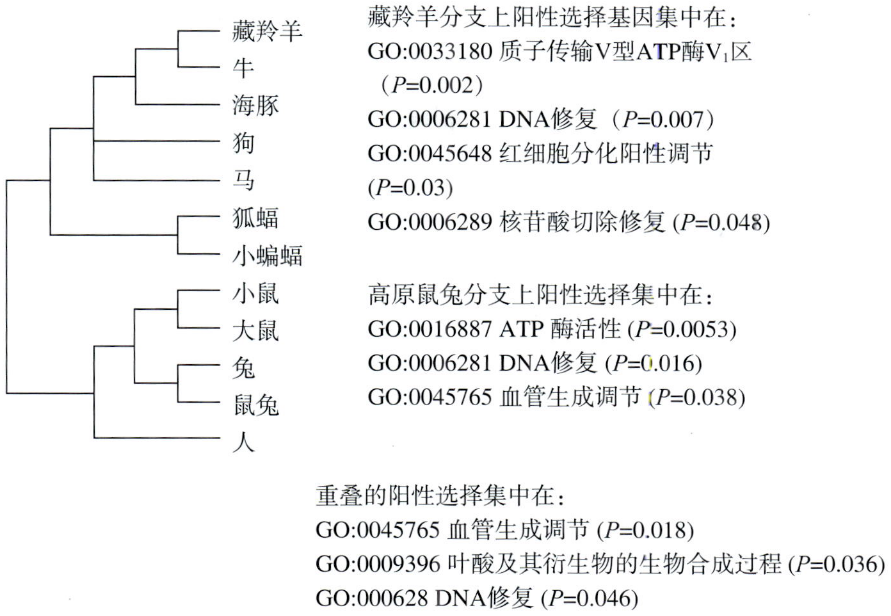

图 4-35　高原鼠兔基因组（美洲）与藏羚羊基因组系统进化分析树

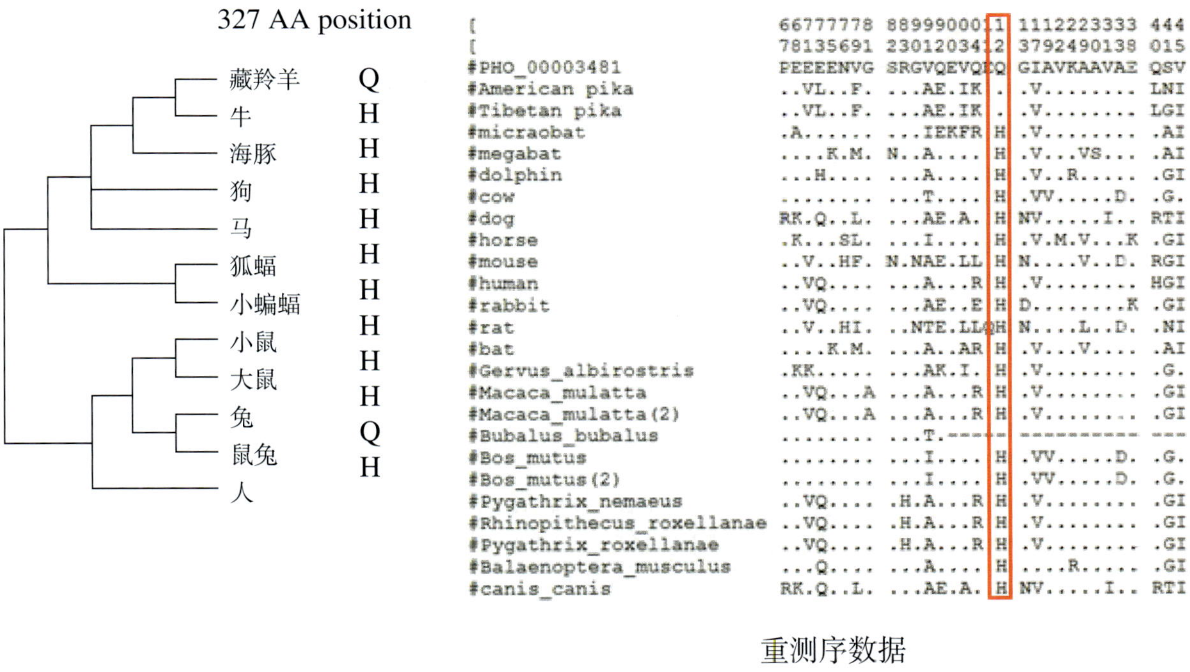

图 4-36　高原鼠兔基因组（美洲）与藏羚羊基因组趋同进化分析

构的相似之处，以及高海拔地区藏羚羊（4300 m）与低海拔地区藏系绵羊（3000 m）和低海拔小尾寒羊（1800 m）肠道微生物群落的结构和丰度差异，并且对高海拔地区藏羚羊和藏系绵羊肠道微生物基因功能进行了预测，探讨了高原适应或习服动物的肠道微生物群落在宿主高原适应或习服过程中可能发挥的作用[37]。

通过16S核糖体RNA（16S ribosomal RNA，16S rRNA）测序技术研究分析藏羚羊与同海拔藏野驴和藏系绵羊的肠道微生物群落后发现：一共注释了3720个运算分类单元（operational taxonomic unit，OTU），其中有964个（25.91%）是高海拔地区藏羚羊、藏野驴和高原习服物种藏系绵羊所共有的（图4-37）。964个共有的OTU注释到的物种信息中，相对丰度排名前三的分类门为厚壁菌门（Firmicutes，76.24%）、拟杆菌门（Bacteroidetes，9.23%）和变形菌门（Proteobacteria，4.15%）（图4-38）。964个共有OTU中有180个注释到了分类属水平。其中排名前三的属为瘤胃球菌属（*Ruminococcus*，22.78%），颤螺菌属（*Oscillospira*，20.00%）和梭菌属（*Clostridium*，10.00%）。其中瘤胃球菌属和颤螺菌属属于瘤胃球菌科（Ruminococcaceae），梭菌目（Clostridiales），梭菌纲（Clostridia），Firmicutes。而且瘤胃球菌属和颤螺菌属在藏羚羊与同一高海拔藏野驴和藏系绵羊肠道微生物中的丰度都很高。藏羚羊与同一高海拔藏野驴和藏系绵羊的肠道微生物α多样性指数没有统计学差异，说明三组动物肠道微生物群落的丰度和多样性没有显著差异。

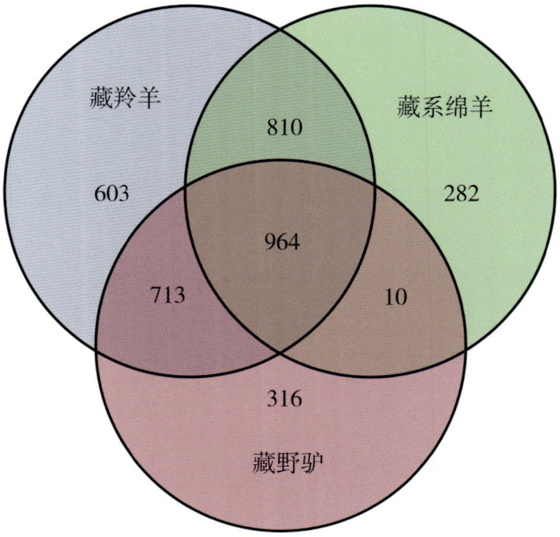

图4-37　藏羚羊与同海拔藏野驴和藏系绵羊的肠道微生物中共有及特有的OTU

引　自：Ma Y，Ma S，Chang L，et al.. Gut microbiota adaptation to high altitude in indigenous animals. Biochemical and biophysical research communications，2019，516（1）：120-126.

964个藏羚羊与同一高海拔藏野驴和藏系绵羊的肠道微生物共有的OTU中，810个OTU（21.77%）只存在于藏羚羊和同海拔藏系绵羊的肠道微生物中，713个OTU（19.17%）只存在于藏羚羊和同海拔藏野驴的肠道微生物中，10个OTU（0.27%）只存在于藏野驴和同海拔藏系绵羊的肠道微生物中（所占比例小于1%，未在图中标出），603个OTU（16.21%）是藏羚羊特有的，282个OTU（7.58%）是藏系绵羊特有的，316个OTU（8.49%）是藏野驴特有的。

通过16S rRNA测序结果分析藏羚羊与低海

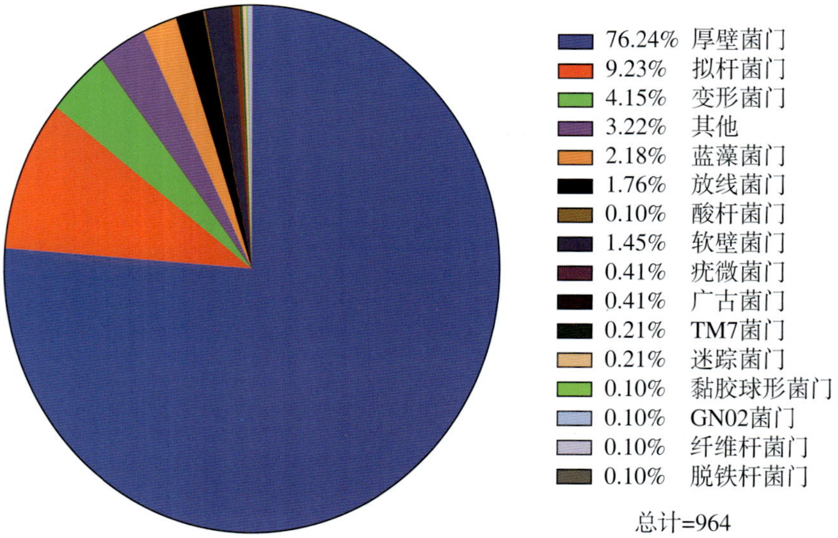

图4-38　藏羚羊与同海拔藏野驴和藏系绵羊的肠道微生物共有的964个OTU在分类门水平上的注释信息

引自：Ma Y，Ma S，Chang L，et al. Gut microbiota adaptation to high altitude in indigenous animals. Biochemical and biophysical research communications，2019，516（1）：120-126.

拔地区藏系绵羊和小尾寒羊的肠道微生物群落后发现：藏羚羊的肠道微生物群落中 Firmicutes（厚壁菌门）和 Bacteroidetes（拟杆菌门）的相对丰度显著高于低海拔地区藏系绵羊和小尾寒羊（$P < 0.05$）。藏羚羊的 F/B 比值（Firmicutes/Bacteroidetes ratios，F/B ratio）显著高于低海拔地区藏系绵羊和小尾寒羊（$P < 0.05$），但藏羚羊与低海拔地区藏系绵羊和小尾寒羊的肠道微生物 α 多样性指数没有统计学差异（$P > 0.05$）。利用 LEfSe 软件分析了藏羚羊与低海拔地区藏系绵羊和小尾寒羊的肠道微生物群落里具有显著差异的物种，发现与较低海拔的藏羚羊与低海拔地区藏系绵羊和小尾寒羊相比，藏羚羊肠道微生物中 Ruminococcaceae、Clostridiales、Clostridia 和 Firmicutes 的物种相对丰度较高，且差异具有显著性。

通过宏基因组测序（metagenomics sequencing）技术分析藏羚羊和藏系绵羊肠道微生物群落后发现：共有 77.62%（581 727 个）开放阅读框（open reading frame，ORF）能注释到美国国家生物技术信息中心（National Center for Biotechnology Information，NCBI）的非冗余蛋白数据库（non-redundant protein sequence database，NR database）中。注释到分类界、门、纲、目、科、属和种水平的比例分别为 90.63%、86.02%、80.04%、79.48%、68.70%、66.59% 和 44.93%。藏羚羊肠道微生物群落中门水平含量大于 1% 的有 5 个菌门，分别为拟杆菌门（Bacteroidetes，平均相对丰度为 41.30%）、厚壁菌门（Firmicutes，平均相对丰度为 31.70%）、变形菌门（Proteobacteria，平均相对丰度为 3.92%）、广古菌门（Euryarchaeota）（平均相对丰度为 1.96%）、疣微菌门（Verrucomicrobia，平均相对丰度为 1.28%）。同一高海拔的藏系绵羊肠道微生物群落中门水平含量大于 1% 的有 7 个菌门，分别为 Bacteroidetes（平均相对丰度为 56.70%）、Firmicutes（平均相对丰度为 12.60%）、Proteobacteria（平均相对丰度为 4.00%）、纤维杆菌门（Fibrobacteres，平均相对丰度为 3.27%）、螺旋体门（Spirochaetes，平均相对丰度为 2.72%）、Verrucomicrobia（平均相对丰度为 2.08%）、Euryarchaeota（平均相对丰度为 1.63%）。藏羚羊肠道微生物群落中属水平含量大于 2% 的有 6 个属，分别为拟杆菌属（*Bacteroides*，平均相对丰度为 16.76%）、*Alistipes*（平均相对丰度为 8.55%）、*Clostridium*（平均相对丰度为 5.19%）、普氏菌属（*Prevotella*，平均相对丰度为 3.88%）、纤维杆菌属（*Fibrobacter*，平均相对丰度为 2.71%）、*Ruminococcus*（平均相对丰度为 1.47%）。同一高海拔藏系绵羊肠道微生物群落中属水平含量大于 2% 的有 6 个属，分别为 *Bacteroides*（平均相对丰度为 22.39%）、*Alistipes*（平均相对丰度为 9.78%）、*Clostridium*（平均相对丰度为 4.39%）、*Prevotella*（平均相对丰度为 3.27%）、*Fibrobacter*（平均相对丰度为 2.52%）、*Ruminococcus*（平均相对丰度为 1.80%）。与同一高海拔藏系绵羊相比，藏羚羊的肠道微生物群落在分类属水平上有 186 个属相对丰度较高，且具有统计学意义（$P < 0.05$），如 *Clostridium*、*Ruminococcus* 和氨基酸球菌属（*Acidaminococcus*）。而同一高海拔藏系绵羊的肠道微生物群落在分类属水平上有 161 个属相对丰度较高且具有统计学意义（$P < 0.05$），如 *Bacteroides*、*Prevotella* 和 *Fibrobacter*。

宏基因组测序后的原始去冗余基因分别与 KEGG、eggNOG 和 CAZy 数据库进行比对。发现有 413 058 个基因（占原始去冗余基因的 55.12%）能够比对上 KEGG 数据库，其中有 240 656 个基因（占原始去冗余基因的 32.11%）能够比对上数据库中的 3507 个 KEGG ortholog group（KO）；有 412 447 个基因（占原始去冗余基因的 55.03%）能够比对上 eggNOG 数据库；有 31 254 个基因（占原始去冗余基因的 4.17%）能够比对上 CAZy 数据库。KEGG、eggNOG 和 CAZy 数据库的注释结果显示，藏羚羊与同一高海拔的藏系绵羊肠道微生物群落中注释到代谢相关通路、遗传信息处理相关通路（翻译、复制、重组和修复等）和糖苷水解酶上的基因比其他通路更多（图 4-39、图 4-40），尤其是糖代谢相关的通路和酶。注释到 KEGG 数据库的 Unigenes 中，165 113 个（68.11%）注释到了代谢相关通路上（28 986 个注释到了糖代谢相关通路），41 148 个（16.97%）注释到了遗传信息处理通路（图 4-39）。注释到 eggNOG 数据库的 Unigenes 中，除了功能不明的外，注释到复制、重组和修复通路（34 218 个，8.13%）和糖类转运和代谢通路（32 456 个，7.71%）的功能基因（Unigenes）数目占比最多（图 4-40）。注释到 CAZy 数据库的 Unigenes 中，19 853 个（58.81%）注释到了糖苷水解酶

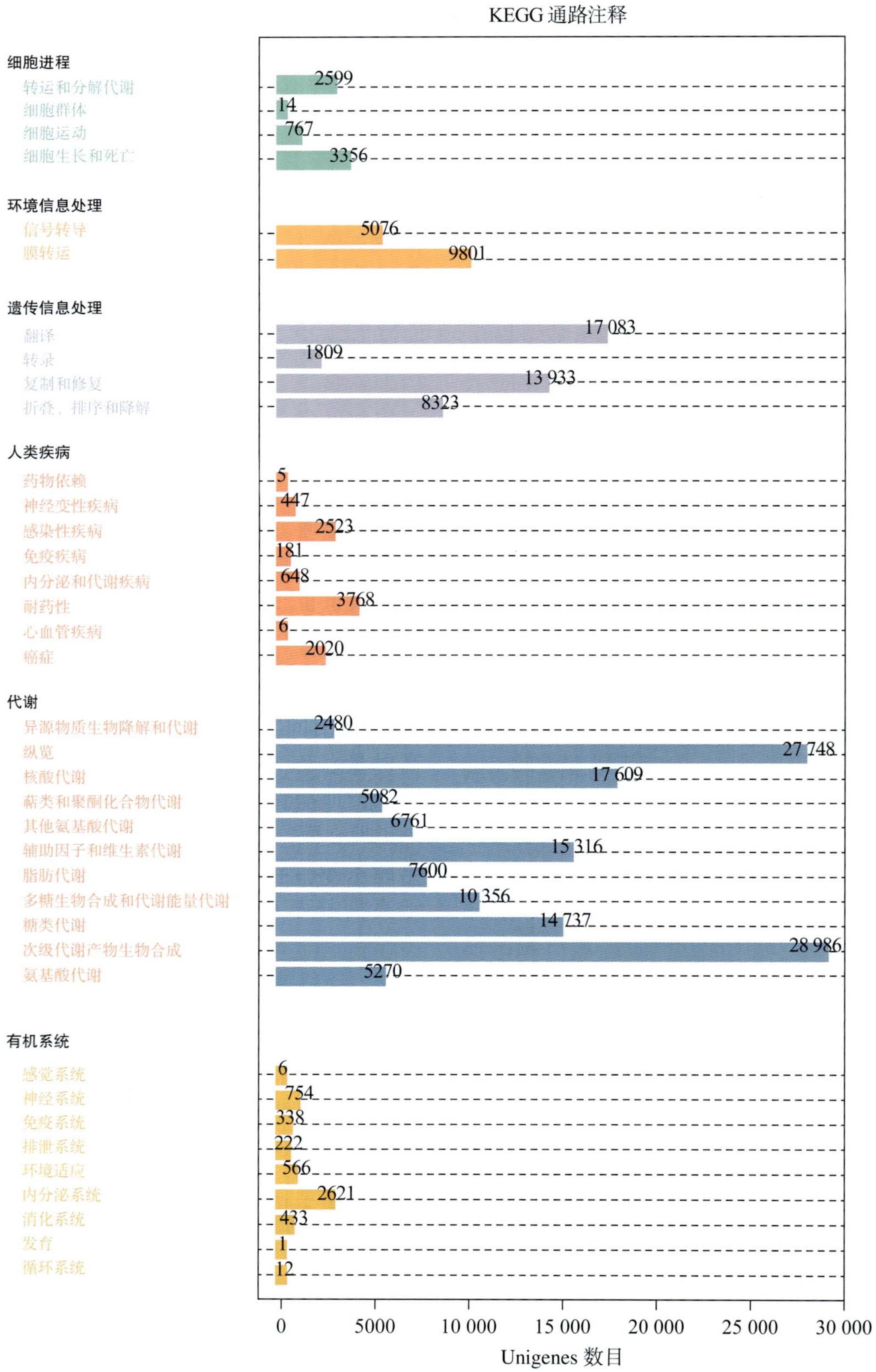

图 4-39　藏羚羊和同一高海拔藏系绵羊的肠道微生物群落基因注释到 KEGG 数据库的 Unigenes 数目统计图

图左侧是 KEGG pathway 数据库中第一层级的 6 大代谢通路及其相应第二层级的代谢通路，图右侧条形图上的数字代表注释到的 Unigenes 数目

引自：Ma Y，Ma S，Chang L，et al. Gut microbiota adaptation to high altitude in indigenous animals. Biochemical and biophysical research communications，2019，516（1）：120-126.

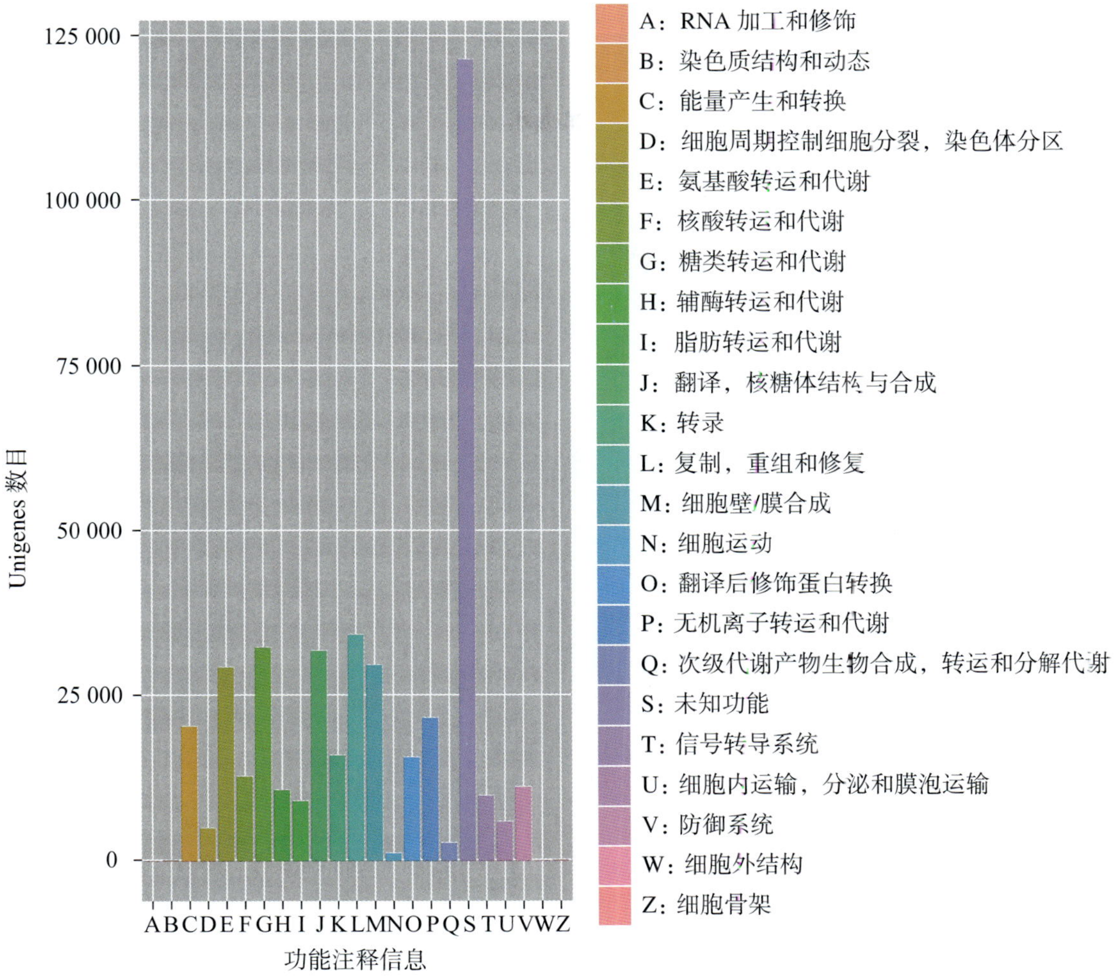

图 4-40 藏羚羊和同一高海拔藏系绵羊的肠道微生物群落基因注释到 KEGG 数据库、eggNOG 数据库和 CAZy 数据库的 Unigenes 数目统计图

引自：Ma Y，Ma S，Chang L，et al. Gut microbiota adaptation to high altitude in indigenous animals. Biochemical and biophysical research communications，2019，516（1）：120-126.

类上，如 GH2、GH3、GH13、G43、EC3.2.1.20、EC3.2.1.21 和 EC3.2.1.25（图 4-41）。藏羚羊和同一高海拔的藏系绵羊的肠道微生物群落中注释到 KEGG 数据库 Unigenes 数目排名前 5 的代谢通路图（糖代谢、氨基酸的生物合成、嘌呤代谢、嘧啶代谢和核糖体）。基于 KEGG、eggNOG 和 CAZy 数据库的结果，利用 MetaStats 方法将注释到藏羚羊与同一高海拔藏系绵羊的肠道微生物群落基因功能进行了差异性分析，发现高原世居且适应高原的藏羚羊和移居高原后习服高原的藏系绵羊，它们的肠道微生物群落功能存在一定差异（表 4-11）。藏羚羊的肠道微生物群落基因功能丰度中能量代谢、糖代谢、核酸代谢和 DNA 复制、重组和修复等显著高于藏系绵羊（图 4-42），如丙酮酸 - 铁氧化还原蛋白 / 黄素氧化蛋白氧化还原酶［pyruvate-ferredoxin/flavodoxin oxidoreductase，*por*，K03737，COG（clusters of orthologous groups of proteins）0674，COG1014，COG1013］；丙酮酸磷酸二激酶（pyruvate phosphate dikinase，*ppdk*，K01006）；4-alpha- 葡聚糖转移酶（4-alpha-glucanotransferase，K00705）；1,4-α- 葡聚糖分支酶（1,4-α-glucan branching enzyme，K00700）；转酮醇酶（K00615）；DNA 聚合酶Ⅲ亚单位 B α（DNA polymerase Ⅲ subunit alpha，K02337）；DNA 解旋酶亚单位 A（DNA gyrase subunit A，K02469）；DNA 解旋酶亚单位 B（DNA gyrase

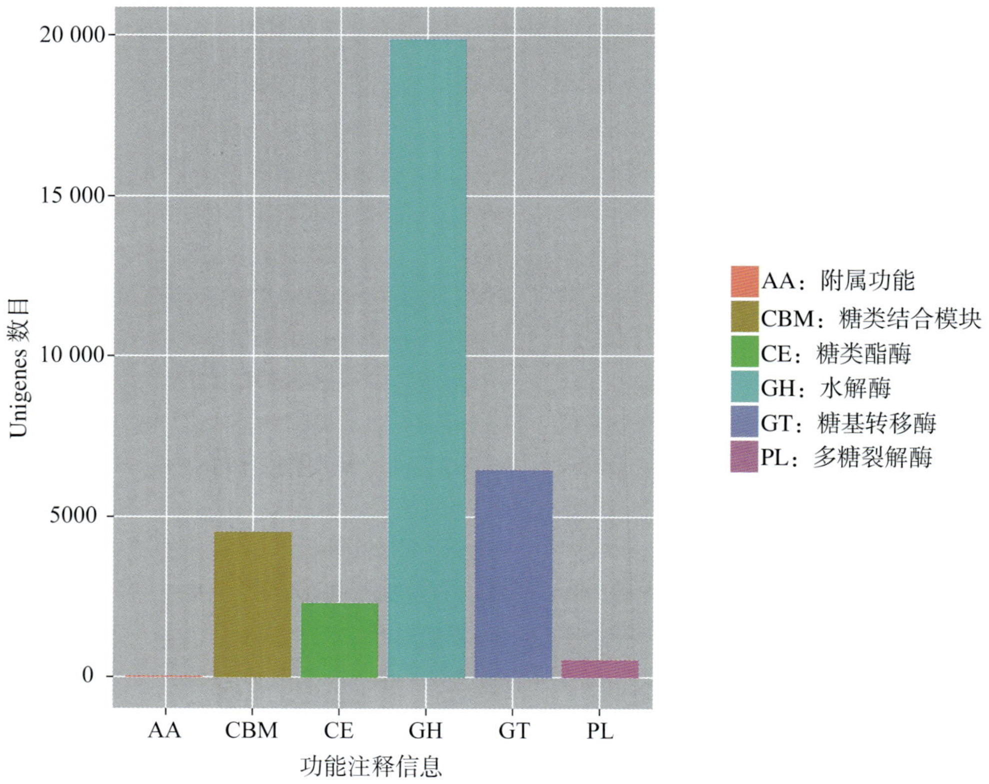

图 4-41 藏羚羊和同一高海拔藏系绵羊的肠道微生物群落基因注释到 CAZy 数据库的 Unigenes 数目统计图

引自：Ma Y，Ma S，Chang L，et al. Gut microbiota adaptation to high altitude in indigenous animals. Biochemical and biophysical research communications，2019，516（1）：120-126.

表4-11 藏羚羊和同一高海拔藏系绵羊的肠道微生物群落中排名前11的具有组间显著性差异的功能（基于*KEGG*数据库结果）

KEGG通路第2层级	藏羚羊			藏系绵羊			*P* 值	*q* 值
	平均值	方差	标准差	平均值	方差	标准差		
糖类代谢	0.03772256	1.21E-06	0.000551	0.036522	1.15E-06	0.000536	0.145512	0.034684
代谢；纵览	0.036830939	9.77E-07	0.000494	0.034878	8.87E-07	0.000471	0.025854	0.009244
遗传信息处理；翻译	0.02590655	6.17E-07	0.000393	0.023107	5.08E-07	0.000357	0.00622	0.003546
代谢；核酸代谢	0.023091981	6.91E-07	0.000416	0.021482	2.14E-07	0.000231	0.015707	0.006418
代谢；辅助因子和维生素代谢	0.018784687	1.67E-07	0.000204	0.021972	1.27E-06	0.000563	0.004268	0.003052
代谢；能量代谢	0.020850959	6.52E-07	0.000404	0.020034	6.50E-07	0.000403	0.180927	0.039808
代谢；多糖生物合成和代谢	0.011986002	2.66E-07	0.000258	0.015535	7.80E-08	0.00014	0	0
环境信息处理；膜转运	0.012039946	8.27E-07	0.000455	0.013544	4.85E-07	0.000348	0.031878	0.010727
代谢；脂肪代谢	0.009349125	4.88E-08	0.00011	0.011009	3.12E-07	0.000279	0.003049	0.002907
遗传信息处理；折叠、排序和降解	0.010708625	3.52E-08	9.39E-05	0.011075	1.61E-07	0.000201	0.121195	0.034665
代谢；其他氨基酸代谢	0.008267288	9.50E-08	0.000154	0.009371	4.07E-07	0.000319	0.019829	0.007562
其他	0.687081388	5.48E-05	0.003702	0.679245	7.41E-05	0.004305	0.194732	0.040472

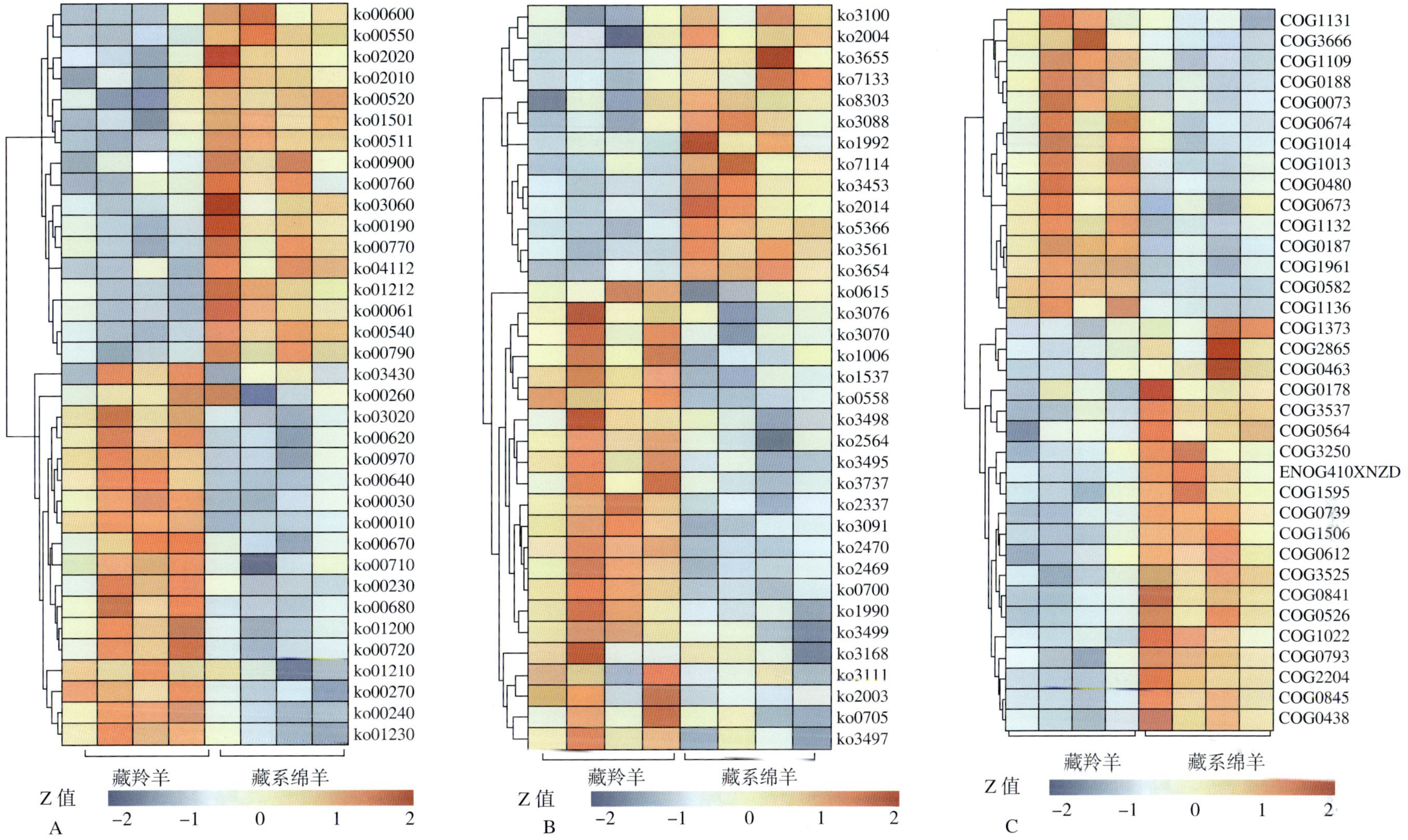

图 4-42　藏羚羊和同一高海拔藏系绵羊的肠道微生物群落中具组间有差异的功能丰度聚类热图

热图左侧为功能聚类树，右侧为功能注释信息。热图的每个方块所对应的值为每一行功能相对丰度经过标准化处理后得到的 Z 值。A. 藏羚羊和同一高海拔藏系绵羊在 KEGG pathway 第二层级上具有显著差异的排名前 35 个功能聚类；B. 藏羚羊和同一高海拔藏系绵羊在 KEGG pathway 的 KO 上具有显著差异的排名前 35 个功能聚类；C. 藏羚羊和同一高海拔藏系绵羊在 eggNOG 数据库中 COG 上具有显著差异的排名前 35 个功能聚类

引自：Ma Y，Ma S，Chang L，et al. Gut microbiota adaptation to high altitude in indigenous animals. Biochemical and biophysical research communications，2019，516（1）：120-126.

subunit B，K02470)；DNA 拓扑异构酶Ⅰ（DNA topoisomerase Ⅰ，K03168）和单链DNA结合蛋白（single-strand DNA-binding protein，K03111)。值得注意的是，藏羚羊的自身基因组的糖代谢和DNA修复相关基因出现了趋同进化或定向选择的现象。而藏羚羊肠道微生物群落基因功能分类中脂肪代谢和多糖合成功能等的富集显著低于同一高海拔的藏系绵羊。

参考文献

[1] Gentry A W. Caprinae and Hippotragini（Bovidae，Mammalia）in the Upper Miocene. Antelopes，Deer and Relatives，Present and Future：Fossil Record，Behavioral Ecology，Systematics，and Conservation. New Haven：Yale University Press，2000：65-83.

[2] 马燕，格日力. 藏羚羊的研究现状. 中国高原医学与生物学杂志，2017，38（3）：206-212.

[3] 诸葛海锦，李晓文，张翔，等. 青藏高原高寒荒漠区藏羚适宜生境识别及其保护状况评估. 应用生态学报，2014，25（12）：3483-3490.

[4] 连新明，张同作，曹伊凡，等. 夏季雌性藏羚昼间行为时间分配及活动节律. 兽类学报，2007，27（1）：53-57.

[5] 曹伊凡，苏建平，连新明，等. 可可西里自然保护区藏羚羊的食性分析. 兽类学报，2008，28（1）：14-19.

[6] Harris R B，Miller D J，Harris R B，et al. Overlap in summer habitats and diets of Tibetan Plateau ungulates. Mammalia，1995，59（2）：197-212.

[7] 曹俊虎，徐世晓，赵新全，等. 藏羚羊冷季对干物质的消化效率. 兽类学报，2007，27（2）：206-208.

[8] 吴晓民，张洪峰. 藏羚羊种群资源及其保护. 自然杂志，2011，33（3）：143-148.

[9] 蔡桂全. 青海省野牛沟地区主要兽类的数量与保护. 兽类学报，1996，16（2）：113-118.

[10] Harris R B，Abutalipu A，Logger S C. 大型哺乳动物的趋势监测：青海野牛沟和甘肃阿克塞国际狩猎场的案例（英文）. 兽类学报，2005，4：9-15.

[11] 理查德·哈里斯. 如何满足草原野生有蹄类调查方法的假设前提条件. 动物学杂志，1996，31（2）：16-21.

[12] 常荣，杨应忠，马祁生，等. 藏羚羊和藏系绵羊左心室收缩功能的比较研究. 中国病理生理杂志，2010，26（8）：1498-1502.

[13] 张先钧，张晓岩，蒲小燕. 探讨藏羚羊在高寒低氧环境肺脏的光镜结构. 现代预防医学，2011，38（12）：2377-2378.

[14] 常兰，张鹏飞，陈付菊，等. 藏羚羊和藏绵羊小肠黏膜结构和黏膜免疫相关细胞的比较. 中国病理生理杂志，2012，28（9）：1658-1664.

[15] 马兰，常兰. 不同海拔藏绵羊小肠上皮内淋巴细胞、杯状细胞的数量和分布比较及其意义. 青海医学院学报，2012，33（2）：99-102.

[16] 张雪峰，杨应忠，裴志伟，等. 藏羚羊和藏系绵羊血液内分泌激素水平的比较研究，生理学报，2011，63（4）：342-346.

[17] Avivi A，Gerlach F，Joel A，et al. Neuroglobin，cytoglobin，and myoglobin contribute to hypoxia adaptation of the subterranean molerat Spalax. Proc Natl Acad Sci USA，2010，107（50）：21570-21575.

[18] 朱世海，齐新章，王晓君，等. 高原鼢鼠和高原鼠兔骨骼肌摄氧功能差异. 生理学报，2009，61（4）：373-378.

[19] 马兰，杨应忠，靳国恩，等. 藏羚羊与藏绵羊心肌、骨骼肌中肌红蛋白含量和乳酸脱氢酶活性的比较. 动物学杂志，2012，47（3）：35-39.

[20] 马兰，格日力. 肌红蛋白生物学作用与低氧. 青海医学院学报，2011，32（1）：69-72.

[21] Yingzhong Y，Droma Y，Guoen J，et al. Molecular cloning of hemoglobin alpha-chain gene from Pantholops hodgsonii，a hypoxic tolerance species. J Biochem Mol Biol，2007，40（3）：426-431.

[22] 齐新章，王晓君，朱世海，等. 高原鼢鼠和高原鼠兔心脏对低氧环境的适应. 生理学报，2008，60（3）：348-354.

[23] Ma L，Shao X J，WangY P，et al. Molecular cloning，characterization and expression of myoglobin in tibetan antelope（pantholops hodgsonii），a species with hypoxic tolerance. Gene，2014，533（2）：532-537.

[24] 张彩彩，朱依纯. 低氧诱导因子-1功能调节及其机制. 生理通讯，2008，27（2）：43-46.

[25] 刘芳，乌仁塔娜，马兰，等. 藏羚羊低氧诱导因子1α基因的克隆与组织表达. 生理学报，2011，63（6）：565-573.

[26] Fang Liu，Zhuming Bi，Eric L，et al. An integrated systems approach to plateau ecosystem management—a scientific application in Qinghai and Tibet plateau. Information Systems Frontiers，2015，17（2）：337-350.

[27] Wu Z，Puigserver P，Andersson U，et al. Mechanisms controlling mitochondrial biogenesis and respiration through the thermogenic coactivator PGC-1. Cell，1999，98（1）：115-124.

[28] 马燕，常荣，祁玉娟，等. 藏羚羊PGC-1α基因编码区的克隆与分析. 动物学杂志，2012，47（1）：25-35.

[29] 冯志超，马兰，白振忠，等. 藏羚羊ET-1基因编码区的克隆与分析. 青海医学院学报，2012，33（4）：251-256.

[30] 曹学锋，杨应忠，马兰，等. 藏羚羊血红素氧合酶-1基因编码区的克隆及序列分析. 中国病理生理杂志，

2012, 2 (8): 1461-1465.

[31] Taunton J, Hassig C A, Schreiber S L. A mammalian histone deacetylase related to the yeast transcriptional regulator Rpd3p. Science, 1996, 272 (5260): 408-411.

[32] Krivoruchko A, Storey K B. Epigenetics in anoxia tolerance: a role for histone deacetylases. Mol Cell Biochem, 2010, 342 (1-2): 151-161.

[33] Kim S H, Jeong J W, Park J A, et al. Regulation of the HIF-1alpha stability by histone deacetylases. Oncol Rep, 2007, 17 (3): 647-651.

[34] 刘芳，格日力. 藏羚羊组蛋白去乙酰化酶1基因编码区的克隆与序列分析. 兽类学报，2011，31 (4)：396-403.

[35] Shu-Qing Xu, Ying-Zhong Yang, Jun Zhou, et al. A mitochondrial genome sequence of the Tibetan antelope (Pantholops hodgsonii). Geno Prot Bioinfo, 2005, 3 (1): 5-17.

[36] Ri-Li Ge, Qingle Cai, Yong-Yi Shen, et al. Draft genome sequence of the Tibetan antelope. Nature communication, 2013, 4: 1858-1864.

[37] Ma Y, Ma S, Chang L, et al. Gut microbiota adaptation to high altitude in indigenous animals. Biochemical and biophysical research communications, 2019, 516 (1): 120-126.

（马 兰 马 燕）

第五章

青藏高原牦牛高原低氧适应机制

牦牛（*Bos grunniens*）隶属偶蹄目，牛科，主要分布于以青藏高原为中心及其毗邻的高山、亚高山地区（海拔 3000 m 以上），牦牛在这些地区生息繁衍已有数万年以上的历史。随着人类活动的发展，牦牛逐步分化为驯化（家牦牛）（图 5-1）和野生（野牦牛）（图 5-2）两个系列。

高原低氧适应（high altitude hypoxia adaptation，HAHA）是指高原世居人群或高原土著动物为了能在高原上生存，适应低氧环境所产生的一种非可逆、可遗传的形态结构及生理生化等方面的改变过程。牦牛作为高原低氧适应的代表物种，主要分布于含氧量只有海平面的 1/3 ~ 1/2 的高海拔地区。在如此高寒低氧的环境下，牦牛不仅能正常生长发育、繁衍后代，还可作为广大牧民驮物载重的运输工具，其对高海拔低氧环境具有独特的适应能力，这种适应性是长期自然进化和人工驯化的结果。牦牛体型高大，头长而粗重，角粗长呈圆锥形且先向两侧伸出后又向后翘起，角是抵御豺狼虎豹等天敌的有力武器。牦牛体质结实、紧凑，四肢相对粗短，且全身覆盖粗而密长的被毛，背部被毛短，绒毛丰厚，体侧周围有“裙毛”及蓬松的尾毛，形成很厚的天然空气隔热层，可有效地降低机体的散热，有利于抵御极度寒冷。牦牛蹄大而坚实，蹄叉开张，蹄尖狭窄、锐利，蹄底凹陷深，这些特征显示出牦牛具有涉远觅食的能力。

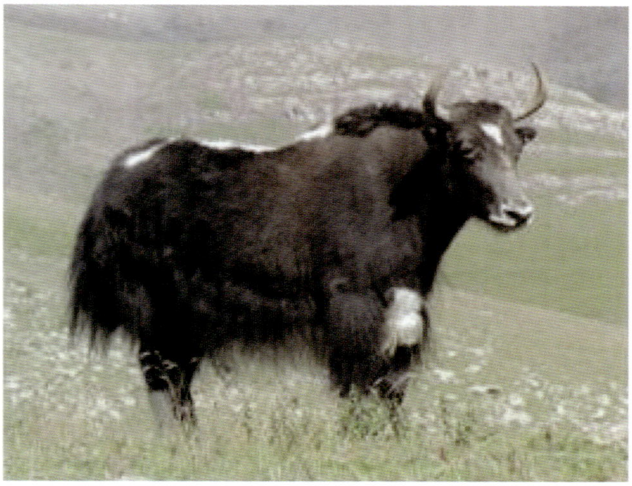

图 5-1　家牦牛

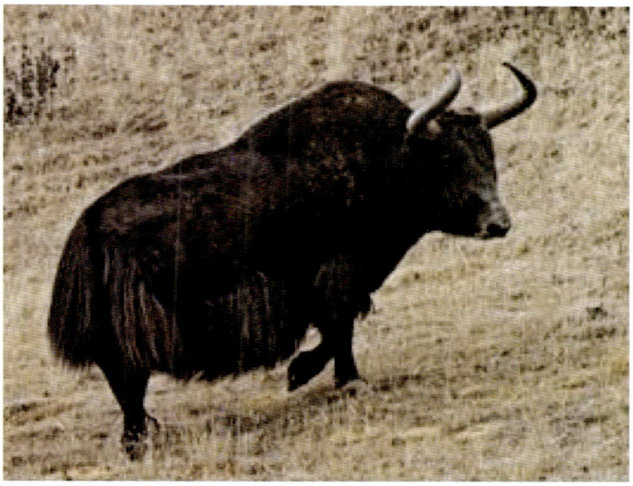

图 5-2　野牦牛

第一节　牦牛高原低氧适应的形态学特征

一、心脏

高原环境的低氧特征几乎影响着动物机体所有的功能和活动，对心血管系统的影响尤为明显，仅次于对中枢神经系统的影响。心脏是全身组织的供氧中枢，对低氧十分敏感，牦牛世世代代生活在低氧环境下，长期的进化和适应使其心脏形成了独特的形态学适应特征。

（一）心脏解剖

牦牛年龄在 1 日龄、6 月龄、1 岁、2 岁和 5 岁时，心脏重量分别占体重的 1.2%、0.96%、0.79%、1.2% 和 1.4% [1]。1 日龄牦牛的心脏重量占体重的百分比较高，可能是由于出生时体重小，而成年牦牛心脏重量占体重百分比较高的原因可能与心脏的发育有关，随着牦牛年龄增长，心脏的室间隔厚度明显增加，且青年和壮年牦牛间的差异显著，另外，左、右心室壁增厚程度不一，比如，心脏中部左心室壁和右心室壁的厚度比值分别为 1.56、2.46、2.56、2.68 和 2.67 [1]，牦牛左室壁厚度小于右心室壁厚度的 3 倍，且牦牛没有肺动脉高压，成年牦牛的肺动脉比成年黄牛具有更多的弹力纤维，这可以维持肺动脉的良好收缩力，并排出血液。说明牦牛无右心肥大现象，表明牦牛对高原环境有良好的适应能力。

牛科动物对低氧敏感，易发生低氧性肺血管收缩，引起肺动脉高压和右心肥厚，严重者可导致右心衰竭，即“兽胸病”，而牦牛被称为“高原之舟”，未见有“兽胸病”的发生。肺动脉高压主要发生在右心室血液输出的过程中，右心室肥厚作为肺动脉高压的解剖学指标，尤其增厚的动脉圆锥是肺动脉高压和右心室肥厚的主要判定依据。由于动物种类不同，其心脏大小、重量也不尽相同，故两种动物比较右心室的动脉圆锥厚度无实际意义，而右心室重量 / （左心室 + 室间隔）重量［RV/（LV+S）］值与肺动脉压密切相关，不存在心脏大小、重量等因素的差异。右心室重量与左心室重量的比值是反映动物对高原低氧的敏感指标。对不同海拔的高原牦牛和平原黄牛的 RV/（LV+S）值进行研究，发现生活在较低海拔（3200 ~ 3800 m）的牦牛的 RV/（LV+S）值最小（0.318）[2]，其次是生活在海拔 4 000 m 处的牦牛（0.3627），而海拔为 4000 ~ 5000 m 的牦牛的 RV/（LV+S）值最大（0.368），并且后者与平原黄牛（0.373）间比较无明显差异，表明牦牛没有右心室肥厚；对生活在较低海拔（3200 ~ 3800 m）的成年牦牛的 RV/（LV+S）值（0.318）与同样长期生活在高原（海拔为 2600 ~ 3200 m）的成年柴达木黄牛（0.365）比较，发现牦牛 RV/（LV+S）值明显小于柴达木黄牛，而且与此相一致的是牦牛肺动脉压（21.0 mmHg）明显低于柴达木黄牛（37.2 mmHg）[2]。长期生活在高原的柴达木黄牛 RV/（LV+S）值（0.365）与平原牛的 RV/（LV+S）值（0.36）相似，而死于“兽胸病”的牛 RV/（LV+S）值为 0.45 ~ 0.65 [3]，表明牦牛无右心室肥厚，但具有强大的左心室，强大的左心室和与之相应的右心室是牦牛低氧适应的重要的形态学特征，也是牦牛维持正常的肺循环和体循环功能的前提条件。因此，强大的左心室在维持有效的体循环、充足血流量和心排血量方面起着重要的作用。发育良好的右心室协同强大的左心室，共同维持着肺循环的正常功能。这也是牦牛在长期的自然进化过程中逐步获得的遗传特性。

（二）心肌

心肌是机体摄氧量高而又对低氧十分敏感的组织之一。心肌组织主要进行有氧代谢，对氧的需求量大，动物机体各组织能否有效地获氧与心肌组织的结构和功能密切相关。长期低氧可引起心肌组织结构及功能的适应性改变。

心脏为中空的肌性器官，心壁由心内膜、心肌膜和心外膜构成，其中心肌膜是心脏的主体，主要由心肌细胞构成。

1．心肌细胞　牦牛的心肌细胞呈短柱状，细胞核呈椭圆形，位于细胞中央，有时可见双核，心肌细胞横纹较明显（图 5-3A、B、C）。随年龄增长，牦牛的心肌细胞变粗、变长、面积增加，单位面积内心肌细胞数量也增多。缺氧使心肌细胞的生长速度缓慢，尤其直径增长迟缓 [4]。随年龄增长，牦牛左、右心房与心室心肌细胞的生长发育表现出不同的特点，初生（1 ~ 5 日龄）左、右心房与心室的心肌细胞均较成年牦牛细而短，无论是初生牦牛，还是成年牦牛，心室的心肌细胞比相应心房的心肌细胞粗而长，并以左心室心肌细胞最粗、最长，心室与心房肌细胞排列也不同，心室肌细胞排列规整、有分支，心房肌细胞排列疏松、弯曲 [4]（图 5-3D、E、F），心房、心室结构的差异可能与其各自承受的负荷不同有关。在血液循环过程中，心房主要完成对回流血液的收集，并在收缩时将回流的血液随房室瓣的打开泵入心室，所承受的压力及负荷较小；而心室主要是将血液输送到肺和全身，供机体进行气体和营养物质交换。故心室肌较心房肌宽大且排列有序，是为了提供强大的收缩力以完成泵血；初生牦牛左、右心房与心室的心肌细胞面积均明显小于成年牦牛，初生和成年牦牛心室的心肌细胞面积均明显大于相应心房的心肌细胞面积，并以左心室心肌细胞面积为最大；成年牦牛单位面积内心肌细胞数量显著多于初生牦牛 [4]，说明随着发育，牦牛心脏体积的增大、重量增加与心肌细胞增粗和增长、心肌细胞面积增加和心肌细胞数目增多均密切相关。另外，牦牛从 1 日龄开始到 6 月龄，心肌细胞最大的变化表现在肌原纤维上。1 日龄的心肌细胞肌节紊乱，肌原纤维排列在心肌细胞的两侧。从 6 月龄开始，肌原纤维均匀地分布于心肌细胞中，肌节排列规则 [1]。此结构特点

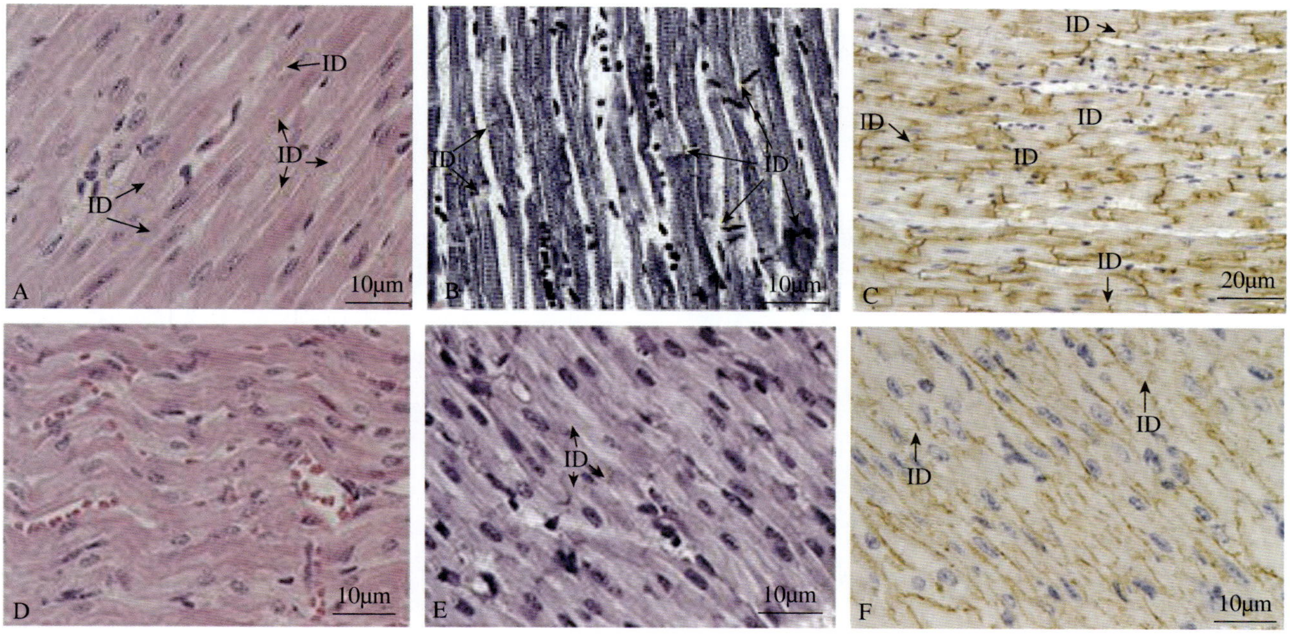

图 5-3　初生和成年牦牛的心脏组织结构

A. 成年牦牛左心室一般组织学结构，苏木精 - 伊红染色（×1000）；B. 成年牦牛左心室心肌横纹和闰盘，铁苏木精染色（×1000）；C. 成年牦牛左心室 Cx43 免疫组织化学反应（×400）；D. 初生牦牛左心房一般组织学结构，苏木精 - 伊红染色（×1000）；E. 初生牦牛左心室心肌横纹和闰盘，碘酸钠 - 苏木精染色（×1000）；F. 初生牦牛左心室 Cx43 免疫组织化学反应（×1000），ID. 闰盘

引自：孙娟，崔燕，段德勇，等. 初生与成年牦牛心肌的组织学结构比较. 兽类学报，2016，36（1）：104-111.

也与心脏收缩功能增强有关。线粒体是细胞能量代谢的重要场所，心肌能量代谢以有氧代谢为主，而氧化代谢和能量产生的功能部位在心肌细胞，线粒体膜和基质中存在大量氧化脂肪酸和糖类的酶体系及磷酸化产生能量的酶体系。线粒体形态、结构及数量的变化会随机体对氧的需求改变和环境氧分压而不断变化。动物从平原进入高原，缺氧早期阶段心肌组织会发生一定程度的损伤，心肌细胞缺氧会导致线粒体结构破坏，少量线粒体膜溶解。但随着机体对低氧环境的适应，心肌细胞内线粒体的数量明显增加，体积略为增大。高原世居牦牛 1 日龄时心脏线粒体聚集在核的周围，形态较圆。从 6 月龄至 2 岁，线粒体形态呈椭圆形，分散在肌原纤维之间，线粒体的嵴排列整齐。在 5 岁牦牛心脏中出现矩形线粒体，嵴变得不规则 [1]。肌肉组织中氧的弥散效率与微血管密度（microvessel density，MVD）、线粒体数目和表面积相关，高海拔地区（3700 m）牦牛与相对低海拔地区（3200 m）牦牛的心肌组织相比，除高海拔地区牦牛心肌细胞表面积、密度大于低海拔地区牦牛外，心肌细胞线粒体的体积、密度、数量、微血管密度也大于低海拔地区牦牛。这些结构特征有利于提高心肌组织中氧的弥散效率，促使机体对低氧环境的适应。

心脏正常功能的执行不仅取决于心肌细胞，心肌细胞间质（尤其是胶原纤维）的改变也会严重影响心脏功能。心肌间质的主要成分是心肌胶原纤维，在心肌组织的整个胶原网络中，Ⅰ型和Ⅲ型胶原纤维起主要作用，Ⅰ型胶原纤维抗拉强度高，具有很强的张力，故决定心脏的僵硬度，Ⅲ型胶原纤维具有较大的伸展性和回弹性，与心肌的扩张相关，决定心脏的顺应性。Ⅰ型胶原纤维和Ⅲ型胶原纤维适量比例对维持心肌组织结构及心脏功能的完整性具有重要意义。初生牦牛心肌细胞间以Ⅲ型胶原纤维为主，随着牦牛年龄的增加，心脏内Ⅰ型胶原纤维数量逐渐增多，至 5 岁时，以Ⅰ型胶原纤维占优势 [1,4]，这可能是由于初生牦牛还处于发育阶段，心脏所承受的压力及负荷较小，故心肌张力也小，表现为弹性较好的Ⅲ型胶原纤维较多，为心肌细胞提供了足够的发育空间，促使心脏功能与机体的发育保持一致。随着牦牛个体长大，心脏负荷逐渐增加，到了成年，牦牛发育已完成，相应心脏的负荷就较大，韧性较好的 I 型胶原纤维成分较多，使心脏舒缩的张力加强，为心脏完成正常的泵血功能提供了有力保障，且可防止心脏过度舒张，利于牦牛心脏更好地适应低氧环境。

2．牦牛心肌 Cx43 和 ANP 的表达量　相邻心肌细胞间由闰盘连接，缝隙连接（gap junction，GJ）是闰盘内专有连接之一，通过缝隙连接蛋白 43（connexin43，Cx43）为心肌细胞间通讯提供代谢偶联和电偶联，对心脏的正常分化和发育有重要的作用。缝隙连接结构和功能的完整性对心肌的同步收缩具有重要作用。初生牦牛的闰盘为直线形或 V 形，Cx43 在心肌细胞间表达弱且呈直线形分布，而在心肌细胞膜和细胞质内表达较强。成年牦牛心肌细胞间闰盘呈竹节样吻合或呈阶梯状，Cx43 密集表达在闰盘内且较初生牦牛表达典型，不仅呈直线形分布，也呈阶梯状分布（图 5-3B、C、E、F），可见成年牦牛闰盘结构较初生牦牛复杂，结构更完善，Cx43 在心肌细胞膜表达弱。初生和成年牦牛 Cx43 在心室肌细胞表达均强于心房肌细胞，这与心室和心房的结构及生理功能相一致，心室较心房腔大，输出的血液行程也较长，为获得足够的泵血压力，以维持正常的体循环和肺循环，使心脏具有了与生理功能相适应的结构，如心室较心房壁厚，且心室肌细胞较长而粗，使心室肌细胞收缩强度高于心房肌细胞。同时，心肌在执行收缩及舒张功能时，为了信号能迅速传导，以确保信号冲动能够迅速传递到各个心室肌，使整个心室收缩，心室肌细胞间就需要紧密联系，因此，心室肌细胞 Cx43 表达强于心房肌细胞。而心房较小，输出的血液行程短，心房肌收缩强度相对较弱，只需较小的泵血压力就可以将血液泵到心室，故心房肌 Cx43 表达量明显低于心室肌。成年牦牛心肌 Cx43 表达量高于初生牦牛，说明成年牦牛心肌细胞间牢固性增加，这有助于实现心肌收缩信号的迅速传导，并且这些改变可能与初生和成年牦牛对高海拔低氧环境的适应性相关[4]。

心房钠尿肽（atrial natriuretic peptide，ANP）是由心房肌细胞合成和释放的一种肽类激素，在正常心室肌中不表达。ANP 具有强大的利尿、利钠、强心作用，可使心肌收缩力增强，心率加快，血液循环速度加快，血管舒张、外周阻力降低，同时还可扩张支气管，增加肺通气功能，使机体各组织在单位时间内获得更多的氧，从而缓解低氧对机体的不利影响。免疫组织化学研究发现，ANP 在牦牛心房肌细胞中大量表达，且右心房表达量明显高于左心房，在心室肌细胞中不表达，初生（1 ~ 5 日龄）牦牛心房肌细胞 ANP 表达量显著高于成年牦牛[4]，放射免疫分析检测结果也表明，牦牛出生后到半岁的发育过程中，心房肌、心室肌中 ANP 含量显著增加，但成年牦牛心房肌 ANP 分泌却保持较低水平，与牦牛不同，平原黄牛随年龄增长，心肌细胞中 ANP 含量呈逐渐增高的趋势，这可能是由于牦牛出生后就受到低氧刺激，机体为了快速适应高原低氧的生存环境，在幼龄发育过程中心房肌大量分泌 ANP，促使血管扩张，以适应缺氧环境，到成年后，由于牦牛已具备了较强的低氧适应能力，心房肌细胞分泌 ANP 的数量就相应减少。而生活在平原地区的黄牛由于出生后没有受到低氧刺激，对 ANP 的需求量只是随维持机体正常发育而进行分泌。可见，初生牦牛心脏具有良好的内分泌调节机制和对高海拔低氧环境强大的适应能力。

（三）心脏的血管

低氧不仅可以引起心肌代谢及功能的改变，而且对心肌细胞的结构也产生了不同程度的影响。心脏功能及心肌细胞获氧效率对于动物适应低氧环境具有重要的作用。因此，心脏充足的血液供应尤为重要，心脏的血供来自左、右冠状动脉，长期低氧使牦牛心脏的血管发生了适应性改变，从而提高了牦牛对高海拔低氧环境的适应性。

1．冠状动脉　是主动脉从左心室发出后的第一个分支。牦牛心脏的血液供应来自左、右冠状动脉，二者均起始于升主动脉的主动脉窦，其主干及主要分支行走于心外膜下。牦牛冠状动脉的分布类型属左优势型，其左旋支供应心脏大部分血液[1]。

牦牛心脏左冠状动脉主干表现为弹性动脉的组织结构特征，左冠状动脉的前降支、左旋支的组织学特征显示为肌性动脉。右冠状动脉则因个体不同而呈现出弹性动脉和肌性动脉两种形式，其中弹性动脉结构与左冠状动脉主干类似，肌性动脉结构与左冠状动脉的前降支和左旋支相似[5]。一般根据管径大小，将动脉分为大、中、小、微

4种类型，除主动脉和肺动脉是大动脉（即弹性动脉）外，凡是有名称的动脉都属于中动脉（又称为肌性动脉）。故冠状动脉属于中动脉，即肌性动脉。成年牛、马等动物心脏的重量约为体重的0.5%，可是供应心脏自身的血流量却约占全身血流总量的5%，冠状动脉如此大的血流量，其主干承载着较高的应力，并且牦牛左冠状动脉还承担着心脏大部分心壁的供血任务，而右冠状动脉只供给心脏小部分心壁的血液，血流量相对小，使得牦牛左冠状动脉主干、个别个体右冠状动脉表现为弹性动脉的特征。左冠状动脉主干和呈现为弹性结构的右冠状动脉的管壁组织成分中弹性膜和胶原纤维含量相对较多，可以使其具有较大的扩张储备能力，又可以限制血管过度扩张，以维持血流量的相对稳定，从组织结构上保证其血液供应的完成。左冠状动脉的前降支、左旋支和个别个体的右冠状动脉表现为肌性动脉组织学特征。左冠状动脉的前降支、左旋支和右冠状动脉内膜的内皮下结缔组织层缺失，5月龄牦牛的内弹性膜发生断裂，成年牦牛断裂处出现次级内弹性膜。右冠状动脉和左旋支内膜的厚度随着牦牛年龄的增长略有增加，前降支的增加幅度相对较大，成年牦牛的内膜厚度约为1日龄牦牛的2.25倍。中膜主要由环形排列的平滑肌组成，靠近外膜处有纵行排列的平滑肌束，并随年龄增长显著增多，到成年时，纵行平滑肌在中膜普遍存在，甚至在内膜附近也有分布[5]，纵行平滑肌束与血流的方向一致，丰富的纵行平滑肌束不仅可以中和血流对管壁产生的异常的纵向压力，同时也对冠状动脉纵向收缩和调节、推进血流起到了一定的协助作用。这表明牦牛的冠状动脉将更多的机械力交给了纵行平滑肌束，平滑肌细胞的纵向排列反映了冠状动脉对一个增高的、不定向的应力场的逐渐适应。随年龄增长，牦牛中膜增厚较快，5月龄时为出生时的2倍多，而成年时几乎为1日龄时的3倍。牦牛冠状动脉主要分支的内膜厚度与中膜厚度的比值变化范围不大，平均值均小于0.1[5]，无内膜增厚现象发生，引起动脉狭窄的可能性大大减小。中膜是构成冠状动脉管壁最主要的一层，随年龄增长，中膜环形平滑肌的增加是动脉血管壁增厚的主要原因。中膜与外膜间无外弹性膜，紧靠中膜处的外膜中纤细的弹力纤维大量富集，富集的弹力纤维可能发挥着与外弹性膜相同的作用。

2．心室壁微血管　微循环是微动脉到微静脉间的微细血管中的血液循环，是心血管系统的终末部分，也是血液循环的基本功能单位。微循环是心血管系统在组织内真正实施其重要功能的部位，包括氧和营养物质的供应、运走各种代谢产物、分配激素、调节局部血流量、稳定血压，同时微循环可调节组织及血液内的含水量。因此，微循环功能状态正常与否对机体的内在平衡有很大影响。

（1）心室壁微动脉：成年牦牛心室壁微动脉管径平均为78.50±10.23 μm[6]，比幼龄牦牛的大，走行多弯曲，呈蛇行状或轻度螺旋状，这可能是为了适应心脏功能性形态和大小的变化，表明这一类血管本身具有伸长或缩短的能力，可避免心室壁活动时壁内血管被过度牵张。另外，这种扭曲也可有效地增大血流阻力，从而达到调节血流量的作用。牦牛心脏的微动脉铸型表面呈典型的树皮样结构和内皮细胞核压痕（图5-4 A），微动脉斜行或垂直进入心肌细胞层，以分叉状或梳状发出与心室肌细胞纵长方向平行的分支，一般微动脉经3～4级分支才发出毛细血管。入肌束的终末微动脉呈T形向两侧分出与肌束平行的毛细血管，分支多在一个平面上向两侧不对称延伸，分支的间距不等。一般情况下，微动脉的分级是逐级进行的，但也有跃级现象，并且有时会在同一主干上并列发出3～4根管径相同的跃级微动脉（图5-4B）。每一级分支微动脉的起始部位常可见一环形缩窄，并随着分支的增多，管径不断变小，但同一级分支血管的管径大小基本相同[6]。

（2）心室壁毛细血管前微动脉：成年牦牛毛细血管前微动脉管径平均为16.24±2.27 μm[6]，比幼龄牦牛的大，毛细血管前微动脉铸型管径迅速变小，使其形态呈典型的锥形（图5-4C），它最大的特点是出现多个环绕微动脉的环行缩窄，一般情况下这种收缩环都是一个完整的环，偶尔也有不完整的环。

（3）心室壁毛细血管：心脏毛细血管是心脏组织氧气和营养物质交换的功能部位。心脏终生不停地收缩与舒张，需要消耗大量的能量，心肌组织主要以有氧氧化供能，故心脏组织摄氧量比其他组织高，毛细血管的结构、数量对于心肌能量代谢具有重要意义。

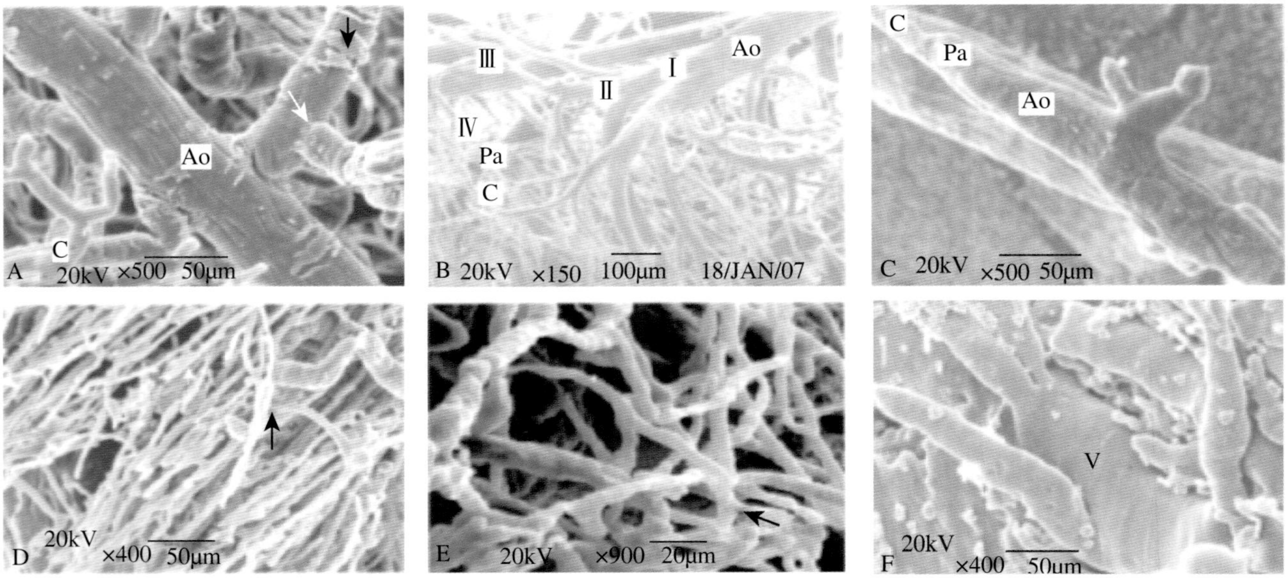

图 5-4　成年牦牛心脏微血管的形态特征

A. 微动脉血管铸型的表面呈树皮样结构（Ao），铸型的表面偶尔还可见卵圆形的内皮细胞核压痕（白箭头），铸型的表面还有条纹状的结构包裹（黑箭头）；B. 微动脉斜行或垂直进入心肌纤维，以分叉状或者梳状发出与心室肌纤维方向平行的分支，一般经 3 ～ 4 级分支发出毛细血管（Ao. 微动脉；Ⅰ、Ⅱ、Ⅲ、Ⅳ. 微动脉的四级分支；Pa. 毛细血管前微动脉；C. 毛细血管）；C. 呈锥状的毛细血管前微动脉（Ao. 微动脉；Pa. 毛细血管前微动脉；C. 毛细血管）；D. 心肌层毛细血管相互平行，排列整齐、致密、呈线形，毛细血管间间距均匀；E. 靠近心内膜处毛细血管间距明显增大，形态较为扭曲；F. 微静脉铸型呈树根样结构（V. 微静脉）

引自：崔燕，贺延玉，王剑. 成年牦牛心室壁微血管的形态特征. 兽类学报，2008，28（3）：300-304.

毛细血管从毛细血管前微动脉管径变得较均匀时发出。成年牦牛毛细血管管径平均为 6.57 ± 2.28 μm，比幼龄牦牛的小很多，且单支毛细血管长度可达 300 μm [6]，牦牛较长的毛细血管可增加输氧量，心脏毛细血管铸型表面光滑，有环形缩窄，无内皮细胞核压痕，而幼龄牦牛心脏毛细血管无缩窄 [7]。成年牦牛肌层毛细血管分布于肌束内，并与心肌细胞长轴平行，排列整齐、致密，毛细血管间间距均匀（图 5-4D），毛细血管密度较大，每平方毫米为 2528 根，但靠近心内膜和心外膜处的毛细血管密度较小，每平方毫米分别为 1636 根、1864 根，形态较为扭曲（图 5-4E），局部毛细血管成漩涡状排列 [6]。在心肌层内，由于压力大，功能活跃，肌细胞排列整齐，所以毛细血管表现为整齐、致密；近心内、外膜处受肌组织压迫小，并有少量结缔组织存在，故此处毛细血管间距明显增大，较稀疏、扭曲。心肌组织中毛细血管的密度增加，使单位面积心肌组织中氧气从血液到细胞的弥散面积增大，弥散速度加快，有利于心肌组织的氧气弥散过程，扩大了心肌组织氧气和能源物质的交换量。成年牦牛左心室毛细血管密度明显高于幼龄牦牛，而管径明显小于幼龄牦牛，表明随年龄增长，牦牛毛细血管数量增加、管径变小，使毛细血管管腔表面积增大，有利于心肌组织的氧气和能源物质的供应，从而提高牦牛对高海拔低氧环境的适应性。

（4）心室壁微静脉：成年牦牛微静脉的管径多在 300 μm 以下，其管腔多扁而不规则，来自不同微动脉的毛细血管汇集成毛细血管后微静脉或直接汇入微静脉，故微静脉呈树根样 [6]（图 5-4F），微静脉的这种形态构筑特点可能有利于心肌内静脉血的迅速回流，而幼龄牦牛微静脉呈袋状。微静脉位于两肌束之间，比肌束内的毛细血管粗，这些特征可由其所处位置和所承受的压力来解释，因为在心脏收缩时，肌束间的作用力要求其间的血管需具有一定的承受能力，因此肌束间的微静脉有特定的管径和抵抗力。毛细血管与心肌纤维平行，而与微静脉垂直，这种结构关系有利于在心脏收缩时明显地缩短毛细血管血管床，从而促进血液循环。

二、肺

动物组织能否有效获得氧气，不仅与心血管的结构和功能密切相关，而且与呼吸系统的结构和功能有关。牦牛呼吸系统由鼻、咽、喉、气管、支气管和肺组成。鼻、咽、喉、气管到支气管是气体出入肺的通道，称之为呼吸道，而肺是气体交换的器官。长期生活在低氧环境中的牦牛，形成了鼻骨比黄牛的短而宽、骨质鼻孔较黄牛的宽大、气管粗大且较短、气管软骨环两端距离大、胸廓比黄牛的深而长等有利于大量气体出入肺的解剖特征，主要在进行气体交换的肺组织学方面具有了适应低氧环境的微细结构特征。

（一）肺组织

1．肺一般结构　牦牛的肺表面覆盖一层肺胸膜，其结缔组织伸入肺内，将实质分隔为许多肺小叶，小叶间隔明显。肺胸膜、小叶间隔以及肺泡隔共同组成肺间质。肺实质由导气部和呼吸部组成，前者包括主支气管、叶支气管、段支气管、小支气管、细支气管和终末细支气管，后者包括呼吸性细支气管、肺泡管、肺泡囊和肺泡。牦牛细支气管管壁由内向外可分为黏膜、黏膜下层和外膜 3 层，黏膜上皮主要由大量纤毛细胞、少量杯状细胞、极少量克拉拉（Clara）细胞和其他细胞组成，随着细支气管逐渐过渡到终末细支气管，纤毛细胞和杯状细胞逐渐消失，而克拉拉细胞逐渐增多，终末细支气管末端和呼吸性细支气管上皮几乎全部由克拉拉细胞组成[8]。

（1）杯状细胞：大量的杯状细胞主要分布于肺各级支气管的黏膜上皮细胞之间，终末细支气管黏膜上皮也见少量杯状细胞分布。有的杯状细胞的细胞顶部膨大呈梨形，有的细胞底部膨大呈圆球形。杯状细胞分泌旺盛，其分泌颗粒电子密度高，在颗粒中心有低电子密度的区域，1 日龄、5 月龄和成年牦牛的杯状细胞超微结构无明显不同[8]。黏膜皱襞凹陷处可见黏液性分泌物覆盖于上皮纤毛之上。不同动物呼吸道管壁杯状细胞的分布情况不同，印度水牛支气管上皮未发现杯状细胞，但牦牛肺各级支气管上皮分布着丰富的杯状细胞，甚至在终末细支气管黏膜上皮也出现杯状细胞，在上皮低凹处杯状细胞数量更多。这两种牛所处的环境湿度明显不同，水牛生活于潮湿多水的环境中，而牦牛常年生活在干旱的少水地带，这些杯状细胞可分大量的黏液，有助于牦牛在干旱环境下润滑和保护肺支气管树黏膜管壁，保证气体出入通畅，增加通气量。

（2）克拉拉细胞：呈立方状，游离面凸向管腔，表面有较多的微绒毛，细胞质内糖原丰富，顶部细胞质内主要是有膜包裹的致密分泌颗粒，还有少量致密分泌颗粒和灰白色物质混合的分泌滴，少数混合的分泌滴接近细胞膜表面。由于细胞质内有大量糖原，一些线粒体位于基部或侧面。核糖体、内质网和细长的线粒体围绕在核周围。牦牛克拉拉细胞的特点与 Gawad 对牛的研究一致。1 日龄、5 月龄和成年牦牛的克拉拉细胞超微结构无明显不同[8]。

（3）细支气管及其分支管壁平滑肌：不同发育阶段牦牛细支气管及其分支管壁平滑肌变化较为明显，1 日龄牦牛细支气管管壁的平滑肌层明显增厚，形成完整的一层；终末细支气管管壁的平滑肌层随管径减小而逐渐变薄，呼吸性细支气管管壁则无平滑肌分布；5 月龄牦牛细支气管和终末细支气管管壁平滑肌层所占管径的比例增加，平滑肌层数量相应增加 1 ～ 2 层；成年牦牛细支气管和终末细支气管管壁平滑肌层所占管径的比例减小，但平滑肌层数量与 5 月龄牦牛相比增加 1 ～ 2 层[8]。不同年龄牦牛肺内细支气管及其管壁肌层均有不同程度的增厚，肌层增厚是对低氧的一种适应性结构。细支气管的这种与年龄相关的变化表明牦牛在生长发育的过程中其肺结构逐渐适应了高原低氧的环境。

2．肺泡　是肺的功能单位，肺的气体交换很大程度上取决于肺呼吸面积的大小。单位面积内肺泡数量增多，有利于增大肺的呼吸面积，提高肺组织对氧气的利用率。高原牦牛从胚胎、出生到成年，肺发育特点与普通牛基本相似，但也有适应高原低氧环境的形态学特点。

（1）牦牛妊娠期为 260±20 d，胚胎肺发育始于妊娠第 30 日，可分为 5 个时期。①胚胎期（妊娠第 30 ～ 50 日）：妊娠第 30 日，肺发育起源于喉气管沟末端。胚胎出现肺芽，肺芽由喉气管终末叶与周围的中胚层组织组成，其分支形成主支气管，进一步分出叶支气管，上皮均为假复层柱状上皮。②假腺期（妊娠第50 ~ 120日）：与普通牛假腺期（妊娠第50 ~ 120日）相同。妊娠第50日，肺已分叶，为左二右四。支气管树发育明显，支气管反复分支，末端断面呈圆形，为终蕾，终蕾结构似腺体，为假复层柱状上皮；妊娠第70日，终蕾管腔增大并呈分支发育。③小管期（妊娠第120 ~ 180日）：与普通牛小管期（妊娠第120 ~ 180日）相同。妊娠第120 ~ 159日为小管期初期，呼吸部发育明显，肺实质显著增加，结缔组织发达，出现典型的肺小叶结构。终蕾腺泡样结构消失。妊娠第160日开始为小管期末期，肺内可见多处管状分支，上皮为单层柱状或单层立方形。④囊状期（妊娠第180 ~ 220日）：牦牛囊状期较短，而普通牛囊状期（妊娠第180 ~ 240日）较长。囊状期是终末细支气管分出呼吸性细支气管的时期，这一时期肺组织多见有与原始肺泡相通连的似肺泡囊的囊状结构，牦牛此期呼吸部为主要发育区域，导气部进一步完善。此期胎肺几乎被终囊（即原始肺泡）占满，终囊管壁由较厚的肺泡隔及原始肺泡组成，少数原始肺泡上皮分化为扁平的肺泡Ⅰ型细胞和立方形的肺泡Ⅱ型细胞。⑤肺泡期（妊娠第220 ~ 260日）：牦牛此期形成肺泡[9]。肺泡期以原始肺泡的发育为主，表现为原始肺泡数量的增多。呼吸部在此阶段迅速发育，分化出肺泡管、肺泡囊、肺泡。肺泡由原始肺泡发育而来，数量迅速增多，大部分上皮细胞分化为扁平的肺泡Ⅰ型细胞和立方形的肺泡Ⅱ型细胞。妊娠第260日左右，胎儿即将出生。肺实质区域的肺泡化加剧，肺泡Ⅰ型和Ⅱ型细胞继续增多，肺泡隔变薄。此时，胎儿的肺已逐步发育完善，具备产后呼吸的条件。牦牛比普通牛较早进入肺泡期，妊娠第220日就进入肺泡发育期，故牦牛肺泡期较长，而普通牛在妊娠第240日才进入肺泡发育期，故肺泡期较短。牦牛与普通牛的妊娠时间相近，但是牦牛进入肺泡期的时间比普通牛要早大约20日。因此，与普通牛相比，牦牛胎儿肺发育的囊状期较短，肺泡期较长，即牦牛胎儿的肺更早发育成熟。

（2）2009年魏青等研究发现，牦牛肺组织中有大量类似肺泡囊的囊状结构，囊内可见大量“芽”状结构，是肺泡发育生长的一个显著标志。1日龄牦牛囊状结构就已出现，且广泛分布于肺组织。1日龄牦牛肺泡网络结构的框架已基本形成，且已经出现了大量发育基本成熟的肺泡，牦牛肺的囊状结构被认为是肺泡迅速生长的一种状态，而非肺泡未充分发育的情况，而平原黄牛1日龄时肺组织中少见此种结构[10]，说明牦牛刚出生肺泡就开始快速发育，牦牛肺泡充分发育应早于黄牛，出生时肺组织的发育更加成熟。在1日龄牦牛肺泡隔上也观察到很多小的芽状结构，这种芽状结构也是其肺泡生长的一种结构。囊状结构出现部位不同，说明牦牛、平原黄牛肺泡充分发育的部位有区别，牦牛肺泡充分发育应较黄牛更为广泛和全面。囊状结构出现的时间、部位与动物的生活环境有密切关系。牦牛长期生活在高海拔低氧环境中，刚出生即受低氧的刺激，其肺泡快速、全面发育，这有利于牦牛在低氧环境中的氧利用，以充分保证机体对氧的需求，而平原黄牛生活环境中氧气充足，肺泡仅随个体的发育而发育，外界环境的刺激作用不太明显。

（3）1日龄牦牛肺泡充分扩张，而同日龄平原黄牛基本未见肺泡充分扩张的情况[10]，这是由于两种动物生活环境不同而致。牦牛出生时面临高寒低氧的恶劣环境，机体为适应低氧环境，需充分调动全肺肺泡呼吸功能，肺泡充分扩张将有利于肺的气体交换，以满足机体对氧的需要；而平原黄牛由于生活环境氧气含量充足，因此在无须充分调动肺泡呼吸功能的情况下就基本满足了机体对氧的需要。研究发现[11]，成年牦牛生活地区海拔越高，单位面积（每平方毫米）内的肺泡数量就越多，海拔4500 m地区牦牛单位面积内的肺泡数量（每平方毫米34.62 ± 5.15个）明显多于海拔3000 m地区牦牛（每平方毫米27.19 ± 4.37个），这是牦牛在高海拔低氧环境下为提高肺内氧的利用率而形成的高原适应特征之一。

肺泡壁由Ⅰ型扁平上皮和Ⅱ型立方上皮组成。牦牛Ⅰ型肺泡上皮细胞占据了肺泡壁的绝大部分。Ⅱ型肺泡上皮细胞胞体较小，呈圆形或立方形，散在嵌于Ⅰ型扁平上皮细胞之间，细胞数量较Ⅰ型肺泡上皮细胞多，但仅覆盖肺泡表面的一小部分。一般动物Ⅰ型肺泡上皮被公认为是连续型上皮。与其他动物不同，电镜下观察到牦牛Ⅰ型肺泡上皮为非连续型上皮，上皮菲薄且上皮细胞见有明显的间断处，这些间断或是上皮的小孔，或是相邻上皮间的裂隙。细胞质菲薄，只在有核处略变厚，肺泡腔内可见大量排出的板层小体[12]。Ⅰ型肺泡上皮小孔或上皮间的裂隙都有利于牦牛更容易进行气体交换。Ⅱ型肺泡上皮突出于肺泡腔，细胞表面具有较多的微绒毛，细胞质内含有由界膜包被的板层小体。Ⅰ型肺泡上皮与Ⅱ型肺泡上皮之间具有明显的紧密连接。Ⅱ型肺泡上皮细胞可以转化为Ⅰ型肺泡上皮细胞，Ⅰ型肺泡上皮细胞的增加又会伴随肺泡隔内毛细血管含量的增加，有利于满足动物耗氧量的增加。1日龄高原牦牛肺组织中Ⅱ型肺泡上皮细胞较1日龄平原黄牛的丰富，肺泡腔中可见许多排出的成熟板层小体[10]。说明高原牦牛出生后为适应高原低氧环境，肺泡较1日龄平原黄牛的发育迅速，上皮细胞功能旺盛。

3．肺泡隔　是指相邻肺泡之间的间质，其内含有丰富的毛细血管网、大量的弹性纤维及多种细胞（成纤维细胞、肺巨噬细胞和肥大细胞）等。对不同海拔成年牦牛肺泡隔比较发现，高海拔（4500 m）地区牦牛的肺泡隔厚度（3.52±0.58 μm）明显大于低海拔（3000 m）地区牦牛的肺泡隔厚度（2.78±0.43 μm）[11]。牦牛肺组织肺泡隔内含有丰富的毛细血管，说明肺内血液供应丰富，有利于肺组织的气体交换，加速血氧运输和提高肺泡通气量，使牦牛在低氧环境中肺组织的气体交换率有一定程度的提高，增强了对环境的适应性。

4．气-血屏障厚度　气-血屏障是肺泡内气体与血液之间的一薄层组织结构，也称为呼吸膜，其厚度是影响气体交换量和气体交换速度的一个重要因素，气-血屏障厚度与气体弥散速度成反比。牦牛肺的气-血屏障由Ⅰ型肺泡上皮、基膜和肺泡隔毛细血管内皮3层结构组成。新生的高原牦牛（海拔3800～4800 m）与平原黄牛（海拔在500 m以下）比较，牦牛气-血屏障的算术平均厚度明显大于黄牛，但气-血屏障的调和平均厚度两者差异不显著，且牦牛气-血屏障的厚度不及黄牛均匀[10]。调和平均厚度表示气-血屏障对气体弥散的阻力，调和平均厚度越小，气体弥散阻力越小，说明新生牦牛气-血屏障算术平均厚度虽大于黄牛，但总体气体弥散的阻力两者无明显差别。不同年龄组（1日龄、5月龄和成年组）牦牛间比较，5月龄组气-血屏障最厚，1日龄组次之，成年组最薄[8]，说明低氧环境对牦牛肺的影响在5月龄表现最为显著，但随着年龄的增长，牦牛肺逐渐适应了高原低氧的环境。但总体上，牦牛气-血屏障的算术平均厚度均很薄，与低海拔地区大鼠接近，各层厚度在不同部位有一定差异。一般哺乳动物气-血屏障的厚度与其体重成一定比例，即厚度随体重增加而增大。成年牦牛气-血屏障算术平均厚度和调和平均厚度均显著低于一些平原动物，绝对值约为猪、狗和绵羊的1/4，牦牛气-血屏障非常薄[12]。气-血屏障变薄，减少了气体中氧弥散时的阻力，便于低氧环境下的气体交换，而且牦牛气-血屏障厚度不均一，更利于气体交换。牦牛气-血屏障的这些特点体现了牦牛对低氧环境的良好适应性。

5．弹性纤维　牦牛肺胸膜内有内、外两层平行排列的弹性膜。外层较厚，内层较薄且与肺小叶间隔的弹性纤维相连续。每个小叶间隔的两侧都有一层弹性纤维分布，使得每个肺小叶周缘都有一圈弹性纤维层，来自小叶间隔的弹性纤维包裹于肺泡周围。小支气管和细支气管的固有膜内有明显一层弹性纤维支托着黏膜上皮，并随黏膜皱襞而呈高低起伏状排列，这层纤维来自黏膜下层和外膜。黏膜下层和外膜中的弹性纤维环形排列，有时也形成层状分布。肺小动脉和微动脉均具有完整的内弹性膜和外弹性膜，而且后者比前者更发达、明显[12]。分布于牦牛肺上述各部位的弹性纤维相互联系，构成一个完整的弹性系统，对维持肺良好的扩张和回缩状态、保证牦牛呼吸畅通十分有益。

（二）肺动脉

肺动脉管壁主要由胶原纤维、弹力纤维、平滑肌和内皮细胞构成，肺动脉管壁的弹力纤维和弹性膜有显著的扩张性和收缩性，这种特性有助于肺动脉的收缩。尽管牦牛和黄牛属于同一物种，但牦牛已经对高原低氧的环境有了良好的适应性，因此牦牛不会出现右心室肥大和肺动脉肌化现象。相反，平原黄牛在高原低氧环境下会出现肺动脉收缩反应，小的肺动脉和肺微动脉将出现明显的肺动脉高压和肌化现象，肺动脉的组织结构在低氧环境下会发生改变，主要为平滑肌细胞中游离核糖体发生变化，此外肺动脉平滑肌细胞中内质网和线粒体增加，内皮细胞和线粒体肿胀，弹性膜增厚，平滑肌细胞向合成型细胞发生转变。这种结构具有调节血流的作用。对成年青海牦牛（生活区域平均海拔为3500 m）和安徽皖北黄牛（生活区域平均海拔为15 ~ 20 m）的研究表明，肺动脉管径小于200 μm时，牦牛平滑肌层数随管径的增加逐渐增加，但黄牛则呈逐渐减小的趋势，管径大于200 μm时，牦牛和黄牛的平滑肌层数随管径的增加而逐渐增加，在相似管径大小的肺微动脉中，成年牦牛肺内肺动脉壁的平滑肌层数较成年黄牛明显多[13]，说明牦牛肺动脉血管壁平滑肌收缩能力强于平原黄牛，有利于肺动脉血液流动，成年牦牛肺动脉管径小于100 μm时，肺动脉管壁仍可见较清晰的内、外弹性膜，并且中膜层有内环、外纵的平滑肌出现，成年牦牛在肺动脉直径为50 μm时，其中膜层中仍有1 ~ 2层完整的平滑肌。研究还发现，不同年龄（1日龄、5月龄、成年）牦牛相同肺动脉段的肺动脉壁结构相似，直径小于50 μm的动脉中观察到1 ~ 2层完整平滑肌，成年牦牛直径为17 μm的动脉仍发现平滑肌细胞[14]，牦牛肺动脉完整的平滑肌细胞有利于肺动脉收缩和提高血流速度，而成年黄牛其肺动脉管壁直径小于100 μm时，平滑肌消失或呈月牙状分布，且内弹性膜消失[13]，说明成年牦牛在高原低氧的环境下，其肺微动脉仍可以通过完整的内、外弹性膜和中膜层完整的平滑肌来保持较好的血管收缩力，有助于肺动脉射血功能的维持。牦牛肺动脉完整的内、外弹性膜及平滑肌细胞的存在是一种对低氧环境结构上的适应。

对成年牦牛和黄牛的研究表明[13]，肺动脉管径小于200 μm时，牦牛中膜肌层厚度占血管外径的百分率（percentage of media muscle thickness of pulmonary artery，MT%）随管径的增加逐渐增加，牦牛中膜MT值在管径为100 ~ 200 μm时最大，然后逐渐减小，但黄牛MT值则随管径的增加逐渐减小；管径大于200 μm时，牦牛和黄牛的肺动脉MT值随管径的增加而逐渐减小，当管径大于10 000 μm时，成年牦牛和成年黄牛的MT值接近相等。此结果中的MT值（9.22% ~ 18.22%）均高于他人的研究，如陈秋生等[12]报道成年牦牛不同直径的肺微动脉平均MT值为5%；Durmowicz等认为在管径小于100 μm的牦牛肺内肺动脉壁无平滑肌，在管径100 ~ 300 μm的肺动脉平均MT值为4.1%，中膜MT值较低。说明牦牛在高原低氧的环境中其肺的肺动脉血管的管壁是逐渐对其所处环境进行适应的，低氧环境仍可以造成牦牛肺动脉管壁的增厚，使其平滑肌增生，但由于其已经对低氧完全形成了适应，因此在低氧环境中生活的牦牛不会发生肺动脉高压和右心室肥大等病理变化。牦牛肺动脉血管中膜层中，其平滑肌数量增加，无减小、变薄现象，这一结果可能是牦牛肺动脉适应低氧的组织结构特点或基础。

三、脑和神经节

高原缺氧，而机体的神经系统对缺氧最为敏感。众所周知，数分钟低氧即可引起脑电图变化和意识消失，并极易导致神经元不可挽救的损伤。牦牛长期生活在高海拔低氧环境中，其神经系统也逐渐形成了一些独特的形态学适应机制。

（一）脑动脉系统

脑动脉系统（cerebral arterial system，CAS）主要为脑组织供血。青海牦牛（生活区域海拔为3800 m）和甘肃地区黄牛（生活区域海拔为1800 m）脑动脉系统由三部分组成：颅内动脉血管、脑硬膜外异网和颅外动脉血管[15]。

1．颅内动脉血管（intracranial arterial vessels，IAV） 由脑部颈动脉（cerebral carotid arteries，CCA）、大脑动脉环（cerebral arterial circle，CAC）及其上发出的各条脑动脉支组成，为脑组织供血的直接途径。脑部颈动脉从脑硬膜外异网背侧中间位置发出后即穿过脑硬膜，此前部分即为脑部颈动脉异网段，而其后段继续向前弯曲、伸展与大脑动脉环中部相接，直接沟通了大脑动脉环与脑硬膜外异网的血液，可被视为脑部颈动脉环段。牦牛和黄牛大脑动脉环由前交通动脉、大脑前动脉、后交通动脉、基底动脉和脑部颈动脉组成。两种牛大脑动脉环形状基本相似，呈“倒葫芦”形。牦牛大脑动脉环前后径明显短于黄牛。大脑动脉环分为前环（anterior circle，AC）、后环（posterior circle，PC）两部分，牦牛和黄牛AC的左右径相似；但PC则明显不同，牦牛PC呈“萝卜”形，左右径比黄牛略宽，血管行程较弯曲，黄牛PC呈“倒三角”形，血管几乎直行。牦牛大脑动脉环血管弯曲较多，有利于减缓血流速度，使更多的血液分配到大脑。此外，牦牛大脑动脉环及其分支中大多数动脉的直径与黄牛无明显差异，脑部颈动脉口径与黄牛也无明显差异。对单位脑重量的脑组织而言，由于牦牛脑平均重量（337 g）明显小于黄牛脑平均重量（500 g），只有黄牛的67.4%，而牦牛的脑部颈动脉和颅内动脉血管较发达，脑部颈动脉血压较低，颅内动脉血管可以从脑硬膜外异网接收更多的血液。因此，牦牛单位脑组织血容量比黄牛充足。上述特性使具有小容量脑的牦牛有更发达的颅内动脉血管，更有利于向脑组织提供血液，这也是牦牛适应高原环境的机制之一。

2．脑硬膜外异网（epidural retia mirabile，ERM） 是位于脑底部、硬膜外且部分与海绵窦重叠的一个吻合血管网，是大脑底部血液收集中心。血液主要来自上颌动脉、枕动脉和椎动脉，汇集在脑硬膜外异网的动脉血液又经穿过硬脑膜的脑部颈动脉运送至大脑动脉环。脑硬膜外异网普遍存在于偶蹄动物颅内。牦牛和黄牛脑硬膜外异网发达，主要由脑硬膜外前异网、脑硬膜外后异网、V形扩展部和基-枕动脉丛组成。脑硬膜外前异网是主体部分，由许多动脉吻合支围绕着脑垂体交叉重叠形成，与上颌动脉、眼外动脉形成的吻合前支和后支相交通，牦牛上颌动脉与脑硬膜外前异网的吻合支数目显著多于黄牛。脑硬膜外前异网左右两叶由前联合和后联合连接，牦牛的后联合发达。牦牛脑硬膜外前异网面积大而广，顶部和中间部较宽，底部比黄牛的窄，因此，脑硬膜外前异网近似“V”形，黄牛脑硬膜外前异网的底部比牦牛宽，类似“H”形；脑硬膜外后异网位于脑硬膜外前异网后方，脑硬膜外前异网后部从交通支开始到基-枕动脉丛之前的数条动脉血管，牦牛脑硬膜外后异网发达，交通支丰富，密集排列，而黄牛脑硬膜外后异网由稀疏排列的交通支组成。牦牛脑硬膜外异网吻合支较丰富，且吻合支总横断面积比黄牛大，因此牦牛广泛的脑硬膜外前异网和发达的异网后联合有利于脑叶间血液的交换和补充，而发达的脑硬膜外后异网有利于血液的贮存和运输。此外，较多的吻合支可为脑硬膜外异网提供更多的血液。牦牛脑硬膜外异网是调节和改善血液供应的重要器官，作为大脑供血过程中的缓冲和稳定血压的装置。V形扩展部位于视神经交叉腹侧，是由数条微细动脉组成的略呈伸展的“V”字形的血管吻合网络。其左侧和右侧均与上颌动脉、眼内动脉连接；基-枕动脉丛位于脑硬膜外后异网后部，是由枕动脉、椎动脉和髁动脉到达脑底后交叠形成的一个近似平面的血管网，并与脑硬膜外后异网后部连接。

3．颅外动脉血管（extracranial arterial vessels，EAV） 位于颅腔外，是将血液从心脏输送到脑的主要通道。脑血管铸型标本上颅外动脉血管由上颌动脉、眼外动脉、颈外动脉、颈内动脉、椎动脉、枕动脉和颈总动脉组成，运送血液到脑硬膜外异网，为脑组织供血。

4．牦牛和黄牛脑动脉供血的主要途径　心脏→颈总动脉→外颈动脉→上颌动脉→脑硬膜外异网→脑部颈动脉→大脑动脉环→颅内动脉血管→脑组织。此外，枕动脉、椎动脉、颈内动脉和髁动脉也是向脑供血的伴行血管。

5．动脉直径和血液供应特点　牦牛主要颅外动脉血管直径比黄牛的略小，但无明显差别，在颈总动脉、颈外动脉、上颌动脉、眼外动脉和脑部颈动脉的伸延过程中，牦牛血管的口径递减要比黄牛的缓慢。如果动脉和静脉的压差相似，血管口径的变化将成为决定血流量的主要因素，说明牦牛更多的血流量可经颅外动脉血管进入脑硬膜外异网。虽然牦牛脑硬膜外前异网的后吻合支明显细于黄牛，两种动物脑硬膜外后异网交通支粗细相近，但牦牛上颌动脉与脑硬膜外前异网的吻合支数目明显多于黄牛，且后联合和脑硬膜外后异网发达，交通支丰富、密集排列，黄牛脑硬膜外后异网由稀疏排列的交通支组成，牦牛发达的脑硬膜外异网有利于贮存、交换和补充血液，在缓冲和调节脑血流量方面起着至关重要的作用，以满足高原地区牦牛脑血液供应的需求。牦牛大脑动脉环血管和其上发出的绝大部分动脉稍细于黄牛，两者无显著差异，大脑中动脉和后交通动脉的直径明显小于黄牛，但牦牛大脑动脉环血管多弯曲，而黄牛的几乎直行。牦牛的颅内动脉血管比黄牛的发达，这有利于为脑组织提供更多的血液。

此外，牦牛颅内动脉血管的血容量小于黄牛，但脑硬膜外异网的血容量明显大于黄牛，几乎是黄牛的125.6%，牦牛脑硬膜外异网和颅内动脉血管的总血量达到了黄牛的96.6%，说明牦牛的脑动脉系统（尤其是脑硬膜外异网）具有解剖学优势，可以为脑组织贮存和提供更多的血液。从这个意义上说，不管体重和脑重量有何不同，牦牛颅内动脉血管和脑硬膜外异网的相对总血容量比黄牛的大，可以保证牦牛脑组织有足够的血液供应，这也是牦牛适应严酷环境的机制之一。

（二）颈上神经节

颈上神经节（superior cervical ganglion，SCG）又称为颈前神经节，是交感神经系统的重要组成部分，属于交感神经中的椎旁神经节，作为头颈部最大、发出分支最多的交感神经神经节，位于颈部交感干的最上方。其包含的神经细胞在中枢神经系统和靶器官间形成神经通路，对头部在高原适应性方面发挥着非常重要的作用。颈上神经节向上发出的分支进入颅腔和眼底，到达脑硬膜外异网和眼外异网，作为主要的神经通路，在牦牛脑和眼血供的压强及温度调控中具有非常重要的作用。

甘肃地区的牦牛（年龄 3 ～ 6 岁）和黄牛（秦川牛，年龄 3 ～ 4 岁）的颈上神经节均为纺锤形，长度分别为 19.27±3.32 mm 和 32.72±4.17 mm，宽度分别为 7.62±2.41 mm 和 11.46±2.94 mm，厚度分别为 4.55±1.76 mm 和 8.76±2.49 mm [16]。牦牛颈上神经节的长度、宽度、厚度均显著小于黄牛，这可能是由于牦牛是全年放牧动物，与黄牛相比较，在长期的进化中几乎未受到人类复杂行为驯化的干扰。而且，在动物神经系统的漫长进化过程中，复杂的人为驯化、干预对动物行为的改变，诱发神经系统形态学特征的变化远超过其生境演替变化对动物的影响。由此推测，在动物体形大小差异不大的前提下，经过长期进化，牦牛以较小体积的神经节来支配周围的靶组织，从而维持机体对其极端环境的适应。关于这个推测，神经节神经元的肥大试验似乎可以提供证据，表明外周神经支配组织对其所支配的神经元的生长起作用。增大或减小神经支配器官的大小（唾液腺）后，会导致投射到其上的交感神经元数量的增多或减少。

颈上神经节主要由表面被膜、神经节单元、神经纤维、血管及结缔组织组成。被膜主要由几层胶原纤维和扁平成纤维细胞构成，牦牛和黄牛被膜厚度分别为 80 μm 和 100 μm，牦牛的被膜较黄牛的被膜薄，结缔组织所占比例较黄牛的少，但节内组织较黄牛的致密。自被膜发出的结缔组织和神经束膜连在一起深入节内，将节内的神经细胞分为若干神经节单元，牦牛和黄牛颈上神经节的头部均以神经节单元为主，尾部以神经纤维为主。在神经节单元内，神经节细胞进一步被间质中的胶原纤维束隔离为神经元簇，其神经节细胞为多极神经元，胞体较大，大多呈卵圆形，少数呈三角形和不规则形，核大而圆，只有一个。神经节细胞周围有 2 ～ 5 个呈圆形或卵圆形、核居于中心的卫星细胞。神经节单元内神经节细胞主要有节细胞、卫星细胞、成纤维细胞，同时有毛细血管和神经纤维，其中牦牛和黄牛神经节单元单个视野内节细胞分别为 69.3±8.0 个和 73.3±14.3 个，卫星细胞分别为 26.5±7.5 个和 25.0±6.6 个，成纤维细胞分别为 103.5±11.7 个和 108.4±10.4 个。由于牦牛的颈上神经节体积远小于黄牛的颈上神经节体积，因此牦牛的节细胞和卫星细胞也显著少于黄牛，且其神经节细胞间的神经纤维数量也显著少于黄牛；但牦牛神经节单元单个视野内血管数（28.6±8.4 个）显著多于黄牛（6.8±3.8 个）[16]。分析其原因，可能与动物机体细胞的正常活动需要氧和能量的充足供应有关。在低氧的极端环境中，来自血液的热量补充也是动物机体细胞维持正常功能所需。由此推测，在青藏高原高寒低氧的极端环境中，牦牛较少受到人类复杂行为驯化的干扰，经过长期进化，其颈上神经节形成了较少数量的神经节细胞、卫星细胞及其细胞间的神经纤维和非常丰富的血管等形态特征，维持机体对其高寒低氧极端生境的适应。

四、舌、小肠和大肠

青藏高原海拔高、年平均气温低、牧草生长时间短、饲草供应的季节性变化大。牦牛主要通过采食天然牧草获取营养物质，但草地牧草 6 月初才进入返青期，9 月即进入枯黄期，牧草青草期仅为 4 个月左右，枯草期长达 8 个月左右，尤其是冬季，草原经常被大雪覆盖（图 5-5），使牦牛所能获取的食物极其有限。但就是在这样恶劣的环境下，牦牛依然能够在牧草相对缺乏的环境中生存，且表现出很强的适应能力，这可能与其消化器官的形态结构和黏膜免疫密切相关。

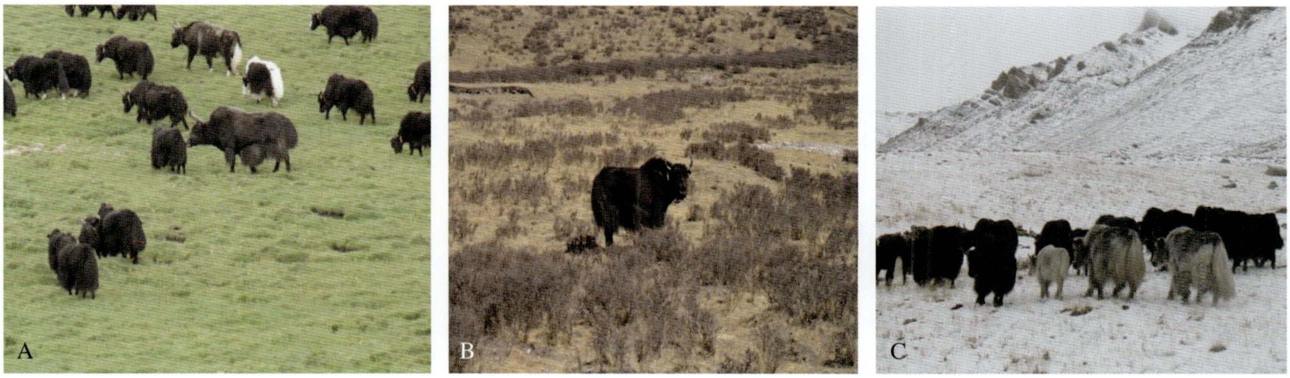

图 5-5　夏季（A）、春秋季（B）和冬季（C）草场

（一）舌

牦牛和普通牛的舌分为舌根、舌体、舌尖三部分，一般情况下普通牛舌总长度平均为 32.0 cm，舌尖长度为 12.0 cm，而牦牛舌总长度为 28.0 cm，舌尖长度为 8.0 cm，两者间舌宽无明显差异，而舌尖差异极显著（牦牛的舌尖短，两者的差异达 4 cm）[17]。这与两种牛的采食方式和生活环境有关。牦牛采食牧草时不伸出舌，通常用嘴唇将草拉进嘴里，且牦牛的唇比普通牛的唇薄而灵活，普通牛用舌将草卷进嘴里。牦牛生活在青藏高原，在严酷的冬季，当温度下降到 –30 ～ –40 ℃甚至更冷时，如果牦牛和普通牛一样，用舌卷草，易失去口腔中的热量和水，且它的舌组织就会被寒霜所伤害。

牦牛和普通牛的舌背面及前腹侧面分布有丝状乳头、锥状乳头、豆状乳头、菌状乳头和轮廓乳头。

1．丝状乳头　大量的丝状乳头分布在牦牛舌和普通牛舌的前背面，少量的丝状乳头分布在靠近舌尖的腹侧面。牦牛舌丝状乳头的基部直径和高度范围分别为 0.2 ～ 1.0 mm、0.5 ～ 3.5 mm，而普通牛舌的基部直径和高度范围分别为 0.2 ～ 0.5 mm、0.4 ～ 2.5 mm，牦牛舌和普通牛舌的前背侧面中丝状乳头数量分别为每平方厘米 12 ± 2 个、40 ± 6 个，牦牛舌丝状乳头少于普通牛舌，且差异极显著[17]。根据形态结构与分布特点，牦牛和普通牛采食时，丝状乳头具有捕抓、梳理、整理饲草的机械作用，同时还具有保护菌状乳头和机械性清洁下颌齿间隙的作用。丝状乳头是舌数量最多的机械性乳头，牦牛舌的丝状乳头比普通牛舌的丝状乳头大，但牦牛舌前部背侧面丝状乳头较普通牛舌的少。在牦牛舌丝状乳头尖端（约为乳头长度的 20%），其主要的突起被规则、连续、坚韧的锯齿状角化上皮包围，强化了其机械作用。

2．锥状乳头　牦牛舌和普通牛舌的锥状乳头分布于舌圆枕的背面，乳头顶端覆盖着一层角化上皮，牦牛舌和普通牛舌锥状乳头角化上皮的厚度分别为 250 ± 16 μm、50 ± 7 μm，牦牛舌锥状乳头角化上皮比普通牛的厚，且差异极显著。牦牛舌锥状乳头也比普通牛的稍大，锥状乳头总数牦牛为 200 ± 18 个、普通牛为 150 ± 8 个，牦牛舌锥状乳头多于普通牛舌，且差异极显著[17]，表明牦牛舌锥状乳头的机械作用增强而且锥状乳头上皮中没有味蕾，但普通牛舌锥状乳头上皮内分布有味蕾。

3．豆状乳头　牦牛舌和普通牛舌的豆状乳头分布于舌圆枕背面，呈圆形、椭圆形。豆状乳头总数牦牛为 200 ± 11 个、普通牛为 220 ± 14 个，牦牛舌豆状乳头少于普通牛舌的豆状乳头，且差异极显著，牦牛舌豆状乳头基部的直径大于普通牛舌，差异极显著，但豆状乳头比普通牛的稍矮。牦牛舌豆状乳头背侧面凸起且被覆薄层角化上皮，而普通牛舌则无角化上皮覆盖，致使普通牛舌豆状乳头具有有限的机械作用。牦牛舌豆状乳头上皮中未发现味蕾，但是普通牛舌豆状乳头的外侧上皮中排列有 2 层或 3 层味蕾[17]，提示牦牛舌豆状乳头仅具有机械作用，而普通牛舌的豆状乳头仅具有味觉功能。

4．菌状乳头　分布在被丝状乳头占据的中央区域。牦牛舌菌状乳头有蕾形和圆顶形两种形状。在蕾形菌状乳头的背侧面，分布有数个小的蕾形次级乳头，此独一无二的形态特征在其他哺乳动物未见有描述。由于牦牛舌菌状乳头上皮中有许多味蕾和味孔，菌状乳头表面还被覆角化上皮，所以菌状乳头具有机械和味觉的双重作用。牦牛舌和普通牛舌的菌状乳头基部直径和高度基本相同，差异均不显著；牦牛舌菌状乳头总数为290±11个、普通牛舌的为260±19个，牦牛舌菌状乳头多于普通牛舌，差异极显著；牦牛舌的前背侧面菌状乳头数量每平方厘米为2.5±0.3个、普通牛舌的为0.7±0.1个，牦牛舌每平方厘米的菌状乳头多于普通牛舌，且差异极显著[17]。菌状乳头的这一独特的结构特点强化了舌尖的味觉功能，同时也有利于丝状乳头对菌状乳头的保护。

5．轮廓乳头　牦牛舌的轮廓乳头分布在舌圆枕的后外侧。哺乳动物的轮廓乳头可能有简单型和复合型两种主要形态。简单型有一稍隆起的中心，其周围被一深沟包绕，而复合型的中心则被次级沟槽分开。牦牛和普通牛的轮廓乳头是复合型，轮廓乳头总数分别为26个、28个，差异不显著。牦牛舌轮廓乳头上皮中味蕾呈单层分布，而普通牛舌为2～4层。而且，单个轮廓乳头中味蕾的数目牦牛为26±5个、普通牛为82±16个，牦牛舌轮廓乳头少于普通牛舌且差异极显著[17]。再加上之前描述的牦牛舌的锥状乳头、豆状乳头上皮中没有发现味蕾，但普通牛舌的锥状乳头、豆状乳头上皮内分布有味蕾，表明牦牛舌的味觉功能较普通牛舌的弱。这与牦牛的采食环境相关，因为牦牛全年在不同的天然牧场采食百余种牧草，已经逐步形成能够采食多种多样牧草的形态学适应特征，以更好地适应不同的牧场。牦牛舌轮廓乳头的上皮较普通牛舌的厚，并且其表面覆盖着一薄层角化上皮，提示牦牛舌的轮廓乳头是具有味觉的研磨器。

舌圆枕为食草动物的特有结构，牦牛的舌圆枕比普通牛的发达，牦牛舌圆枕上的锥状乳头比普通牛的稍大、数量明显比普通牛的多，牦牛舌圆枕上的豆状乳头比普通牛的明显大而多，牦牛舌乳头被覆一层角质化上皮，使得牦牛舌乳头上皮比普通牛厚，机械性保护作用更好。这些特性增加了舌和上颚对牧草的研磨作用。

环境压力和可获得的食物可能影响舌黏膜的形态。丝状乳头独特的形态以及豆状乳头、菌状乳头、轮廓乳头中较多的黏液分泌小孔和菌状乳头可能具有的机械作用，是牦牛适应青藏高原植被所提供的多纤维、高干物质牧草的形态特征之一。

（二）小肠

1．小肠黏膜结构　小肠包括十二指肠、空肠和回肠三段。小肠壁由黏膜、黏膜下层、肌层和浆膜构成。小肠黏膜结构的良好状态是营养物质被充分消化与吸收的基本保证。尤其是小肠绒毛高度、隐窝深度、绒毛高度与腺窝深度的比值（V/C值）、黏膜厚度和肌层厚度是衡量小肠消化及吸收功能的重要指标。小肠绒毛高度、黏膜厚度的增加，使小肠表面积扩大，有利于营养物质的吸收；隐窝深度反映了细胞的生成率，隐窝变浅，表明细胞成熟率上升，分泌功能增强；V/C值综合反映了小肠的功能状态，V/C值较低，消化及吸收功能就较低；V/C值较高，消化及吸收功能就较强；小肠的肌层厚度与小肠的节律性收缩运动和食糜的机械消化效率密切相关。成年牦牛十二指肠、空肠、回肠的肠绒毛平均高度分别为1468.7±53.3 μm、1828.4±112.5 μm、1336.0±84.5 μm，以空肠最高，且与十二指肠、回肠相比差异极显著，后两者间差异不显著；隐窝深度依次为553.3±30.4 μm、947.6±85.5μm、781.0±52.2μm，空肠最深，回肠次之，十二指肠最浅，各肠段间差异极显著；V/C值依次逐渐变小，平均值分别为3.0±0.5、2.1±0.2、1.4±0.3，各肠段间差异极显著；肌层平均厚度依次为2242.2±155.4 μm、1155.7±47.9 μm、1974.8±86.4 μm，十二指肠最厚，回肠次之，空肠最薄，除十二指肠与回肠间差异不显著外，其余肠管间相比差异均极显著[18]。成年牦牛小肠绒毛高度、隐窝深度、V/C值、肌层厚度均显著高于草原红牛、利木赞牛和夏洛莱牛3个品种肉牛，说明成年牦牛小肠消化及吸收能力更强。尤其成年牦牛小肠各段绒毛高度较高，增加了与营养物质的接触面积；各段小肠V/C值明显高，消化及吸收功能强；黏膜和肌层厚度明显较厚，增强了其节律性收缩能力，极大地提高了对食糜的消化及吸收效率，这与其长期摄入高寒草地牧草相适应。

2．小肠黏膜免疫相关细胞　肠道不仅是动物体内最大的消化、吸收器官，同时也是最大的免疫器官，肠黏膜是机体抵抗外源性物质及微生物的重要免疫屏障，肠道免疫学屏障主要由肠相关淋巴组织和肠道相关黏膜免疫细胞共同构成，后者包括上皮内淋巴细胞、浆细胞、肥大细胞、上皮内杯状细胞等。

（1）上皮内淋巴细胞：散在分布于小肠各段的肠绒毛柱状上皮细胞之间，在小肠黏膜免疫屏障中扮演着极其重要的角色。小肠上皮内淋巴细胞作为肠道相关淋巴组织中的一个特殊组分，是机体免疫系统中与外来抗原以及微生物最先接触的免疫细胞，同时也是最先发生免疫反应的细胞，可诱导肠上皮细胞参与黏膜免疫应答。因此，小肠上皮内淋巴细胞的数量可以反映小肠局部黏膜免疫屏障的完整性及免疫防御功能的完善程度。成年牦牛的十二指肠、空肠、回肠中，每100个柱状细胞中分布的上皮内淋巴细胞数量分别为31.4±3.9个、25.6±3.0个、24.2±3.3个，其中十二指肠最多，且十二指肠与空肠、回肠差异极显著，而后两者之间差异不显著[18]。这可能是由于十二指肠处于小肠最前端，最先接触抗原，而上皮内淋巴细胞具有抗原递呈作用，是介导黏膜免疫反应的主要细胞之一。此外，外源性抗原增多和瘤胃微生物发酵体系状态的变化对小肠上皮内淋巴细胞数量的增多也有刺激作用。

（2）浆细胞：是一种黏膜免疫细胞，具有合成、贮存抗体即免疫球蛋白（immunoglobulin，Ig）的功能，参与体液免疫反应。小肠中浆细胞产生的抗体主要是IgA，IgA又与上皮细胞分泌成分结合，形成分泌型IgA。分泌型IgA可抑制肠道黏膜表面细菌的黏附，封闭由食物或空气进入的部分抗原，以阻止超敏反应发生，还可通过中和肠道内毒素、酶和病毒，使病原体毒力下降。成年牦牛小肠横断面全层的浆细胞从十二指肠、空肠到回肠逐渐增多，依次为3.7±1.1个、8.1±1.5个、10.4±2.0个，小肠各段间差异极显著[18]。其中以回肠最多，一方面可能与回肠的解剖位置有关，回肠位于小肠和大肠的交界，极易受微生物的侵袭；另一方面，回肠黏膜和黏膜下层含有丰富的集合淋巴小结，其内B细胞数量较多，也具有产生浆细胞的巨大潜力。

（3）肥大细胞：在天然免疫中发挥重要作用，是机体抗感染免疫的第一线细胞，还能通过所分泌的细胞因子参与获得性免疫，故肥大细胞是重要的免疫活性细胞。肠道中的肥大细胞对肠道疾病有一定的防御作用。成年牦牛小肠横断面全层的肥大细胞从十二指肠、空肠到回肠逐渐减少，依次为39.3±4.9个、35.5±4.2个、25.4±3.9个，小肠各段间差异极显著[18]。其中十二指肠最多，这可能与成年牦牛肠道外源性刺激过程相关，尤其是与天然免疫的效应细胞有关。

（4）上皮内杯状细胞：散在分布于小肠各段的肠绒毛柱状上皮细胞之间，是一种典型的糖蛋白分泌细胞，其分泌的黏蛋白释入管腔内成为润滑性黏液涂布于上皮表面，对上皮具有保护作用。牦牛每100个柱状细胞中的上皮内杯状细胞从十二指肠、空肠到回肠逐渐减少，依次为18.0±2.1个、14.7±1.6个、6.5±1.5个，小肠各段间差异极显著[18]。上皮内杯状细胞的此种分布特点的生理意义还需进一步研究。

（三）大肠

大肠为哺乳动物消化管的后段，是微生物消化的重要场所之一，其在整个消化过程中具有重要的作用。反刍动物虽有瘤胃存在，但大肠仍然是重要的微生物发酵部位，其对胃和小肠的消化及吸收具有重要的补偿作用。

1．大肠的组织结构　大肠包括盲肠、结肠和直肠三段。牦牛大肠组织结构与其他反刍动物基本相似，大肠壁也由黏膜、黏膜下层、肌层和浆膜（或外膜）构成。牦牛的盲肠、结肠和直肠黏膜厚度依次为606.82±53.89 μm、864.18±88.46 μm、755.86±39.45 μm，以结肠最厚、直肠次之、盲肠最薄，其中除结肠和盲肠间差异极显著外，其余肠段间的差异不显著。肌层分内环与外纵两层，肌层总厚度从盲肠、结肠到直肠逐渐增多，依次为926.4±24.9 μm、1026.6±126.6 μm、1143.8±157.3 μm，其中盲肠分别与结肠、直肠差异极显著，而结肠和直肠两者之间差异不显著。在盲肠和结肠前段的内环肌形成一种特殊的肌小结。同时，盲肠中肌纤维排列较松散，在肌小结外侧的外纵肌也皱缩向外凸起[19]。这些结构特征显示牦牛大肠肠管的延展性很强，在神经-体液调节下，当肠管中食糜较少时，肠壁皱缩，使得内环肌聚积，外纵肌向外形成凸起；当肠管中食糜较多或因其中微生物发酵产气时，肌层延展，从而能够容纳更多的食物。同时，这些结构也有利于牦牛在高原环境下储存更多的食物和充分消化纤维。

2．大肠黏膜免疫相关细胞

（1）上皮内淋巴细胞：位于黏膜上皮细胞之间，是黏膜免疫系统中最先与食物和病原体抗原接触的免疫细胞，其在防御肠道病原体入侵方面发挥着重要的作用。牦牛盲肠、结肠、直肠每100个柱状细胞中的上皮内淋巴细胞数量依次为18.1 ± 5.8个、28.0 ± 5.7个、12.3 ± 3.4个，以结肠最多、直肠最少，两者间差异极显著，盲肠与结肠、直肠间差异均不显著[19]，但盲肠固有层有丰富的淋巴细胞，同时在黏膜层有较多孤立淋巴小结，显示牦牛盲肠具有强大的黏膜免疫功能。

（2）浆细胞：是B淋巴细胞发育的最终阶段，主要参与体液免疫。浆细胞所分泌的大量IgA与分泌片段结合后形成的分泌型IgA能阻碍病原微生物及其毒素分子黏附在肠上皮表面，而且还能防止食物抗原进入血液，起到清除外来抗原和保护机体的作用。成年牦牛大肠中浆细胞主要分布于固有层肠腺之间，从盲肠、结肠到直肠横断面全层的数量逐渐减少，依次为41.4 ± 3.6个、26.3 ± 3.7个、13.3 ± 3.6个，各段间差异极显著[19]。其中以盲肠最多，这可能与盲肠固有层丰富的淋巴小结有关，淋巴小结内B细胞含量较多，具有产生浆细胞的巨大潜力。

（3）肥大细胞：发育源于骨髓造血干细胞，随着血流迁移至结缔组织并增殖、分化、成熟，其数量可反映动物局部免疫水平。牦牛大肠肥大细胞大多分布于固有层肠腺及小血管和小淋巴管周围，盲肠、结肠、直肠横断面全层的肥大细胞数量分别为13.6 ± 1.8个、13.8 ± 1.1个、5.6 ± 0.7个，且结肠和盲肠间差异不显著，但两者与直肠间差异均极显著[19]。肠道中肥大细胞被激活后，可以释放多种生物活性物质，在肠道黏膜屏障、免疫调节中起重要作用。因此，牦牛盲肠和结肠中丰富的肥大细胞表明其具有强大的黏膜免疫功能，在大肠黏膜免疫中占据主导位置。

（4）上皮内杯状细胞：杯状细胞的主要功能是分泌黏蛋白。黏蛋白是一种糖蛋白，对肠黏膜具有保护作用，是构成肠道机械屏障的结构之一。牦牛大肠各段每100个柱状细胞中的上皮内杯状细胞数目依次为5.5 ± 0.6个、24.7 ± 5.6个、33.4 ± 8.4个，各段间差异极显著[19]，且从盲肠、结肠到直肠数量明显增多，分泌的黏液量也会增加，使肠黏膜表面覆盖较厚的黏性薄膜，可更好地保护黏膜，利于粪便的排出。

总之，牦牛大肠在对牧草充分消化、吸收和机体黏膜免疫屏障保护中具有十分重要的作用。

五、颈动脉体

颈动脉体（carotid body，CB）是机体内感受动脉血的化学感受器，也是第一个被发现的缺氧感知器官，位于颈总动脉分叉处、血管壁之间的结缔组织中。颈动脉体可感受血液中的化学变化并引起机体的应答反应，如血液中出现缺氧，二氧化碳分压升高和H^+浓度增高等变化时，引起Ⅰ型细胞细胞质钙离子升高，神经递质释放增加，窦神经放电频率增加，通过呼吸中枢，引起呼吸加深、加快，促进机体对缺氧的适应。

通过对世居在青藏高原（海拔为3200 m）的牦牛和适宜当地气候条件（海拔为3200 m）的地方培育品种——柴达木黄牛进行对照研究，发现牦牛和柴达木黄牛颈动脉体均由实质和间质构成。颈动脉体表面的被膜伸入实质内形成间质，并将实质分隔成许多小叶，每个小叶的实质由大量的圆形或椭圆形的小球密集组合而成，小球内有丰富的实质细胞、少量间质细胞及扁平上皮细胞。实质细胞有两种主要类型，即Ⅰ型细胞（或称主细胞、球细胞）和Ⅱ型细胞（或称支持细胞、卫星细胞）。Ⅰ型细胞数量多，分布于小球外围的“C”形区域内侧，常排列成簇，免疫组织化学染色标记酪氨酸羟化酶阳性的Ⅰ型细胞进一步证实了颈动脉体实质分隔成许多小叶，每个小叶实质主要为Ⅰ型细胞组成的圆形或椭圆形小球结构。Ⅰ型细胞又根据细胞核的形态分为明细胞和暗细胞两种。明细胞核膜明显，核内常染色质丰富，细胞体积较大、数量多、细胞质淡染并含有大小不等的空泡；暗细胞核含大量异染色质，核深染，细胞体积比前者小[20]。

牦牛Ⅰ型细胞数量比柴达木黄牛的多（图5-6A ~ D），Ⅱ型细胞分布于Ⅰ型细胞的周围，细胞小而少，呈扁的细长形，细胞核呈三角形、椭圆形或梭形，并略向主细胞弯曲，细胞质少（图5-7A、B）。间质中有丰富的毛细血管（图5-6E、F）、结缔组织和神经。牦牛小球之间的结缔组织少，而柴达木黄牛小球之间的结缔组织发达，且内含细胞数量多（图 5-6A ~ D）[20]。

（一）Ⅰ型细胞

1．明细胞和暗细胞　动物经长期低氧刺激可引起颈动脉体体积增大，其原因除了血管增生、扩张外，主要是实质细胞增生所致。牦牛颈动脉体明细胞（执行功能成熟氧感受细胞）的大小无明显差异，但数量明显多于柴达木黄牛，差异极显著[20]，说明牦牛在长期高原缺氧环境（海拔 3000 ~ 5000 m）进化的过程中，颈动脉体已经形成了独特的适应特征，即使在相对低海拔的环境下（海拔为 3200 m），与同一海拔地区的柴达木黄牛相比，明细胞仍然处于相对稳定的高水平趋势。对居住在不同海拔（2800 m、3800 m、4600 m）牦牛颈动脉体中明细胞的研究发现，明细胞数量随着海拔的升高而显著增加[21]。

研究认为，缺氧时颈动脉体小球组织细胞成分中暗细胞数量显著增加的同时明细胞数量减少，因此，明细胞和暗细胞被认为是相同细胞的不同转化类型，有学者称暗细胞为“储备”细胞，在一定的范围内会增殖为明细胞，向明细胞过渡。也有人认为暗细胞是主细胞的幼稚阶段。暗细胞数量显著增加反映了颈动脉体对低氧反应表现为较高的功能活动。同一海拔牦牛和柴达木黄牛颈动脉体暗细胞在数量、大小上无明显差异，其原因可能与牦牛适宜的生活习性有关，海拔 3000 ~ 5000 m 是最为适宜的范围，而海拔 3200 m 对牦牛而言处于低范围，氧的供给较为充足，因此颈动脉体处在相对较低的功能状态。而对于适宜当地气候条件的地方培育品种——柴达木黄牛而言，适宜生活海拔 2800 ~ 3200 m，实验海拔 3200 m 是较高的海拔范围，此海拔对柴达木黄牛已经处

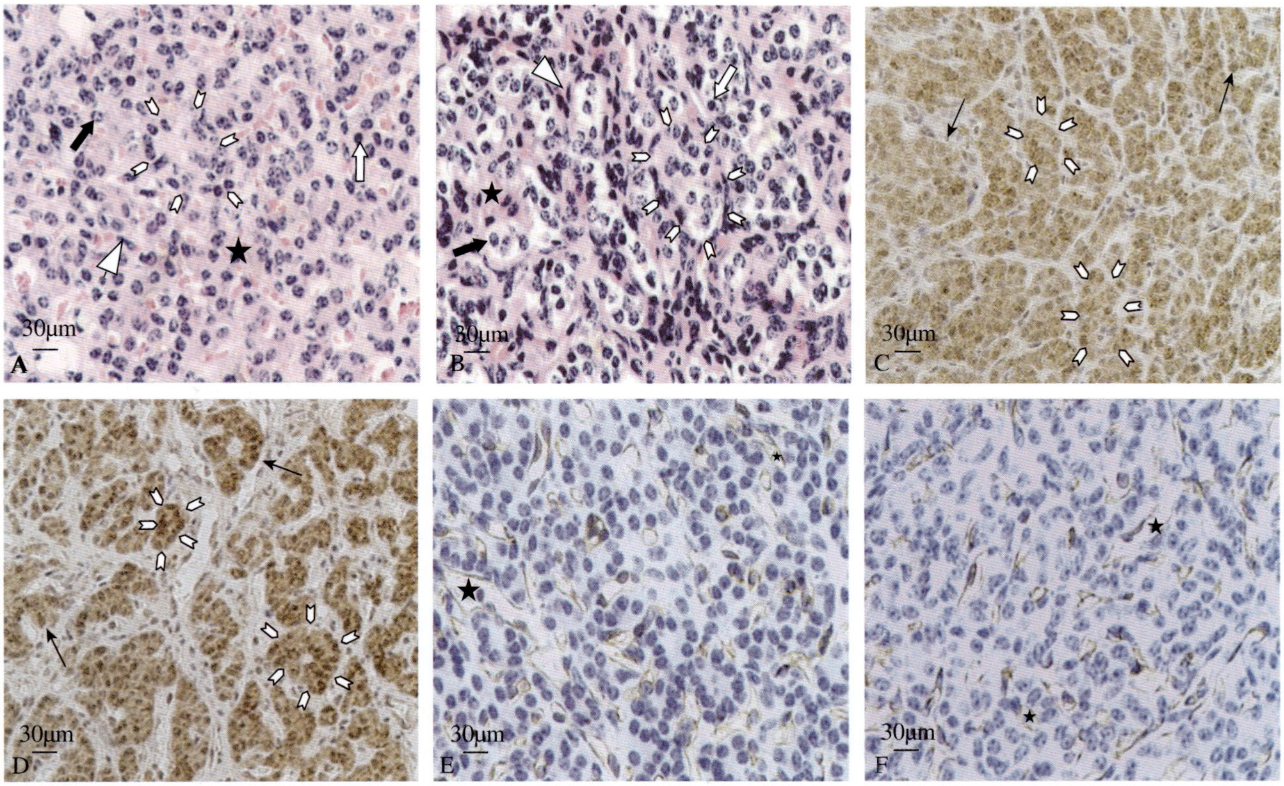

图 5-6　牦牛和柴达木黄牛颈动脉体光镜结构

A. 牦牛颈动脉体结构；B. 柴达木黄牛颈动脉体结构，⇧. 小球；⬆. 明细胞；⇧. 暗细胞；△. Ⅱ型细胞；★. 毛细血管，苏木精-伊红染色；C. 酪氨酸羟化酶在牦牛颈动脉体中的表达；D. 酪氨酸羟化酶在柴达木黄牛颈动脉体中的表达，⇧. 小球；↑. 球细胞；免疫组织化学染色；E.CD34 在牦牛颈动脉体中的表达；F.CD34 在柴达木黄牛颈动脉体中的表达，★. 毛细血管；免疫组织化学染色

引自：常兰，张寿，雷乃虎，等. 牦牛和柴达木黄牛颈动脉体的组织微细结构的比较研究. 解剖学报，2016，47（3）：374-380.

于低氧刺激高度，因此颈动脉体相对处在较高的功能状态。对不同海拔牦牛颈动脉体中暗细胞的研究发现，牦牛暗细胞的数量虽然随着海拔升高而增加，但在海拔 2800 m 与海拔 3800 m 之间差异显著，而在海拔 3800 m 与海拔 4600 m 之间差异不显著，分析原因可能是在海拔 3800 m 时，中度低氧刺激使暗细胞大量增生，部分暗细胞转化为明细胞，而在海拔 4600 m 时，低氧刺激程度增加，大部分增生的暗细胞迅速转化为明细胞，以执行低氧适应的功能。

2．I 型细胞的线粒体和电子致密核心囊泡（electron dense-cored vesicles，EDCV） 颈动脉体是机体重要的外周化学感受器，能够瞬间感知体内氧分压的变化，释放神经递质，产生神经冲动，通过颈动脉体窦神经传入中枢神经系统，引起机体对低氧的应答。同时其在慢性低氧中能自发地适应和调节，包括形态方面的改变。颈动脉体 I 型细胞被认为是氧感知细胞，但目前对于颈动脉体在慢性低氧中的调节机制并未得到系统的阐明。“线粒体假说”认为氧分压的直接感受器是 I 型细胞中线粒体呼吸链末期的细胞色素氧化酶，线粒体通过氧化磷酸化的呼吸作用，介导颈动脉体对低氧分压的反应；而“能量代谢假说”认为颈动脉体 I 型细胞通过线粒体能量代谢的变化感受氧，低氧抑制线粒体电子传递，导致细胞质 Mg-ATP 下降，使细胞膜氧敏感 TASK 样钾离子通道受抑制；另一种能量代谢假说——“AMP 酶假说”提出 AMP 活化的蛋白激酶（AMP-activated protein kinase，AMPK）调节不同的钾离子通道（包括 TASK 通道），AMP 活化的蛋白激酶是细胞内能量感受器，缺氧导致细胞内 ATP 不足时，AMP/ATP 值增高，AMP 激活位于细胞膜上的 AMP 活化的蛋白激酶，进而抑制细胞膜钾离子通道，引起细胞去极化和钙离子内流以及窦神经的兴奋。牦牛和柴达木黄牛的颈动脉体 I 型细胞的细胞质中含有大量线粒体，其形态有圆形、椭圆形、棒状等，线粒体结构完整，牦牛颈动脉体的 I 型细胞线粒体比生活在同一海拔的柴达木黄牛数量明显少 [22]（图 5-7C ~ F），分析其原因一方面可能与牦牛和柴达木黄牛的适宜的生活环境有关，根据牦牛的生活习性，海拔 3000 ~ 5000 m 是它的最适宜范围，而本实验海拔为 3200 m，此海拔高度对牦牛而言是处于相对较低范围，氧的供给相对充足，因而牦牛颈动脉体处在相对较低的功能状态，这就表现为与氧感受、调节有关的 I 型细胞线粒体数量明显少；而对于适宜当地气候条件的地方培育品种——柴达木黄牛而言，其适宜生活的海拔为 2800 ~ 3200 m，实验海拔 3200 m 是相对较高的海拔范围，使它处于低氧刺激高度，颈动脉体相对处在较高的功能状态，表现出 I 型细胞线粒体数量显著多于牦牛的现象；另一方面，这种结构特征可能使牦牛对环境低氧的感知比生活在相同海拔高度的柴达木黄牛迟钝，即可能与低氧通气应答钝化有关。低氧通气应答是机体在低氧环境中呈现的最重要的生理性变化，经受低氧时，颈动脉体感受低氧刺激并反射性地使肺通气增强是低氧适应机制的首要环节。一般认为，高原世居者对低氧具有通气反应钝化（主要表现在外周化学感受器）现象，对海拔 3200 m 地区牦牛和柴达木黄牛通气反应测定的结果也证实了牦牛对低氧的刺激保持较低的通气反应，具有通气反应钝化现象，而柴达木黄牛对低氧的刺激保持较高的通气反应。另外，对不同海拔牦牛颈动脉体 I 型细胞进行观察发现，其有大量线粒体，且结构完整，无肿胀，线粒体嵴清晰，线粒体嵴数量无明显变化 [23]，这与牦牛作为高原土著动物已经完全适应了低氧环境有关；同时，三个海拔牦牛颈动脉体 I 型细胞线粒体的数量、大小均无明显差异，推测这也与牦牛低氧通气应答钝化 [24] 有关。

颈动脉体 I 型细胞为神经分泌细胞，其细胞质内电子致密核心囊泡是具有调节心血管及呼吸功能的神经分泌颗粒，嗜锇核是生物胺（如儿茶酚胺类的去甲肾上腺素、肾上腺素、多巴胺、5-羟色胺等）的主要分泌源。这些神经活性物质共存于颈动脉体中，以一种复杂而精细的调控方式共同调控颈动脉体对缺氧的反应。牦牛和柴达木黄牛颈动脉体 I 型细胞质内电子致密核心囊泡绝大部分呈圆形，少数呈卵圆形或短棒状，数量、大小不一，每个电子致密核心囊泡具有一个中心致密的嗜锇核，呈圆形，周围有电子密度低的空晕，其周围有一层限界膜，牦牛和柴达木黄牛电子致密核心囊泡均有深、浅两种，这也可能与内含的神经活性物质不同有关，牦牛颈动脉体的 I 型细胞电子致密核心囊泡虽然比生活在同一海拔的柴达木黄牛小而多，但差异不明显 [22]（图

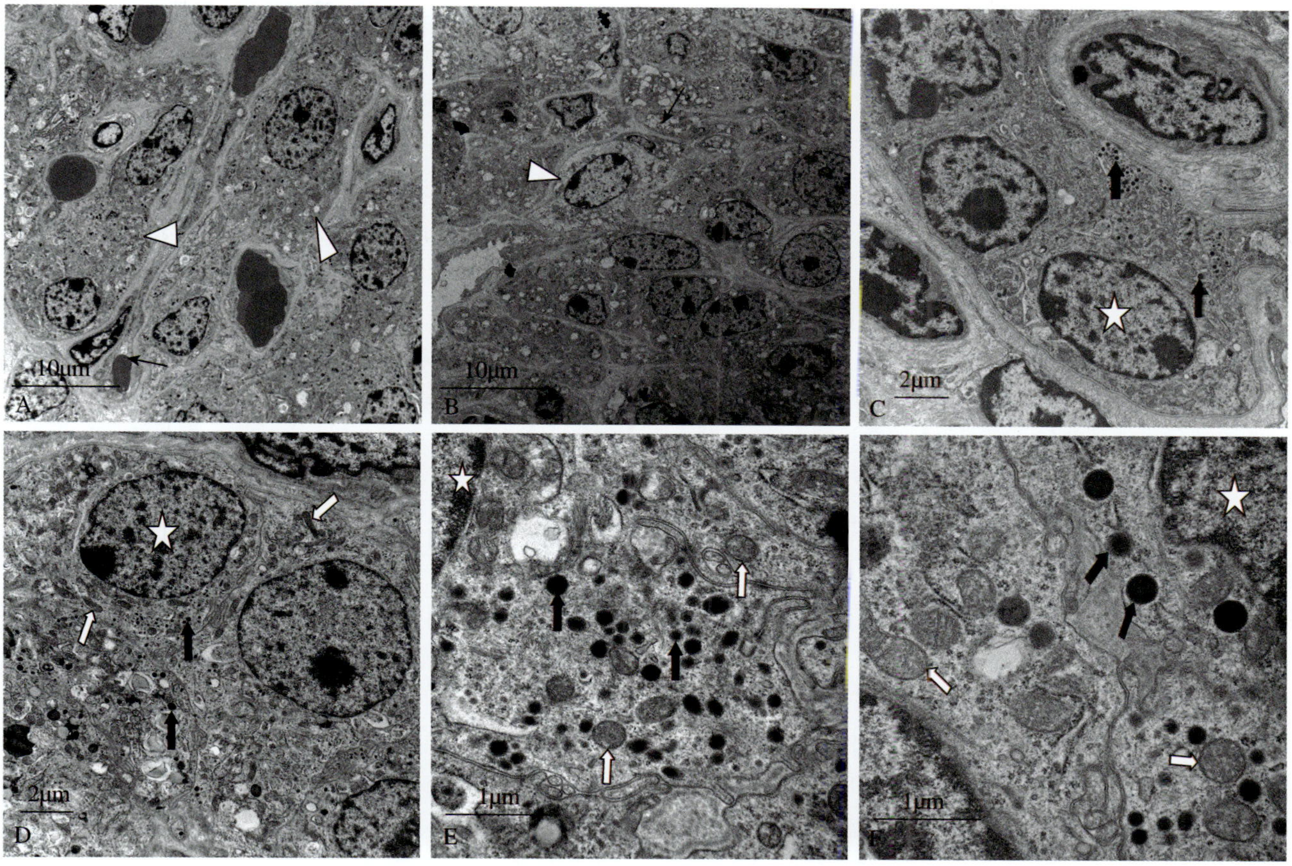

图 5-7　牦牛和柴达木黄牛颈动脉体超微结构（TEM）

A. 牦牛颈动脉体超微结构；B. 柴达木黄牛颈动脉体超微结构；△. Ⅰ型细胞；↑. Ⅱ型细胞；C. 牦牛颈动脉体Ⅰ型细胞超微结构；D. 柴达木黄牛颈动脉体Ⅰ型细胞超微结构，☆. Ⅰ型细胞核；⇧. 线粒体；⬆. 电子致密核心囊泡；E. 牦牛颈动脉体Ⅰ型细胞细胞质中的线粒体和电子致密核心囊泡；F. 柴达木黄牛颈动脉体Ⅰ型细胞细胞质中的线粒体和电子致密核心囊泡，☆. Ⅰ型细胞核；⇧. 线粒体；⬆. 电子致密核心囊泡

引自：常兰，张寿，雷乃虎，等 . 牦牛和柴达木黄牛颈动脉体的组织微细结构的比较研究 . 解剖学报，2016，47（3）：374-380.

5-7E、F）。这可能也与前述的牦牛和柴达木黄牛生存的适宜海拔高度有关。在海拔 3200 m 时，牦牛呼吸相对平缓，导致颈动脉体Ⅰ型细胞中神经活性物质的合成缓慢、分泌及释放减少，颈动脉体处在相对较低的功能状态，电子致密核心囊泡也表现为相对小而多；对于柴达木黄牛而言，在海拔 3200 m 时，机体处于相对低氧状态，呼吸功能相对增强，在持续低氧的刺激下，颈动脉体Ⅰ型细胞中神经活性物质的合成增强，同时其分泌、释放也加快，颈动脉体处在相对较高的功能状态，电子致密核心囊泡也表现为较大而少。随着海拔升高，牦牛颈动脉体Ⅰ型细胞中电子致密核心囊泡的数量、大小均无显著差异 [23]，这可能是因为牦牛虽然生活在不同海拔地区，但他们都世居在高原低氧环境中，机体受到高原低氧的持续刺激后，电子致密核心囊泡的数量、大小等均处在相对稳定的范围之内而差别不大。

（二）Ⅱ型细胞

颈动脉体Ⅱ型细胞（支持细胞）具有干细胞潜能。在对低氧的应答中，低氧并没有直接影响神经干细胞增生，而是通过颈动脉体成熟球细胞分泌的神经递质——内皮素 -1（为氧感受元件），与表达内皮素 -1 受体的干细胞建立大量的突触样联系，诱导支持细胞增生。在慢性低氧刺激下，支持细胞可以分化为神经干细胞标记物阳性的过渡态细胞，并可增殖分化为酪氨酸羟化酶阳性的球细胞。牦牛和柴达木黄牛颈动脉体Ⅱ型细胞的数量、大小均无显著差异[20]，这也可能与前述的牦牛和柴达木黄牛生存的相同海拔高度有关。牦牛颈动脉体中支持细胞随着海拔升高数量增多[21]，这可能是牦牛为了能更好地适应低氧环境，随着海拔递增，机体需要大量的支持细胞向明细胞过渡以执行其功能，表现为支持细胞数量随海拔升高而增多的现象。

(三)微血管

颈动脉体具有复杂的血管构筑和巨大的血流量，目前认为这与它的化学感受器感受功能有密切的关系。高度的血管化有利于准确地获得动脉血液化学成分的变化。低氧状态下，颈动脉体体积明显增大，其原因也与血管的增生及扩张有关。牦牛颈动脉体中血管数量明显多于柴达木黄牛、管腔直径也明显大于柴达木黄牛[20]，表明牦牛在长期的进化过程中颈动脉体形成了固有的巨大血管网，以增加颈动脉体的血流量来准确获得动脉血液化学成分的变化，有利于机体在高海拔低氧环境中氧分压变化时能及时得到调整，以适应气候环境的恶劣变化，这也与生活在相同海拔下的牦牛比柴达木黄牛的行动敏捷且活动范围大、对气候突变的适应性强、抗疾病、抗应激、抗逆能力强等诸多方面的表现相符。对生活在不同海拔地区的牦牛颈动脉体血管观察，发现海拔 2800 m、3800 m、4600 m 牦牛颈动脉体中均分布有丰富的血管，并且随着海拔的升高，血管数量呈增加趋势，但三个海拔组之间差异不显著，而血管的管腔随海拔的升高明显增大[21]，说明牦牛通过颈动脉体组织中微血管扩张，增加颈动脉体的血流量来准确地获得动脉血液化学成分的变化，从而提高颈动脉体获氧效率，以增强对低氧环境的适应能力。

氧分压的直接感受器可能是 I 型细胞中线粒体呼吸链末期的氧化酶——细胞色素 aa3，线粒体通过氧化磷酸化的呼吸作用，介导颈动脉体对降低的氧分压的反应。电子致密核心囊泡是具有调节心血管及呼吸功能的神经分泌颗粒。研究发现，人出生后颈动脉体功能的成熟依靠其结构上和神经化学物质方面的变化。结构上的变化包括细胞组成和小球组织体积、I 型细胞的电子致密核心囊泡等的增加[25]，在呼吸困难综合征中，颈动脉体形态学变化提示患者可能存在呼吸化学敏感性的功能性改变[26]。牦牛 I 型细胞（含酪氨酸羟化酶）数量比柴达木黄牛的多，其细胞质内含的线粒体和电子致密核心囊泡相对小而多；而柴达木黄牛间质比牦牛的发达，内含较多的间质细胞。推测牦牛和柴达木黄牛可能存在呼吸化学敏感性的不同，而且后续的研究也证实了牦牛对低氧的刺激保持较低的通气反应，而柴达木黄牛则相反，即对低氧敏感。因此，长期生活在高原低氧环境中，牦牛颈动脉体形成了固有的组织、细胞、结构成分和血管网形态特征，以增强对高原低氧环境的适应能力。

六、皮肤及衍生物

牦牛常年生活在海拔为 3000 ~ 6000 m 的高寒、低氧、强紫外线辐射的环境中，年平均气温为 -3 ~ 3 ℃，昼夜温差大于 15 ℃，尤其是 1 月份，平均气温在 0 ℃以下，最低气温可达 -40 ℃以下。全年基本无夏季，春、秋季短，所以暖季较短，而冷季长达半年以上。牦牛外形紧凑、颈短、四肢短、垂皮小、体表皱褶少，可减少单位体重的体表热量散失，并全身被毛粗厚，特别是体侧下部、腹部的被毛形成长而浓密的裙毛，尾毛粗长而浓密，完全掩盖了尾基部，这些都有利于提高牦牛的御寒能力。而皮肤作为机体的外部屏障结构，对于牦牛适应高寒、强紫外线辐射、昼夜温差大的环境具有重要作用。

(一)皮肤

牦牛皮肤主要由表皮和真皮组成。有毛皮肤表皮包括角质层、棘细胞层、颗粒层和基底层，缺乏透明层。真皮包括乳头层和网状层。

成年牦牛皮肤总厚度平均值为 3953 μm[27]，小于水牛（8937 μm），大于黄牛（3109 μm）[28]，牦牛皮肤总厚度从背部到腹部，从外侧面到内侧面均呈现出变薄的趋势，最厚的部位是背部、掌部、颊部、颈背侧，最薄的部位是腹股沟及腋下[27]，这与雄性水牛最厚为颈侧略有相同，而与雌性水牛、黄牛最厚分别为股部、胸壁[28]完全不同，牦牛体表的同一部位皮肤的厚度随年龄的增加而增厚，而且从半岁到成年皮肤增厚的幅度明显大于初生到半岁的皮肤增厚幅度，初生和半岁牦牛皮肤总厚度平均值分别为 928 μm 和 1575 μm，到成年皮肤达到最厚，但不同部位增厚幅度不完全一致，譬如从初生到半岁，背部平均增厚 210 μm，而半岁到成年背部平均增厚达 4224 μm；从初生到半岁，腹股沟平均增厚 352 μm，而半岁到成年腹股沟平均增厚达 1214 μm。初生和半岁牦牛皮肤最厚的部位分别是颊部、颈腹侧，最薄的部位是腹股沟。牦牛皮肤的增厚主要是真皮层的增厚，在皮肤厚度随年龄增加而增厚的过程中，真皮层厚度变化最为明显，并呈现出相同的规律，表皮层厚度增长趋势相对不明显，表皮层增厚主要受表皮非角质层的影响。牦牛表皮层、表皮角质层、表皮非角质层在背部、掌部及跖部较其他部位厚[27]，角质层位于表皮最外层，主要起屏障作用，如防止水分丢失及保护功能。这也与牦牛的生活环境有关。

（二）被毛和毛囊

牦牛的被毛与黄牛、水牛的不同，牦牛的被毛比黄牛、水牛的长而厚密，粗细不一。被毛分为毛干和毛根两大部分，毛干露出于皮外，毛根埋藏于毛囊内。

牦牛为了御寒，全身粗毛长而密，肩部、胸腹下部和大腿部还密集生长有 40 cm 以上的长毛，以便保温。冷季粗毛间还密生绒毛，有利于御寒。牦牛的毛纤维分为粗毛、绒毛和中间毛 3 种类型。对 3 月龄、1 岁的大通牦牛（野生牦牛与家养牦牛杂交品种）和家养牦牛进行比较，发现两个品种牦牛在不同年龄段毛含量由高到低分别是绒毛、粗毛、中间毛，并且相互间差异显著。三种毛纤维的含量在相同年龄的两个品种牦牛间或同种牦牛的不同年龄间分别比较均无明显差异，表明三种毛纤维的含量在 3 月龄均趋于稳定。三种毛纤维自然长度比较，粗毛最长、中间毛次之，绒毛最短，并且差异显著。随着年龄增长，三种毛纤维分别明显加长[29]。故牦牛被毛是由粗细不同、长短不一的毛纤维组成的混合型被毛，增加了隔热层次和厚度，较之单一纤维类型被毛更有利于保暖，而且牦牛的被毛密而长，在寒冷的季节，粗毛间又生有绒毛，紧密的绒毛层则是一种良好的绝缘层，形成天然的隔热层，保暖性好，更有利于保持牦牛的体温。所以，长期生活在青藏高原严寒地区的牦牛形成的长粗毛、中间毛、细毛混杂的被毛其保温及御寒性能更佳。这也是牦牛的一个重要的生态特征。

毛根周围包有毛囊，毛囊是表皮向真皮下陷而成的。牦牛的 3 种毛纤维均由毛囊发育而来。一般初级毛囊发育成粗毛，次级毛囊发育成绒毛。初级毛囊较粗大，而次级毛囊较细小。毛囊密度大，尤其是次级毛囊密度大，则长出的绒毛多，增强了动物的保温性能。大通牦牛比天祝白牦牛生活的地区海拔高，环境更加恶劣、复杂，成年大通牦牛毛囊群比天祝白牦牛毛囊群密集，毛囊直径比天祝白牦牛的大，毛发粗长，而且毛囊的密度也比天祝白牦牛的大，这样密集的毛发更有利于适应寒冷严酷的生活环境。对发育期（3 月龄、1 岁）的大通牦牛、环青海湖地区的家养牦牛进行比较，发现同一年龄的两种牦牛间或同种牦牛的不同年龄间初级毛囊数量无明显差异。但发育期大通牦牛的毛囊均深于家养牦牛的毛囊，随年龄增加而加深。表明初级毛囊粗长、密集且较深。随年龄的增长，由于体表面积增大，皮肤单位面积中初级毛囊数量呈减少的趋势。发育期大通牦牛次级毛囊明显多于家养牦牛，随年龄的增长，由于体表面积增大，皮肤单位面积中次级毛囊数量明显减少。发育期大通牦牛的初级毛囊 / 次级毛囊值均大于家养牦牛[29]。

毛色是动物的重要特征之一，黑色素颗粒的多少、颗粒性状及分布决定着皮肤和毛发的颜色。黑色素细胞能产生黑色素，黑色素可以吸收紫外线，从而保护深部组织免受阳光灼伤。纯黑色被毛大通牦牛的表皮和毛囊中均分布有大量黑色素，纯白色被毛天祝白牦牛表皮的基底层和毛囊周围观察到有少量的黑色素，大通牦牛毛囊周围黑色素比天祝白牦牛的明显且密集[30]，这与大通牦牛和天祝白牦牛的生活环境有关，大通牦牛比天祝白牦牛生活地区的海拔高、气温更低、阳光的紫外线辐射更强烈、环境更严酷，大通牦牛表皮和毛囊中大量的黑色素可以吸收紫外线，减少伤害，能更好地适应环境。

（三）皮脂腺、汗腺和竖毛肌

牦牛的皮脂腺为分支泡状腺，位于皮肤真皮的浅层，以短而窄的导管开口于毛囊上 1/3 ～ 1/2 处，属全浆分泌。牦牛的皮脂腺数量为每平方厘米 2149.67 个，一个毛囊所带的皮脂腺个数不等，由一个到数个。皮脂腺一般成对地长在初级毛囊的旁侧，而次级毛囊只带一个皮脂腺。在同一个体上，皮脂腺的数量随部位不同而异，毛多的地方，皮脂腺较多；毛少的地方，皮脂腺较少。牦牛的颈、肩、腹下部毛囊最密，故皮脂腺亦多。对3月龄和1岁的大通牦牛、家养牦牛进行比较，发现相同年龄的两种牦牛间或同种牦牛的不同年龄间皮脂腺数量均无明显差异，表明皮脂腺数量在3月龄趋于稳定。牦牛的皮脂腺数量多，发育良好，位置较浅。但两种牦牛随着年龄增长，皮脂腺深度、宽度呈现显著增加的趋势，1岁时的平均值均显著高于3月龄，并且两种牦牛间皮脂腺深度、宽度也有差异，大通牦牛两个年龄段的平均值均分别高于家养牦牛[29]。

成年牦牛的汗腺为单管状腺，数量少（每平方厘米296.33个），不发达[29]，成年水牛的汗腺数量为每平方厘米109.5个，也不发达，但成年黄牛的汗腺数量为每平方厘米1362.7个，比牦牛明显多、粗大而发达[28]。牦牛汗腺位置比较深，3月龄深为0.6 mm，1岁深为0.78 mm[29]，分泌部盘曲于毛囊附近，位于真皮网状层的中下部，导管细长，沿毛囊一侧蜿蜒向上，开口于表皮的毛囊开口处；成年水牛汗腺位置也比较深，深为1.3 mm，但成年黄牛汗腺位置比较浅，深为0.84 mm[28]。夏季天气炎热时，水牛靠卧水来降低体温。上述结构特征表明，牦牛汗腺分泌缓慢，不能产生大量汗液来降低皮肤温度，皮肤干燥，限制体表蒸发和散热。随牦牛年龄增长，皮肤单位面积汗腺数量呈减少的趋势，对3月龄、1岁大通牦牛和家养牦牛进行比较，无论在相同年龄的两种牦牛间，还是在同一种牦牛的不同年龄间，汗腺数量均无明显差异，表明汗腺数量在3月龄也趋于稳定，牦牛的汗腺数量少，发育差。但两种牦牛随着年龄增长，汗腺深度呈现显著增加的趋势，1岁时的平均值均显著高于3月龄，并且两种牦牛间汗腺深度也有差异，大通牦牛汗腺深度发育较快，两个年龄段的平均值均分别高于家养牦牛。总之，牦牛的汗腺发育差、散热功能不发达，排汗、蒸发、散热的能力较黄牛差，使其在高寒环境中少散失热量，提高保温性能，从而大大增强了牦牛的耐寒能力。

牦牛的竖毛肌在皮肤的真皮层由平滑肌细胞束组成，起于毛囊中部，斜向表皮，非常发达[29]。竖毛肌在寒冷环境中发生收缩，使毛纤维直立，形成一层温热的空气层，可减少体热的散失，这是牦牛对寒冷条件的一种适应性表现。

七、骨骼肌

机体的运动系统由骨、骨连接、肌肉三部分组成，其中骨和骨连接是产生运动的被动部分，而肌肉是主动部分。牦牛在高寒低氧环境中具有极强的运动能力，善于奔跑，不易疲劳，遇陡坡险路、雪山沼泽更有优势。这些性能与牦牛发育良好的肌肉组织有着直接而非常密切的关系。

（一）骨骼肌纤维

高原牦牛、平原黄牛骨骼肌纤维均随年龄的增长而加粗，其幅度主要由营养状况、年龄和体重决定。同时，肌组织单位面积内骨骼肌细胞密度逐渐降低，如牦牛肌细胞密度在2.5岁时仅为半岁时的50%左右，这除了与肌细胞直径的变化有关系外，还与肌间结缔组织含量、营养状况等因素有关。随着年龄的增长，肌细胞含量呈下降趋势，而结缔组织含量（包括脂肪组织在内）呈上升趋势，6月龄、1.5岁、2.5岁分别为80.55%与19.45%、76.78%与23.22%、70.23%与29.77%[31]。随年龄增长（1日龄、1月龄、半岁、成年），1日龄大通牦牛肌纤维直径明显细于平原黄牛肌纤维直径，且差异极显著，1月龄大通牦牛与平原黄牛肌纤维直径相差无几，半岁大通牦牛肌纤维直径较平原黄牛粗，差异极显著，而成年大通牦牛肌纤维直径又细于平原黄牛，差异极显著。即同日龄牦牛的骨骼肌细胞与平原黄牛骨骼肌细胞直径比呈现细→粗→细的变化特点，且此种趋势的变化在1月龄表现为一个重要的节点[32]。此现象主要与生活环境、饲养方式有关。春季是牦牛的繁殖季节，一般5月、6月为繁殖高峰期，且牦牛犊从出生到半岁左右断乳，母牦牛所产乳汁全部供应给犊牦牛；8月、9月为草场最茂盛的时期，也是母牦牛营养最充足、产奶最好的时期，10月、11月为草场植物果实最饱满的时期，因此也是牦牛犊营养较好、发育最快的阶段。同时，牦牛出生后，随即跟随母牦牛到处采食而不停地运动。而平原黄牛大多为舍饲，缺乏运动，母牛所产乳汁只有少部分供应给犊黄牛，出现了1月龄时两种牛骨骼肌肌细胞直径差异不显著，半岁时反而增粗且差异极显著的现象。而后随年龄增长，成年牦牛骨骼肌肌细胞直径又低于平原黄牛肌细胞直径，这可能是因为犊牦牛断乳后，正直严冬季节，在终年露天放牧无补饲或较少补饲极为粗放的饲养管理条件下，牧草往往被积雪覆盖，牦牛的骨骼肌细胞较细，以减少对氧的需求，这也是牦牛为适应高寒低氧环境而在肌细胞直径上发生了形态学改变。生活在不同海拔地区（3200 m、3700 m、4200 m）的成年牦牛间比较，骨骼肌细胞直径和肌组织单位面积内肌细胞数量在海拔3200 m分别明显大于海拔3700 m、海拔4200 m。牦牛不同海拔肌细胞直径平均值为37.12 μm、52.69 μm、57.62 μm，肌细胞密度平均值每平方毫米为496根、332根、385根，不同海拔组间骨骼肌细胞的直径、密度分别相比差异均显著[33]。一般随海拔增高，肌纤维直径变细，但海拔3200 m牦牛肌细胞直径显著小于海拔4200 m牦牛和海拔3700 m牦牛，这可能与大通牦牛其父本是生活在海拔4800 ~ 6000 m野牦牛之故，也有可能这一海拔高度是牦牛最适宜生活的海拔高度。海拔4200 m牦牛生活环境海拔最高，氧分压最低，骨骼肌细胞为适应低氧环境、保证能量的传递和血液的供应，表现为肌细胞直径小于海拔3700 m牦牛，相应的密度大于海拔3700 m牦牛的特点。

（二）骨骼肌线粒体

骨骼肌细胞中线粒体的数目取决于细胞的代谢水平。代谢活动越旺盛的细胞，线粒体越多。在轻、中度低氧条件下，线粒体通过机体的调节来对低氧环境产生适应。骨骼肌线粒体是氧化代谢产生能量的主要细胞器，是肌细胞氧化磷酸化和形成ATP的主要场所，也是细胞“动力工厂”和动物运动的动力源。线粒体体积增大，能提高有氧氧化能力和最大吸氧量。大通牦牛骨骼肌细胞线粒体平均大小随年龄（1日龄、30日龄、180日龄、成年）的增长表现为“先变小、再变大”的特点，即30日龄时骨骼肌细胞线粒体体积变小，且差异极显著，而在随后的发育中线粒体体积不断增大，到成年时达到最大，各年龄段差异显著。骨骼肌细胞线粒体的数量表现为随着年龄增长呈现“由多到少”的变化特点，即30日龄时骨骼肌细胞线粒体数量最多，在随后的发育过程中，线粒体的数量逐渐减少，到成年时最少，各年龄段差异显著[34]。说明30日龄是犊牦牛适应外界环境的关键阶段之一，其原因是牦牛在出生后，外界的低氧环境对机体生长、发育的初期是一个强有力的刺激，线粒体的有氧分解过程受到抑制，在适应代偿机制还未建立之前，致使线粒体体积变小，而线粒体数量增多，可以相应增加氧化磷酸化过程，是对线粒体体积变小的一种补偿。牦牛骨骼肌线粒体比同龄平原黄牛数量多、体积小，对高原低氧环境具有良好的适应性，表现出牦牛在高原低氧环境中运动能力极强的特征。

骨骼肌有氧呼吸获能的水平高低不仅与动物心血管系统的结构特征有关，而且与骨骼肌本身的微血管数量密切相关。微血管增多，可以缩短氧从毛细血管向组织弥散的距离，改善组织供氧量，这是动物机体在组织水平上对低氧环境适应的重要机制之一。牦牛骨骼肌中微血管数量比平原黄牛的骨骼肌微血管数量多，这增大了组织与血液进行气体交换的面积，缩短了氧从血管到骨骼肌细胞的弥散距离，增加了骨骼肌细胞氧的供应、摄取及利用，表明牦牛可通过增加骨骼肌微血管数量提高在低氧环境中的获氧能力。

（常　兰）

第二节　牦牛高原低氧适应的生理学特性

一、血液生理

低氧适应的本质其实就是在低氧条件下机体能够最大限度地摄取和利用有限的氧，完成正常的生理功能。因此，氧气是维持机体正常发育和生长过程中不可缺少的生命要素，而血液作为机体重要的内环境，直接参与机体物质代谢、能量代谢和复杂的生化过程。故血液生理特性是动物长期进化的结果，也是对栖息环境适应性的一种反应。

（一）血液生理指标

1．血红蛋白（hemoglobin，Hb）　由珠蛋白和亚铁血红素结合而成，是红细胞中唯一的一种非膜蛋白，主要由两条 α 链和两条 β 链组成，在红细胞中主要负责 O_2 和 CO_2 的运输，尤其对氧的结合、贮存、运输、释放等方面具有重要的生理作用。海拔越高，氧分压越低，氧气含量越少，血红蛋白与氧的亲和力越低，解离程度增强，往往会引起缺氧而引起高原反应。但生活在高海拔地区的牦牛行动自如，甚至觅食时可到达海拔 5000 m 以上区域，极少发生缺氧现象或高原反应。研究表明，不同海拔高度的牦牛，血红蛋白含量有一定的差异。生活于海拔 4500 m 的藏北高原那曲牦牛血红蛋白含量（雌性 11.86%±0.27%、雄性 12.86%±1.24%）高于海拔 3000 m 的藏南河谷林芝牦牛（雌性 9.27%±0.75%、雄性 9.50%±0.32%）[35]，此后，刘凤云等[36]测定和比较了生活于海拔 3500 m 以下牦牛的血红蛋白含量（104.25±38.57 g/L）与高于海拔 3500 m 以上牦牛的血红蛋白含量（152.55±26.42 g/L），得到相似的结果。这表明血红蛋白含量是随海拔高度的升高而代偿性增多，有利于血红蛋白与更多的氧气结合、贮存并运输到各个组织和细胞中，以弥补氧气含量的不足，这是高海拔牦牛对低氧环境适应的重要生理机制之一。

2．红细胞（red blood cell，RBC）和血细胞比容（hematocrit）　低氧环境可刺激肾细胞和肝细胞释放促红细胞生成素，而促红细胞生成素又是刺激骨髓制造红细胞的主要因子，并调控机体促进红细胞的增殖和分化，导致红细胞数量增多。生活在海拔 4500 m 的那曲牦牛红细胞数量（雌性每立方毫米 8.87±0.60 百万个、雄性每立方毫米 9.60±0.30 百万个）和血细胞比容（雌性 47.48%±4.76%、雄性 51.03%±4.60%）显著高于生活在海拔为 3000 m 的林芝牦牛的红细胞数量（雌性每立方毫米 6.45±0.16 百万个、雄性每立方毫米 6.98±0.06 百万个）和血细胞比容（雌性 40.41%±4.03%、雄性 41.68%±1.84%）[37]。提示随海拔高度的升高，红细胞数量增多，血细胞比容增大。红细胞数量增多，表明携氧能力增强；而血细胞比容越大，表明红细胞表面积就越大，有利于进行大面积氧气交换。但是红细胞数量的增多、血细胞比容的增大往往会导致血液黏滞性增加，引起血液流动阻力增大，血流速度变慢，会加重心脏的负担。齐晓园等[37]研究发现，生活在海拔 3000 m 的牦牛血液中红细胞平均体积（mean corpuscular volume，MCV）（54.81±4.75 fl）高于生活在海拔为 5000 m 的牦牛红细胞平均体积（52.13±3.48 fl）。表明海拔越高，红细胞平均体积越小，这不仅有利于氧气由毛细血管向组织和细胞中扩散，更重要的是可以有效地降低血液黏滞度和血流阻力，加快血液流动速度，改善由红细胞数量增多引起的不良状况。这是长期生活在高海拔低氧环境中的牦牛为适应其特定高原生态环境而表现出的重要生理特征之一。

（二）血液细胞因子

高原土著动物对低氧的适应并非都依赖于器官功能的变化，更多的是通过细胞代谢的调整及低氧诱导因子、血管内皮生长因子、促红细胞生成素和一氧化氮合酶等低氧因子表达量来适应低氧环境。

1．低氧诱导因子（hypoxia-inducible factor，HIF）　HIF 在哺乳动物的各种组织和细胞中均有一定的表达量，是细胞在基因转录水平协调缺氧变化的最主要的调节因子，能促进有机体对低氧的适应过程，可调控许多介导机体低氧适应的靶基因，如促红细胞生成素（erythropoietin，*EPO*）、血管内皮生长因子（vascular endothelial growth factor，*VEGF*）、内皮素 -1（endothelin-1，*ET-1*）和一氧化氮合酶（nitric oxide synthase，*NOS*）等。

目前，哺乳动物体内发现的 3 种 HIF（HIF-1、HIF-2 和 HIF-3）均受氧浓度的调节。其中 HIF-1 和 HIF-2 是机体在低氧条件下应对氧气浓度变化的转录因子，HIF-1 主要由 HIF-1α 和 HIF-1β 两个亚单位组成，HIF-1α 仅在低氧时表达于细胞核中，也是决定 HIF-1 的活性功能亚单位，主要是介导急性期的低氧反应，而 HIF-1β 以组成型的形态在常氧和低氧下均可表达。HIF-2α 在含血管丰富的心脏、肺等组织中含量较高。在常氧条件下，HIF-2α 蛋白质能够迅速降解，而低氧条件下能够提高 HIF-2α 蛋白质的稳定性，使其含量升高。尽管高海拔牦牛血清中 HIF-2α 含量（36.68±27.08 ng/L）高于低海拔的牦牛血清中 HIF-2α 含量（32.76±16.67 ng/L），但两者无显著性差异，而与迁饲至高海拔地区的黄牛和低海拔地区的黄牛相比，牦牛血液中 HIF-2α 含量要高 1.5 ~ 2.2 倍 [36]，说明牦牛在低氧环境中具有独特的适应高原的自我调控能力。

2．促红细胞生成素　*EPO* 是最先发现的低氧适应基因，它是一种肽类激素糖蛋白，分子量约为 34 kD，其编码基因定位于染色体 7q21 ~ q22，主要由成体肾细胞和胎儿肝细胞分泌。

低氧作为诱导 EPO 表达的重要因素，在抑制脯酰胺羟基化作用的同时，HIF-2α 优先调控、诱导 *EPO* 基因 3′ 增强子的功能来刺激肾细胞和肝细胞释放 EPO，*EPO* 又调控机体促进红细胞的增殖和分化，增加红细胞数量，以期为组织供氧。相关性分析表明，牦牛血液中 HIF-2α 与 EPO 水平呈显著正相关，提示 HIF-2α 与 EPO 之间有稳定的调控关系。另外，高海拔地区牦牛血清 EPO 含量比平原地区黄牛的相对较高 [36]。说明低氧作为 EPO 诱导因子，可刺激高海拔牦牛肾细胞和肝细胞分泌更多的 EPO。

二、呼吸生理

对于高海拔低氧环境，动物呼吸系统是发生最早、反应最明显的系统之一。在低氧环境下，呼吸频率加快和呼吸幅度加深引起肺通气量增加，是最重要的生理反应，也是氧供应途径中最主要的适应机制。

（一）高原低氧与颈动脉压、肺动脉压

缺氧会使细胞膜 Ca^{2+} 通透性增加，K^+ 电导降低和膜电位下降，从而产生 Ca^{2+} 依赖性动作电位，致使肺血管张力增加和肺血管平滑肌持续性收缩，肺动脉树末端发生大量肌化，改变平滑肌细胞内的能量代谢，抑制氧化磷酸化和三羧酸循环，降低磷酸势能，增加红细胞数量，提高肺血容量，导致肺血管阻力增大和肺动脉压力升高，右心室肥厚，甚至出现典型的右心衰竭征象。

但是生活在高海拔地区的牦牛并没有出现肺动脉高压、右心室肥厚等现象。成年牦牛颈动脉压为 176.40±11.76 mmHg（收缩压为 228.60±19.2 mmHg，舒张压为 137.4±11.66 mmHg），黄牛颈动脉压为 172.4±9.99 mmHg（收缩压为 201.60±16.8 mmHg，舒张压为 134.6±18.1 mmHg）。而牦牛肺动脉压为 21.0±3.53 mmHg（收缩压为 42.0±9.77 mmHg，舒张压为 10.0±3.08 mmHg），黄牛肺动脉压为 37.2±3.42 mmHg（收缩压为 59.2±2.58 mmHg，舒张压为 17.6±4.62 mmHg），牦牛的颈动脉压与黄牛的差异不显著，但在牦牛的肺动脉压显著低于黄牛。按人类肺动脉高压的标准（肺动脉平均压＞20 mmHg），5 头柴达木黄牛均为中度肺动脉高压，5 头青海环湖型牦牛中有 3 例为轻度肺动脉高压。若以肺动脉压约等于主动脉压的 1/6 的标准衡量，5 头黄牛在 1/5 以上，均为肺动脉高压，而 5 头牦牛多在 1/7 以下，处于正常范围内 [38]。这一结果与英国利物浦大学病理系教授 D. Heath 于 1984 年报道的结果是相符的，即牦牛肺动脉是薄壁的，肺小动脉无肌性中层，右心室不肥厚，微动脉膜的肌层厚度与血管外径的比值小于普通牛，未发生血管壁代偿性增厚，有效防止了高原低氧条件下肺动脉压升高。同时，牦牛气 - 血屏障相对厚度明显比其他家畜的要小的特点，可以减少气体通过气 - 血屏障的阻力，有利于气体交换时加速氧气的扩散。因此，生活于高海拔地区牦牛不存在生理性的颈动脉和肺动脉高压，推测牦牛颈动脉压和肺动脉压低是适应高原低氧的遗传效应之一。

（二）低氧通气应答（hypoxic ventilatory response，HVR）

增加肺的通气量是平原动物（包括人）进入高原后迅速适应高原低氧环境的反应之一。许多学者认为高原土著动物存在低氧通气应答钝化现象。生活在海拔为 3200 m 的牦牛、柴达木黄牛每分通气量（minute ventilation volume，V_E）分别为 46.62±13.99 L/min、22.76±8.97 L/min，差异显著；血氧饱和度（SaO_2）分别为 89.80%±4.34% 和 85.25%±6.76%，测定值较为相近。而当牦牛、柴达木黄牛分别吸入低氧混合气体（13.9%O_2，即模拟海拔 6000 m）12 min 后，每分通气量分别为 50.11±13.86 L/min 和 30.20±8.29 L/min，每分通气量的增加量在牦牛和柴达木黄牛间有明显差异，即牦牛每分通气量增加的绝对值小于柴达木黄牛；当牦牛、柴达木黄牛血氧饱和度分别下降至 71.92%±8.43% 和 69.66%±6.18% 时，牦牛血氧饱和度下降的程度略大于柴达木黄牛。牦牛低氧通气应答的斜率（每分通气量的增加和血氧饱

和度下降的绝对值的比值，即两组△ V_E/△ SaO_2）（0.21±0.10 L/min/%SaO_2）极显著地低于柴达木黄牛（0.50±0.21 L/min/%SaO_2）[24]。说明牦牛比柴达木黄牛有着较低的低氧通气应答，提示青藏高原世居牦牛低氧通气应答钝化，而柴达木黄牛对低氧的刺激保持较高的通气反应。一般认为，低氧通气应答的减弱与颈动脉体的结构或生化改变有关。Ⅰ型细胞中线粒体被认为与颈动脉体氧感受有关，牦牛Ⅰ型细胞线粒体数量明显少于柴达木黄牛[22]。另外，在常氧状态（海拔 3200 m）下，牦牛通气量（46.62±13.99 L/min）显著大于柴达木黄牛（22.76±8.97 L/min），这也可能是牦牛比柴达木黄牛有着较低低氧通气应答的原因之一。

三、心血管生理

心血管系统是机体的运输系统，其功能是将氧、酶底物、激素和其他化学调节物运送到全身细胞，同时将细胞代谢废弃物和二氧化碳运往肾和肺，并促使机体内、外能量的重新分布。心脏是血液循环的动力器官，通过心脏节律性的活动以及由此而引起的瓣膜规律性的开启和关闭，使血液按一定的方向流动，周而复始，将氧气输送到各个器官和组织中供机体利用。因此，心脏功能状况与各器官和组织的生命活动具有较为密切的关系。

（一）心率及心电图

短暂、轻度的低氧后，及时复氧可以使心肌功能恢复正常。但是，长期、严重低氧后的复氧，不仅不能恢复心肌功能，反而会进一步加重心肌功能的失常。其原因是低氧应激可刺激心肌细胞，使心肌细胞的电生理发生反应，主要表现为动作电位时程缩短和动作电位幅度减小，致心律失常发生。

高原牦牛心率为 53.8±11.8 次 / 分，而柴达木黄牛的心率为 69.8±9.52 次 / 分，牦牛的心率要比柴达木黄牛的心率相对缓慢[2]。张才骏等[39]对海拔为 4000 m 高原地区的 30 头 2 岁牦牛心电图进行描记，发现试验牦牛皆为窦性心律，但是其中 8 头呈窦性心律不齐，平均 R-R 间期为 0.695±0.094 s，QRS 综合波平均心电轴为 +86.8°±39.9°，其中 93.3%（28 例）位于 +30° ～ +130°，与低海拔地区黑白花奶牛、西门塔尔牛 QRS 综合波平均心电轴（-43°、-20.7°）有差异，可能是高原牦牛为适应高海拔低氧环境的心电图特征之一。

（二）心肌酶

心脏不仅作为清除低氧代谢产物——乳酸的主要器官，也是全身组织的供氧中枢，对于青藏高原动物适应低氧环境而言是至关重要的。但是，长期生活在低氧、寒冷的环境中，受到缺氧和低温的反复刺激，心肌细胞膜的完整性和通透性会发生改变，使细胞内的心肌损伤标志物谷草转氨酶（glutamic-oxaloacetic transaminase，GOT）、肌酸激酶（creatine kinase，CK）、肌酸激酶同工酶（creatine kinase isozymes，CK-MB）、乳酸脱氢酶（lactate dehydrogenase，LDH）、α- 羟丁酸脱氢酶（α-hydroxybutyrate dehydrogenase，HBDH）逸出，引起血清中心肌酶活性升高。

生活在海拔 3 000 m 以上土著牦牛血清心肌酶活性（GOT 137.01±45.13 U/L，CK 1228.06±812.46 U/L，CK-MB 358.06±198.31 U/L，LDH 1111.99±323.35 U/L）与相同海拔的高山迁饲黄牛的血清心肌酶活性（GOT 107.19±18.04 U/L，CK 844.51±435.39 U/L，CK-MB 366.54±128.51 U/L，LDH 1324.59±194.08 U/L 相比，尽管品种不同，但血清心肌酶活性水平较为相近，而与生活于海拔为 1300 m 黄牛的血清心肌酶活性（GOT 82.41±17.41 U/L，CK 338.04±160.84 U/L，CK-MB 163.89±62.53 U/L，LDH 1149.21±197.83 U/L）相比，差异显著，表明缺氧和低温对高海拔动物心肌细胞膜有一定的影响。高海拔地区牦牛血清 HBDH 活性（1166.67±310.51 U/L）显著低于低海拔地区黄牛（1488.59±229.20 U/L）[40]。表明缺氧和低温即使对心肌细胞膜有一定的影响，但其心肌细胞仍然具有充分利用氧的能力。

四、能量代谢

动物代谢的能量主要来自糖类、脂肪和蛋白质三大营养物质的化学键中贮存着的化学能，以供给机体维持神经传导和兴奋、肌肉收缩和体温等所需要的电能、机械能和热量。

（一）体温

体温（temperature，T）是物质代谢转化为热量的产物，与代谢产热有一定的关系。各种家畜都有自己适宜生长的温度区[41]。研究发现，生长牦牛绝食期间靠物理因素调节维持正常体温的环境温度范围（等热区）为 8 ～ 14 ℃。当环境温度高于 14 ℃时，其心率、呼吸频率及体温剧增，同时日产热（生长牦牛每公斤代谢体重绝食产热）增加 10.5 kJ；当环境温度低于 8 ℃时，心率及呼吸频率虽无明显变化，但体温会降低，同时日产热减少 14.6 kJ；而当环境温度低于 –20 ℃时，日产热反而增加 18.4 kJ[42]，这是牦牛维持体温恒定的主要原因之一，也是牦牛的一种自我保护反应。

牦牛体温并不是一成不变的，而是有一定的生理性波动。朱世海等[43]研究发现，生活在海拔 4000 m 以上高原牦牛体温（雌性 38.5 ± 0.57 ℃，雄性 37.6 ± 0.63 ℃）显著高于生活于海拔为 3000 ～ 3800 m 的环湖型牦牛的体温（雌性 36.4 ± 0.71 ℃，雄性 36.1 ± 0.52 ℃）。海拔越高，外界气温越低，血管收缩增强，血液循环能力减弱，散热减弱，日产热增加，导致体温有所升高。崔燕[44]对不同年龄牦牛体温测定结果显示，初生犊牛、1 周岁、2 周岁及 5 ～ 9 岁牦牛体温平均值分别为 39.60 ± 1.21 ℃、39.02 ± 1.01 ℃、38.89 ± 1.83 ℃、38.66 ± 0.85 ℃，从初生犊牛到成年的生长过程中，随年龄的增长，体温呈现下降的趋势，但不同年龄组间差异不显著。牦牛多元杂交后的 F_3 代牛体温（西黄 × 荷黄牦 39.55 ± 0.87 ℃、娟姗 × 西黄牦 39.76 ± 1.21 ℃）与麦洼牦牛的体温（38.93 ± 0.73 ℃）相近[45]。表明牛的体温虽然受到外界因素的影响，但通过自我调控，使体温始终处于正常范围之内。

（二）参与能量代谢的物质

线粒体是能量代谢的主要场所，三羧酸循环和氧化磷酸化均在线粒体中进行，为机体提供 90% 以上能量。

1. 腺苷三磷酸（adenosine triphosphate，ATP）是生物体中最重要的高能磷酸化合物，也是生物组织和细胞能直接利用的唯一能源，主要包括 Na^+-K^+-ATP、Ca^{2+}-Mg^{2+}-ATP、Ca^{2+}-ATP 和 Mg^{2+}-ATP 4 种酶。其活力的大小是衡量各种细胞能量代谢及功能有无损伤的重要指标以及影响肌肉收缩张力和收缩速率的重要因素。其中 Na^+-K^+-ATP 和 Ca^{2+}-ATP 对动物渗透压的调节、细胞内外离子平衡、膜兴奋传导、物质运输及能量代谢等方面起着重要作用。肌细胞膜上的 Na^+-K^+-ATP 是维持肌纤维结构和功能的重要蛋白，是细胞能量转换的重要系统，对维系细胞体积及 pH、肌肉和神经细胞的细胞膜兴奋性等生理过程具有重要作用。而 Ca^{2+}-Mg^{2+}-ATP 主要分布在骨骼肌和心肌的肌浆网上，当肌浆网内 Ca^{2+} 贮存量增加，会使肌肉收缩时肌浆网释放更多的 Ca^{2+}，从而加强肌肉的收缩能力。一般在缺氧或病理状态下，ATP 酶活力会发生一系列变化。但是泽库牦牛心肌和骨骼肌线粒体 Na^+-K^+-ATP、Mg^{2+}-ATP、Ca^{2+}-ATP、Ca^{2+}-Mg^{2+}-ATP 4 种酶活性与海晏牦牛和甘肃黄牛的活性极为相近[46]，表明泽库牦牛心肌和骨骼肌线粒体 ATP 能量代谢并没有受到缺氧的干扰。

2. 乳酸脱氢酶（lactate dehydrogenase，LDH）是衡量无氧糖酵解能力的重要指标，能催化乳酸脱氢生成丙酮酸，其活性大小与组织和细胞内氧分压的高低密切相关。当细胞内氧分压较低时，LDH 活性增强，加速糖酵解为组织供能；而细胞内氧分压较高时，其活性降低，组织和细胞主要依靠有氧呼吸获得能量。处于低氧环境中的动物，为了满足机体对能量的需要，需要氧化足够多的糖类。但由于氧气的供给不足，有些组织和器官可以选择性地降低氧化方面的有关酶（如 LDH）活性来提高无氧糖酵解。玛多的牦牛心肌和骨骼肌线粒体中 LDH 活性（2472.40 ± 276.58 U/mgprot、2448.71 ± 494.69 U/mgprot）显著低于刚察牦牛（3855.07 ± 316.44 U/mgprot、3882.62 ± 602.87 U/mgprot）[47]，表明高海拔地区牦牛对无氧糖酵解供能的依赖性降低或者说高海拔地区牦牛无氧代谢能力要强于低海拔地区动物。

五、抗氧化系统

（一）抗氧化酶

超氧化物歧化酶（superoxide dismutase，SOD）的活性可间接反映体内自由基的产生和毒物对细胞的损伤情况，亦可反映组织内清除自由基的能力。谷胱甘肽过氧化物酶（glutathione peroxidase，GSH-Px）可以降低脂质过氧化物的形成，从而减轻过氧化物分解过多，减少组织和细胞过氧化损伤，保护细胞膜结构和功能的完整性。生活在海拔 4300 m 的玛多成年牦牛心肌、骨骼肌线粒体 GSH-Px（20.15±5.43 U/mgprot、15.32±4.27 U/mgprot）、SOD 活性（58.42±8.10 U/mgprot、61.86±6.61 U/mgprot）均显著高于生活在海拔 3300 m 刚察成年牦牛 GSH-Px（6.67±5.67 U/mgprot、7.76±4.83 U/mgprot）、SOD 活性（42.95±14.87 U/mgprot、44.56±20.50 U/mgprot）。除以上两种酶活性外，玛多牦牛心肌和骨骼肌线粒体中总抗氧化能力（total antioxidant capacity，T-AOC）（28.94±5.11 U/mgprot、17.86±5.98 U/mgprot）也显著高于刚察牦牛心肌和骨骼肌线粒体中 T-AOC（7.07±6.01 U/mgprot、8.09±4.80 U/mgprot）[46]，说明高海拔地区由于缺氧导致血氧饱和度降低，促使心肌和骨骼肌线粒体呼吸率增强，并产生大量自由基，而大量自由基又刺激机体增强 GSH-Px、SOD 活性，提高 T-AOC，及时阻止自由基的产生，清除和钝化已产生的自由基，从而保护细胞的正常形态、结构和功能。

（二）丙二醛

丙二醛（malondialdehyde，MDA）是自由攻击生物膜的多不饱和脂肪酸引发脂质过氧化作用中形成脂质过氧化物，其含量可反映机体内脂质过氧化程度，间接地反映出细胞受损的程度。李莉等[46]研究发现，丙二醛含量随海拔高度的升高而降低，生活在海拔 4300 m 的牦牛心肌和骨骼肌线粒体中丙二醛含量均低于生活在海拔 3300 m 的牦牛，说明高海拔地区牦牛心肌和骨骼肌线粒体内存在着更加有效的抗氧化机制。同时，牦牛心肌中的抗氧化酶活性高于骨骼肌中的酶活性，但是心肌线粒体中的丙二醛含量也高于骨骼肌线粒体中的含量，提示牦牛心肌对低氧应激的敏感性高于骨骼肌，更容易受到氧自由基的损伤。

不同海拔地区牦牛（海拔 3800 ~ 4200 m 的泽库牦牛、海拔 3200 m 左右的海晏牦牛和海拔 2000 m 左右的甘肃黄牛）的骨骼肌、心肌线粒体内琥珀酸脱氢酶（succinate dehydrogenase，SDH）、细胞色素氧化酶（cytochrome oxidase，CCO）以及 ATP 三种标志性酶活性中，泽库牦牛骨骼肌、心肌线粒体琥珀酸脱氢酶表达量（205.200±57.899 U/L、195.711±52.363 U/L）比海晏牦牛（118.956±33.268 U/L、100.439±29.251 U/L）、甘肃黄牛（82.582±38.160 U/L、91.154±47.419 U/L）高，泽库牦牛心肌细胞色素氧化酶活性（103.426±22.079 U/L）低于海晏牦牛（119.800±43.505 U/L）和甘肃黄牛（120.467±39.335 U/L）。而泽库牦牛骨骼肌细胞色素氧化酶活性（107.647±22.688 U/L）明显高于海晏牦牛（82.705±21.151 U/L）和甘肃黄牛（70.062±41.764 U/L）[46]。表明随着海拔的升高，牦牛骨骼肌线粒体琥珀酸脱氢酶、细胞色素氧化酶增强，有利于加速细胞内三羧酸循环的速度，以适应低氧环境中的有氧代谢及能量供应。同时，心肌与骨骼肌线粒体琥珀酸脱氢酶相比较，心肌活性较高，提示心肌有氧代谢活动强于骨骼肌。

六、瘤胃生理

瘤胃是降解纤维物质能力最强的天然发酵罐。瘤胃内的温度一般维持在 39 ℃左右，pH 为 6 ~ 7[48]。瘤胃蠕动次数是判定瘤胃功能正常与否的重要指标。青海高寒牧区牦牛瘤胃平均蠕动次数（1.8±0.8 次 /2 分钟）[49]显著低于中甸牦牛瘤胃的平均蠕动次数（8.99 次 /5 分钟）[50]，表明青海高寒牧区牦牛瘤胃蠕动次数少，瘤胃蠕动缓慢，瘤胃内容物排空时间长，更有利于纤维物质的降解和发酵。

七、肾生理

肾是重要的代谢器官，具有利尿、调节酸碱平衡及产生促红细胞生成素等作用。因缺氧引起肾小管细胞损伤，主要是通过影响能量代谢和膜转运系统功能变化、自由基增多、肾小管细胞内损伤性酶释放及细胞骨架的损伤等产生的。

不同海拔地区牦牛的肾功能指标（尿素氮、肌酐、尿素氮 / 肌酐、尿酸、二氧化碳结合率、葡萄糖）有一定的差异性。随着海拔的升高，尿酸、二氧化碳结合率和葡萄糖呈上升趋势，而肌酐水平则呈下降趋势[51]，推测低氧使肾小球滤过率降低，机体尿酸排泄减少，同时使体内血乳酸浓度增高，可竞争性抑制血尿酸的排泄，最终导致高尿酸血症的发生。

（卢福山）

第三节 牦牛的遗传多样性

牦牛（*Bos grunniens*）是生存于青藏高原及其毗邻的高山、亚高山地区的“特有”牛种，是青藏高原其他畜种无法替代的畜种资源。全世界拥有牦牛1500多万头，其中中国占95%以上[52]。牦牛的遗传多样性是其适应青藏高原高寒、低氧、强紫外线辐射等恶劣生态环境的基础，是近年来牦牛科学研究中的热点问题之一。对牦牛遗传多样性的系统研究，为揭示牦牛品种（群体）的遗传变异、起源、驯化、分化、迁徙、品种类型划分和分类等研究提供了基础资料，也为牦牛的合理保护与开发利用提供了理论指导。鉴于此，本节就不同研究水平上的牦牛遗传多样性研究进行论述。当前，根据牦牛的遗传多样性研究历程和研究水平，整体可概括为4个不同的层次和水平，即表型、生理生化、细胞和分子水平，对应于其体态外貌、乳蛋白和血液蛋白、染色体和基因组不同研究层次的多样性研究。

一、体态外貌特征的遗传多样性

牦牛体态外貌特征（即表型）的遗传多样性表现在个体大小、角的有无、皮毛颜色等方面的遗传差异。不同地理产区或同一产区的牦牛品种（群体）间在表型上存在一定差异，其形成原因主要包括不同的遗传基础和背景、生态环境、营养状况、选育程度及社会经济条件等。

在毛色的遗传变异研究中，牦牛毛色至少受10个等位基因的控制，多态性极为丰富，不仅表现在不同品种间差异较大，而且在部分品种内也有可能存在较大差异，如九龙牦牛、高原牦牛、巴州牦牛基本为黑色和黑褐色，而天祝白牦牛为白色，其中也夹杂灰色和灰白色等毛色个体。但综合来看，牦牛品种（群体）以黑色者居多，黑褐色、黑白花、白色、灰色、灰白色等毛色为辅，而在西藏自治区羌塘国家级自然保护区发现的金丝野牦牛数量有限，全身被毛为金色，在家牦牛品种（群体）中非常稀有，可以看成是重要的保护“单元”。在角的有无上，牦牛大多数有角，无角的相对较少，如环湖牦牛中无角个体较多，而在九龙牦牛、巴州牦牛、中甸牦牛中，公牛和母牛基本均有角，而且在有些群体中无角牦牛数量更多。近年来，随着研究的不断深入，为满足牦牛生产中方便管理的需求，部分研究者从基因组水平上对牦牛角性状的遗传机制进行了揭示，其研究成果在*Nature Genetics*上发表[53]。同时，在大通种牛场也开展了牦牛无角品系（种）的培育实践，其阿什旦牦牛新品种就是最新的培育成果。在体型大小上，不同的品种（群体）间以及同一品种（群体）内，个体间体格大小存在不同程度的差异。整体来看，四川省的九龙牦牛、青海省的高原牦牛体型相对较大，而甘肃省的天祝白牦牛则体型相对较小。上述牦牛毛色、角的有无、体型大小等表型特征的差异基本构成了其丰富的体态外貌遗传多样性。

二、乳蛋白和血液蛋白的遗传多样性

牦牛生理生化水平上的遗传多样性主要是20世纪90年代前后针对其乳蛋白和血液蛋白开展的相关研究。

（一）乳蛋白遗传多样性

牦牛乳蛋白可分为乳清蛋白和酪蛋白2大类，其中乳清蛋白包括α-乳清蛋白（α-LA）、β-乳球蛋白（β-LG）、乳铁蛋白（LF）、血清白蛋白（SA）等类型，而酪蛋白包括as1-酪蛋白（as1-CN）、as2-酪蛋白（as2-CN）、β-酪蛋白（β-CN）和κ-酪蛋白（κ-CN）。

整体来看，对牦牛乳蛋白方面的研究相对较少。大通牦牛4种乳蛋白多态性的研究表明，α-LA和as2-CN 2个基因座存在多态性，β-LG和β-CN基因座呈单态性，而对麦洼、九龙牦牛乳蛋白分析发现，2个品种中as1-CN、κ-CN、β-LG存在遗传多态性，共检测到4种as1-CN的遗传变异体，并发现κ-CN、β-LG有2种变异体。对犏牛的研究显示，α-LA呈BB型，β-LG为AB型，as1-CN以BB型为主，β-CN以A_1A_1型为主。

（二）血液蛋白遗传多样性

牦牛血液蛋白主要包括血红蛋白（Hb）、血清转运蛋白（TF）、血清白蛋白（ALB）、前蛋白（PR）、后白蛋白（PA）、血清淀粉酶（AM）、碱性磷酸酶（APK）、血清脂酶（ES）、碳酸酐酶（CA）和乳酸脱氢酶（LDH）等。研究表明，牦牛TF多态性受TF^{A}、TF^{D}和TF^{E} 3个等显性复等位基因控制，组成TF^{AA}、TF^{DD}、TF^{EE}、TF^{AD}、TF^{AE}和TF^{DE} 6种基因型。不同的牦牛品种（群体）优势基因型和优势等位基因差异较大，但大多数品种以TF^{DD}、TF^{D}为优势基因型和优势等位基因。血红蛋白由Hb^{A}和Hb^{B} 2个等显性等位基因控制，表现为Hb^{AA}、Hb^{BB}和Hb^{AB} 3种基因型。对西藏牦牛的研究表明，Hb^{AB}和Hb^{A}为优势基因型和优势等位基因。AM也受AM^{A}、AM^{B}和AM^{C} 3个等显性复等位基因控制，构成AM^{AA}、AM^{BB}、AM^{CC}、AM^{AC}、AM^{AB}和AM^{BC} 6种基因型。ALB和PA分别受ALB^{A}、ALB^{B}和PA^{A}、PA^{B} 2种等显性等位基因控制，都表现为AA、AB和BB 3种基因型。AKP由AKP^{S}、AKP^{O}和AKP^{F} 3个复等位基因组成，具有AKP^{SS}、AKP^{OO}、AKP^{FF}、AKP^{OS}、AKP^{FS}和AKP^{FO} 6种基因型，其中AKP^{SS}和AKP^{S}为优势基因型和优势等位基因。对西藏的帕里牦牛和娘亚牦牛的研究表明，AKP主要表现为AKP^{FO}、AKP^{OO}和AKP^{FF} 3种基因型，优势基因型和优势等位基因分别为AKP^{FO}和AKP^{O}。

三、染色体的遗传多样性

牦牛染色体的遗传多样性体现在细胞水平染色体的遗传变异上，主要表现包括染色体数目变化（即整倍体和非整倍体）和结构变异（即缺失、易位、倒位和重复），主要通过普通核型、显带核型以及精母细胞联会复合体（SC）核型的研究得以实现。

（一）普通核型

对部分中国牦牛品种（如麦洼牦牛、九龙牦牛、中甸牦牛和高原牦牛）的染色体核型分析表明，牦牛的核型为2n=60，性染色体雄性、雌性牦牛分别为XY和XX；常染色体为近端着丝粒染色体，有明显的短臂，而X和Y染色体为亚中着丝粒染色体。各牦牛品种间常染色体和X染色体的大小、形态极相似，而Y染色体的相对长度和臂比指数均有较大的差异，表现出多态现象。如在青海高原牦牛、中甸牦牛等品种中，Y染色体为亚中着丝粒染色体，而在西藏牦牛中则为中着丝粒染色体。

（二）显带核型

牦牛的染色体显带核型分析主要包括对其C带、G带和Ag-NORs带的研究。在C带核型分析中，中国牦牛每条染色体均可以显示出特定的C带，常染色体和X染色体浅染，着丝粒区深染，而Y染色体半深染，C带的着色强弱和大小在品种、个体、细胞和同源染色体及非同源染色体间均存在差异，表现为普遍的多态现象。在G带核型分析中，对九龙牦牛、麦洼牦牛、西藏牦牛染色体G带或高分辨G带的研究表明，染色体着丝粒区浅染，染色体带数为614条时，浅带占52.58%、深带占45.56%、可变带占1.86%；染色体带数为509条时，浅带占54.20%、深带占45.00%、可变带占0.80%，浅带数目大于深带。各牦牛品种在染色体较短、带纹数目较少时，G带核型基本一致，尤其有些带的出现很稳定。但随着染色体的伸展和带纹数的增加，品种间也随之出现了越来越多的多态现象。在Ag-NORs带的分析中，对核仁组织者的硝酸银染色研究表明，牦牛2、3、4、5和28对同源染色体具有Ag-NORs带；在Ag-NORs的频率上，不同品种、个体、细胞间均有一定的变异，显示出多态性。

（三）SC核型

牦牛SC相对长度稳定，但绝对长度在不同阶段有一定变化，且与有丝分裂染色体相对长度存在明显的相关性。在光镜下观察，牦牛、普通牛及杂种犏牛的常染色体SC呈细长的单股线状结构，着丝粒深染，位于端部；性染色体轴深染，着丝粒染色不明显。在透射电镜下，每条SC由两股平行排列、紧密程度不同的侧线构成。在常染色体SC两侧轴的端部可见一略为膨大、着色较深的区域，相当于着丝粒区域。牦牛、普通牛和犏牛在SC两侧轴间宽度不同，牦牛较普通牛窄，犏牛介于两者之间。犏牛可见许多结节、插入环、三价体等联会紊乱现象。

四、分子水平上的遗传多样性

牦牛分子水平上的遗传多样性研究为近年来牦牛科学研究中的热点问题之一。特别是分子遗传学和测序技术的迅猛发展，加速了该研究领域的步伐。整体来看，牦牛分子水平上的遗传多样性研究主要包括基于核基因组和线粒体（mtDNA）基因组分子标记及基因变异的大量研究，而核基因组的研究又包括基于常染色体和 Y 染色体分子标记以及候选基因的综合分析。此外，近年来基于全基因组水平对牦牛遗传变异的研究逐渐成为当前揭示牦牛遗传多样性的主要策略和手段。下面就不同角度对牦牛分子水平上遗传多样性的研究进行逐一论述。

（一）牦牛核基因组分子标记和候选基因的遗传多样性

1．常染色体分子标记和候选基因的遗传多样性

（1）常染色体分子标记：20 世纪 90 年代后期，随机扩增多态性 DNA（randomly amplified polymorphic DNA，RAPD）、扩增片段长度多态性（amplified fragment length polymorphism，AFLP）、相关序列扩增多态性（sequence-related amplified polymorphism，SRAP）和简单重复序列（simple sequence repeat，SSR）标记［或称微卫星序列（microsatellite sequence，MS）或短串联重复（short tandem repeat，STR）标记］等相继被运用于牦牛的分子遗传多样性分析与评估研究中。

在 RAPD、AFLP 和 SRAP 标记进行牦牛品种（群体）的分子遗传多样性研究中，采用 RAPD 和 AFLP 标记对九龙、麦洼、大通和天祝白牦牛的分析表明，九龙牦牛遗传多样性最丰富，天祝白牦牛遗传多样性最低，4 个牦牛品种分为两大类：九龙牦牛为一类，其他 3 个牦牛品种为另一类。对西藏 11 个牦牛群体的 RAPD 分析表明，西藏牦牛类群内具有丰富的遗传变异，西藏东部牦牛类群相比西部类群遗传多样性高，推测西藏东部可能是牦牛的起源地之一；11 个牦牛类群可分为两大类：帕里牦牛为一类，其余类群为另一类。而基于 4 个 SRAP 标记对西藏 11 个牦牛类群和四川麦洼牦牛的遗传多样性和分类关系分析表明，12 个类群的遗传多样性较低；聚类关系显示嘉黎、帕里、类乌齐、桑桑、康布、巴青、丁青、斯布和麦洼牦牛聚为一大类，然后依次与桑日、工布江达以及江达牦牛相聚在一起。而在国外的研究中，使用 RAPD 标记对印度 3 个牦牛群体的遗传分析结果显示，各牦牛群体间无显著差异。上述 RAPD、AFLP 标记研究揭示中国的麦洼、九龙、大通、天祝白牦牛以及西藏各牦牛群体均具有丰富的遗传多样性，且比印度牦牛群体的多样性更为丰富，但 SRAP 标记揭示西藏各牦牛群体遗传多样性贫乏，说明不同的标记在评估牦牛遗传多样性时具有一定的偏差。然而，以上各标记均提示上述各牦牛品种（群体）内遗传变异比品种（群体）间更为丰富，品种（群体）间存在一定程度的遗传分化，其亲缘关系与地理分布不完全一致。

相比以上各种分子标记，SSR 标记更为广泛地被用于牦牛品种（群体）的遗传多样性及相关研究。本书只列举使用该标记开展牦牛研究较为系统的几个例子。如对 5 个蒙古国牦牛群体、1 个俄罗斯联邦牦牛群体和 1 个中国牦牛群体（嘉黎牦牛）的 SSR 标记分析表明，被检测牦牛群体未发现瓶颈效应，蒙古国、俄罗斯联邦牦牛群体内具有丰富的遗传多样性，但群体间存在显著的遗传分化，提示应该将这些牦牛群体在品种保护和育种中看作独立的遗传“单元”[54]。对中国 9 个牦牛群体（即九龙、麦洼、高山、斯布、帕里、高原、中甸、巴州和天祝白牦牛）的 SSR 标记综合分析表明，94.4% 的遗传变异存在于品种内，5.6% 的遗传变异存在于品种间，各牦牛品种（群体）具有丰富的遗传多样性[55]。可以看出，SSR 标记研究结果揭示中国多数家牦牛品种、野牦牛、不丹牦牛、蒙古国牦牛和俄罗斯联邦牦牛品种（群体）均具有丰富的遗传多样性，但区域间遗传多样性指数大小相差不大，更多的遗传变异存在于各牦牛品种（群体）内，品种（群体）间存在较显著的遗传分化。

综合来看，基于上述各种常染色体分子标记，研究者已经探究了普通牛各种分子标记在牦牛研究中的可行性，对中国、不丹、印度、蒙古国和俄罗斯联邦的多个牦牛品种（群体）进行了较为深入的群体遗传分析，探究了可用于识别和鉴定牦牛、普通牛及犏牛不同牛种的特定分子标记，并基于上述标记探究了牦牛的聚类关系、分化状况、起源、分类学地位及系统发育等问题。

（2）常染色体候选基因：采用RFLP、SSCP标记技术和直接测序的方法，分析与牦牛生长发育、乳、肉、毛、繁殖、抗病免疫、适应性等相关候选基因序列在不同牦牛品种（群体）内及品种（群体）间个体的差异，发现单核苷酸多态性（single nucleotide polymorphism，SNP）位点是揭示牦牛种内分子遗传多样性的另一研究途径。在分析候选基因在牦牛种内遗传变异方面，近年来有部分候选基因的研究相对比较深入。如对牦牛的生长激素（*GH*）基因，研究者先后对麦洼、九龙、巴州、西藏、高原、天祝白牦牛 *GH* 基因的多态性进行了分析，结果在麦洼牦牛 *GH* 基因 3′-端侧翼区发现一个 *Msp* Ⅰ /*Hpa* Ⅱ酶切多态位点；在巴州牦牛 *GH* 基因序列中发现 2 个变异位点；确定高原、天祝白牦牛 *GH* 基因第 1、第 2 和第 4 外显子无多态性，第 3 内含子发现一个 T ＞ C 转换；天祝白牦牛第 5 外显子发现一个 G ＞ T 颠换。在对牦牛黑素皮质素受体 -4（*MC4R*）基因的多态性分析中，研究者先后对家牦牛、野牦牛 *MC4R* 基因编码区进行多态性检测，发现了 C ＞ T 和 C ＞ A 2 个 SNP 位点，确定了 3 种单倍型。此外，学者们也探究了基因多态性与生产性状的关联。如通过分析九龙、麦洼和天祝白牦牛 *MC1R* 基因变异与毛色的关系，结果在编码区检测到 5 个核苷酸变异，确定了 EY1、EY2 和 EY3 3 种单倍型，但分析发现这 3 种单倍型与黑、白毛色无关联存在。此外，对麦洼、斯布、九龙、西藏、甘南、大通、高原、天祝白牦牛以及犏牛 *MC1R* 基因内的变异位点进行检测，共发现 13 个 SNP 位点，揭示各牦牛品种（群体）间以及与犏牛在该基因序列上存在多态性。

总体来看，当前对牦牛候选基因的多态性研究较多，但大多数不够系统，故在此不逐一阐述。但从目前的整体研究情况来看，大多数研究只停留于对部分基因片段在少数牦牛品种（群体）中的多态性检测。因此，针对候选基因的全序列进行扫描，探讨各等位基因或单倍型在不同牦牛品种（群体）的频率分布，进而揭示其遗传多样性及基因功能将是今后的研究重点。

2．Y 染色体遗传多样性

（1）Y 染色体分子标记：自 2000 年以来，研究者探究了普通牛 Y 染色体微卫星标记（Y-STRs）在牦牛研究上的运用。但就目前研究中所涉及的牦牛品种（群体）来看，还只局限于对中国、不丹和瑞士的牦牛品种（群体）的分析，缺乏对整个牦牛产区群体的遗传多样性及相关研究的系统分析。同时，在当前的研究中，部分普通牛 Y-STRs 标记只在少量牦牛个体中进行了初步分析，其结果的可靠性仍值得今后深入探究。

然而，牦牛 Y-SNPs 标记研究最近取得一定进展。如通过对青海省 9 个牦牛品种（群体）的 Y 染色体单倍型特征和多样性系统分析，共鉴定出 7 种 Y 染色体单倍型（H1 ～ H7），发现 3 种单倍型是 9 个牦牛品种（群体）共有的单倍型，而其他单倍型为部分牦牛品种（群体）所特有；7 种 Y 染色体单倍型可分为 2 个明显的单倍型组 / 支系（即 Y1 和 Y2），表明青海牦牛有 2 个父系起源，具有较高的父系遗传多样性，无明显的谱系地理结构，群体内遗传变异较高[56]。

尽管当前牦牛 Y 染色体分子标记研究取得了较大进展。但当前的研究还存在如下问题：①牦牛 Y 染色体基因组结构还不明确；②筛选的牦牛 Y-SNPs 标记仍然还较少；③研究只对中国牦牛品种（群体）进行了分析，缺乏对整个牦牛产区群体的系统性综合研究。以上存在的问题势必影响牦牛群体遗传学研究结果的准确性和可靠性，进而影响牦牛遗传资源状况的客观、准确评估。因此，弄清牦牛 Y 染色体基因组结构，发掘更多的 Y 染色体特异标记，然后将其用于整个牦牛产区品种（群体）的综合分析上，进而为牦牛遗传资源的准确评估、开发和保护利用提供基础资料，将是该研究领域今后的研究重点。

（2）Y 染色体基因变异：Y 染色体基因的组成、表达和调控等研究是牦牛 Y 染色体的主要研究内容之一。近年来，研究者已对 *SRY*、*ZFY*、*TSPY* 和 *HSFY* 等多个牦牛 Y 染色体基因进行了初步分析，主要对牦牛上述基因进行了克隆、序列分析、多态性检测和原核表达研究。在此基础上，开展了牦牛与普通牛、水牛等近缘种间的基因序列变异、系统发育关系、性别鉴定等研究。但遗憾的是，当前对牦牛 Y 染色体基因的研究还仍然较少，缺乏对其功能的深入探究。

纵观牦牛 Y 染色体遗传多样性的研究概况，目前牦牛 Y 染色体研究初步取得了一定的进展和可喜成果。但整体来看，其研究相比灵长目动物及马、鼠、猫和普通牛等物种还相对滞后。因此，今后应加大牦牛 Y 染色体基因组结构和功能的研究力度，揭示其 Y 染色体组成特征及各基因功能网络关系和遗传变异及机制等问题。同时，要继续挖掘更多的 Y 染色体特异标记，开展基于更多多种类型分子标记的世界范围内牦牛的群体遗传多样性综合评估，为牦牛遗传资源的合理开发与利用奠定基础。

（二）牦牛线粒体（mtDNA）基因组遗传多样性

动物线粒体基因组（mitochondrial genome，mtDNA）是核外遗传物质，具有分子量小、结构简单、进化速率快、多态性丰富、无重组和遵循母系遗传等特点，被认为是开展动物群体遗传学、分类学及进化学等研究的一种很好的分子标记。自 20 世纪 80 年代末以来，人们已陆续采用测序技术对牦牛 mtDNA 部分序列及全序列进行综合分析，深入探究了牦牛的遗传多样性、起源驯化、历史发展动态、分类学地位、系统发育关系和适应性机制等问题，取得了诸多丰硕的成果。下面就 mtDNA 部分序列及全序列在牦牛遗传多样性等方面的研究进行逐一论述。

1．基于 mtDNA 序列片段的研究 在牦牛母系遗传多样性研究中，D-loop 区是近年来运用最为广泛的序列片段。对中国、不丹、尼泊尔和蒙古国部分牦牛品种（群体）mtDNA D-loop 区测序分析表明，以上牦牛群体有 2 个分歧较大的单倍型组，具有与欧洲普通牛相似的遗传多样性水平，但缺乏明显的系统地理分布特征，可能存在双驯化模式[57]。而对中国 10 个家牦牛品种和 1 个野牦牛群体的 mtDNA D-loop 区部分序列分析表明，家牦牛、野牦牛均表现出较高的遗传多样性，但野牦牛多样性水平高于家牦牛；家牦牛遗传多样性存在地域差异，以青海牦牛遗传多样性最高，新疆巴州牦牛为最低；家牦牛起源于 2 个高度分歧的母系；推测家牦牛的起源地为青海省而不是西藏，大致的驯化时间为距今 8000 ~ 12 000 年；研究不支持将牦牛作为一个独立属，建议将野牛属、牛属这 2 个属合并为 1 个属，并将牦牛纳入该属；家牦牛品种（群体）间遗传距离与地理分布无明显相关；总体上家牦牛品种（群体）间存在显著的遗传分化，但这种遗传分化仅存在于斯布牦牛与天祝白牦牛、大通牦牛、环湖牦牛、青海高原牦牛、帕里牦牛、巴州牦牛以及麦洼牦牛与环湖牦牛、青海高原牦牛之间，而其他品种（群体）间遗传分化不显著；支持依据遗传分化程度将我国家牦牛划分为 2 大类型（即横断高山型和青藏高原型）的观点[58,59]。

除 D-loop 区外，*CYT B* 基因以及 D-loop 区和 *CYT B* 基因序列的结合，也可综合探究牦牛群体遗传学研究中的诸多问题。通过测定中国 4 个牦牛品种（即九龙、麦洼、天祝和西藏高山牦牛）和少量犏牛个体的 mtDNA D-loop 区和 *CYT B* 基因部分序列，对其遗传多样性和起源驯化进行分析表明，各牦牛群体具有丰富的遗传多样性；推测中国牦牛起源于同一祖先，可能有 2 个主要的驯化点或来自具有 2 个分化支系的杂合基因库；同时受黄牛一定的基因渐渗影响[60]。而使用 SSR 标记结合 mtDNA D-loop 区和 *CYT B* 基因全序列对分布于中国、不丹、尼泊尔、印度、巴基斯坦、哈萨克斯坦、蒙古国和俄罗斯联邦的 29 个牦牛群体的综合分析表明，聚类显示有 3 个大的牦牛支系，推测各支系间分化时间在 63 000 ~ 136 100 BP；检测到 3 个支系中有 1 个支系发生群体扩张事件，大约发生在 5000 BP；在 4 个组群中，青藏高原产区的牦牛群具有最高的单倍型多样性，蒙古国和俄罗斯联邦产区以及喜马拉雅山东部地区的牦牛群次之，而喜马拉雅山西部地区牦牛群最低；青藏高原地区、蒙古国和俄罗斯联邦牦牛产区中普通牛基因渐渗水平较高，而在喜马拉雅和帕米尔地区渐渗水平较低，但渐渗水平高低与海拔高度无显著相关；支持当前的牦牛群约在 5000 BP 经历了一个单个的驯化事件的推断，推测驯化前至少有 3 个支系的野牦牛群生活在不同的避难所，青藏高原东部可能是牦牛的驯化点；提示牦牛的迁徙路线有 2 种可能：一是自青藏高原东部西经喜马拉雅和昆仑山到“帕米尔结”；二是自青藏高原东部直接经蒙古国的南戈壁省和戈壁阿尔泰山到蒙古国和俄罗斯联邦[61]。

在上述研究中，人们测定和确定了牦牛 mtDNA D-loop 区和 *CYT B* 等基因的分子结构特征，在此基础上开展了与普通牛、瘤牛和水牛等近缘种间相应序列的特征比较分析。并对牦牛的遗传多样性、起源驯化、类型划分、分化状况、迁徙模式、分类学地位、系统发育关系、群体历史发展动态和谱系地理结构等问题进行了探究，提供了重要的牦牛群体遗传学信息。

2．基于 mtDNA 全序列的研究　最初，研究者确定了家牦牛、野牦牛 mtDNA 全序列的结构特征，揭示了牦牛与部分近缘种间 mtDNA 全序列差异、牦牛的分类学地位以及各物种间的分化状况和系统发育关系。同时，对牦牛 mtDNA 密码子使用模式进行了分析，从密码子的使用偏好性差异对牦牛与其他近缘种间的系统发育关系进行了探究。如通过对家牦牛 mtDNA 全序列进行测定和分析，表明家牦牛与普通牛 mtDNA 序列结构组成一致，由 22 个 tRNA 基因、2 个 rRNA 基因、13 个蛋白编码基因和 1 个 D-loop 区序列结构组成；构建的系统发育树均表明，普通牛 / 瘤牛作为一个姐妹支先与牦牛聚类，然后依次与水牛、绵羊 / 山羊、猪聚类。而对野牦牛 mtDNA 全序列进行测定和综合分析表明，野牦牛 mtDNA 序列结构与普通牛、家牦牛完全一致，基因组中无间隔序列，基因间排列紧密，基因内无内含子；以线粒体全基因组序列、蛋白编码基因序列、rRNA 基因序列、tRNA 基因序列、D-loop 区为分子标准分别进行牛亚科物种聚类，均一致表明家牦牛与野牦牛首先聚为一类，接着与美洲野牛相聚，然后与普通牛 / 瘤牛聚为一类，最后与水牛聚为一大类。基于 mtDNA 蛋白编码基因序列和密码子的偏好性对牦牛与其他物种间的系统发育关系进行聚类分析表明，牦牛 mtDNA 蛋白编码基因偏爱使用碱基 A 以及以 A 结尾的密码子，UUC、UAC、CAC 和 CAA 等密码子为其偏好性密码子；家牦牛、野牦牛亲缘关系最近，首先聚为一类，然后依次与其他牛种、山羊、绵羊等物种相聚。

值得关注的是，研究者利用牦牛 mtDNA 全序列、D-loop 区、*CYT B* 及其他基因序列的综合分析，探究了牦牛的遗传多样性、起源驯化、分化状况、系统发育关系、谱系地理结构、适应性机制等问题，为牦牛母系遗传研究提供了系统的信息资料。如对中国 48 头家牦牛和 21 头野牦牛的 mtDNA 全序列、405 头家牦牛以及 47 头野牦牛的 mtDNA D-loop 区以及 51 头家牦牛和 21 头野牦牛的 mtDNA 蛋白编码序列分析表明，野牦牛的单倍型多样度以及核苷酸多样度都高于家牦牛；共检测到 3 个高度分化的遗传分支，其中两大主要分支在家牦牛、野牦牛中都有分布，第 3 个分支包含的个体数较少，只分布在野牦牛居群之中；家牦牛中没有明显的谱系地理结构；牦牛种内 3 大分支的分化时间估计在距今 42 万 ~ 58 万年间，与青藏高原第四纪冰期事件发生的时间相吻合；线粒体蛋白编码序列分析发现家牦牛分支的非同义突变率显著高于野牦牛分支，在一定程度上提示驯化以及驯化过程中的瓶颈效应导致了家牦牛线粒体所受选择压力减小；同时，研究还对 17 头野牦牛和 32 头北美野牛的线粒体基因组蛋白编码序列进行了分析，发现在牦牛线粒体蛋白跨膜螺旋区域中存在苏氨酸残基的增加，推测该苏氨酸残基的增加可能与牦牛对高海拔环境的适应有关 [62]。

纵观牦牛线粒体基因组的研究概况，可以看出，当前学者们得出了一些结论性的研究成果：①家牦牛和野牦牛与普通牛、瘤牛、猪等哺乳动物 mtDNA 全序列结构组成相似，长度约为 16.3 kb，由 22 个 tRNA 基因、2 个 rRNA 基因、13 个蛋白编码基因和 1 个 D-loop 区序列组成；②家牦牛、野牦牛均具有丰富的遗传多样性，相比而言，野牦牛较家牦牛群体具有较高的遗传多样性水平；家牦牛多样性以青藏高原产区的群体水平最高，蒙古国和俄罗斯联邦产区及喜马拉雅山东部群体次之，喜马拉雅山西部群体最低；③支持青藏高原东部可能是牦牛的驯化点的结论；推测牦牛经历了一个单个的驯化事件，驯化发生在约 5000 BP；④家牦牛、野牦牛有 2 个或 3 个高度分化的遗传分支，且各分支分化时间发生在其驯化事件以前；⑤牛亚科中属间关系以及牦牛的分类学地位问题仍存在争议；⑥家牦牛品种（群体）间具有不同程度的遗传分化，但大多不够显著。更多的遗传变异存在于各牦牛品种（群体）内，品种（群体）间无明显的谱系地理结构，其遗传距离与地理分布无明显相关；⑦牦牛的迁徙路线有两种可能，一是自青藏高原东部西经喜马拉雅和昆仑山到“帕米尔结”进行扩散，二是自青藏高原东部直接经蒙古国的南戈壁省和戈壁阿尔泰山到蒙古国和俄罗斯联邦等地；⑧家牦牛 mtDNA 非同义突变率显著高于野牦牛，牦牛线粒体蛋白跨膜螺旋区域中存在苏氨酸残基的增加；⑨牦牛群体中普通牛的基因渐渗程度总体较低；⑩支持依据遗传分化程度将中国家牦牛划分为 2 大类型（即横断高山型和青藏高原型）的观点。然而，从整体来看，虽然牦牛母系遗传多样性及相关研究已开展了大量的工作，取得了具有结论性的诸多成果。但有关牦牛 mtDNA 全序列为基础的群体基因组学研究、线粒体转录组和蛋白质组学研究、核基因组与线粒体基因组之间的互作和调控研究、线粒体基因组与部分性状间的关联研究等内容，还有待继续深入。

（三）牦牛全基因组水平上的遗传多样性

进入21世纪以来，Illumina、SOLID、Roche 454等高通量测序平台相继诞生并迅速发展，在很短的时间内便在基因组学研究中得到了广泛应用。牦牛作为区域物种，其全基因组水平上的研究尚处于起步和发展阶段，面临着千载难逢的发展机遇与挑战。

在牦牛全基因组遗传多样性及相关研究中，通过对1头母牦牛基因组进行首次测定，研究者获得总长为2.657 Gb、蛋白编码基因为22 282个的基因组序列，分析表明牦牛与普通牛全基因组序列GC含量分布类似，共鉴定出220万个杂合单核苷酸变异（single nucleotide variants，SNVs），其杂合率是普通牛的1.5倍；确定牦牛、普通牛、人和狗共有的同源基因家族13 810个，其中100个为牦牛所特有；推测牦牛和普通牛约在490万年前就已分化；在牦牛基因组中鉴定出85个正向选择基因（positive selected genes，PSGs），均与缺氧应激和能量代谢有关[63]。基于72头家、野牦牛群体全基因组重测序数据对牦牛的驯化历史分析推测，家牦牛约在7300年前由游牧民族经野牦牛驯化而来，牦牛数量在3600年前时增长到了驯化之初的6倍，群体驯化和扩张时期正好与人类在新石器时代早期和全新世晚期2个早期人类扩张的时间吻合[64]。而通过对家牦牛、野牦牛全基因组重测序比对分析，共鉴定出838万个SNPs，383 241个插入/缺失（in/dels），126 352个结构性变异（structural variation，SV）；家牦牛相比野牦牛显示出较高的连锁不平衡，两者间具有较明显的遗传分化；家牦牛全基因组序列扫描发现1000多个潜在选择区域（potential selected regions，PSRs）[65]。此外，基于14头野牦牛和65头家牦牛的全基因组序列对其拷贝数变异（copy number variations，CNVs）分析，共确定了总长为153 Mb（占牦牛基因组的5.7%）的2634个拷贝数变异区域（copy number variation regions，CNVRs），发现这些CNVRs包含了3879个功能注释基因，其主要富集了与感官知觉和应激相关的基因；家牦牛、野牦牛的比较分析确定了121个具有差异的潜在CNVRs，这些区域包含与神经发育、繁殖、营养和能量代谢相关的基因；与CNVRs相重叠的许多基因在牦牛行为、生理特性和一些重要的经济性状方面起主要作用；发现85个CNVRs在高海拔与低海拔地区生存的家牦牛群体间具有显著差异，包含了3个与低氧应激（即*MRP4*、*DCC*和*DEXI*）、6个与免疫防御（即*ULBP17*、*CIITA*、*CATHL1*、*BOLA-DQA2*、*BOLA-DQA3*和*BOLA-DQB*）相关的基因[66]。通过检测家牦牛、野牦牛基因组有害突变情况，共确定了3187个影响家牦牛2586个基因的有害突变位点和2067个影响野牦牛1701个基因的有害突变位点，发现家牦牛相比野牦牛其有害突变负荷显著增加[67]。

此外，全基因组上的研究还初步探究了牦牛与黄牛种间杂交的渐渗状况、牦牛部分性状的全基因组关联分析（genome-wide association study）及有一定表型特点（如角、多肋性状）的牦牛群体的遗传特性揭示。如对具有15条和14条肋骨数的四川省金川牦牛重测序分析表明，金川牦牛与其他家牦牛群体相比遗传差异较大，无显著的基因交流，驯化和选择强度较高，种群生长历史动态与其他家牦牛、野牦牛相似，但更接近野牦牛；拥有339个特有的正向选择基因，而这些正向选择基因大多与生理节律、组蛋白和品种的优良生产特性相关。而通过全基因组重测序和高密度SNP正型方法对蒙古牦牛中普通牛的渐渗杂交情况及牦牛角性状的遗传机制研究表明，在76头蒙古牦牛中发现了普通牛单倍型，确定蒙古牦牛至少在最近1500年和普通牛的持续混群生存过程中获得了普通牛祖先基因组约1.3%的遗传信息；牦牛角的有无是由一个起源于蒙古Turano牛的新突变引起的[53]。

除上述有关牦牛基因组从头测序及重测序的研究外，基于已公布的牦牛基因组全序列，部分研究者目前已进行了进一步基因组信息挖掘，为深入了解牦牛基因组结构和特征及其开展牦牛遗传多样性等研究提供了必要的补充信息。如通过对牦牛基因组中单一型微卫星（perfect SSRs）丰度进行综合分析，研究者共检测到723 172个单一型微卫星，占其基因组总长的0.47%，平均相对频率和相对密度分别为271.87 loci/Mb和4713.93 bp/Mb；

提示 6 种类型的微卫星在牦牛基因组中分布不均一，不同种类的微卫星其重复次数各不相同；15 种微卫星重复种类在牦牛基因组中分布频率较高[68]。

整体来看，研究者当前在牦牛基因组方面已开展了大量的研究工作，产生了一批具有重要价值的研究成果，这为了解牦牛基因组结构特征及与其他物种间全基因水平上的遗传多样性差异提供了重要的基础资料，加深了人们对牦牛起源驯化、群体历史发展动态、进化、系统发育、杂交渐渗状况、高原适应、犏牛雄性不育机制、繁殖等一系列问题的理解和认识，为牦牛上述研究的继续深入奠定了基础。尽管如此，今后仍有若干研究内容有待继续深入和推进，如牦牛全基因组结构的继续完善和提高以及牦牛群体基因组学、功能基因组学、转录组学、代谢组学及蛋白组学等。尽管牦牛组学研究未来仍面临诸多挑战，然而可以相信，随着高通量测序技术的突飞猛进，势必带动牦牛泛基因组（pan genome）研究时代的开启和迅猛发展以及多组学科联合运用的牦牛系统遗传学发展，这将有助于挖掘牦牛表型与基因型的因果关系，揭示一些复杂性状遗传机制，进而借助全基因组关联等方法在开展牦牛组学研究的基础上，推动其分子育种的进程，进而为牦牛遗传资源的合理保护、开发、利用等提供理论基础和实践指导。

（马志杰）

第四节　牦牛高原低氧适应的分子机制

哺乳动物对不同程度的低氧有不同的适应方式，在低氧环境中通过多级水平对低氧做出相应的反应。在轻度或中度低氧环境中，通过整体水平代偿机制调节来适应低氧，如加快呼吸频率、增加肺通气、心肌代偿性肥厚、加强心泵功能、加快肺泡 - 血液和血液 - 组织的气体弥散、加强毛细血管的持久性扩张等。而在严重低氧环境中，仅通过整体代偿适应远不能满足机体对能量的需求。高原土著动物对低氧适应并不过分依赖于器官功能的变化，更重要的是通过对细胞代谢的调整和许多抗低氧因子诱导从分子机制上来适应高原低氧环境。

一、携氧蛋白

（一）血红蛋白

成年牦牛的血红蛋白大多以 Hb（$\alpha_2\beta_2$）形式存在。牦牛 α_1 珠蛋白基因长 706 bp，编码 141 个氨基酸。与其他物种的同源性比较，发现牦牛 α_1 珠蛋白基因的核苷酸序列与黄牛和水牛的同源性分别为 99.71% 和 98.58%，氨基酸序列与黄牛和水牛的同源性分别为 99.29%、96.45%，牛亚科不同牛种间 α 珠蛋白基因进化保守。比对发现，第 254 位的碱基 A 为牦牛 α_1 珠蛋白基因所特有。牦牛的两个 α 珠蛋白基因长度相等，都为 706 bp，且间距为 2147 kb[69]。牦牛血红蛋白 β 链基因编码区长度为 489 bp，与黄牛相比有 4 个碱基（196 位 T-A、397 位 C-A、451 位 A-G、452 位 A-C）的差异，序列相似度为 99%，氨基酸相应的变化为：49 位丝氨酸 - 苏氨酸（Ser-Thr）、116 位组氨酸 - 天冬酰胺（His-Asn）、134 位天冬酰胺 - 丙氨酸（Asn-Ala）[70]。还有研究表明，牦牛 β_1、β_2 珠蛋白链与黄牛的 β 珠蛋白链同源性分别为 99.31%、97.93%。对牦牛血红蛋白 β 链基因多态性进行分析，β 链基因第 2 外显子共发现 2 个等位基因，其中 A 为优势等位基因，A 等位基因与 B 等位基因仅在外显子 2 第 58 位点存在 A-T 变异，导致了丝氨酸（Ser）变为苏氨酸（Thr）[71]，这可能影响血红蛋白与氧的亲和力，是牦牛运氧能力较黄牛强的原因之一。胎儿特异性血红蛋白 γ 链（hemoglobin gamma，HBG）属于 β 珠蛋白类，在胎儿时期与 α 珠蛋白结合形成胎儿血红蛋白（fetal hemoglobin，HbF），其亚基由 $\alpha_2\gamma_2$ 组成。在胎儿出生前后表达，刚出生时可占全部血红蛋白的 70%，胎儿出生以后 γ 亚基表达开始减少，β 亚基逐渐增多，成年之后 HbF 水平随着个体发育表达量逐渐减少。牦牛血红蛋白 γ 珠蛋白基因 CDs 区全长 438 bp，序列与普通牛的一致性为

100%，在种间具有较强的保守性。*HBG* 编码 145 个氨基酸，在 γ 肽链组成中，不同的氨基酸数目相差较大，而相同的氨基酸倾向于使用一种或几种特定的同义密码子，密码子使用具有一定偏好性；HBG 蛋白无跨膜区、信号肽，存在多个磷酸化位点；整条肽链表现出亲水性，为可溶性蛋白；预测 HBG 蛋白的二级结构和三级结构以 α 螺旋为主。有研究认为牦牛有 2 种胎儿血红蛋白、2 或 4 种成年血红蛋白，不同类型血红蛋白的氧亲和力存在差异，并与链中氨基酸的替换有关，西藏牦牛血红蛋白 β 链第 135 处丙氨酸（Ala）被缬氨酸（Val）取代，Val 的疏水性较强，使得牦牛血红蛋白氧亲和力较黄牛高，γ 链第 135 处苏氨酸（Thr）的疏水分值较黄牛 β 链第 135 处 Ala 的高，此处 Thr 使 γ 血红蛋白亚基靠近其他亚基，使 $\alpha_2\gamma_2$ 血红蛋白更加稳定，同时这些作用力使得亚基之间形成的裂隙变小，HBG 血红蛋白氧亲和力增高[72]。

（二）肌红蛋白

肌红蛋白是一种主要存在于人及哺乳动物肌肉中的载氧蛋白，由 1 分子珠蛋白和 1 分子亚铁血红素构成，其功能是将氧从毛细血管中运输到肌细胞中贮存。动物肌肉中肌红蛋白含量随基础新陈代谢率、运动和耐疲劳能力等变化而改变。

通过克隆牦牛心肌中的 *Mb* 基因，成功获得牦牛肌红蛋白 cDNA 序列。根据 cDNA 开放阅读框分析所得序列包括 153 个氨基酸，分子量为 16 983 U。牦牛 *Mb* 的 cDNA 序列与普通牛比较，同源性为 99.5%，在编码区有 3 个碱基发生了突变，均为 C-T 转换，但氨基酸序列完全相同，说明在亲缘关系近的物种中 *Mb* 有很高的保守性，牦牛心肌和骨骼肌 Mb 含量显著高于黄牛和水牛[73]。在 4 ℃，牦牛（平均海拔 3500 m）心肌中 Mb 氧化速率与平原黄牛相比无显著差异，而牦牛骨骼肌中 Mb 的氧化速率比平原黄牛慢 25.8%（$P < 0.05$）[74]。可见，牦牛肌红蛋白对高原低氧的适应不是通过改变其蛋白质结构，而可能是通过提高肌红蛋白在体内的含量以及减缓肌红蛋白氧化和脂质氧化的速率，从而减慢肌红蛋白转变为高铁肌红蛋白的速度，使更多的肌红蛋白保持与氧结合的能力，这有助于牦牛在高原缺氧环境条件下从血液氧合血红蛋白分子中获取更多的氧，以适应快速奔跑等活动的需求。

（三）神经珠蛋白

神经珠蛋白（neuroglobin，NGB）是继血红蛋白和肌红蛋白后被发现的存在于脊椎动物体内的第三类重要的携氧蛋白，主要在脑组织中表达，能够可逆性地与氧结合，且与氧的亲和力很高，即使血氧浓度较低，仍能协助氧通过血脑屏障，能够特异性地向脑组织供氧，提高脑细胞内的氧分压，促进氧向线粒体的扩散或直接介导氧向线粒体内的传递，增加代谢活跃的神经组织的供氧，促进 ATP 的产生，从而提高脑组织对氧的利用率。

NGB 基因全长为 2993 bp，开放阅读框长度为 378 bp，编码 125 个氨基酸，起始密码子为 ACG，终止密码子为 TAA，其编码蛋白属于亲水性蛋白，二级结构主要以 α 螺旋为主，该蛋白具有不稳定性，极易与氧结合，能够有效地在缺氧条件下运输和储存氧来满足机体需求，编码蛋白功能主要以运输和结合为主。系统进化树分析表明，西藏牦牛 *NGB* 基因与野牦牛、普通牛的遗传距离较近，具有高度同源性[75]。实时荧光定量 PCR 检测发现，牦牛脑内不同区域 *NGB* 基因的表达量有明显差异，在大脑皮质中 *NGB* 基因的相对表达量（262.69±9.19）极显著高于小脑皮质（137.00±7.29）、海马（1.00±0.22）、延髓（3.43± 0.76）、纹状体（7.65±0.61）及嗅球（2.14±1.22）[76]，这与大脑不同区域对缺氧损伤的敏感性相一致[77]。一般情况下，*NGB* mRNA 在不同脑区的表达程度与相应区域对缺氧的敏感程度呈负相关，大脑皮质对缺氧耐受时间为 19.1 min，海马为 12.7 min，缺氧时皮质中 *NGB* 基因的表达量为海马的 4 倍。*NGB* 基因在牦牛大脑皮质中的表达量最高，表明大脑皮质对缺氧的敏感性最弱，耐受性最强。相反，*NGB* 基因在牦牛海马中的表达量最低，表明海马对缺氧的敏感性最强，耐受性最弱。总之，*NGB* 在牦牛脑不同区域高表达，提示 *NGB* 在脑组织的氧利用及功能活动中发挥着重要作用。

免疫组织化学显示，*NGB* 在成年牦牛神经系统、内分泌系统、生殖系统以及消化系统组织和细胞中有高表达，提示 *NGB* 在这些组织的氧利用及功能活动中发挥作用。*NGB* 在牦牛中枢神经系统的分布存在较大差异，大脑皮质、小脑皮质中的免疫阳性反应明显高于脑的其他部位，在脑内其他神经核团中也可见较高强度的阳性表达[76]。大脑皮质及脑内神经核团是中枢神经系统发挥功能的主要部位，对机体活动起着至关重要的作用，*NGB* 在牦牛大脑皮质及功能核团中的高表达可能与其储氧功能的发挥有着密切联系，同时也反映出脑不同部位的活跃程度及耗氧量存在较大的差异。此外，*NGB* 在牦牛脑其他部位和细胞中的分布也可能与该部位或此类细胞的耗氧性生理活动有关。

（四）胞红蛋白

胞红蛋白（cytoglobin，Cygb）是继血红蛋白、肌红蛋白、神经珠蛋白后发现的存在于脊椎动物体内的第 4 种重要的携氧蛋白，在缺氧、缺血保护方面起重要作用。克隆获得牦牛 *Cygb* 基因 650 bp，包括 CDS 区 573 bp，编码 190 个氨基酸残基组成的蛋白质。与普通牛比对，牦牛 *Cygb* 基因在 CDS 区存在 4 个碱基突变，同源性为 99.3%，这个突变未导致氨基酸序列的改变，4 个突变均属同义突变。牦牛的 *Cygb* 是一个由 190 个氨基酸残基构成的可溶酸性蛋白质，二级结构以 α 螺旋和无规卷曲为主，其中 α 螺旋占 64.21%，无规卷曲占 35.79%，属全 α 类蛋白质，三级结构是一个呈“three-over-three”三明治夹心型的 α 螺旋折叠结构。亚细胞定位 *Cygb* 分布在细胞质（65.2%）、细胞核（17.4%）、线粒体（13.0%）、分泌系统的囊泡（4.3%）中。牦牛 *Cygb* 氨基酸序列与普通牛的 *Cygb* 氨基酸序列的同源性分别为 100%，同源性高，系统进化情况与其亲缘关系远近一致，说明 *Cygb* 基因编码区在长期生物进化过程中具有较强的保守性[78]。*Cygb* 在成年牦牛多种组织和细胞中广泛分布，如大脑和小脑的皮质及髓质部、脊髓、肾上腺皮质部、垂体、松果体、胰岛、睾丸、附睾、卵巢、子宫、胃、肠、肝、唾液腺、心肌、骨骼肌、脾、肺和肾等，*Cygb* 免疫阳性物质主要定位于细胞质。此外，在牦牛皱胃胃底腺、小肠腺以及十二指肠腺分泌细胞中也发现有 *Cygb* 阳性表达。*Cygb* 在上述组织的氧利用及功能活动中发挥作用[79]。

二、低氧相关基因

（一）低氧诱导因子

目前认为低氧诱导因子（HIF）在体内可能存在一个家族。现已知 HIF 家族成员 HIF-1、HIF-2 和 HIF-3 具有以下共同特点：均属于碱性多肽 - 螺旋 - 环 - 螺旋（basic-helix-loop-helix，bHLH）- PAS（per-ARNT-AHR-Sim）超家族的 α 和 β 亚基组成的不同亚基二聚体转录因子，α 亚基（HIF-1α、HIF-2α、HIF-3α）为低氧调控的主要功能亚基，HIF-1β 亚基对低氧不敏感；缺氧均可诱导 HIF 转录、翻译及活性，其在体内介导生理或病理作用均依赖于通过与目的基因的低氧反应元件（hypoxia response element，HRE）结合而调节目的基因的表达来实现。

1．低氧诱导因子-1（hypoxia-inducible factor-1，HIF-1） 是介导哺乳动物细胞适应低氧状况的核因子 kB，是由 α 和 β 两个亚基组成的异二聚体，其中 α 亚基是调节 HIF 活性的功能亚单位，其蛋白稳定性和转录活性均受细胞内氧浓度的调节。当细胞处于低氧状态时，HIF-1α 聚集并转运到细胞核内与 HIF-1β 结合成复合物——HIF-1，作为转录因子与低氧反应元件结合，进一步激活诸如促红细胞生成素、血管内皮生长因子、诱导型一氧化氮合酶（induced nitric oxide synthase，iNOS）、血红素加氧酶 -1（heme oxygenase-1，HO-1）、酪氨酸羟化酶（tyrosine hydroxylase，TH）、三羧酸循环及糖酵解途径的酶等上百种下游靶基因的转录，进而引发组织和细胞的一系列耐氧适应性反应，如红细胞产生增多、新生血管形成等。HIF-1 的 DNA 结合序列为 5-TACGTGCT-3，不同的低氧基因上都有这一保守序列，大多数低氧诱导基因的低氧诱导途径可通过 HIF 实现。

当细胞暴露于低氧环境时，HIF-1α 因子的通路就会被激活。牦牛 *HIF-1α* mRNA 和蛋白在心脏、肝、脾、肺、肾、脑、肌肉、睾丸组织中均有表达，其中 *HIF-1α* mRNA 在睾丸和脾表达量最高，在肌肉的表达量最低，但 HIF-1α 蛋白在脑、肺和肾表达量较高。*HIF-1α* mRNA 与 HIF-1α 蛋白的表达不尽相同。HIF-1α 在转录后（即蛋白水平）起关键的作用，HIF-1α 蛋白在牦牛肺中的高表达可能与牦牛长期生活在低氧环境中而未出现肺动脉高压有关，HIF-1α 蛋白在牦牛肾中的高表达可能刺激牦牛的肾释放更多EPO，以增强红细胞携带氧的能力，满足机体对氧的需求[80]。HIF-1α 在不同年龄牦牛（1日龄、6月龄、1岁、2岁和5岁）心脏的冠状动脉内皮细胞和心肌细胞表达，且主要表达在内皮细胞的细胞核（弱信号）和细胞质（强信号）、心肌细胞的细胞质（强信号）。酶联免疫吸附测定（enzyme-linked immunosorbent assay，ELISA）发现，在牦牛心肌组织和冠状动脉中 HIF-1α 分泌量从1日龄开始一直增加至2岁，之后又下降，且1日龄和2岁间的分泌量差异极显著，HIF-1α 的分泌量左心室高于右心室。慢性缺氧和心脏本身的发育可增加 HIF-1α 蛋白的表达量，HIF-1α 在牦牛心脏增龄过程和对低氧适应过程中起着非常重要的作用[1]。HIF-1α 蛋白在牦牛（生活区域海拔为3000～4000 m）氧感受器——颈动脉体中表达极少，并与迁饲黄牛（生活区域海拔为2500 m）和低海拔黄牛（生活区域海拔为1300 m）进行比较，发现 HIF-1α 主要表达于迁饲黄牛和低海拔黄牛的Ⅰ型细胞的细胞核和细胞质中，而在牦牛极少表达，但三组间阳性表达率无显著差异。提示 HIF-1α 在牦牛颈动脉体的慢性低氧感知中并不发挥主要作用[81]。

2．低氧诱导因子-2（hypoxia-inducible factor，HIF-2）是EPO生成的主要调控者，与高原土著动物适应高原、维持低血红蛋白浓度密切相关。促红细胞生成素通过调控红系造血祖细胞的增殖、分化和成熟而维持机体外周血液中红细胞处于正常生理范围，最终调控机体在低氧状态下的氧平衡。生活在海拔高于3500 m与低于3500 m地区的牦牛 HIF-2α、EPO水平差异不显著，而牦牛与迁饲黄牛（生活区域海拔为2500 m）和低海拔（生活区域海拔为1300 m）黄牛相比，牦牛血液中 HIF-2α 和 EPO 显著升高；并且牦牛、低海拔地区黄牛的血液中 HIF-2α 与 EPO 水平呈显著正相关[36]，说明尽管高原牦牛生活在低氧环境，但其血液中的 HIF-2α 与 EPO 已建立稳定的调控关系，这与低海拔地区黄牛的相关性相似，这是高原土著动物最成功的遗传进化适应的生物学标志，然而处于习服水平的迁饲黄牛则不具备此特征。

牦牛的 HIF-2α 与红细胞数、血红蛋白、血细胞比容（hematocrit，HCT）、平均红细胞体积、平均红细胞血红蛋白（mean red blood cell hemoglobin content，MCH）、红细胞分布宽度-SD（red blood cell distribution width-standard deviation，RDW-SD）均呈显著正相关。与黄牛相比，低红细胞、低MCH、高 HIF-2α、高EPO水平是牦牛适应低氧的主要特征，低海拔地区黄牛的 HIF-2α 与 MCH、红细胞分布宽度-CV（red blood cell distribution width-coefficient of variability，RDW-CV）呈显著相关，而高山迁饲黄牛的 HIF-2α 与检测的血细胞指标均无明显的相关性，仅 RDW-SD 与 EPO 呈显著负相关[36]，可能反映牦牛血细胞各项指标对 HIF-2α 的调控更敏感，提示牦牛通过遗传进化成功适应高原环境。而迁饲黄牛尚处于高原习服状态，血细胞随 HIF-2α 变化而改变的紧密联系并未完全建立。

（二）血管内皮生长因子

血管内皮生长因子（vascular endothelial growth factor，*VEGF*）又称为血管通透因子（vascular permeability factor，*VPF*）或促血管因子（vasculotropin，*VAS*），是 *HIF-1α* 基因的下游基因之一，含有 HIF-1 的低氧反应元件。缺氧条件下可以通过 HIF-1 提高 VEGF 的转录和表达。目前发现，VEGF 家族包括7个成员，即 *VEGF-A*、*VEGF-B*、*VEGF-C*、*VEGF-D*、*VEGF-E*、*VEGF-F* 和胎盘生长因子。VEGF 具有促进内皮细胞增殖、血管生长和增加血管通透性等多种生物学功能，在血管的发生中发挥重要作用。缺氧可上调一系列促进血管生成和新生毛细血管生长的细胞因子的表达，以促进毛细血管生长，*VEGF* 基因的表达水平与微血管密度呈正相关。动物组织中微血管密度的增加不仅能缩短组织中氧气扩散到细胞中的距离，而且也增大了组织与血液进行气体交换的面积，从而提高组织获氧的效率，增加氧气和能量的供给，增强动物对低氧环境的适应能力。

牦牛 *VEGF-A* 基因序列长度为653 bp，开放阅读框长573 bp，可编码190个氨基酸，编码的蛋白具有亲水性，并且是一种表面蛋白（含有4个磷酸化位点）。二级结构主要以无规则卷曲和α螺旋为主。通过序列比对发现，牦牛和黄牛 *VEGF-A* 基因编码蛋白序列相同，说明牦牛 *VEGF-A* 基因与黄牛该基因功能相同，同时也揭示了牦牛在适应高原低氧环境的过程中，*VEGF-A* 基因在牦牛与黄牛机体中的表达量可能存在差异[82]。

免疫组织化学发现，牦牛心脏VEGF蛋白主要在冠状动脉的内皮细胞和平滑肌细胞中表达，在心肌细胞中未见表达。免疫电镜结果显示，VEGF蛋白在冠状动脉内皮细胞细胞质（强信号）和细胞核（弱信号）表达，在冠状动脉平滑肌细胞的细胞核及核周表达。ELISA显示，随着牦牛年龄的增长（1日龄、6月龄、1岁、2岁、5岁），VEGF蛋白含量在心肌组织和冠状动脉内逐渐增加。VEGF蛋白表达的最大值出现在5岁牦牛上，并且在心肌组织和冠状动脉中的含量在1日龄和5岁间差异显著。牦牛心脏微血管的研究结果显示，随着年龄增加，牦牛心脏毛细血管的半径逐渐减小，而密度不断增大[1]，表明牦牛心脏中VEGF表达量的增加与血管密度的增加相一致。说明VEGF蛋白在牦牛心脏的生长和心脏血管的重建方面起着非常重要的作用。

采用免疫组织化学染色法对1日龄牦牛肺组织中VEGF的分布研究发现，VEGF大量分布于导气部上皮的克拉拉细胞和伴行肺动脉内皮细胞的细胞质内，VEGF在肺动脉平滑肌中的分布随着管径的减小而减少。在导气部上皮的纤毛细胞、管壁平滑肌内也有分布，在呼吸部上皮内没有VEGF分布，仅在肺泡壁有散在分布[83]，表明低氧能刺激1日龄牦牛肺导气部和肺动脉内的VEGF含量增加。由于VEGF能使内皮细胞和血管平滑肌增殖，使内皮细胞分泌的多种细胞因子［如血小板源性生长因子（platelet-derived growth factor，PDGF）等］的含量显著增加，而PDGF可以显著地促进血管平滑肌细胞的有丝分裂，同时具有缩血管作用。肺血管收缩反应的增强和肺血管结构的重建是低氧性肺动脉高压形成的血管的主要变化，肺小动脉平滑肌细胞增殖则是肺血管结构重建的中心环节。低氧时，血管内皮细胞通过分泌这些生长因子，控制平滑肌细胞增殖，促进平滑肌细胞和成纤维细胞的增殖和生长，从而对牦牛肺的发育产生影响，这可能是牦牛的肺能适应高原低氧环境的重要因素。

（三）促红细胞生成素及受体

促红细胞生成素（erythropoietin，EPO）主要由肾合成，少部分由肝和有核红细胞等合成。EPO促进进入红细胞系的骨髓多能造血干细胞的增生、分化，进而调节红细胞数量。EPO通过与特异的红细胞生成素受体（erythropoietin receptor，EPOR）结合，执行促红细胞生成的功能。EPOR是造血细胞因子受体超家族成员之一，属于细胞因子受体，其结构可分为细胞质部分、跨膜区域、细胞外部分3个部分。细胞质部分不具有酪氨酸激酶活性，是因为缺少酪氨酸激酶的特征排列顺序，所以只有1种亚单位与EPO作用形成同源二聚体，再通过JAK/STAT途径和Ras/MAP途径等来传导信号。

生活在不同海拔高度的3个牦牛品种［即大通牦牛（生活区域海拔为3500～3800 m）、巴州牦牛（生活区域海拔为2500～3500 m）和九龙牦牛（生活区域海拔为4000 m左右）］的*EPO*基因部分片段大小均为1444 bp，三江黄牛（生活区域海拔为1300～1700 m）为1427 bp；在*EPO*基因核苷酸水平上，大通牦牛与巴州牦牛、九龙牦牛、三江黄牛的同源性依次为99.9%、99.6%、99.2%，巴州牦牛与九龙牦牛、三江黄牛的同源性依次为99.5%、99.2%，九龙牦牛与三江黄牛同源性为99.4%，这在一定程度上说明牦牛品种间及牦牛与三江黄牛间在该基因核苷酸水平上均具有较高的保守性。在氨基酸水平上，大通牦牛与巴州牦牛、九龙牦牛、三江黄牛同源性依次为100%、99.2%、99.2%，巴州牦牛与九龙牦牛、三江黄牛同源性均为99.2%，九龙牦牛与三江黄牛氨基酸序列同源性高达100%，表明牦牛品种间及牦牛与三江黄牛种间EPO氨基酸序列更保守，但大通牦牛、巴州牦牛与九龙牦牛、三江黄牛在396 bp处发生A→T，导致谷氨酸（Q）→亮氨酸（L）的变化，这种变化是否会影响不同物种EPO的结构和表达，进而对不同物种适应高寒低氧环境的能力产生影响还需进一步的研究[84]。

免疫组织化学观察发现，在牦牛（生活区域海拔为3000～4000 m）、迁饲黄牛（生活区域海拔为2500 m）、低海拔黄牛（生活区域海拔为1300 m）的颈动脉体中均有不同程度的EPO蛋白表达，且主要表达于低海拔黄牛Ⅰ型细胞细胞质/膜中，Ⅱ型细胞较少表达，而牦牛和迁饲黄牛阳性表达较少且弱，三组间阳性表达率差异显著，其中牦牛颈动脉体中EPO蛋白表达阳性强度显著弱于低海拔黄牛，与牦牛血液中红细胞数量较少相一致，迁饲黄牛也有减弱趋势[81]，说明慢性低氧可能主要影响颈动脉体中EPO蛋白的表达。

有学者[85]对大通牦牛、巴州牦牛、九龙牦牛的*EPOR*基因编码区进行了研究，并与普通牛种比较，发现大通牦牛与巴州牦牛、九龙牦牛、普通牛种的同源性依次为99.7%、99.6%、99.4%，巴州牦牛与九龙牦牛、普通牛种的同源性依次为99.8%、99.5%，九龙牦牛与普通牛种同源性为99.4%。牦牛的*EPOR*基因编码区全长1527 bp，编码508个氨基酸；EPOR信号肽由25个氨基酸组成，细胞外部分由225个氨基酸组成，跨膜区域由22个氨基酸组成，细胞质部分由236个氨基酸组成；*EPOR*基因编码区在牦牛品种间及其与普通牛间均存在一定的差异。在3个牦牛品种中，大通牦牛的核苷酸序列的变异较巴州牦牛和九龙牦牛大，大通牦牛的育种父本是野牦牛，野牦牛长年生活于海拔为4500～6000 m的高山寒漠地带。这些突变是否与牦牛对高原低氧的适应性有关值得进一步研究。

（四）一氧化氮与一氧化氮合酶

机体急性氧感受是个体在低氧状态下生存的必要条件。颈动脉体是主要的外周化学感受器，其含有对氧敏感的球细胞。机体暴露于急性低氧环境下，K^+通道的抑制是触发细胞去极化、神经递质释放和刺激脑干呼吸中枢产生超通气的感觉纤维激活信号。在低氧条件下，一氧化氮（nitric oxide，NO）是颈动脉体化学感受的主要抑制调节器，它直接调节球细胞和岩神经节神经元的兴奋性，间接调节血管紧张性和氧传递。生活区域海拔为3200 m（常氧）时，牦牛颈动脉体中NO含量与同海拔地区的柴达木黄牛相比无显著差异；在急性低氧（13.9%O_2，即模拟海拔6000 m）条件下，牦牛颈动脉体中NO含量明显高于柴达木黄牛，差异极显著；模拟海拔6000 m牦牛颈动脉体中NO含量高于海拔3200 m，且差异极显著；模拟海拔6000 m柴达木黄牛颈动脉体中NO含量也高于海拔3200 m，且差异显著。可见急性低氧可导致牦牛和柴达木黄牛颈动脉体中产生大量NO，且牦牛明显多于柴达木黄牛[24]。综上所述，在急性低氧条件下，牦牛颈动脉体中高含量的NO阻止了颈动脉体对低氧的感受，同时钝化了牦牛的低氧通气应答。

哺乳动物细胞中一氧化氮合酶有3种类型：神经元型一氧化氮合酶（neuronal nitric oxide synthase，nNOS）、内皮型一氧化氮合酶（endothelial nitric oxide synthase，eNOS）、诱导型一氧化氮合酶（inducible nitric oxide synthase，iNOS），前两者又称为结构型一氧化氮合酶（constructive nitric oxide synthase，cNOS）。低氧时，HIF-1诱导*iNOS*基因的表达，NOS催化L-精氨酸而生成NO。在海拔3200 m（常氧）情况下，牦牛颈动脉体中*nNOS*基因mRNA和蛋白表达水平高于柴达木黄牛，而*eNOS*、*iNOS*基因mRNA和蛋白表达水平分别低于柴达木黄牛，但差异不显著；在急性低氧（13.9%O_2，即模拟海拔6000 m）情况下，颈动脉体中nNOS、eNOS、iNOS蛋白表达水平在牦牛与柴达木黄牛间差异均不显著；模拟海拔6000 m牦牛和柴达木黄牛颈动脉体中nNOS、eNOS、iNOS活性分别大于生活海拔3200 m，但差异不显著。免疫组织化学研究发现，nNOS、eNOS、iNOS蛋白在牦牛和柴达木黄牛颈动脉体中均有表达，且主要表达于颈动脉体成簇的球细胞中（图5-8）[24]。

三、线粒体酶

（一）琥珀酸脱氢酶

琥珀酸脱氢酶（succinate dehydrogenase，SDH）定位于细胞线粒体内膜，是线粒体内膜的结合酶，为线粒体内膜的组成部分，是线粒体的结合酶之一。它在有氧代谢中催化琥珀酸转化为延胡索酸的反应，是三羧酸循环的关键酶，在组化反应中常作为三羧酸循环的标志酶。其结构亚基*SDHC*和*SDHD*将催化亚基*SDHA*和*SDHB*锚定在线粒体内膜上，催化琥珀酸氧化为延胡索酸。采用实时荧光定量PCR技术对牦牛4月龄胎儿和出生1日龄犊牦牛的心肌、骨骼肌、肝和大脑组织中*SDHA*、*SDHB*、*SDHC*和*SDHD* 4个亚基mRNA定量表达进行测定，发现大通牦牛不同发育阶段不同组织中线粒体*SDH*亚基mRNA转录水平不同，*SDH*基因模式表现为4月龄胎儿大脑组织和出生1日龄心肌组织中*SDHA*、*SDHB*、*SDHC*和*SDHD* 4个亚基转录水平均表现为上调表达，表明4月龄胎儿大脑组织和出生1日龄犊牦牛心肌组织能量代谢调控活动旺盛[86]。牦牛心肌、骨骼肌、大脑组织线粒体琥珀酸脱氢酶活性在不同年

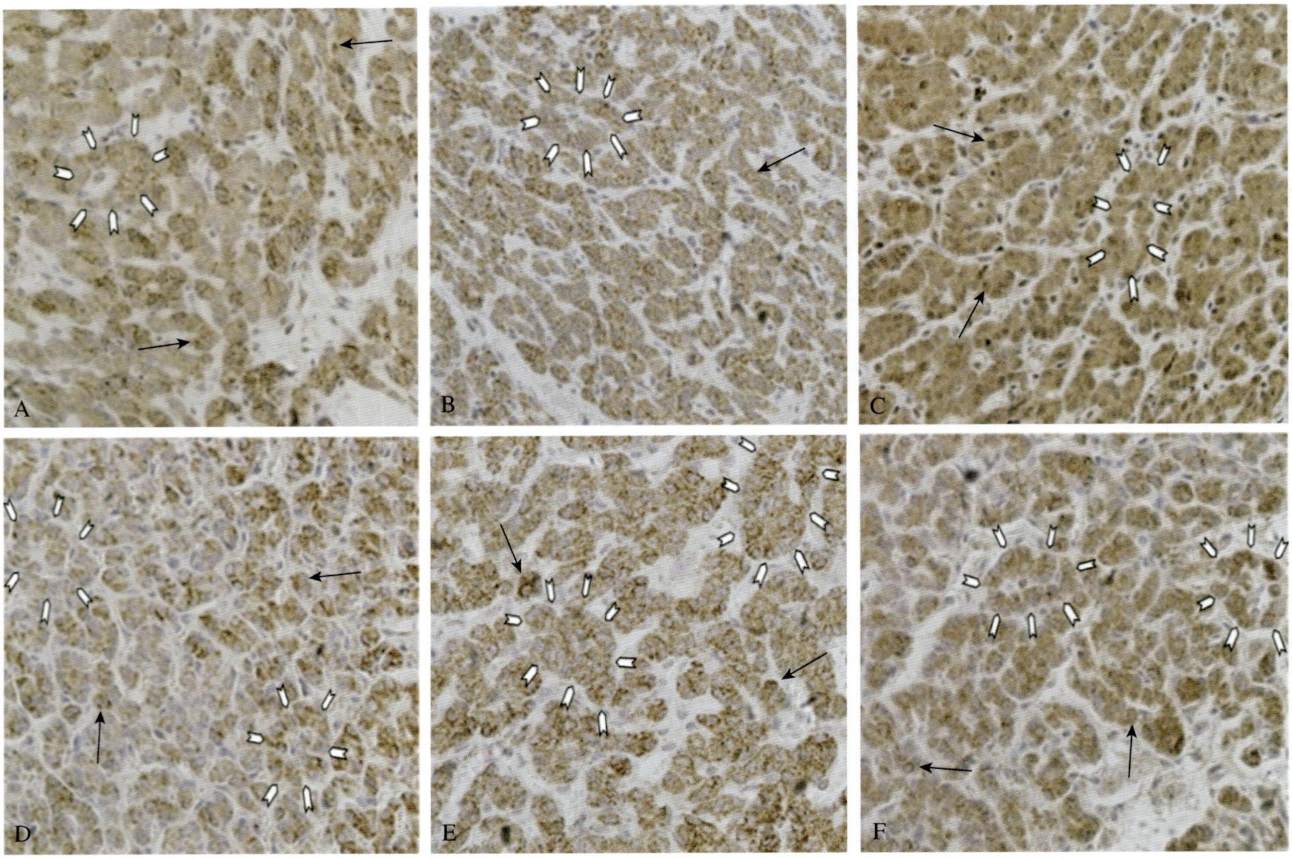

图 5-8　牦牛和柴达木黄牛颈动脉体中 nNOS、eNOS、iNOS 蛋白表达（免疫组织化学染色 ×40）

A、B、C. 牦牛；D、E、F. 柴达木黄牛；A、D. nNOS；B、E.eNOS；C、F.iNOS；⇧. 小球；↑球细胞

引自：张寿，靳国恩，常兰，等 . 牦牛和柴达木黄牛低氧通气反应及颈动脉体 NO、NOS 的比较研究 . 畜牧兽医学报，2018，49（10）：219-225.

龄（1 日龄、1 月龄、3 月龄、6 月龄）组间差异不显著，表明牦牛发育早期组织线粒体琥珀酸脱氢酶有氧代谢保持在相对稳定的水平[87]。对不同海拔地区牦牛的比较研究发现，海拔 4100 m 左右牦牛心肌、骨骼肌线粒体琥珀酸脱氢酶活性均显著高于海拔 3200 m 左右牦牛和海拔 2000 m 左右黄牛，表明随着海拔升高，牦牛心肌、骨骼肌线粒体 SDH 的表达量增加[46]，从而加速细胞三羧酸循环的速度以适应低氧环境中的有氧代谢，肌组织有氧代谢能力均增强。

（二）细胞色素氧化酶

细胞色素氧化酶（cytochrome oxidase，CCO）亦称细胞色素 c 氧化酶（cytochrome c oxidase，COX），定位于线粒体内膜，主要通过氧化磷酸化为细胞提供能量，是呼吸链上最末端的一个酶，从呼吸链前端传来的电子，经一系列传递后再经细胞色素氧化酶传递给氧，是氧化呼吸链的关键酶，在组化反应中常作为氧化呼吸链的标志酶。生活在海拔 4100 m 左右、海拔 3200 m 牦牛和海拔约 2000 m 黄牛的心肌和骨骼肌线粒体细胞色素氧化酶活性差异均不显著[46]，提示牦牛心肌、骨骼肌中细胞色素氧化酶有氧代谢保持一个相对稳定的水平。由此可见，牦牛心肌和骨骼肌线粒体呼吸链细胞色素氧化酶的氧化磷酸化作用对低氧环境不敏感。不同年龄（1 日龄、1 月龄、3 月龄、6 月龄）牦牛的大脑、心肌和骨骼肌组织线粒体细胞色素 C 氧化酶的酶活性差异也均不显著[87]，说明在同一海拔，牦牛发育早期组织线粒体细胞色素 C 氧化酶氧化磷酸化作用也保持在相对稳定的水平。牦牛妊娠 4 月龄胎儿大脑组织中的 *COX-* Ⅰ、Ⅱ mRNA 表达量显著高于其他年龄组（1 日龄、1 月龄、3 月龄、6 月龄），表明妊娠 4 月龄脑组织发育进入快速发育阶段；1 日龄牦牛心肌组织中*COX*-Ⅰ、Ⅱ mRNA 表达量均最高，与其余年龄组有显著差异，表明出生1日龄牦牛心肌组织*COX*亚基mRNA转录水平均表现为上调表达，这与新生犊牦牛出生后心肌组织受到外界环境强有力的刺激，犊牦牛心肌组织加强供氧作用有关；1月龄牦牛骨骼肌组织中*COX*-Ⅰ、Ⅱ mRNA表达量显著高于其他年龄组，表明1月龄牦牛骨骼肌处于快速发育供能阶段[88]。

四、肥胖基因

克隆的牦牛肥胖基因（obese gene，ob gene）成熟肽片段为456 bp，包含*Eco*RⅠ和*Bam*HⅠ两个酶切位点，与普通牛、瘤牛该基因的相似性达98.6%。在进化过程中，*ob*基因作为功能基因是比较保守的[89]。*ob*基因的表达产物为瘦素蛋白，后者对家畜脂肪组织和神经内分泌有显著的调控作用，可通过对采食量和能量平衡的调节，促进生长、繁殖和泌乳性能，提高免疫功能，其中较重要的作用是对体重和能量平衡的调节。

低氧暴露期间，瘦素参与了内分泌和代谢的适应性变化，这些变化与能量平衡的改变有关。瘦素主要通过抑制食欲、减少能量摄取、增加能量消耗、抑制脂肪合成等调节机体能量平衡。体脂与血清中的瘦素水平呈正相关。血清中的瘦素水平是中枢神经系统（central nervous system，CNS）对摄食行为、能量消耗进行调节的信号，也是维持体脂量稳定的主要途径。牦牛（生活区域海拔3000～4500 m）血清中瘦素水平极显著高于迁饲黄牛（生活区域海拔2500 m）和低海拔地区黄牛（生活区域海拔1300 m），迁饲黄牛与低海拔地区黄牛相比血清中瘦素水平无显著差异[90]。较高的血清瘦素水平可促使机体减少摄食，增加能量释放，从而使脂肪细胞合成抑制、体脂量减轻，这种变化有利于牦牛在寒冷缺氧、草地资源有限的高原环境中获得更多的能量，较轻的体脂量也可使体表散热面积降低及能量消耗减少，这是牦牛长期自然选择获得高原适应的结果。

血液是能量物质的载体。与低海拔地区黄牛相比，牦牛血液样本中三大营养物质（蛋白质、脂质及糖类）中的总蛋白、甘油三酯显著增加，葡萄糖显著降低，总胆固醇无改变[90]。甘油三酯是脂肪酸的贮藏库，葡萄糖降低时从甘油三酯中脱离的脂肪酸便是游离脂肪酸，被作为动物生命活动的热量源来加以利用，而蛋白质也会在需要的情况下氧化分解，转化为糖类和脂肪。牦牛血液中营养物质储备较高，以适应高寒、低氧、营养匮乏的环境。

众所周知，低密度脂蛋白是携带胆固醇的脂蛋白，负责将胆固醇从肝运送到全身组织。高密度脂蛋白胆固醇将各组织的胆固醇送回肝代谢。牦牛血清中低密度脂蛋白水平与瘦素水平呈显著正相关，牦牛、高山迁饲黄牛和低海拔地区黄牛的总蛋白、白蛋白、球蛋白、葡萄糖、总胆固醇、甘油三酯、高密度脂蛋白的水平与血液中瘦素水平的相关性均不显著[90]。这说明牦牛血液中低密度脂蛋白水平升高时，从肝转运到组织的胆固醇增加，血液中能量储备增加，同时瘦素水平相应升高，使机体能量释放增加，摄食减少，这与牦牛瘦素水平显著高于黄牛相一致，既保证高能量储备，又保证高能量的释放，这可能是牦牛适应极端环境的特征，这种适应与血液中其他营养成分无显著关系。

五、牦牛的基因组和转录组

2012年，刘建全课题组[91]首次解析了牦牛的基因组。通过构建不同片段长度（200 bp～20 kb）的文库，对牦牛基因组进行双末端法深度测序，成功获得了2.657 Gb的基因组原始读长（reads），共注释出22 282个蛋白编码基因。通过与低海拔地区黄牛比较，在牦牛和黄牛分别发现85个和95个正向选择基因，其中牦牛的正向选择基因富集在低氧反应调控和能量代谢，发现牦牛有3个与高海拔低氧环境适应相关的基因发生了适应性进化，这可能有助于牦牛调整自身生理，以更好地应对低氧环境，另外有5个发生了适应性进化的基因有助于牦牛从高原匮乏的食物中获取足够的能量。在牦牛，与低氧应答、氧化磷酸化和线粒体功能相关的正向选择基因的数量明显多于黄牛，这表明在高寒低氧环境下正向选择基因对牦牛的适应性进化发挥了重要的作用，使牦牛在高原极端环境下得以生存。

近些年来，随着RNA-Seq转录组测序技术的日益成熟，大规模转录组测序已经广泛应用于物种驯化起源、分化、分类状况、疾病发生机制、育种及遗传分子机制等一系列研究。在极端环境的胁迫下，生物体会通过调控基因表达量及基因表达的时空特性来影响表型，进而完成对于环境胁迫的响应。转录组测序则可以通过在不同环境和不同发育时期对不同组织基因表达进行检测和分析，从而获得有关极端环境适应的候选基因。截至目前，牦牛转录组数据主要用于研究呼吸器官（肺），如有学者[92]利用最新的RNA-Seq转录组测序技术获得了牦牛肺正常转录组数据库，描绘出了牦牛肺正常转录组图谱。在牦牛转录测序文库中共获得了51 641 282条序列，包含4 647 715 380 bp。牦牛基本转录组分析发现，8123条mRNA的5′-或3′-末端在原有基础上发生了延伸，同时还发现了7059个新转录本，预测其中2795个新转录本具有编码蛋白的能力。将牦牛肺转录组与黄牛进行比较，Ka/Ks分析筛选出39个正向选择基因，这些基因的GO分类注释结果显示，在细胞组分TOP10中，与核糖体相关的类别所占比例最大（4/10）；生物学过程TOP10中，与免疫细胞相关的类别所占比例最大（7/10）；分子功能TOP10中，与酶活性相关的类别所占比例最大（5/10）。KEGG注释结果表明，这些基因共涉及56个通路，最为富集的前10个通路中涉及糖类、能量、维生素、核酸等相关代谢的通路占7/10。同时发现，最为富集的前10个通路中有3个涉及疾病，推测这与牦牛的自我保护机制有关。此研究结果也为进一步在分子水平揭示牦牛高原低氧适应的独特进化过程及遗传分子机制提供了参考依据。

（常　兰）

参考文献

[1] He y, yu s, hu j, et al. changes in the anatomic and microscopic structure and the expression of hif-1α and vegf of the yak heart with aging and hypoxia. Plos One, 2016, 11 (2): e0149947.

[2] 杨之，滕国奇，龙雯，等. 青海牦牛肺动脉压及相关参数的比较性研究. 青海医药杂志，1987，1：1-4.

[3] Heath D. The pulmonary arteries of yak. Cardiology Research, 1984, 18: 133-135.

[4] 孙娟，崔燕，段德勇，等. 初生与成年牦牛心肌的组织学结构比较. 兽类学报，2016，36（1）：104-111.

[5] 胡俊伟，崔燕，余四九. 不同年龄牦牛冠状动脉的组织学结构特征. 中国兽医科学，2010，40（6）：631-635.

[6] 崔燕，贺延玉，王剑. 成年牦牛心室壁微血管的形态特征. 兽类学报，2008，28（3）：300-304.

[7] He Y Y, Yu S J, Cui Y, et al. Morphological Study on microvasculature of left ventricular wall in infant and adult yaks. The Anat Rec (THE ANATOMICAL RECORD), 2010, 293: 1519-1526

[8] 何俊峰，余四九，崔燕. 不同年龄高原牦牛肺脏的组织结构特征. 畜牧兽医学报，2009，40（5）：748-755.

[9] 杨琨，余四九，何俊峰，等. 牦牛胎儿肺脏发育的形态学研究. 兽类学报，2012，32（4）：346-355.

[10] 魏青，俞红贤. 一日龄高原牦牛肺泡组织结构特征. 解剖学报，2009，40（5）：821-825.

[11] 张勤文. 不同海拔地区牦牛的肺组织形态学比较. 中国兽医科技，2004，34（2）：73-64.

[12] 陈秋生，冯霞，姜生成. 牦牛肺脏高原适应性的结构研究. 中国农业科学，2006，39（10）：2107-2113.

[13] 周金星，余四九，何俊峰，等. 成年牦牛与黄牛肺内肺动脉结构组织和形态学比较分析. 中国兽医学报，2015，35（11）：1840-1862.

[14] Zhou J X, Yu S J, He J F, et al. Segmentation Features and Structural Organization of the Intrapulmonary Artery of the Yak. Anatomical record, 2013, 296 (11): 1775-1788.

[15] Wang X R, Liu Y, Guo T F, et al. Anatomic peculiarities of cerebral arterial system and blood supply in the yak. Journal of Animal and Veterinary Advances, 2012, 11 (14): 2533-2539.

[16] 丁艳平，李加龙，柴尔青，等. 牦牛颈上神经节对其生境适应的形态学机制. 畜牧兽医学报，2012，43（5）：791-797.

[17] Shao B P, Long R J, Ding Y P, et al. Morphological adaptations of yak (Bos grunniens) tongue to the foraging environment of the Qinghai-Tibetan Plateau. J Anim Sci, 2010, 88: 2594-2603.

[18] 左愈臻，高世杰，邵建华，等. 成年牦牛小肠结构及黏膜免疫相关细胞数量变化研究. 畜牧兽医学报，2011，42（12）：1776-1781.

[19] 田波，李栋，方梅，等. 牦牛大肠组织结构及黏膜免疫相关细胞的分布. 中国兽医学报，2014，34（12）：1989-1993.

[20] 常兰，张寿，雷乃虎，等. 牦牛和柴达木黄牛颈动脉体的组织微细结构的比较研究. 解剖学报，2016，47（3）：374-380.

[21] 张寿，常兰，雷乃虎，等. 不同海拔条件下牦牛颈动脉体组织微细结构的比较研究. 畜牧兽医学报，2016，47（3）：630-636.

[22] 常兰，张寿，雷乃虎，等. 牦牛和柴达木黄牛的颈动脉体Ⅰ型细胞线粒体和电子致密核心囊泡的体视学比较. 畜牧兽医学报，2016，47（7）：1474-1479.

[23] 张寿，雷乃虎，常兰，等. 不同海拔牦牛颈动脉体Ⅰ型细胞线粒体和EDCV的体视学. 中国兽医学报，2016，36（8）：1371-1375.
[24] 张寿，靳国恩，常兰，等. 牦牛和柴达木黄牛低氧通气反应及颈动脉体NO，NOS的比较研究. 畜牧兽医学报，2018，49（10）：2276-2282.
[25] Raffaele D C，Veronica M，Martina M S，et al. Structural and neurochemical changes in the maturation of the carotid body. Resp Physiol Neurobi，2013，185（1）：9-19.
[26] Vinhaes ENG，Dolhnikoff M，Saldiva PHN. Morphological changes of carotid bodies in acute respiratory distress syndrome：a morphometric study in humans. Braz J Med Biol Res，2002，35（10）：119-1125.
[27] 于川，崔燕，杨雪，等. 不同年龄牦牛皮肤厚度变化研究. 甘肃农业大学学报，2017，52（1）：21-25.
[28] 李克平，陈俊菲，王石平，等. 水牛皮肤结构的研究. 华中农学院学报，1983，2（2）：35-43.
[29] Yang B H，Lu Z G，Zhang R C. Study on the morphological characteristics of skin and hair coat of yak and the adaptability to the cold living environment. 中国草食动物，2005 专刊：215-219.
[30] 高泽成，吴晓云，梁春年，等. 两种毛色牦牛皮肤黑色素组织学分析. 四川农业大学学报，2017，35（1）：110-115.
[31] 杨博辉，王敏强，陆仲璘，等. 大通牦牛肌肉纤维组织学特性研究. 中国草食动物，2005 专刊：78-79.
[32] 张勤文，俞红贤，李莉，等. 不同发育阶段大通牦牛骨骼肌组织学结构研究. 动物医学进展，2013，34（5）：59-63.
[33] 张勤文，李莉，俞红贤，等. 不同海拔地区牦牛骨骼肌组织结构比较. 动物医学进展，2013，34（6）：43-46.
[34] 张勤文，俞红贤，荆海霞，等. 基于骨骼肌线粒体超微结构研究生长期牦牛低氧适应性. 畜牧兽医学报，2013，44（3）：447-452.
[35] 江家椿，嘎玛仁增，何玛丽. 不同海拔高度西藏高原牦牛若干血液生理常值的比较. 畜牧兽医学报，1991，22（1）：20-26.
[36] 刘凤云，李愈娴，胡琳，等. 长期慢性低氧对牦牛和黄牛血液中HIF-2α、EPO水平及红细胞相关性指标的影响. 西北农业学报，2016，25（4）：490-495.
[37] 齐晓园，马黎，杨舒黎，等. 牦牛、藏黄牛低氧适应血液生理表征研究. 黑龙江畜牧兽医，2017，1：9-14.
[38] 李全，余忠祥，阎明毅，等. 青海高原型牦牛生长发育研究. 中国牛业科学，2010，36（4）：15-18.
[39] 张才骏，张更利，李清军，等. 牦牛心电图的初步研究. 中国牦牛，1988，（21）：6-12.
[40] 胡琳，刘凤云，李愈娴，等. 青海高原高山土生牦牛、高山迁饲黄牛与低海拔黄牛心肌酶谱测定分析. 中国生化药物杂志，2015，35（6）：29-32.
[41] Monteith J L，Mount L E. Heat loss from Animals and Man. London：Butterworths，1974.
[42] 韩兴泰，刘书杰，毕西潮，等. 生长牦牛绝食期等热区及区外产热变化规律的研究. 青海畜牧兽医杂志，1992，22（2）：18-20.
[43] 朱世海，张军. 青海牦牛的类群特征与生态环境的关系研究. 家畜生态学报，2008，29（5）：78-81.
[44] 崔燕. 不同年龄牦牛若干生理指标测定. 中国兽医科技，1998，28（4）：7-9.
[45] 谢荣清，赵洪文，周明亮. 牦牛多元杂交组合试验研究. 西南农业学报，2014，27（1）：391-398.
[46] 李莉，王勇，荆海霞，等. 不同海拔地区牦牛心肌、骨骼肌线粒体标志酶的测定. 畜牧与兽医，2013，45（1）：69-71.
[47] 李莉. 不同海拔地区牦牛心肌、骨骼肌线粒体氧自由基代谢的研究. 畜牧与兽医，2010，42（9）：65-67.
[48] 赵广勇，冯仰廉. 绵羊瘤胃水平衡、瘤胃发酵与微生物蛋白合成. 中国动物营养学报，1993，5：62-63.
[49] 徐惊涛，魏雅萍，韩吉庆，等. 青海省高寒牧区公牦牛19项生理生化指标的研究. 青海畜牧兽医杂志，2008，38（4）：1-3.
[50] 段仲瑄，黄凤英. 中甸牦牛生理常数测定. 西南民族学院学报，1984，2：37-40.
[51] 李愈娴，刘凤云，胡琳，等. 高原慢性低氧对土生牦牛与迁饲黄牛肾功能影响的比较. 中国应用生理学杂志，2016，32（5）：440-443.
[52] Wiener G，Han J L，Long R J. The Yak. Bangkok：Regional Office for Asia and the Pacific of the Food and Agriculture Organization of the United Nations，2003：1-30.
[53] Medugorac I，Graf A，Grohs C，et al. Whole-genome analysis of introgressive hybridization and characterization of the bovine legacy of Mongolian yaks . Nature Genetics，2017，49（3）：470-475.
[54] Qi X B，Han J L，Lkhagva B，et al. Genetic diversity and differentiation of Mongolian and Russian yak populations. Journal of Animal Breeding and genetics，2005，122（2）：117-126.
[55] Zhang G X，Chen W S，Xue M，et al. Analysis of genetic diversity and population structure of Chinese yak breeds（*Bos grunniens*）using microsatellite markers . Journal of Genetics and Genomics，2008，35（4）：233-238.
[56] Ma Z J，Xia X T，Chen S M，et al. Identification and diversity of Y-chromosome haplotypes in Qinghai yak populations . Animal Genetics，2018，49（6）：618-622.
[57] Bailey J F，Healy B，Han J L，et al. Genetic variation

of mitochondrial DNA within domestic yak populations. // Han JL, Richard C, Hanotte O, et al. Yak production in central Asian highlands. Proceedings of the third International Congress on Yak. Nairobi: International Livestock Research Institute, 2000: 181-189.

[58] 郭松长，祁得林，陈桂华，等. 家牦牛线粒体DNA（mtDNA）遗传多样性及其分类. 生态学报，2008，28（9）：4287-4294.

[59] Guo S C, Savolainen P, Su J P, et al. Origin of mitochondrial DNA diversity of domestic yak. BMC Evolutionary Biology, 2006, 6: 73.

[60] Lai S J, Chen S Y, Liu Y P, et al. Mitochondrial DNA sequence diversity and origin of Chinese domestic yak. Animal Genetics, 2007, 38 (7): 77-80.

[61] Qi X B, Han J L, Blench R, et al. Understanding the yak pastoralism in Central Asian Highlands: genetic evidence for origin, domestication and dispersion of domestic yak// Sanchez-Mazas A, Blench R, Ross M D, et al. Past human migrations in east Asia: matching archaeology, linguistics and genetics. London and New York: Routledge, Taylor & Francis Group, 2008: 427-442.

[62] Wang Z F, Shen X, Liu B, et al. Phylogeographical analyses of domestic and wild yaks based on mitochondrial DNA: new data and reappraisal. Journal of Biogeography, 2010, 37 (12): 2332-2344.

[63] Qiu Q, Zhang G J, Ma T, et al. The yak genome and adaptation to life at high al-titude . Nature Genetics, 2012, 44 (8): 946-949.

[64] Qiu Q, Wang L Z, Wang K, et al. Yak whole-genome resequencing reveals domestication signatures and prehistoric population expansions. Nature Communications, 2015, 6: 10283.

[65] Wang K, Hu Q J, Ma H, et al. Genome-wide variation within and between wild and domestic yak. Molecular Ecology Resource, 2014, 14 (4): 794-801.

[66] Zhang X, Wang K, Wang L Z, et al. Genome-wide patterns of copy number variation in the Chinese yak genome. BMC Genomics, 2016, 17: 379.

[67] Xie X, Yang Y, Ren Q, et al. Accumulation of deleterious mutations in the domestic yak genome. Animal Genetics, 2018, 49 (5): 384-392.

[68] Ma Z J. Genome-wide characterization of perfect microsatellites in yak (*Bos grunniens*). Genetica, 2015, 143 (4): 515-520.

[69] 袁青妍，黄治国，谢庄，等. 牦牛α1-珠蛋白基因的克隆和序列分析. 南京农业大学学报，2006，29（2）：134-137.

[70] 朴影，郑玉才，金素钰，等. 牦牛血红蛋白β链基因的克隆及序列分析. 四川动物，2007，26（11）：11-14.

[71] 成述儒，潘建飞，王建福，等. 牦牛血红蛋白β链基因多态性分析. 中国农学通报，2014，30（32）：1-5.

[72] 廖珂，柴志欣，钟金城. 西藏牦牛HBG基因克隆及生物信息学分析. 畜牧与兽医，2016，48（3）：64-67.

[73] 郑玉才，苏永杰，文勇立，等. 牦牛肌红蛋白的基因克隆测序、分离纯化、含量及其与乳酸脱氢酶和苹果酸脱氢酶活力的关系. 畜牧兽医学报，2007，38（7）：646-650.

[74] 古松，陈丹，陈浩，等. 牦牛肌红蛋白的cDNA序列测定及其氧化特性的研究. 四川大学学报（自然科学版），2007，44（4）：902-906.

[75] 郭琳，钟金城，柴志欣，等. 西藏牦牛NGB基因克隆及生物信息学分析. 江苏农业科学，2015，43（11）：26-30.

[76] 李同方，刘霞，孙雪婧，等. 脑红蛋白在成年牦牛脑中的表达研究. 西北农林科技大学学报（自然科学版），2015，43（6）：1-6.

[77] Zivin J A. Factors determining the therapeutic window for stroke. Neurology, 1998, 50 (3): 599-603.

[78] 孙雪婧，杜晓华，杨孝朴，等. 牦牛CYGB基因CDS区克隆与生物信息学分析. 中国农业科学，2014，47（13）：2690-2698.

[79] 谢媛媛，刘霞，李同方，等. 成年牦牛几种主要组织细胞中胞红蛋白的分布. 中国兽医科学，2014，44（7）：765-770.

[80] 赵新全，祁得林，杨洁. 青藏高原代表性土著动物分子进化与适应研究. 北京：科学出版社，2008：219-224.

[81] 刘凤云，马岚，胡琳，等. 慢性低氧时牦牛和迁饲黄牛颈动脉体组织形态的比较. 解剖学报，2017，48（1）：70-77.

[82] 吴晓云，阎萍，梁春年，等. 牦牛VEGF-A基因的克隆及生物信息学分析. 华北农学报，2012，27（4）：48-53.

[83] 何俊峰，崔燕. 高原牦牛肺血管内皮生长因子的分布. 中国兽医科学，2008，38（12）：1086-1088.

[84] 金双，钟金城，陈智华，等. 牦牛EPO基因部分片段的克隆测序及其分析. 畜牧与兽医，2007，39（2）：25-27.

[85] 廖伟璇，钟金城，王侠，等. 牦牛EPOR基因编码区序列的克隆及分析. 中国草食动物，2008，28（1）：3-7.

[86] 李莉，柳梦琪，胡佩莹，等. 大通牦牛胎盘与胎儿组织线粒体SDH基因分析. 畜牧兽医学报，2016，47（2）：284-289.

[87] 李莉，张勤文，常建军，等. 不同发育期大通牦牛组织线粒体COX、SDH活性的测定. 黑龙江畜牧兽医，2015，4：193-195.

[88] 胡佩莹，李莉，荆海霞，等. 不同发育期大通牦牛组

织线粒体 COX 基因的分析．中国兽医科学，2016，46（10）：1315-1320．
[89] 唐懿挺，姬秋梅，张成福，等．牦牛 OB 基因的克隆及原核表达．生物技术通报，2011，3：116-119，129．
[90] 刘凤云，胡琳，李愈娴，等．牦牛和高原迁饲黄牛血清瘦素、营养成分的变化及其相关性．营养学报，2015，37（5）：503-505．
[91] Qiu Q，Zhang G J，Ma T，et al．The yak genome and adaptation to life at high altitude．Nat Genet，2012，44(8)：946-949．
[92] 汤琦玥，陈通，兰道亮，等．牦牛肺转录组图谱绘制及特有正选择遗传进化基因探究．畜牧兽医学报，2017，48（7）：1202-1211．

第六章

藏系绵羊高原低氧适应机制

青藏高原是全世界海拔最高、面积最大、地形最复杂的地理单元，其独特的地貌形成了极端的气候环境特征——高寒、低氧及强紫外线辐射。世居于青藏高原的牦牛、藏系绵羊和藏羚羊等土著动物在长期的自然进化过程中，已在生理、生化、形态及基因水平上逐步形成了一套独特的适应和调节高原低氧环境的遗传特性，以应对这种高原的极端环境。前人的研究发现，不同种属的高原土著动物对青藏高原低氧环境的适应特性和机制不尽相同。因此，本章主要介绍藏系绵羊高原低氧适应的生理学和形态学特征，并从分子水平探讨藏系绵羊高原低氧适应的机制。

绵羊隶属于偶蹄目（Artiodactyla）、洞角科（Bovidae）、羊亚科（Capovinae）、绵羊属（*Ovis*），是全球农业经济的一个重要组成部分，也是最早被驯化的家养动物之一。据《中国畜禽遗传资源志（羊志）》统计，我国共有 63 个绵羊品种，其中地方品种 42 个，培育品种 21 个。还有 8 个引进品种。根据地理分布和遗传关系，将地方品种划分为蒙古系、哈萨克系和藏系，其中蒙古系占 44%，哈萨克系和藏系分别占 20% 和 22%，还有 14% 的地方品种并未提到或确定谱系。不同品系的绵羊在长期的自然和人工选择过程中，在生理、形态结构、生殖发育和行为等方面形成各自独有的特征，以适应不同的生态环境和满足人类生产的需求。

藏系绵羊（*Tibetan sheep*）又称藏绵羊，隶属于偶蹄目（Artiodactyla）、牛科（Bovidae）、羊亚科（Capovinae）、绵羊属（*Ovis*），是青藏高原的特有物种，分布于青藏高原及与其毗邻的西藏、四川、云南、甘肃等高寒地区。由于独特的高海拔低氧环境（海拔 3000 ~ 6000 m），藏系绵羊具有喜冷凉、耐高寒、耐干旱等独特的生物学特性；由于地域环境的复杂性，藏系绵羊形成了丰富多样的生态类型，在体型、外貌特征、生产性能和生态适应性等方面都有明显的差别。依据分布地域和外貌特征不同，《青海省畜禽品种志》将青海地区藏系绵羊分为欧拉型、山谷型、高原型和贵德黑藏羊 4 种类型。其中高原型藏系绵羊是青藏高原藏系绵羊的主体，约占藏系绵羊总数的 56%，其体型大，所产羊毛因品质优良被誉为“西宁毛”，其主要分布在海北藏族自治州、海西蒙古族藏族自治州、黄南藏族自治州、玉树藏族自治州及果洛藏族自治州的广阔高寒牧区。山谷型藏系绵羊仅占青海藏系绵羊总数的 3%，此型绵羊个体较小，产毛量低，毛质差，仅分布在青海南部班玛、囊谦两县山间谷地和东部黄水谷地的部分地区。欧拉型藏系绵羊占青海藏系绵羊总数的 5% 以上，此型绵羊体型高大，背腰平直，体躯肌肉丰满，后躯发达，具有良好的肉用体型，且其产肉性能明显优于高原型和山谷型藏系绵羊。欧拉型藏系绵羊主要分布在黄南藏族自治州的河南蒙古族自治县、泽库县和果洛藏族自治州久治县的大部分地区。贵德黑藏羊是青海省高原藏系羊中的一个特有经济类型，主要分布在青海省海南藏族自治州贵南县黑羊场。该羊种以生产黑色羊毛皮著称，全身被毛多为黑微红色和青灰色，个别也有纯黑色者。近年来，科学家已从生理学、形态学、遗传学等方面对藏系绵羊高原低氧适应的血液学特征、心肺特征、能量代谢以及遗传学特性有了初步的认识。

第一节　藏系绵羊高原低氧适应的形态学特征

在长期的自然选择过程中，藏系绵羊除生理学适应特性外，其在形态学方面也表现出一系列的适应特征，尤以心血管系统和呼吸系统的变化较为明显。

一、肺

（一）肺泡

肺泡是肺进行气体交换的主要场所，因此肺泡数量越多，越有利于高原动物在低氧环境下对氧的有效利用。俞红贤[1]对高海拔地区藏系绵羊（海拔 4000 ~ 5000 m）和低海拔小尾寒羊（海拔 < 50 m）肺泡的研究结果显示，藏系绵羊肺泡较小尾寒羊小，但其单位面积内肺泡数量（24.94 ± 4.43 个）多于小尾寒羊（17.71 ± 3.56 个）。肺组织单位面积肺泡数量增多，有利于增大肺的呼吸面积和提高肺泡氧气的利用率。另外，在海拔 3000 ~ 4500 m，藏系绵羊肺组织单位面积的肺泡数量随海拔增高而增多[1]，提示单位面积内肺泡数量增多可能是藏系绵羊肺组织适应高原低氧环境的一个重要形态学特征。

（二）肺泡隔

肺泡隔是相邻肺泡之间的间质，其中含有丰富的毛细血管网、大量的弹性纤维、成纤维细胞、肺巨噬细胞和肥大细胞等多种细胞。藏系绵羊的肺泡隔厚度（2.44 ± 0.79 μm）显著大于小尾寒羊的肺泡隔厚度（1.63 ± 0.49 μm），且其肺泡隔的厚度随海拔增高而增厚，从海拔 3000 m 至海拔 4200 m，其厚度增加 18.03%。与此同时，藏系绵羊肺泡隔内含有丰富的毛细血管和较粗大的弹性纤维，这可能与藏系绵羊肺泡隔较厚密切相关。肺泡隔内含有丰富的毛细血管，说明肺内血液供给丰富[2]，有利于肺动脉血液向肺内的灌注并同时减缓肺动脉压力的升高，而肺泡隔内较多的弹性纤维有利于肺组织弹性回缩，促进肺内气体排出。藏系绵羊所呈现的较厚的肺泡隔、肺泡隔内丰富的毛细血管和较粗大的弹性纤维等结构特点，有利于加速血氧运输和增加肺通气量，从而提高藏系绵羊在高原低氧环境下的肺气体交换率，这是藏系绵羊肺组织适应高原低氧环境的另一个重要形态学特征。

（三）肺内小支气管

终末细支气管是肺内气体导管部的最后一段，在肺内分布量较大，其管径相对较粗，有利于增加肺容量和提高气体交换量。高原鼠兔、牦牛等高原土著动物的肺终末细支气管管径及细支气管都较平原动物发生了变化，这些变化使它们可以更好地与外界进行气体交换，保障气体出入通畅，从而增加肺通气量。贾荣莉等的研究显示，藏系绵羊小支气管（直径 42.7 ± 12.0 μm）和细支气管（直径 20.6 ± 5.6 μm）的管径与小尾寒羊（小支气管直径 36.5 ± 9.5 μm；细支气管直径 18.9 ± 4.7 μm）无显著差异，但藏系绵羊终末细支气管的管径（29.1 ± 13.7 μm）显著大于小尾寒羊（17.4 ± 6.0 μm）[2]，提示藏系绵羊可能通过增加终末细支气管管径来增加肺容量和提高气体交换量。

（四）肺血管

肺作为呼吸系统中气体交换的重要器官，是高原土著动物适应高原低氧环境的生理学基础，而肺血管形态结构变化是高原肺动脉高压形成的结构基础。高原低氧环境对人和动物最显著的影响是可能引起肺动脉高压。低氧性肺动脉高压能够使肺血管收缩反应增强，肺小动脉壁平滑肌细胞异常增生，进而使其结构发生改变。居住在海平面的人和动物暴露于高原后可能会引起肺小动脉压力的增高，从而改善通气与血流的匹配，减轻低氧血症，这是低氧适应的一个重要机制。但长期低氧能够使肺血管出现形态改变，主要表现为肺小动脉中层肥厚，无肌型肺小动脉出现平滑肌层，成为新肌化血管，进一步增加肺动脉压力。严重的肺动脉高压将引起右心室负荷加重，导致右心室肥厚，限制心脏血液输出，还可能导致右心衰竭。已有资料表明，世代居住在海拔为 3000 ~ 5000 m 高原地区的高原鼠兔、喜马拉雅旱獭和牦牛不存在肺动脉高压，无右心室肥厚，表现出对高原低氧环境的良好适应，说明高原土著动物低氧性肺血管收缩钝化。有研究已证实，动物对低氧敏感性的种间差异主要取决于先天存在于肺血管管壁上的平滑肌含量，即平滑肌含量越多，对低氧越敏感。生活在高海拔地区的藏系绵羊（海拔 3000 m），其肺细小动脉平滑肌含量在血管直径范围 25 ~ 100 μm 及 25 μm 以下均明显低于小尾寒羊，这可能是藏系绵羊对高原低氧不敏感的原因之一，使得藏系绵羊对高原低氧环境表现出良好的适应性。但生活在海拔 4500 m 环境下的藏系绵羊，其肺细小动脉平滑肌含量在血管直径范围 25 ~ 100 μm 及 25 μm 以下均明显高于生活在海拔 3000 m 的藏系绵羊，而与小尾寒羊间的差异无统计学意义。说明藏系绵羊在海拔 4500 m 的高原低氧环境时，其肺血管出现动脉管壁肌化的适应性变化，致使其平滑肌含量增加，但其平滑肌含量与小尾寒羊的差异无统计学意义。这进一步说明藏系绵羊在海拔 4500 m 的高原低氧环境下没有或没有明显的肺动脉高压和右心室肥厚，藏系绵羊对海拔 4500 m 高原低氧环境仍表现出良好的适应性。藏系绵羊肺动脉中膜厚度随海拔增高而增厚，从海拔 3000 m 至海拔 4200 m，其厚度增加 51.69%[2]。另外，藏系绵羊单位面积内血管数量随海拔增加而增多，且均多于小尾寒羊，这可能也是藏系绵羊肺血管适应高原低氧环境的另一个重要形态学结构。

二、心脏与脑血管

（一）心脏

心脏是全身组织的供氧中枢。动物在高原低氧环境中易出现缺氧性肺动脉高压和右心室肥厚，发生高山病（high mountain sickness）或兽胸病（brisket disease）。但世代栖息于青藏高原的藏系绵羊无缺氧性肺动脉高压和右心室肥厚的表现，说明藏系绵羊对高原低氧环境具有良好的适应性，这无疑与其心血管系统的结构和功能密切相关。

1．心脏外部结构　按照自然形态，绵羊心脏可分为三型，即Ⅰ型、Ⅱ型和Ⅲ型。Ⅰ型心脏的结构特点为心脏前缘和后缘均较平直，心尖部稍长，心稍瘦长，近似英文字母“V”；Ⅱ型心脏的结构特点为心脏前缘和后缘几乎平行，心尖部钝圆，近似英文字母“U”；Ⅲ型心脏的结构特点为前缘凸，后缘上部稍直，下部稍向后，心尖向后扭曲。藏系绵羊心脏的重量为活体重量的 0.50%，略高于藏羚羊和牦牛心脏与活体重量的比值，这可能是藏系绵羊心脏适应高原低氧环境的解剖学特征之一。生活在高海拔地区（海拔 3000 ~ 4500 m）藏系绵羊的心型也包括Ⅰ、Ⅱ和Ⅲ型，其中Ⅲ型心脏数量最多，其出现频率为 74.80%，Ⅰ型心脏的出现频率为 15.20%，Ⅱ型心脏的出现频率仅为 10%。与此同时，随着海拔高度的不同，其心型构成也发生相应的变化。从海拔 3000 m 至海拔 4200 m，Ⅰ型和Ⅱ型心脏的出现频率随海拔高度的增加而呈上升趋势，其中Ⅰ型由 9.59% 增加至 17.51%，Ⅱ型由 1.37% 增加至 13.56%，Ⅲ型心脏的出现频率则随海拔高度的增加呈降低趋势，由 89.04% 降至 68.93%，说明Ⅲ型心脏可能是藏系绵羊适应高原低氧环境的一个优势型[3]。

2．心血管　朱安国等[3]对藏系绵羊心血管分支的研究发现，藏系绵羊的左冠状动脉发出部位与马、牛、驴的相同；左冠状动脉的窦下室间支与旋支的夹角为 60° ~ 100°，从窦下室间支发出的左室前支 75% 为 3 ~ 4 支，与猪（72.7% 为 4 ~ 6 支）和人（79.7% 为 3 ~ 5 支）稍有不同。窦下室间支发出的右室前支，藏系绵羊最多为 5 支，55.56% 的窦下室间支发出的右室前支为 2 ~ 3 支；旋支的左室前支，藏系绵羊仅为 1 支，出现率为 30%；左缘支的出现率为 85%；藏系绵羊旋支的左室后支中均有 1 支沿后副纵沟下行的后缘支。

（二）脑血管

脑的血液循环系统是保证脑血氧供应和正常生理活性与功能的结构基础。其中脑微血管对血流的调节是高原土著动物适应高原低氧环境的解剖学特征之一。对藏系绵羊脑动脉系统的研究结果显示，藏系绵羊具有独特的脑血管微动脉及脑动脉系统结构特征[4]，这可能与其高原低氧适应密切相关，藏系绵羊的脑血管微动脉及脑动脉系统结构特征主要表现为以下几个方面。

1．大脑血管微动脉内皮结构　微动脉和微静脉血管内皮细胞的形态与排列方式可以调节微动脉和微静脉的血流和血压。应用血管铸型结合扫描电镜方法对青海省黄南藏族自治州（海拔为 3500 m）欧拉型藏系绵羊和宁夏回族自治区（海拔为 1600 m）滩羊 60 ~ 300 μm 范围内的大脑微动脉血管铸型表面特征进行比较研究后发现，藏系绵羊和滩羊各管径微动脉血管表面均有形态和大小类似的内皮细胞核和平滑肌纤维压痕，但不同区段其压痕有所不同[5]。

（1）管径在 60 ~ 80 μm：藏系绵羊大脑微动脉铸型表面有清晰的“梭形”或“足印状”内皮细胞核压痕，且大部分沿微血管的纵轴排列，滩羊内皮细胞核压痕不明显，且以“梭形”居多。

（2）管径在 120 ~ 140 μm：藏系绵羊大脑微动脉铸型表面有明显的“足印状”内皮细胞核压痕，滩羊也有明显的“棒状”或“梭形”压痕。

（3）管径在 210 ~ 260 μm：藏系绵羊和滩羊大脑微动脉铸型表面没有明显的内皮细胞核压痕，但有明显的血管平滑肌纤维压痕，且因平滑肌纤维有明显的缝隙而使其表面呈“树皮样”。统计后发现，藏系绵羊血管平滑肌纤维压痕的直径较滩羊大。

（4）管径 300 μm：藏系绵羊大脑微动脉铸型表面有相对粗大的平滑肌纤维压痕、缝隙压痕及较深的散在内皮细胞核压痕，滩羊平滑肌纤维相对较细小，散在分布的内皮细胞核压痕也相对较浅。说明藏系绵羊微动脉的内皮细胞核压痕较滩羊明显，且平滑肌纤维及纤维间隙较滩羊粗大，提示藏系绵羊大脑微动脉的血管舒缩能力较滩羊强，能够及时、有效地向各微动脉分支供血，使其对血流和血压的调节功能更显著，这可能是其大脑适应高原低氧环境的解剖学特征之一。

2．脑动脉系统结构特征　王欣荣等[5]对藏系绵羊和滩羊的脑动脉系统的比较研究显示，藏系绵羊脑动脉系统发达，其主要动脉管径较粗，脑动脉各分支发达，分支多且细小动脉数目也多，这可能是藏系绵羊脑动脉系统适应高原低氧环境的解剖学特征之一，藏系绵羊的脑动脉系统结构特征主要表现为以下几个方面。

（1）藏系绵羊和滩羊的大脑前动脉：均包括内侧嗅动脉、边缘动脉、额前内侧支、额中间内侧支和胼胝体周围动脉等，但藏系绵羊的额前内侧支较滩羊发达且伸展较长，额中间内侧支和胼胝体周围动脉分支则相对较远，且枝干上的小动脉较多。

（2）藏系绵羊和滩羊的大脑中动脉：均包括中央前沟动脉、中央沟动脉、中央后沟动脉和颞动脉，但藏系绵羊的中央前沟动脉较滩羊分支较早，伸展较长且小动脉分支多；中央后沟动脉较滩羊发达且走行弯曲，伸展覆盖面积大。

（3）藏系绵羊和滩羊的大脑后动脉：均包括顶枕动脉和颞后动脉，但藏系绵羊的大脑后动脉主干上分出许多微细的小动脉，而滩羊的小动脉分子相对较少。

（4）藏系绵羊和滩羊的小脑前动脉：形态基本相似，都从主干上发出许多侧支，但藏系绵羊的主干比较粗且短，分支较多，而滩羊的相对纤细，分支较少，但伸展较长。

3. 脑动脉系统主要血管的管径特征　藏系绵羊的左、右侧大脑后交通动脉和上颌动脉的管径均明显大于滩羊，而其他大多数动脉管径略大于滩羊[5]。

4．脑硬膜外异网形态及结构特征　藏系绵羊和滩羊脑硬膜外异网组成和结构特征基本相似，但藏系绵羊脑硬膜外异网显著长于滩羊，如藏系绵羊脑硬膜外异网的长、宽和高分别为 22.99 mm、8.06 mm 和 6.77 mm，而滩羊脑硬膜外异网的长、宽和高分别为 20.96 mm、8.11 mm 和 7.11 mm[5]。

综上所述，长期生活在高海拔地区的藏系绵羊其脑动脉系统具有管径较粗、侧支发达、伸展较长、分支多、细小动脉数目多等独特的解剖学特征，这可能与藏系绵羊的脑供血能力比滩羊强有关。此外，藏系绵羊的脑硬膜外异网的长度较滩羊长。研究显示，脑硬膜外异网具有调节和缓冲脑血流量、稳定血压的作用，说明生活在高海拔地区的藏系绵羊与滩羊相比具有相对较大体积的脑硬膜外异网，进而具有较强的血流量和血压调节能力，从而保证脑组织充足的氧供。

三、小肠和大肠

肠道（尤其是小肠）不仅具有消化和吸收营养物质的功能，同时也具有黏膜免疫屏障功能。小肠黏膜的正常结构是保证营养物质消化和吸收的基础，特别是小肠的绒毛高度、绒毛高度与隐窝深度的比值（V/C 值）、黏膜厚度以及肌层厚度，是衡量小肠消化和吸收功能的重要指标。小肠的黏膜屏障主要由肠道黏膜免疫相关细胞和肠相关淋巴组织构成。肠道黏膜免疫相关细胞包括上皮内淋巴细胞、杯状细胞和肥大细胞。其中小肠上皮内淋巴细胞在抗体外刺激、病毒及寄生虫感染引起的肠道疾病中起重要的免疫防御和免疫调节作用，其数量可以反映小肠局部黏膜免疫屏障的完整性及免疫防御功能的完善程度；杯状细胞分泌的糖蛋白附着于小肠黏膜上皮表面，可阻止肠道中消化酶和有害物质对上皮细胞的损害，从而增强肠道黏膜防御屏障的保护能力；肥大细胞作为天然免疫的效应细胞之一，不仅参与机体的免疫防御和免疫调节，而且反映机体的免疫水平。这三种细胞在保持肠道黏膜免疫系统的平衡方面发挥重要的作用。

（一）小肠和大肠的解剖结构特征

姚芳[6]的研究显示，藏系绵羊（生活区域海拔为 3200 m）肠管总长（3286.21 ± 83.55 cm）显著长于小尾寒羊（生活区域海拔为 1800 m）肠管总长（3195.11 ± 76.47 cm），且藏系绵羊大肠约占肠管总长度的 22.90%，略高于小尾寒羊大肠与肠管总长度的比值（19% ~ 20%），这可能是藏系绵羊消化系统对高原低氧环境适应的解剖学特征之一。大肠长度的增加是否与增加肠道的消化和吸收面积及微生物消化有关，需进一步研究。

（二）小肠的黏膜结构特征

张鹏飞等[7]对藏系绵羊和藏山羊小肠黏膜结构的研究发现，藏系绵羊十二指肠绒毛呈指状，黏膜较厚，黏膜下层有大量的十二指肠腺（图6-1A），空肠绒毛呈叶状，肌层较厚（图6-1B），回肠绒毛较短，肌层较厚，黏膜下层分布有大量的淋巴小结（图6-1C）；而藏山羊十二指肠绒毛较宽，黏膜较薄（图6-1D），空肠绒毛较宽，肌层较薄（图6-1E），回肠绒毛较长，肌层较薄，淋巴小结较小且数量少（图6-1F）。比较藏系绵羊和藏山羊小肠绒毛高度、隐窝深度、绒毛高度与隐窝深度比值（V/C值）、黏膜厚度及肌层厚度等指标后发现：

1．绒毛长度　藏系绵羊小肠绒毛高度显著短于藏山羊，其中十二指肠和空肠的绒毛高度分别较藏山羊短5.32%和16.33%，而回肠的绒毛高度比藏山羊长3.77%。同种动物不同肠段相比，藏系绵羊绒毛高度以空肠最长，回肠次之，十二指肠最短，但各肠段间差异不显著；藏山羊绒毛高度也以空肠最长，回肠次之，十二指肠最短，但十二指肠与回肠间差异不显著。

2．V/C值　藏系绵羊小肠各段V/C值均低于藏山羊，其中藏系绵羊十二指肠、空肠和回肠V/C值分别较藏山羊低40.98%、69.72%和22.89%。同种动物不同肠段相比，藏系绵羊小肠V/C值从十二指肠至回肠呈逐渐增加的趋势，但十二指肠和空肠间差异不显著；藏山羊V/C值则以空肠最大，回肠次之，十二指肠最小，但十二指肠和回肠间差异不显著。

3．黏膜厚度　藏系绵羊小肠各段的黏膜厚度均低于藏山羊，其中藏系绵羊十二指肠和空肠的黏膜厚度分别比藏山羊低9.27%和39.78%，而回肠的黏膜厚度比藏山羊高14.14%。同种动物不同肠段相比，藏系绵羊小肠黏膜厚度以空肠最大，回肠次之，十二指肠最小，但十二指肠和回肠间差异不显著；而藏山羊小肠黏膜厚度以空肠最大，十二指肠次之，回肠最小。

4．肌层厚度　藏系绵羊小肠各段的肌层厚度低于藏山羊，其中藏系绵羊十二指肠和回肠的肌层厚度分别比藏山羊低21.15%和8.25%。同种动物不同肠段相比，藏系绵羊小肠肌层厚度从十二指肠至回肠呈逐渐增加的趋势，但十二指肠和空肠间差异不显著；藏山羊小肠肌层厚度则以回肠最厚，十二指肠次之，空肠最薄，但十二指肠和回肠间差异不显著。说明藏系绵羊和藏山羊小肠吸收功能存在明显的差异，这可能与他们的食性差异相关。通常藏系绵羊以各种牧草与饲料为食，藏山羊食物种类则相对广泛，各种牧草、作物秸秆、灌木嫩枝及嫩叶、块根及块茎、皮、壳、糠渣以及瓜果蔬菜的废弃部分等均可作为饲料。

（三）小肠黏膜免疫相关细胞分布及数量特征

对藏系绵羊和藏山羊小肠黏膜免疫相关细胞的研究显示（图6-2），藏系绵羊和藏山羊小肠各段上皮内淋巴细胞、杯状细胞和肥大细胞数量存在明显的差异[8]，主要表现为：

1．小肠黏膜免疫相关细胞的分布　藏系绵羊小肠上皮内淋巴细胞主要分布于肠绒毛柱状上皮细胞之间，大多数位于上皮细胞基底膜附近，只有少量见于上皮核层和顶层，细胞核大而圆，细胞质较少（图6-2A、B）。小肠上皮内杯状细胞呈高脚杯状，主要分布于柱状细胞之间（图6-2C、D）。肥大细胞多分布于固有层肠腺周围，呈紫红色，形态呈椭圆形、圆形（图6-2E、F）。

2．小肠黏膜免疫相关细胞的数量变化　对藏系绵羊小肠上皮内淋巴细胞、杯状细胞和肥大细胞进行研究，发现如下特征。

（1）上皮内淋巴细胞：藏系绵羊小肠各段的上皮内淋巴细胞数量显著多于藏山羊。其中藏系绵羊十二指肠、空肠和回肠的上皮内淋巴细胞数量分别比藏山羊多51.18%、2.16%和4.83%。相同动物不同肠段相比，藏系绵羊的上皮内淋巴细胞数量从十二指肠至回肠递减，但空肠和空肠间差异不显著；藏山羊的上皮内淋巴细胞数量则以空肠最多，回肠次之，十二指肠最少，但各肠段间差异不显著。

（2）上皮内杯状细胞：藏系绵羊小肠上皮内杯状细胞的数量少于藏山羊。其中藏系绵羊十二指肠、空肠和回肠上皮内杯状细胞的数量分别比藏山羊少37.87%、21.43%和31.68%。相同动物不同肠段相比，藏系绵羊的上皮内杯状细胞数量从十二指肠至回肠递增，但十二指肠和空肠间差异不显著；藏山羊的上皮内杯状细胞数量则以回肠最多，十二指肠次之，空肠最少，但十二指肠

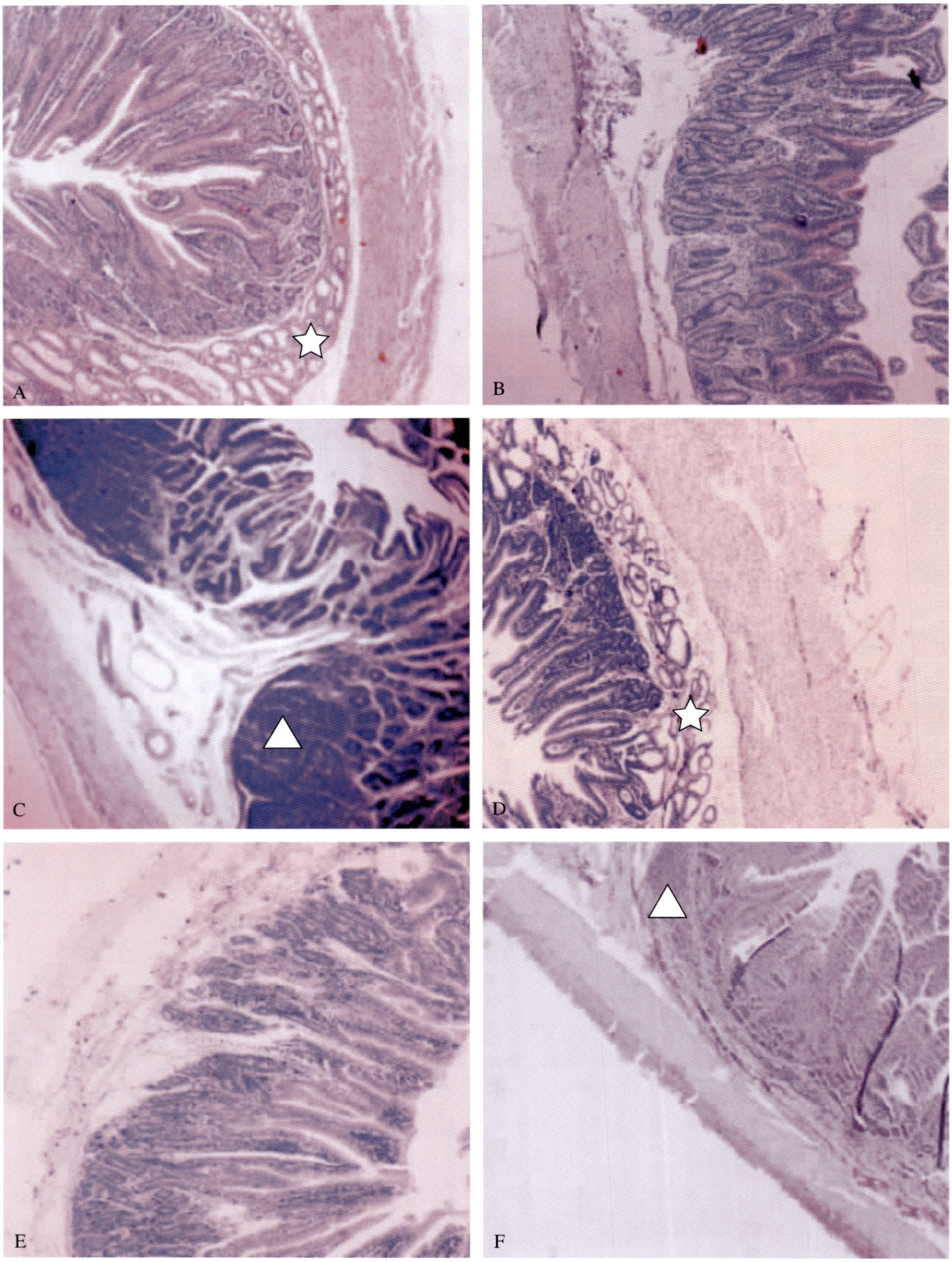

图 6-1 藏系绵羊和藏山羊的小肠黏膜结构（×4）

A. 藏系绵羊十二指肠；B. 藏系绵羊空肠；C. 藏系绵羊回肠；D. 藏山羊十二指肠；E. 藏山羊空肠；F. 藏山羊回肠；☆. 十二指肠腺；△. 淋巴小结

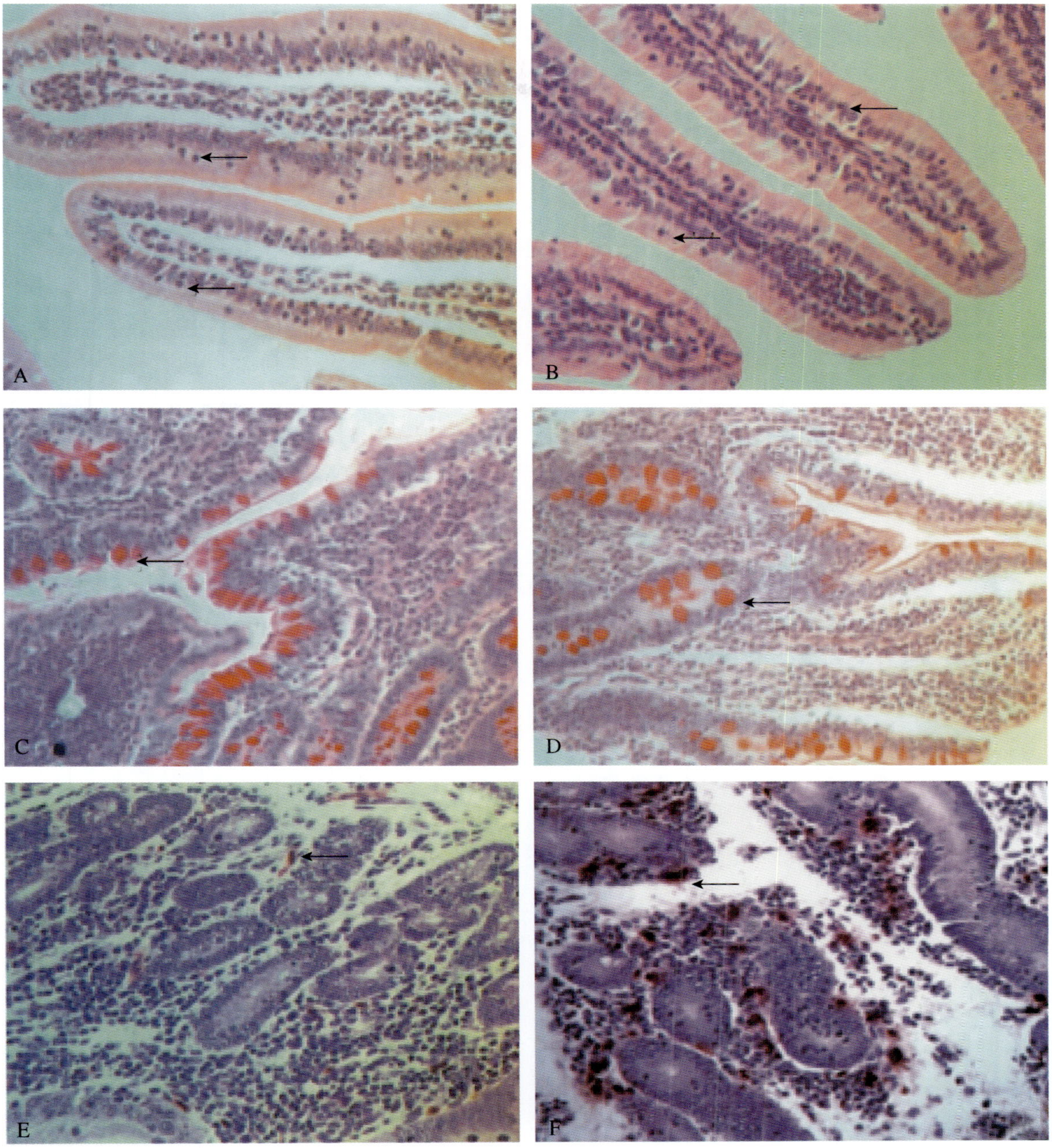

图 6-2　藏系绵羊和藏山羊十二指肠上皮内淋巴细胞、杯状细胞和肥大细胞

A、B. 上皮内淋巴细胞（箭头示）；C、D. 杯状细胞（箭头示）；E、F. 肥大细胞（箭头示）。A、C、E. 藏系绵羊；B、D、F. 藏山羊。比例尺：40 μm

和空肠间差异不显著。

（3）肥大细胞：藏系绵羊小肠的肥大细胞数量少于藏山羊。其中藏系绵羊十二指肠、空肠和回肠的肥大细胞数量分别比藏山羊少 85.20%、50.73% 和 22.52%。相同动物不同肠段相比，藏系绵羊小肠肥大细胞数量以空肠最多，回肠次之，十二指肠最少，且各肠段间差异显著；藏山羊小肠肥大细胞从十二指肠至回肠逐渐减少，且各肠段间差异显著。说明藏系绵羊小肠上皮内淋巴细胞数量大于藏山羊，且上皮内淋巴细胞、杯状细胞和肥大细胞的数量均大于平原山羊，提示藏系绵羊可能通过增加上皮内淋巴细胞和肥大细胞的数量来增强肠道局部黏膜免疫功能，从而更好地适应高原低氧环境。另有研究显示，藏系绵羊小肠各段的上皮内淋巴细胞数量高于藏羚羊，其中藏系绵羊十二指肠、空肠和回肠中的上皮内淋

巴细胞数量分别比藏羚羊多35.05%、52.85%和52.82%，提示上皮内淋巴细胞可能在藏系绵羊小肠中发挥重要的黏膜免疫功能。

3．不同海拔高度小肠黏膜免疫相关细胞的数量特征 马兰等[9]对不同海拔地区藏系绵羊小肠上皮内淋巴细胞和杯状细胞的数量进行研究后发现，高海拔地区和低海拔地区藏系绵羊小肠上皮内淋巴细胞和杯状细胞数量存在明显的差异。

（1）小肠上皮内淋巴细胞：高海拔（4300 m）地区藏系绵羊小肠上皮内淋巴细胞数量总体显著少于低海拔（1800 m）地区藏系绵羊，其中十二指肠、空肠和回肠的上皮内淋巴细胞数量比低海拔地区藏系绵羊少70.81%、7.76%和44.33%。相同海拔不同肠段相比，高海拔地区藏系绵羊小肠上皮内淋巴细胞数量从十二指肠至回肠逐渐增加；低海拔地区藏系绵羊小肠上皮内淋巴细胞数量从十二指肠至回肠逐渐减少，但空肠和回肠间差异不显著。高海拔地区藏系绵羊小肠上皮内淋巴细胞数量明显少于低海拔地区藏系绵羊小肠上皮内淋巴细胞数量，这可能与高海拔地区藏系绵羊所采食物结构有关，高海拔地区藏系绵羊放牧草场海拔高、紫外线辐射强，因此所采食物中病原微生物种类、数量较少。而低海拔地区藏系绵羊则以舍饲为主，所采食物是混合饲料和青贮饲草，这样小肠黏膜受病原微生物刺激的机会较多，因此推测其可能是造成低海拔地区藏系绵羊上皮内淋巴细胞数量比高海拔地区藏系绵羊多的原因。

（2）小肠上皮内杯状细胞：高海拔地区藏系绵羊小肠上皮内杯状细胞数量较低海拔地区藏系绵羊多。其中高海拔地区藏系绵羊十二指肠和空肠的杯状细胞数量分别比低海拔地区藏系绵羊多57.36%和30.52%，但回肠杯状细胞数量比低海拔地区藏系绵羊少27.08%。相同海拔不同肠段相比，高海拔地区藏系绵羊小肠上皮内杯状细胞数量以十二指肠最多，回肠次之，空肠最少，但空肠和回肠间差异不显著；低海拔地区藏系绵羊小肠上皮内杯状细胞数量从十二指肠至回肠呈逐渐增多趋势，但十二指肠和空肠间差异不显著，高海拔地区藏系绵羊小肠上皮内杯状细胞数量明显多于低海拔地区藏系绵羊小肠上皮内杯状细胞数量，说明高海拔地区藏系绵羊小肠黏膜分泌的黏液多，对小肠黏膜的保护作用强。

四、附睾

肺动脉高压（pulmonary hypertension，PH）是慢性肺源性心脏病和慢性高山病等发病的重要病理生理变化之一。在高原低氧环境下，人及平原移居动物最主要的代偿方式是通过各种途径对氧运输及氧利用进行调节，使低氧对组织的影响达到最小，从而增加机体的携氧能力。血氧饱和度（saturation oxygen，SO_2）是血红蛋白与氧结合的程度，决定于血液的氧张力或氧分压，SO_2的改变是机体适应高原低氧环境的重要评价指标。一般机体快速进入高原低氧环境时，由于空气中氧分压的急剧降低，血液运输的氧气随之减少，机体出现缺氧，此时机体通过调节动脉血氧分压（arterial partial pressure of oxygen，PaO_2）、动脉血氧饱和度（arterial oxygen saturation）和静脉血氧饱和度（oxygen saturation in venous blood）等血气指标来适应高原低氧环境。当缺氧超过机体代偿能力时，将导致急性高山病、高原肺水肿、高原脑水肿等严重疾病的发生。南美洲安第斯山印第安人具有较高的动脉血氧饱和度和较低的静脉血氧饱和度，以此来适应高原低氧环境。生活在海拔4700 m藏系绵羊的动脉氧分压为5.80±0.30 kPa、静脉氧分压为4.30±0.10 kPa、血氧饱和度为84.7%、动静脉氧含量差为2.2 ml/100 ml，藏系绵羊的动脉氧分压、动脉血氧饱和度和动静脉氧含量差低于同海拔鼠兔的动脉氧分压、动脉血氧饱和度和动静脉氧含量差[10]，提示藏系绵羊组织供氧方式可能不同于鼠兔。与此同时，生活在海拔4700 m的藏系绵羊肺动脉压（3.02±0.54 kPa）明显高于低海拔地区绵羊（海拔660 m）的肺动脉压（1.80±0.07 kPa），且5只海拔4700 m藏系绵羊的肺动脉压均占主动脉压（14.54±1.78 kPa）的1/5以上，提示藏系绵羊在长期的慢性低氧环境中出现一定程度的肺动脉压增高现象。

肺动脉高压最主要的特点是低氧性肺血管收缩增强和肺小动脉中层平滑肌细胞的异常增生（重建）。肺动脉高压分为原发性和继发性两种，继发性肺动脉高压是由长时间生活在高原或各种原因引起的肺血管失调而引起，其主要特点是以肺血管收缩反应增强和肺血管结构重建为主。尤其低氧环境下以肺细小动脉为主的肺血管收缩反应增强更为明显。低氧时，大量的内源性因子如

内皮素 -1（endothelin-1，ET-1）、一氧化氮（nitric oxide，NO）等作为血管舒缩剂而起作用。其中NO是一种重要的舒血管因子，它是由一氧化氮合酶（nitric oxide synthase，NOS）以L-精氨酸为底物，利用氧而生成的。NOS包括神经型一氧化氮合酶（neuronal NOS，nNOS）、诱导型一氧化氮合酶（inducible NOS，iNOS）和内皮型一氧化氮合酶（endothelial NOS，eNOS）3个同工酶亚型。生活在海拔为4200 m的藏族人比生活在海拔为206 m的美国人血流速度快2倍，血液中NO代谢产物高10倍。因此，NO及其合成酶可能在动物低氧适应中起重要作用。现已证实高原地区长期居住者和新抵达高原者的肺组织中NO水平有明显差异。同时NOS缺陷导致的NO水平低下是高原肺水肿（high-altitude pulmonary edema，HAPE）发病的一个重要原因。有学者对不同海拔高度的绵羊进行NO合成抑制实验后发现，高海拔地区（海拔3700 m）藏系绵羊在使用NOS抑制剂后，其肺动脉压和肺循环阻力较抑制前显著增加23.64%和53.13%，而低海拔地区（海拔680 m和2300 m）绵羊在使用NOS抑制剂后，其肺动脉压和肺循环阻力与抑制前差异不显著。说明高海拔地区藏系绵羊比低海拔地区绵羊发生肺血管收缩的情况更严重，提示NO在藏系绵羊肺血管扩张中发挥重要的调控作用。

对藏系绵羊和小尾寒羊附睾组织中eNOS表达的研究显示，在藏系绵羊和小尾寒羊的附睾头、附睾体和附睾尾均有eNOS表达，其中藏系绵羊附睾尾部eNOS表达显著高于附睾头和附睾体，而小尾寒羊附睾体eNOS表达显著高于附睾头。同时藏系绵羊附睾体eNOS表达低于小尾寒羊，而附睾头和附睾尾eNOS在藏系绵羊和小尾寒羊间表达的差异无统计学意义。提示在高原低氧环境中，eNOS可能参与调节藏系绵羊附睾局部微循环对氧的摄取。有关藏系绵羊和小尾寒羊附睾中eNOS对附睾局部微循环的调节机制有待进一步研究。

第二节　藏系绵羊高原低氧适应的生理学及遗传学特性

一、生理学特性

（一）呼吸频率

王荣鑫等[11]对青海省不同海拔高度（玛多县平均海拔为4420 m；称多县平均海拔为4270 m；青海省湖东种羊场海拔为3200 ~ 3900 m；化隆县平均海拔为2000 m）藏系绵羊呼吸频率的测定结果显示，6月龄羔羊的呼吸频率（雌性58.89±12.12次/分；雄性54.88±9.71次/分）显著高于成年绵羊（31.34±5.70次/分）；1周岁和6月龄雌性绵羊的呼吸频率（1周岁：42.81±8.43次/分；6月龄：58.89±12.12次/分）显著高于雄性绵羊（1周岁：28.52±5.87次/分；6月龄：54.88±9.71次/分）；高海拔地区成年绵羊的呼吸频率（玛多县：37.42±11.20次/分；称多县：31.34±5.70次/分；湖东种羊场：38.47±8.68次/分）显著高于低海拔地区绵羊（化隆县：30.12±4.97次/分）。以上结果表明，藏系绵羊的呼吸频率随年龄、性别和海拔高度的变化而变化，说明藏系绵羊通过增加呼吸频率对不同海拔高度和不同低氧程度表现出一定的生理性代偿适应。

（二）脉搏

藏系绵羊的脉搏也随年龄、性别和海拔高度的变化而变化。6月龄羔羊的脉搏（雌性101.58±21.07次/分；雄性101.53±11.84次/分）显著高于成年绵羊（79.12±10.70次/分）；1周岁和成年雌性绵羊的脉搏（1周岁：110.94±12.06次/分；成年：108.71±15.43次/分）显著高于雄性绵羊（1周岁：100.05±15.50次/分；成年：96.23±20.85次/分）；高海拔地区成年绵羊的脉搏（玛多县：96.23±20.85次/分；湖东种羊场：106.97±15.57次/分）显著高于低海拔地区绵羊（化隆县：86.48±15.10次/分）。

（三）体温

1周岁（雌性39.83±0.47 ℃；雄性38.62±0.78 ℃）、6月龄（雌性39.17±0.43 ℃；雄性39.08±0.40 ℃）和成年（39.20±0.62 ℃）雌性与雄性绵羊间体温差异不显著；高海拔地区成年绵羊的体温（玛多县：39.20±0.62℃；称多县：38.76±0.42℃；湖东种羊场：39.45±0.40℃）与低海拔地区绵羊间差异不显著（化隆县：39.10±0.32℃）[11]。以上结果表明，藏系绵羊的体温不随年龄、性别和海拔高度的变化而变化。

（四）瘤胃蠕动次数

瘤胃蠕动次数是判定瘤胃功能的重要依据。称多县成年藏系绵羊的瘤胃蠕动次数（1.74±0.63次/2分钟）高于6月龄绵羊的瘤胃蠕动次数（雌性0.79±0.54次/2分钟；雄性1.06±0.56次/2分钟）；玛多县成年藏系绵羊的瘤胃蠕动次数（1.08± 0.73次/2分钟）也显著高于1周岁绵羊的瘤胃蠕动次数（雌性0.81±0.40次/2分钟；雄性0.76±0.85次/2分钟）；高海拔地区成年绵羊的瘤胃蠕动次数（玛多县：1.08±0.73次/2分钟；称多县：1.74±0.63次/2分钟；湖东种羊场：1.06±0.96次/2分钟）与低海拔地区绵羊间差异不显著（化隆县：1.05±0.73次/2分钟）[11]。以上结果表明，藏系绵羊的瘤胃蠕动次数不随年龄、性别和海拔高度的变化而变化。

二、血液学特性

（一）血液常规

1．红细胞（red blood cell，RBC）　在生物体内负责氧气的运输，以满足机体对氧气的需求。当平原动物进入高原环境后，机体为增加组织供氧而引起红细胞数量代偿性增多。对生活在不同海拔高度（1500～4700 m）藏系绵羊红细胞的研究发现，藏系绵羊红细胞数量随海拔高度的升高而增加。如王荣鑫等[11]的研究发现，玛多县（平均海拔为4420 m）、称多县（平均海拔为4270 m）和湖东种羊场（海拔为3200～3900 m）成年藏系绵羊红细胞数量分别较化隆县（平均海拔为2000 m）藏系绵羊红细胞数量增加11.04%、24.68%、25.99%和16.21%。李孝仪等[12]对西藏曲松（海拔为4700 m）绵羊、云南丽江（海拔为2400 m）绵羊和云南腾冲（海拔为1500 m）绵羊的研究结果也显示，西藏曲松绵羊的红细胞数量分别较云南丽江绵羊和云南腾冲绵羊高23.37%和25.62%。

2．红细胞平均体积（mean corpuscular volume，MCV）　云南丽江绵羊红细胞平均体积较云南腾冲绵羊高2.19%。现已证实，红细胞体积增大，可增加与氧接触的总表面积，从而在一定程度上代偿性改善组织缺氧。这说明长期生活在高海拔地区的藏系绵羊通过代偿性地增加红细胞数量及红细胞平均体积等血液学指标来增加血液的携氧能力，以适应高原低氧环境。研究发现，红细胞数量的增加，导致血液黏滞性相应增加，进而影响血液的流动速度。血液低切流阻、中切流阻、高切流阻等血流变指标能够反映血浆的黏滞性。西藏曲松绵羊的低切流阻（52.97±0.73 mPa/s）、中切流阻（32.23±0.40 mPa/s）、高切流阻（24.29±0.31 mPa/s）和卡松黏度（2.85±0.04 mPa/s）均显著高于云南丽江绵羊（低切流阻46.51±0.89 mPa/s、中切流阻28.00±0.49 mPa/s、高切流阻21.13±0.38 mPa/s、卡松黏度2.47±0.05 mPa/s）和云南腾冲绵羊（低切流阻44.73±0.98 mPa/s、中切流阻27.85±0.53 mPa/s、高切流阻21.02±0.42 mPa/s、卡松黏度2.39±0.05 mPa/s）。此外，西藏曲松绵羊的血浆黏度（1.49±0.30 mPa/s）、纤维蛋白原浓度（3.29±0.07 g/L）和红细胞内黏度（0.60±0.01 mPa/s）显著低于云南丽江绵羊（血浆黏度1.95±0.37 mPa/s、纤维蛋白原浓度4.29±0.08 g/L、红细胞内黏度0.78±0.01 mPa/s）和云南腾冲绵羊（血浆黏度1.76±0.04 mPa/s、纤维蛋白原浓度3.86±0.09 g/L、红细胞内黏度0.70±0.02 mPa/s），说明高海拔地区绵羊通过降低纤维蛋白原浓度、血浆黏度来缓冲红细胞数量增加导致的血液黏滞度升高，从而保证其在低氧环境中的血流通畅。

3．血红蛋白（hemoglobin，Hb）　氧气是维持有氧生命活动必不可少的物质，机体内氧的结合、转运等过程主要通过一系列携氧蛋白来实现，后者的功能是协助将氧分子转运到线粒体中，参与细胞的氧化磷酸化和ATP的生成。血红蛋白作为机体内重要的携氧蛋白，对氧气的结合、储存、运输和释放具有重要的生理作用。动物从平原进入高原后，血红蛋白的变化受海拔、停留时间、个体差异、遗传、性别等多种因素的影响，其中海拔高度是影响血红蛋白变化的最主要因素。一般认为，血红蛋白随海拔升高而增加，但也有研究发现，在一定的海拔范围内，血红蛋白不受海拔高度的影响。西藏曲松绵羊的血红蛋白含量（135.44±1.19 g/L）显著高于云南丽江绵羊的血红蛋白含量（126.44±1.41 g/L）和云南腾冲绵羊的血红蛋白含量（106.55±1.55 g/L）；湖东种羊场、称多县、玛多县藏系绵羊血红蛋白含量也分别较化隆县绵羊血红蛋白含量显著高 13.56%、31.28%、32.75% 和 19.92%，且称多县藏系绵羊血红蛋白含量较玛多县藏系绵羊血红蛋白含量显著高 14.18%，提示随海拔高度的增加，血红蛋白含量呈先增加后降低的趋势，说明血红蛋白含量增加可能是藏系绵羊适应高原低氧环境的重要机制。

（二）血液细胞因子

脑钠肽（brain natriuretic peptide，BNP）、低氧诱导因子-1（hypoxia-inducible factor-1，HIF-1）、心房钠尿肽（atrial natriuretic peptide，ANP）、内皮素（endothelin，ET）、血管内皮生长因子（vascular endothelial growth factor，VEGF）和一氧化氮合酶（nitric oxide synthase，NOS）等细胞因子对维持血管张力恒定和调节血压稳定发挥重要的调控作用。有学者对高海拔（4300 m）地区藏系绵羊和低海拔（2260 m）地区绵羊血清（或血浆）中 BNP、HIF-1、ANP、ET、VEGF 和 NOS 等含量进行检测后发现，高海拔地区藏系绵羊血液中的 ANP（159.12±7.3 ng/L）和 BNP（42.89±16.9 μg/L）显著低于低海拔地区绵羊的 ANP（241.03±17.8 ng/L）和 BNP（80.80±5.8 μg/L），高海拔地区藏系绵羊血液中 ET（8.25±3.0 pg/ml）显著高于低海拔地区绵羊 ET（5.36±3.8 pg/ml）[13]，提示藏系绵羊在低氧环境中未发生肺动脉压增高反应。

三、能量代谢

高原低氧环境可影响组织和细胞对氧的利用，从而导致能量代谢障碍。乳酸脱氢酶（lactate dehydrogenase，LDH）、苹果酸脱氢酶（malate dehydrogenase，MDH）、肌红蛋白（myoglobin，Mb）等作为能量代谢的重要指标，可在一定程度上反映机体的能量代谢水平。

（一）肌红蛋白

肌红蛋白（myoglobin，Mb）是一种氧结合血红素蛋白，主要存在于心肌和骨骼肌细胞中，在低氧环境中肌红蛋白对氧气的储存和转运起重要作用。在相同的氧分压状态下，肌红蛋白的携氧量为血红蛋白的 6 倍，说明肌红蛋白较血红蛋白能为线粒体提供更多的氧。在组织的氧分压很低时，肌红蛋白也能与氧结合，为线粒体提供充足的氧源。藏族人群肌红蛋白的浓度高于其他种族的人群，且高海拔地区人群肌红蛋白的活性显著高于低海拔地区人群。秘鲁高原鼠属腿部和隔膜肌红蛋白含量是同属低海拔地区动物的 2 倍，且高原平齿囊鼠属腓肠肌肌红蛋白含量显著高于同属平原种属。反之，将高原羊驼移至平原数月后，其肌红蛋白含量降为原来的一半，说明肌红蛋白在高原动物的低氧适应中发挥重要的作用。通过比较藏系绵羊（海拔 3500 m）心肌和骨骼肌的肌红蛋白含量后发现，心肌的肌红蛋白含量（599.96±89.74 nmol/g）显著高于骨骼肌（473.70±90.37 nmol/g）[14]。生活于海拔 1800 m 藏系绵羊的研究结果也显示，心肌的肌红蛋白含量显著高于骨骼肌，这表明心肌组织可能比骨骼肌具有更充足的氧储备，从而保证其正常功能的发挥，提示藏系绵羊可能通过增加心肌和骨骼肌中肌红蛋白的含量来适应高原低氧环境。

（二）乳酸脱氢酶

乳酸脱氢酶（LDH）是糖的无氧糖酵解代谢中催化乳酸与丙酮酸之间相互转化的酶。LDH 是由 M、H 两个亚基组成的四聚体寡聚酶，包括 LDH1、LDH2、LDH3、LDH4 和 LDH5 五种同工酶形式，且五种同工酶的分布存在明显的组织特异性。其中 LDH1 主要在进行有氧代谢的心脏、肝等组织中占优势，而 LDH5 主要在进行无氧代谢的骨骼肌中占优势。对四川省若尔盖县成年草地藏系绵羊心肌和骨骼肌 LDH 活力及 LDH 同工酶谱的研究显示，藏系绵羊骨骼肌中 LDH 活力显著高于心脏，且藏系绵羊骨骼肌 LDH 具有 LDH1 ～ LDH5 五条谱带，其中 LDH5 的相对活力显著高于 LDH1 ～ LDH4，心脏和肝 LDH 具有 LDH1 ～ LDH3 三条谱带，其中 LDH1 的相对活力显著高于 LDH2 和 LDH3。骨骼肌中 LDH 活力在高海拔地区（海拔 2800 m）藏系绵羊与低海拔地区（海拔 1800 m）绵羊间差异不显著[14]。

（三）苹果酸脱氢酶

苹果酸脱氢酶（malate dehydrogenase，MDH）

是动物细胞三羧酸循环中的最后一步反应的酶，与组织有氧代谢有关，组织中 MDH/LDH 是反映动物细胞中氧代谢水平的重要指标。藏系绵羊骨骼肌中 MDH 活力在心脏和骨骼肌间差异不明显，MDH/LDH 在心脏显著高于骨骼肌[15]。高海拔地区（海拔 2800 m）藏系绵羊骨骼肌 MDH 活力及 MDH/LDH 与低海拔地区（海拔 1800 m）绵羊间差异也不明显。表明藏系绵羊在低氧环境下其心脏氧供应相对充足，而骨骼肌通过无氧代谢产生必要的能量。

四、遗传学特性

（一）血红蛋白遗传学特性

高原土著动物经过长期的自然选择，在血液学上的突出特征是血红蛋白与氧亲和力显著高于相应的平原动物。有学者认为，这可能与低氧环境下导致的机体血红蛋白肽链上氨基酸排列顺序的改变或血红蛋白组分的改变有关。研究显示，血红蛋白亚基基因突变引起的珠蛋白链氨基酸组成改变是导致血红蛋白氧亲和力改变的重要原因。如高原鼢鼠血红蛋白 α 亚基中有 18 个氨基酸被替换；高山鹿鼠血红蛋白 α 亚基中存在两个功能突变，且其突变频率随海拔的升高而增加，由此推测，这些氨基酸序列改变使血红蛋白构象发生变化，从而使其与氧的亲和力增加，进而适应高原低氧环境。因此，突变型血红蛋白造成其血氧亲和力增加是高原土著动物适应高原低氧环境的重要分子机制。不同类型的血红蛋白具有不同的氧亲和力。在正常海拔高度时，当外界环境供氧正常时，血红蛋白组分不发生改变，但长期世居于低氧环境中的高原土著动物为了适应这种低氧环境，其血红蛋白的组分发生了相应的改变。而突变型血红蛋白造成其血氧亲和力增加是许多高原土著动物适应高原低氧环境的重要分子机制。

藏系绵羊的血红蛋白存在多态性。张才骏等的研究显示，低海拔地区（海拔 2040 ~ 2460 m）藏系绵羊的血红蛋白主要有血红蛋白 A 和血红蛋白 B 两种变异体，构成 HbAA、HbAB 和 HbBB 三种基因型，其中以 HbA 和 HbAA 为优势等位基因和优势基因型；而高海拔地区（海拔 3300 ~ 4500 m）藏系绵羊的 Hb 主要有 HbA、HbB 和 HbC 三种变异体，构成 HbAA、HbAB、HbBB 和 HbAC 四种基因型，其中以 HbA 和 HbAA 为优势等位基因和优势基因型。同一海拔高度不同地区的藏系绵羊其血红蛋白基因频率和基因型频率基本相似，但随着海拔高度的上升，其基因频率和基因型频率发生相应的适应性变化。随着海拔高度的上升，HbA 基因频率显著增加 69.21%，HbB 基因频率则显著减小 92.95%。与此同时，随着海拔高度的上升，HbAA 基因型频率也显著增加（从 6.45% 增加至 88.57%），HbBB 基因型频率则显著降低（从 48.39% 降低至 0），而 HbAA 基因型频率在海拔 2040 ~ 3300 m 相对恒定，但在海拔 3300 ~ 4500 m 显著降低（从 40.28% 降低至 10.90%）。该结果与帕米尔高原（海拔 3000 ~ 4000 m）绵羊血红蛋白基因型变化规律的研究结果不完全相同。对帕米尔高原绵羊的研究显示，随着海拔高度的上升，HbAA 基因型频率显著增加（从 0 增加至 27.3%），HbBB 基因型频率显著降低（从 85.4% 降低至 0）。与此同时，HbAB 基因型频率也增加（从 14.6% 增加至 72.7%），这可能与绵羊所处的海拔高度和来源不同有关。以上结果表明，藏系绵羊血红蛋白多态性结构随海拔高度发生适应性变化可能是其适应高原低氧环境的重要机制。

（二）VEGF 遗传学特性

血管内皮生长因子（vascular endothelial growth factor，VEGF）又称为血管通透因子（vascular permeability factor，VPF）或血管调理素，是血管再生和内皮细胞增殖过程中的关键调控因子，具有增加微静脉、小静脉的通透性，促进血管内皮细胞分裂、增殖以及诱导血管生成等作用。最近的研究表明，*VEGF-A* 作为缺氧诱导基因可能在缺氧反应中发挥重要的作用。在人类中，VEGF-A 可以增加脑部肿瘤血管的通透性，并与高原脑水肿的发病机制有关。在大鼠中，大脑缺氧的第 1 周可使 VEGF-A 表达上调，缺氧诱导的 VEGF-A 表达上调在大鼠的肺部已经被观察到。这些发现表明，*VEGF-A* 基因可能是高原低氧适应性的一个候选基因。研究显示，低氧可诱导 VEGF-A 表达量的增高及 HIF-1 与 VEGF-A mRNA 5' 端结合，从而提高 VEGF-A 蛋白翻译水平的速度。另外，在低氧条件下，组织内的 VEGF-A 通过促进血管再生、增加血管的通透性、诱导内皮性一氧化氮合酶产生 NO，从而促进血管舒张等一系列生理过程来减缓缺氧对组织的损伤。

王朝凤等[16]对不同海拔高度藏系绵羊和湖羊*VEGF-A*基因多态性与其低氧适应关联性的研究显示，在不同海拔高度的藏系绵羊和湖羊中VEGF-A的编码区发现3个SNP位点，即SNP1（g.15005T/A）、SNP2（g.15020T/A）和SNP3（g.15028T/A）。其中SNP1（g.15005T/A）在不同海拔高度的藏系绵羊和湖羊中发现AA、TT和TA 3种基因型；SNP2（g.15020T/A）和SNP3（g.15028T/A）在不同海拔高度的藏系绵羊和湖羊中发现TT和TA 2种基因型。经比较后发现，SNP1（g.15005T/A）的AA、TT和TA基因型频率和等位基因A、T频率在不同海拔高度的藏系绵羊和湖羊中均差异不显著，而SNP2（g.15020T/A）、SNP3（g.15028T/A）的TT、TA基因型频率和A、T等位基因频率在不同海拔高度的藏系绵羊和湖羊间均差异不显著。而SNP2（g.15020T/A）和SNP3（g.15028T/A）的TT、TA基因型频率和A、T等位基因频率在高海拔地区（平均海拔4400 m）藏系绵羊和低海拔地区（平均海拔3400 m）藏系绵羊间差异不显著，但不同海拔藏系绵羊和湖羊间差异均显著。SNP2（g.15020T/A）和SNP3（g.15028T/A）的等位基因A是藏系绵羊的优势等位基因。对不同海拔高度藏系绵羊和湖羊*VEGF-A*基因编码蛋白生物信息及蛋白结构进行分析和预测后发现，在VEGF-A编码区的3个SNP位点中，SNP2（g.15020T/A）碱基的突变导致编码氨基酸由半胱氨酸变为丝氨酸，但此氨基酸的改变并未引起基因所编码蛋白质二级结构的改变，而SNP1（g.15005T/A）和SNP3（g.15028T/A）碱基的突变并未引起氨基酸的改变。另外，在不同海拔高度的藏系绵羊中发现AAA、AAT、ATT、TAA、TAT、TTT 6种单倍型，其中TTT单倍型是藏系绵羊的优势型，这可能与藏系绵羊耐寒和缺氧环境有关，从而为藏系绵羊适应高原环境提供分子基础。

（三）细胞色素氧化酶Ⅰ基因遗传学特性

线粒体DNA（mitochondrial DNA，mtDNA）是线粒体中的遗传物质，具有严格的母系遗传特点。近年来，国内外学者应用线粒体DNA序列分析作为一种研究绵羊系统进化关系的手段。线粒体DNA（mtDNA）细胞色素氧化酶Ⅰ（COⅠ）基因在mtDNA中的位置比较保守，已被广泛用于种间和不同地理种群间的系统关系研究。高杰等对不同海拔高度的绵羊群体中COX17基因内含子区进行研究，发现2个SNP位点，其基因型和等位基因频率在低海拔、中海拔与高海拔地区绵羊群体间均差异显著。藏系绵羊群体中的优势等位基因是T，优势基因型是TT，优势单倍型是TTT。

综上所述，长期生活在高海拔地区的藏系绵羊经过长期的自然选择，在血液及生理学方面，通过增加红细胞、血细胞比容、血红蛋白及改变血红蛋白组分，减小红细胞平均体积和降低纤维蛋白原浓度和血浆黏滞度来增加血液的携氧能力，以增强其对低氧环境的适应能力。

第三节 藏系绵羊高原低氧适应的相关基因

高原土著动物高原低氧适应机制的研究一直是国内外科研工作者热衷的课题之一。近年来，越来越多的研究致力于通过分子进化理论及分子生物学手段建立适应性特征与基因之间的联系。尤其是随着测序技术的快速发展，多种高原土著动物（如藏羚羊、藏猪、牦牛、地山雀和藏系绵羊）的全基因组序列已测序，并且已发现多种与高原低氧适应相关的候选基因及一些重要的信号通路，已经鉴定出包括能量代谢和氧传输、响应缺氧、DNA修复酶等通路，为揭示高原土著动物低氧适应的机制提供了重要线索。藏系绵羊是在高海拔地区经过长期自然选择和人工驯养的我国特有地方品种，对高海拔地区低压、低氧、严寒等恶劣气候环境有良好的适应能力，形成了一系列适应高原环境的生理学和形态学特征。这些适应性生理及形态学特征的形成暗示着它们进化出了优秀的分子机制去适应极端的高原低氧环境。因此许多学者通过大量的研究来揭示藏系绵羊高原低氧适应的分子机制。

一、低氧诱导因子

低氧诱导因子（hypoxia-inducible factor，HIF）是低氧适应相关基因调控中的核心转录因子，它能感受细胞内氧气浓度的变化，在细胞的低氧应答中起到关键的作用。HIF是由1个不稳定的氧气浓度依赖的α亚基和1个稳定的不受氧气调节持续表达的β亚基组成的异源二聚体，它同时结合着一个低氧反应元件（hypoxia response element，HRE）。目前认为，α亚单位存在3种类型，包括HIF-1α、HIF-2α和HIF-3α，三者均受氧浓度的调节，是调节HIF活性的功能亚单位。一般认为，HIF的低氧适应调节作用是通过其调控的下游靶基因介导的。在低氧条件下，HIF作为感受低氧的转录因子，可与HRE结合，调控包括促红细胞生成素（erythropoietin，EPO）、血管内皮生长因子（vascular endothelial growth factor，VEGF）等在内的多种下游基因的转录和翻译。由于HIF存在种属特异性，人们期望通过研究高原土著动物的HIF基因型来揭示低氧适应的基因标志。

在常氧条件下，HIF-1α持续合成并在羟基化作用下被不断分解。HIF-1α的羟基化是在脯氨酰羟化酶2（prolyl hydroxylase domain protein 2，PHD2）和PHD-FIH抑制剂的催化下，作用于氧依赖性降解区第402位和第564位的脯氨酸。HIF-1α的脯氨酸化，在协同因子的参与下，与PHD2形成三聚体，此三聚体提供了与VHL蛋白（von Hippel-Lindau protein，pVHL）的结合位点，促进HIF-1α与VHL蛋白结合。VHL蛋白是E3泛素连接酶复合体VBC（pVHL-ElonginB-ElonginC）的一个底物识别组分，以氢键与HIF-1α相连接，该识别组分以共价键形式将泛素同HIF-1α相连接，反应由E2泛素连接酶催化完成，并使VBC定位于多亚基蛋白水解酶体复合物上，该复合物能选择性地降解泛素共轭蛋白，因此，同Ubi共价连接的HIF-1α就被降解，不能进入细胞核与HIF-1β相结合发挥作用。在低氧条件下，氧依赖性的PHD2和FIH活性受到抑制，此时，HIF-1α的降解途径受阻，使得HIF-1α在细胞中快速累积，大量的HIF-1α通过NLS位点与核孔蛋白结合转移至细胞核，与HIF-1β结合形成二聚体。二聚体通过HIF-1α亚基C-TAD区域与协同蛋白p300/CBP的CH-1区域相作用以组装p300/CBP，p300/CBP能调节核染色质的结构，从而“打开”HIF-1结合位点，促使HIF-1结合到靶基因的顺式－活化低氧应答元件（hypoxia response element，HRE）以发挥低氧调节作用，HRE的核心DNA序列为5′-RCGTG-3′（R可以是嘌呤碱基A或G），这些特异序列多数存在于靶基因启动子、内含子或增强子区域。

（一）HIF基因克隆及序列分析

刘芳等[17]采用逆转录聚合酶链反应（RT-PCR）以及3′ RACE和5′ RACE已克隆出了高海拔地区（海拔3400 m）和低海拔地区（海拔1800 m）藏系绵羊*HIF-1α*和*HIF-2α*基因部分编码区cDNA序列，该序列已递交至GeneBank数据库中，接收号分别为JF267325、JF267353、JF267367和JF267354。藏系绵羊*HIF-1α*和*HIF-2α*基因编码区cDNA序列具有高度的保守性，其cDNA序列与其他哺乳类的序列同源性分别为84%～99%和88%～98%。

（二）HIF基因的组织表达

对青海省可可西里国家级自然保护区（海拔4300 m）藏系绵羊肺、肝、肾、心肌和骨骼肌组织中*HIF-1α*和*HIF-2α*表达量进行检测后发现，藏系绵羊*HIF-1α*和*HIF-2α* mRNA表达呈明显的组织特异性[18]，其中*HIF-1α* mRNA表达量在肺组织最高，肝和肾组织次之，心肌和骨骼肌最低。*HIF-2α* mRNA表达量在心肌最高，肺组织次之，骨骼肌最低。对甘肃省藏系绵羊心脏、肝、脾、肺、肾、大脑、小脑和脑干中*HIF-1α*和*HIF-2α* mRNA相对表达量进行比较分析后也发现，不同组织中*HIF-1α*和*HIF-2α* mRNA表达量也存在明显的组织特异性。其中*HIF-1α* mRNA表达量在肺和小脑组织最高，肾和脑干组织次之，肝和脾组织最低。*HIF-2α* mRNA表达量在肺组织最高，脑干次之，肝最低，藏系绵羊*HIF-1α*和*HIF-2α* mRNA表达的组织特异性与其他高原土著动物（如牦牛、高原鼠兔和根田鼠）的研究结果一致，提示*HIF-1α*和*HIF-2α*可能在藏系绵羊的高原低氧适应中发挥重要的作用。对不同海拔高度藏系绵羊*HIF-1α*和*HIF-2α* mRNA表达量分析发现，高海拔地区藏系绵羊肺、肝、肾组织中*HIF-1α* mRNA表达量明显高于低海拔地区绵羊，而高海拔地区绵羊心肌和骨骼肌中 *HIF-1α* mRNA 表达量与低海拔地区绵羊差异不显著；高海拔地区藏系绵羊肺、肝、肾和心肌组织中 *HIF-2α* mRNA 表达量显著高于低海拔地区绵羊，而骨骼肌中 *HIF-2α* mRNA 表达量与低海拔地区绵羊差异不显著。

对藏系绵羊肺、肾、心肌中 HIF-1α 和 HIF-2α 蛋白表达进行检测后发现[16]，HIF-1α 蛋白表达量在心肌明显高于骨骼肌和肝组织。HIF-2α 蛋白表达量在心肌明显高于其他组织，说明藏系绵羊 HIF-1α 和 HIF-2α 蛋白表达也具有明显的组织特异性。高海拔地区藏系绵羊肺、肝、肾、心肌和骨骼肌组织中 HIF-1α 和 HIF-2α 蛋白表达水平显著高于低海拔地区绵羊，这与高原鼠兔、牦牛等其他高原土著动物 HIF-1α 蛋白的表达模式一致，提示 HIF-1α 和 HIF-2α 的组织特异性和低氧特异性可能是藏系绵羊低氧适应的遗传学基础。

（三）HIF-2α 与低氧适应

研究显示，*HIF*-2α 在人类和藏獒的高海拔适应中发挥着重要的作用。对藏系绵羊［内皮 PAS 区域蛋白 1（endothelial PAS domain protein 1，EPAS1），又称为 *HIF*-2α］。基因型和血液相关的表型关联分析发现，*EPAS1* 基因在相对保守的位点 -3′ 非翻译区一个位点的纯合子突变，该突变可以显著提高藏系绵羊平均红细胞血红蛋白浓度、血细胞比容（HCT），进而增强携带氧气的能力，提示 *EPAS1* 是藏系绵羊适应高原低氧环境的关键基因，进一步从分子水平阐明了藏系绵羊高海拔低氧适应的遗传基础。并利用全基因组扫描对不同海拔高度的 7 个绵羊品种进行比较研究，确定西藏绵羊的定向选择区域。有 152 个基因位于定向选择区域中，它们参与血管生成、能源生产和红细胞生成，并确定包括 *EPAS1* 在内的 21 个基因为与高海拔低氧有关的候选基因，并且这些候选基因在 HIF-1 信号通路中参与血管生成、能量代谢、钙代谢、产生皮质醇、高海拔条件下促红细胞生成素和铁稳态。

二、肌红蛋白

目前已采用 RT-PCR 克隆出了四川若尔盖县（海拔 3500 m）藏系绵羊 *Mb* 基因的 cDNA 序列。对编码区进行同源性比对后发现，藏系绵羊与牦牛和普通牛的 Mb 的 cDNA 序列相似性分别为 96.1% 和 96.8%，这说明 Mb 在进化上比较保守。藏系绵羊 Mb 的 cDNA 序列长度为 640 bp，编码 153 个氨基酸。与牦牛和普通牛相比，其 Mb cDNA 序列分别有 17 处和 14 处碱基差异，氨基酸相似性均为 98.1%，有 4 个氨基酸差异，其中存在酸性氨基酸和碱性氨基酸的替换，有关藏系绵羊与牦牛和普通牛的 Mb 差异是否会导致 Mb 与氧亲和力的改变，还需要进一步研究。

三、骨形态发生蛋白质

骨形态发生蛋白质（bone morphogenetic protein，BMP）超家族属于转化生长因子，目前已鉴定出该家族有 20 多个成员。BMP 具有广泛的生物学功能，在诱导潜能干细胞向脂肪细胞分化、骨骼肌发育、细胞凋亡及毛囊发育等方面具有重要的调控作用。

2018 年张津闽[19]等利用 RT-PCR 克隆藏系羊 *BMP2* 基因序列，获得藏系绵羊 *BMP2* 基因序列 1217 bp，其中 CDS 区长度为 1188 bp，编码 395 个氨基酸，且其 *BMP2* 与普通绵羊的核苷酸和氨基酸同源性均为 100%。利用荧光定量 PCR 技术检测 *BMP2* 基因在心脏、肝、脾、肺、肾、脂肪和皮肤组织中的表达。结果显示，*BMP2* 基因在藏系绵羊肺组织中的表达水平显著高于其他组织，这为明确 *BMP2* 基因在藏系绵羊中的生理功能提供了重要的理论依据。

综上所述，经过长期的自然选择，藏系绵羊在生理学、组织形态学及分子水平均已适应所处环境。藏系绵羊通过增加红细胞数量、血细胞比容、血红蛋白含量及改变血红蛋白组分和增加心肌与骨骼肌中 Mb 的含量来增加血液的携氧能力，从而满足机体在高原低氧环境下对氧的需求；同时通过减小红细胞平均体积和降低纤维蛋白原浓度和血浆黏滞度抵消了红细胞数量、血红蛋白含量、血细胞比容增加导致的血液黏滞度升高带来的不利影响。此外，高原藏系绵羊无明显的肺动脉高压和右心室肥厚，而单位面积中肺泡及毛细血管数量相对较多。尽管前期取得了重要的科学进展，对藏系绵羊高海拔低氧适应机制的研究仍需要进一步深入。

（陈付菊）

参考文献

[1] 俞红贤．藏羊肺组织形态测量指标及其与高原低氧的关系．中国兽医科技，1999，29（7）：15-16．

[2] 贾荣莉．高原藏羊肺组织学结构及特点．中国兽医科技，1997，27（2）：43-44．

[3] 朱安国，俞红贤，蔡相昭，等．藏羊心脏形态学观测．青海畜牧兽医学报，1981，9（1）：15-16．

[4] 王欣荣，吴建平．藏羊脑动脉系统结构特征与高原适应性的研究．家畜生态学报，2013，8（8）：36-40．

[5] 王欣荣，刘英，吴建平．藏羊大脑微动脉内皮特征与高原适应性研究．生命科学研究，2013，17（4）：337-342．

[6] 姚芳．藏系绵羊肠道解剖学指标测定．安徽农业科学，2014，42（17）：483-5484．

[7] 张鹏飞，陈付菊，叶先林，等．藏绵羊和藏山羊小肠黏膜结构的比较研究．安徽农业科学，2012，40（11）：6541-6543．

[8] 陈付菊，常兰，魏芳．藏山羊和藏绵羊小肠黏膜免疫相关细胞的比较研究．畜牧兽医学报，2011，42（4）：567-571．

[9] 马兰，常兰．不同海拔藏绵羊小肠上皮内淋巴细胞、杯状细胞的数量和分布比较及其意义．青海医学院学报，2012，33（2）：99-102．

[10] 龙雯，滕国奇，陈惠析，等．藏系绵羊的肺动脉压及有关参数观测．高原医学杂志，1993，3（1）：13-17．

[11] 王荣鑫，马森，张才骏，等．青海藏系绵羊九项生理参数测定．青海畜牧兽医学院学报，1987：24-29．

[12] 李孝仪，马森，张才骏，等．西藏绵羊低氧适应的血液生理学特性研究．黑龙江畜牧兽医，2016，1：12-15．

[13] 张雪峰，杨应忠，裴志伟，等．藏羚羊和藏系绵羊血液内分泌激素水平的比较研究．生理学报，2011，63（4）：342-346．

[14] 郑玉才，王永，邓会平，等．藏绵羊肌红蛋白（Mb）基因克隆及肌肉 Mb 含量的测定．家畜生态学报，2008，29（2）：20-24．

[15] 邓会平，郑玉才，王永，等．藏系绵羊心肌、骨骼肌 MDH 和 LDH 活力及 LDH 同工酶谱．西南民族大学学报，2007，33（4）：789-790．

[16] 王朝风，岳耀敬，张勇，等．藏羊 VEGF-A 基因编码区的多态性及生物信息学分析．华北农学报，2013，28（6）：53-58．

[17] 刘芳，乌仁塔那，马兰，等．藏羚羊低氧诱导因子 1α 基因的克隆与组织表达．生理学报，2011，63（6）：565-573．

[18] 李少斌，焦丹，王继卿，等．HIF-1W 和 HIF-2α 基因在藏绵羊不同组织中的表达及其意义．遗传育种，2016，36（3）：11-13．

[19] 张津闽，张小玉，林森，等．藏系绵羊 BMP2 基因克隆及组织表达分析．基因组学与应用生物学，2018，37（4）：1376-1382．

第七章

高原鼠兔高原低氧适应机制

第一节 高原鼠兔的一般特性

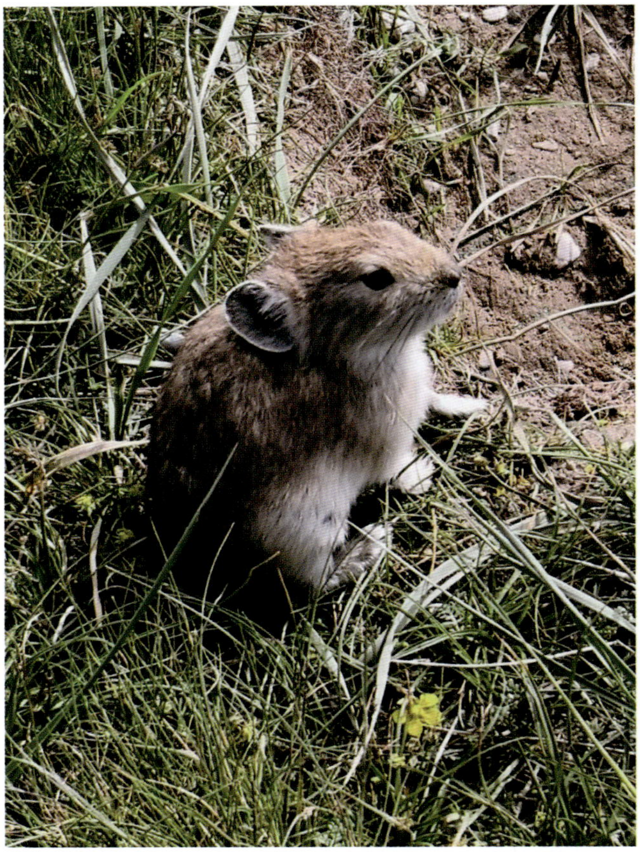

图 7-1 高原鼠兔

高原鼠兔（*Ochotona curzoniae Hodgson*）是一种小型非冬眠的植食性哺乳动物，属于兔形目，鼠兔科。成年鼠兔体长为 10 ~ 15 cm，平均体重为 150 ~ 200 g，嘴唇似兔，耳朵似鼠，尾巴短小，躯背毛色呈黄褐色，是一种生活在青藏高原海拔 3000 ~ 5000 m 地区的特有土著动物（图 7-1），喜欢选择滩地、河岸、山麓缓坡等植被低矮的开阔生境，它所挖掘的洞穴可以为许多小型鸟类和蜥蜴提供赖以生存的巢穴。据古生物资料记载，现存的各种鼠兔乃由古鼠兔亚科（Subfamily Sinolagomyinae）演化而来，在青藏高原的北缘发现它们的化石距今约 3700 万年。鼠兔现存 30 个种类，其中 24 个种类发现存在于中国境内，9 种是西藏特有种类。高原鼠兔世代生活、繁衍在高原，高原低氧环境可视作它们生存的正常环境，是一种经过无数代的自然选择过程且对高原缺氧充分适应而保留下来的青藏高原特有的土著动物。高原鼠兔以家族的形式生活在一起，活动范围不超过 25 m，雌雄双方共同承担领域防卫责任。青藏高原冬天的生活环境比较严酷，很多高原鼠兔被冻死，少数存活到第二年，能够存活的成年鼠兔在夏天产三窝仔，都住在一起，大部分小型哺乳动物是黑夜出来活动，但高原鼠兔白天出来活动，叫、跳、跑都可以看见。高原鼠兔很奇特，有的是一夫一妻制，有的是一夫多妻制，还有少数是多夫多妻制，三种现象并存，这在其他动物身上是不可能发现的。高原鼠兔同一家族之间比较友好，但是通常不同家族之间有攻击性行为，如果在青藏高原上看见两只奔跑的鼠兔，可能是两个家族之间的雄性鼠兔在互相追逐。在长期应对青藏高原严酷的环境下，高原鼠兔形成了自己独特的生活方式和适应机制，具有明显耐受低温和低氧环境的能力，是研究小型哺乳动物对青藏高原高寒低氧环境生态适应的代表性物种。

第二节 高原鼠兔高原低氧适应的形态学特性

一、心脏（心肌）

高原鼠兔肌肉组织中微血管密度（microvessel density，MVD）增大，不仅能缩短组织中氧气扩散到肌肉细胞中的距离，而且也增大了组织与血液进行气体交换的面积，从而提高肌肉组织获取氧的效率，增强动物对低氧环境的适应能力。因此，心脏功能的强弱及心肌细胞获氧效率的高低对于动物能否适应低氧环境具有重要的作用。高原鼠兔心肌微血管密度高，氧从微血管到心肌细胞的弥散距离短，弥散效率高，增加了心肌细胞氧的供应[1]。肌肉组织中氧的弥散、利用效率与线粒体数目和表面积密切相关。在慢性低氧状态下，SD大鼠单位面积线粒体数目（numerical density on area，NA）显著增大，心肌线粒体体密度（volume density，VV，单位体积心肌纤维中线粒体的体积密度）略有增大，但差异不显著。通过电镜观察发现（图7-2），在高原鼠兔和SD大鼠中线粒体存在差异性。高原鼠兔心肌组织的线粒体体积与SD大鼠无明显差异，但单位体积内线粒体数目多，有利于提高心肌组织对氧气的摄取和利用能力，说明高原鼠兔心肌的线粒体比SD大鼠有更好的低氧适应性。高原鼠兔心肌线粒体较多的NA和较高的微血管密度，缩短了组织中氧的弥散距离，从而提高了心肌组织对氧的摄取和利用能力。

二、肺（肺血管）

肺血管形态学的改变是低氧性肺血管收缩丧失的组织学基础。居住在海平面的人和动物暴露于高原后，由于低氧引起肺小动脉压力增高，从而改善了通气/血流比值，减轻低氧血症，这是一个重要的适应机制。长期低氧可使肺血管出现形态学的改变，主要表现为肺小动脉中层肥厚，无肌型肺小动脉出现平滑肌层，而成为新肌化血管，从而促使肺动脉压力增加[2]。肺动脉压力的持续增加将会引起右心室负荷加重，从而导致右心室肥厚。高原鼠兔的肺小动脉壁非常薄，且没有平滑肌层，较小的肺动脉壁（直径< 100 μm）仅由一弹力纤维层组成，而在大鼠，同样大小的肺动脉在内、外层弹力纤维中间有一较厚的平滑肌层（图7-3），高原鼠兔的肺动脉中层的平均厚度为9.3%，而大鼠为28.4%，并且随着海拔的升高肺动脉压明显增加，血管壁的增厚与肺动脉平均压呈正相关。

NO、ET-1是肺循环中重要的内皮依赖性舒缩因子，二者之间存在负反馈调节机制。ET-1具有强大的收缩血管和促进血管平滑肌增殖作用，而NO作为内源性的硝基扩血管物质，在体内对心血管系统的作用不仅能直接舒张血管，还能调节其他血管活性物质的产生，抑制血管平滑肌增生。长期低氧能损害内皮细胞的分泌功能，抑制NO产生，从而增加低氧性肺血管收缩（hypoxic pulmonary vasoconstriction，HPV）。NO释放的减少既导致了HPV增加，又参与了肺血管的结构再建过程。研究发现，高原鼠兔在长期低氧环境下肺血管内皮细胞及平滑肌无低氧性损伤，仍能维持NO正常释放，对维持肺血管的低张力起到了重要作用，这可能是一种遗传性适应。

大鼠在模拟海拔5000 m时肺动脉结缔组织中出现大量肥大细胞，而高原鼠兔肺动脉结缔组织中未见肥大细胞（图7-3 C、D）。检测高原鼠兔肺动脉肥大细胞胰蛋白酶免疫组织化学未发现明显的免疫反应，而大鼠肥大细胞胰蛋白酶免疫反应染色强烈，并且胰蛋白酶阳性的肥大细胞主要分布在小血管周围（图7-4 A、B）。高原鼠兔缺乏肥大细胞的原因尚未明确，鼠兔在高海拔地区生活的时间比其他任何动物都长，这可能导致了鼠兔对缺氧环境的一些特定适应。同时研究发现鼠兔血管TGF-β_1免疫组织化学未见阳性免疫反应，而大鼠血管周围鞘中检测到TGF-β_1阳性免疫染色，

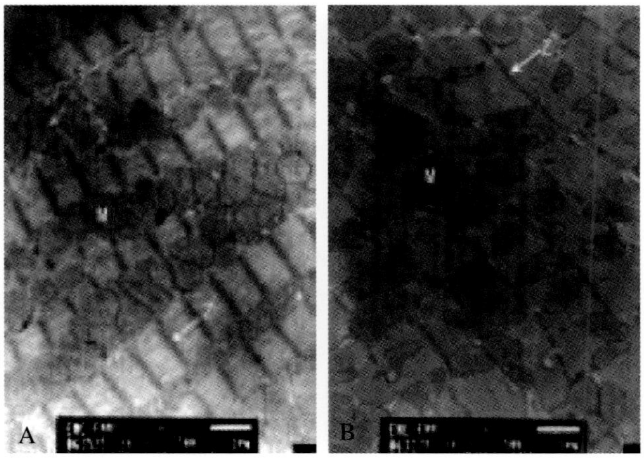

图7-2　高原鼠兔和SD大鼠心肌线粒体

A. 高原鼠兔心肌细胞；B.SD大鼠心肌细胞

M. 线粒体；Z.Z线，×7500，标尺 = 1 μm

引自：齐新章，王晓君，朱世海，等.高原鼢鼠和高原鼠兔心脏对低氧环境的适应.生理学报，2008，60（3）：348-354.

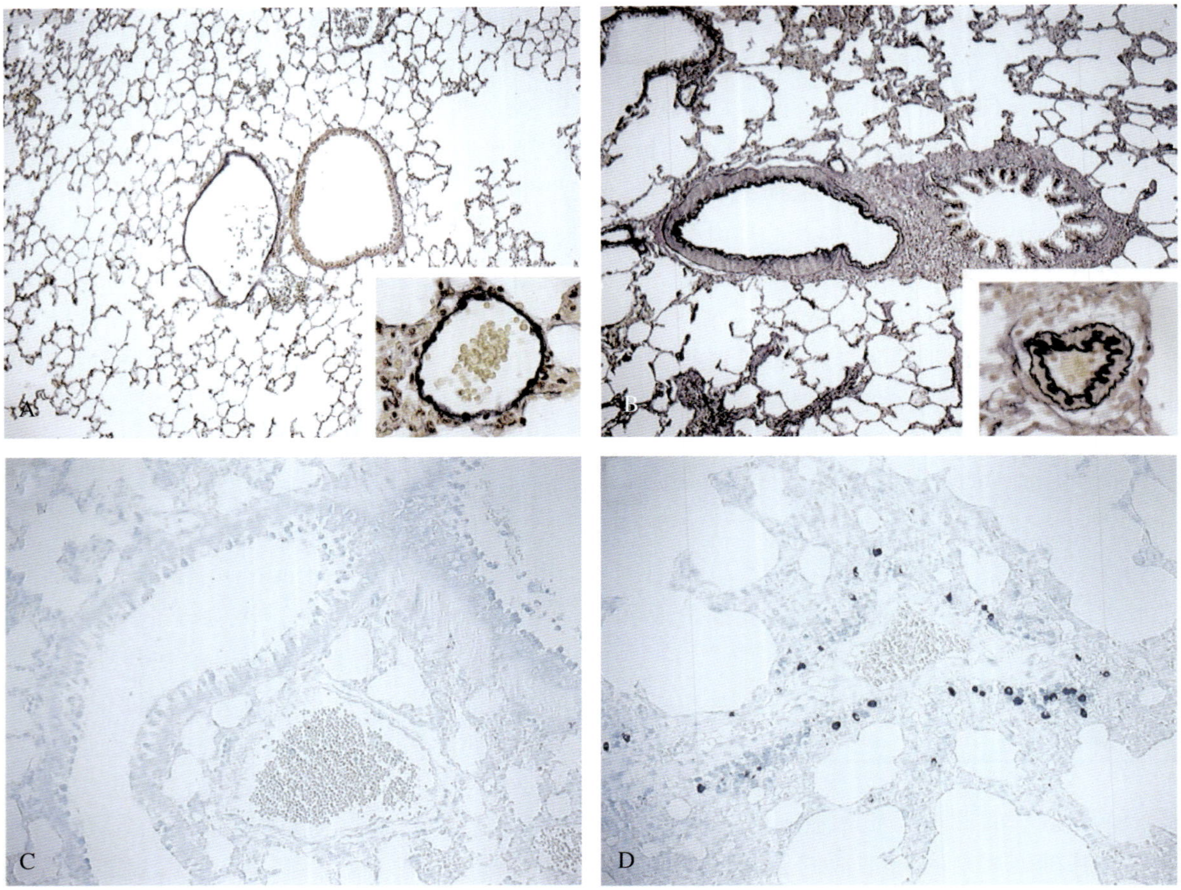

图 7-3 高原鼠兔（A、C）及大白鼠（B、D）肺组织切片

A、B. 肺组织用 Elastica-van Gieson 染色，放大 25 倍，高原鼠兔肺小动脉壁很薄，缺乏中层平滑肌，管壁只由一层弹力纤维组成。大鼠肺小动脉中层厚，管壁内、外弹力层之间夹着一层较厚的平滑肌；C. 鼠兔肺组织中未见肥大细胞；D. 大鼠肺动脉结缔组织内有许多肥大细胞

引自：Ge R L，Kubo K，Kobayashi T，et al. Blunted hypoxic pulmonary vasoconstrictive response in the rodent Ochotona curzoniae（pika）at high altitude. American Journal of Physiology，1998，274（2）：1792-1799.

尤其是大鼠小血管周围的中性粒细胞和单核细胞（图 7-4 C、D）。

三、眼（视细胞）

鼠兔眼球直径（9.43 ± 0.08 mm）明显大于同等重量的 Wistar 大鼠的眼球直径（5.31 ± 0.07 mm），晶体呈椭圆形[3]。眼球中光感受器分为视杆细胞和视锥细胞，含有特别的感光视蛋白物质——视黄醛，其与不同的视蛋白结合，构成不同的视物质，每种视蛋白物质有它特定的光谱范围。研究人员从八目鳗的视细胞中提取出视蛋白物质，制备单克隆抗体 H70、L31、H16、B11，并以这些单克隆抗体作为探针来探索哺乳动物视细胞内参与光传导过程的蛋白的存在及分类，并由此来探索哺乳动物视细胞的进化足迹。使用 H70、L31、H16、B11 对高原鼠兔视细胞的免疫组织化学的研究发现 H70 呈阴性，提示高原鼠兔的视细胞中缺少 H70 视蛋白物质。L31 呈阳性，说明高原鼠兔在一定程度上继承了八目鳗所具有的原始视物质。H16 和 B11 与其他哺乳动物（大鼠、猪、猫等）呈现相同的反应结果。所以高原鼠兔与这些哺乳动物在视细胞中所含有的视物质有其特异性，这种特异性可能与高原鼠兔的遗传特性及生存环境有关。

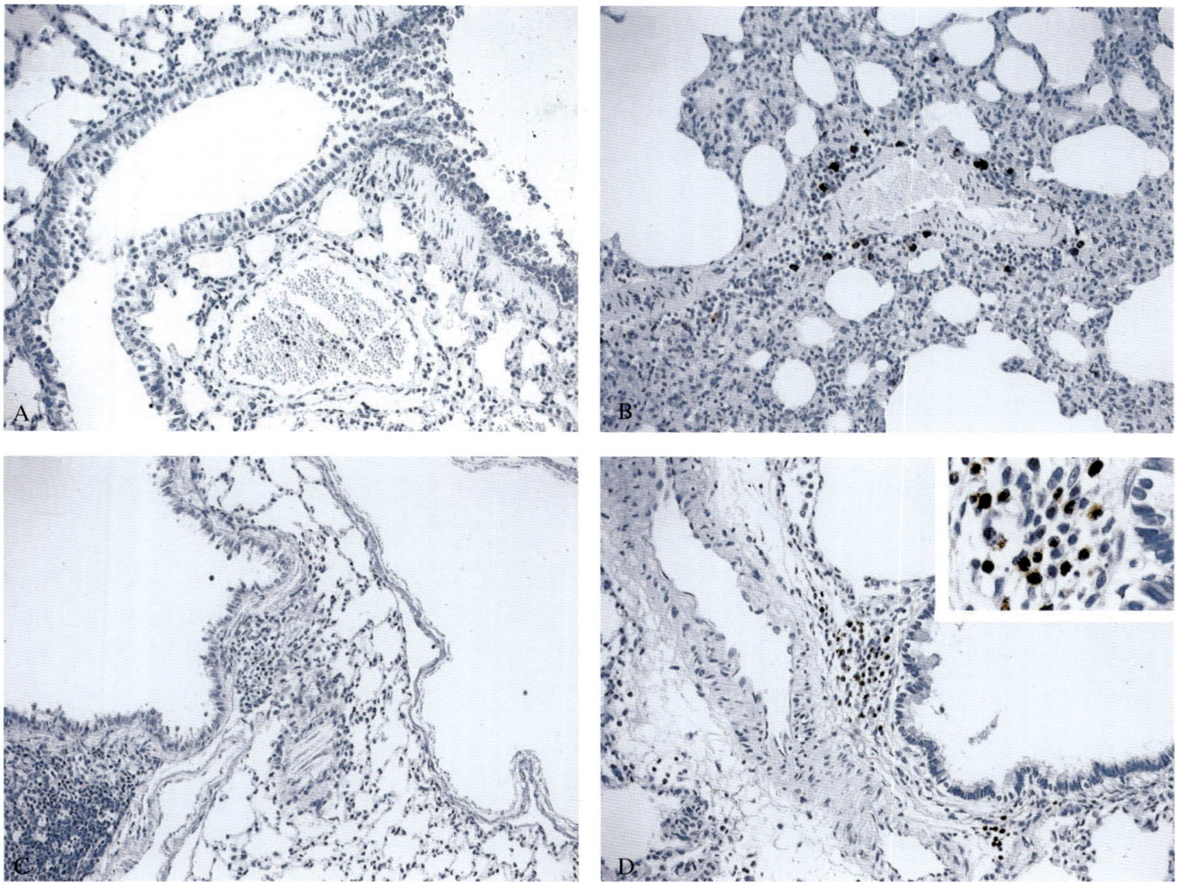

图 7-4　鼠兔和大鼠肺组织免疫组织化学

A. 鼠兔肺组织抗胰蛋白酶抗体免疫染色；B. 大鼠肺组织抗胰蛋白酶抗体免疫染色；C. 鼠兔肺组织抗 TGF-β_1 抗体免疫染色；D. 大鼠肺组织抗 TGF-β_1 抗体免疫染色

引自：Ge R L, Kubo K, Kobayashi T, et al. Blunted hypoxic pulmonary vasoconstrictive response in the rodent Ochotona curzoniae（pika）at high altitude. American Journal of Physiology，1998，274（2）：1792-1799.

第三节　高原鼠兔高原低氧适应的生理学特性

在高原低氧环境下，人和平原移居动物通过各种途径对氧运输及氧利用进行调节，使低氧对组织的影响达到最小，其中主要包括肺通气和弥散能力增加使肺泡 - 动脉血氧分压差变小和血红蛋白（hemoglobin，Hb）及血细胞比容（hematocrit，HCT）增加，以提高携氧能力等代偿性适应过程。这种变化会给机体提供较多的氧，从而使机体维持相对恒定的血氧分压（PaO_2）、血氧饱和度（SaO_2）。高原鼠兔对低氧环境的适应表现在氧解离曲线左移、P_{50} 值变小、红细胞氧解离能力增强，最重要的是能增加组织对氧的利用。

一、血液生理

高原鼠兔对低氧环境的适应在血液学上是以低血细胞比容、低血红蛋白为特征的，不因海拔高度的变化而出现明显改变。研究表明，不同海拔高度的高原鼠兔血细胞比容和血红蛋白均明显低于生活在同一环境中的 Wistar 大鼠。从海拔 2300 m 到 5000 m，高原鼠兔的血细胞比容仅增加了 15.8%，而 Wistar 大鼠增加了 57.3%。这种变化使血红蛋白携带更多的氧到组织中去，同时又不使血液黏滞度过度增加而不利于组织的灌流，这是高原鼠兔在血液方面已适应高原的一大特点，这一特征与高原世居人群和高原动物牦牛及驼羊是一致的。虽然高原鼠兔的血细胞比容及血红蛋白明显低于大鼠，但在每升血液中红细胞的数量较人和其他动物多。马志军等[4]对高原鼠兔和灰尾兔的骨髓红细胞Feret's直径的研究发现，高原鼠兔红细胞在成熟过程中各期红细胞的直径均小于灰尾兔，其晚幼红细胞的直径与外周血红细胞直径相似，这一特点与其他高原牦牛及高原驼羊类似，其直径较小本身就降低了血浆黏滞度，促进血流速度加快，同时通过增加红细胞数量来携带更多的氧，由于红细胞较小，这似乎增加了红细胞的表面积，也有利于氧的弥散。另外，对高原鼠兔的血气分析发现，鼠兔在高原混合静脉血氧分压（PVO_2）明显低于大鼠，动静脉血氧差明显高于大鼠，在高原两者分别为50 mmHg和39 mmHg，这表明高原鼠兔组织在低氧分压情况下有较强的氧利用能力，也是与移居动物适应高原低氧的不同之处[5]，同时高原鼠兔的2,3-DPG浓度也明显低于大鼠（表7-1、表7-2）。

高原鼠兔在进入模拟高海拔环境后，红细胞（red blood cell，RBC）数量和血红蛋白显著增加，血细胞比容却增高不显著，红细胞平均体积（mean corpuscular volume，MCV）、平均红细胞血红蛋白（mean erythrocyte hemoglobin，MCH）和平均红细胞血红蛋白浓度（mean corpuscular hemoglobin concentration，MCHC）均呈下降趋势，这可能与高原鼠兔对低氧环境的适应有关。高原鼠兔在接受低压刺激后，红细胞数量和血红蛋白增多，使血液可以运载更多氧气，血细胞比容几乎不发生变化，但红细胞平均体积降低，使血红细胞表面积相对增大，红细胞内血红蛋白得到充分利用，加快了氧气的释放，同时也有利于降低血液的黏滞度，加快血液流动速度。

表7-1 血液生理和组织测量

	高原鼠兔	大鼠
体重（g）	163.7±5.91	226.20±7.52*
血红蛋白（g/dl）	10.7±0.31	15.92±0.32*
血细胞比容（%）	45.8±1.63	54.12±1.23*
2，3-DPG（mmol/L）	3.52±0.31	5.83±0.31*
右心室重量（g）	0.10±0.01	0.28±0.02*
RV/（LV+S）	0.22±0.01	0.45±0.02*
血管直径（μm）	113.0±3.92	114.12±3.71
血管厚度（μm）	8.20±0.64	31.30±0.81*
血管壁厚度百分比（%）	9.22±0.70	27.21±0.81*

*. $P < 0.01$

引自：Ge R L，Kubo K，Kobayashi T，et al. Blunted hypoxic pulmonary vasoconstrictive response in the rodent Ochotona curzoniae（pika）at high altitude. American Journal of Physiology，1998，274（2）：1792-1799.

表7-2 高原鼠兔海拔2260 m和5000 m血气分析

	海拔2260 m		海拔5000 m	
	高原鼠兔	大鼠	高原鼠兔	大鼠
n	10	10	10	10
pH	7.433±0.088	7.421±0.051	7.491±0.041	7.451±0.061
$PaCO_2$（mmHg）	31.8±1.30	33.1±2.31	22.5±0.81	25.1±1.83
PaO_2（mmHg）	66.6±4.10	63.1±4.84	49.1±3.80	39.8±2.73*

*. $P < 0.01$

引自：Ge R L，Kubo K，Kobayashi T，et al. Blunted hypoxic pulmonary vasoconstrictive response in the rodent Ochotona curzoniae（pika）at high altitude. American Journal of Physiology，1998，274（2）：1792-1799.

当高原鼠兔进入低海拔地区后，机体不再需要高海拔的大量红细胞和血红蛋白来携带氧气。有研究表明，高原鼠兔处于低海拔环境时，红细胞数量和血红蛋白显著降低，且红细胞数量的减少造成血细胞比容降低，这是高原鼠兔自身血液的调节机制，更低的红细胞数量和血红蛋白会使血液流动速度更快，最终红细胞、血红蛋白和血液流速共同作用，达到最适合供应机体氧气的状态。高原鼠兔对高海拔低氧环境有很好的耐受能力，有其独特的低氧适应机制。

人及动物移居高原低氧环境时，最主要的代偿方式是通过各种途径对氧的运输及氧利用的调节。高原鼠兔的 P_{50} 为 25.04 mmHg，SD 大鼠 P_{50} 为 42.33 mmHg。通过对比 SD 大鼠和高原鼠兔血红蛋白氧解离曲线发现，高原鼠兔血红蛋白氧解离曲线不仅左移，而且中端明显陡峭并延长（图 7-5）[6]。这表明血红蛋白在肺中具有较强的氧亲和力，可使机体保持较高的 PaO_2 和血氧饱和度，不会因缺氧而引起红细胞过度增生；而在组织中具有较强的氧释放能力，使组织能获得足够的氧，满足机体的需要。高原鼠兔具有这种特殊的氧解离曲线，这是它适应低氧环境的重要机制之一。高原鼠兔 P_{50} 的降低意味着在低氧条件下与氧的亲和力明显高于大鼠，也就是在高原鼠兔的肺部，血红蛋白能与更多的 O_2 结合成 Hb_2O_2，而组织中氧的释放并不减少，其原因不仅与氧解离曲线左移有关，而且曲线中下段坡度明显比大鼠陡峭，这一特征使得高原鼠兔肺部氧分压较高时仍然具有很强的血红蛋白氧亲和力，从而显著增加携氧量，而在氧分压较低的组织部位，由于曲线中下段陡峭，使得氧分压稍有降低，血红蛋白就会释放出大量的氧。机体保持较高的 PaO_2 和血氧饱和度，不会因缺氧而引起红细胞过度增生，而使组织能获得足够的氧，以满足机体的需要。

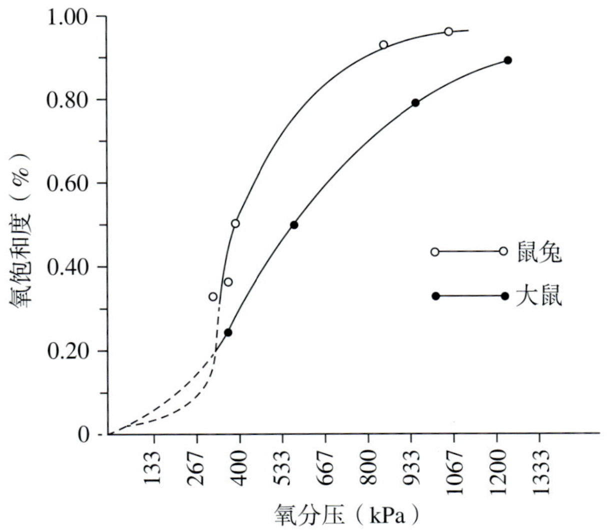

图 7-5　高原鼠兔和 Wistar 大鼠的氧解离曲线比较

引自：顾浩平，杨之，滕国奇，等．高原鼠兔血红蛋白氧亲和力 P_{50} 的测定．中国应用生理学杂志，1991，4：365-367.

肺动脉压（PAP）的变化可以反映动物或人是否适应高原环境，在高原世居人群的研究中也发现，随海拔的变化肺动脉压变化不大。高原鼠兔的肺动脉平均压明显低于 Wistar 大鼠（11.5±0.5 mmHg *vs*. 21.8±1.1 mmHg；$P < 0.001$），模拟海拔高度 4300 m 鼠兔的肺动脉平均压没有变化（12.4±0.9 mmHg，差异不显著），在模拟海拔 5000 m 时略有增加（14.6±1.2 mmHg；$P < 0.05$），而大鼠的肺动脉平均压随海拔升高而显著升高（海拔 2260 m：1.8±1.1 mmHg，海拔 4300 m：32.1±1.7 mmHg，海拔 5000 m：38.8±2.5 mmHg，图 7-6）。海拔 2260 ~ 4300 m 和海拔 5000 m 鼠兔的肺动脉压力变化为 1.48± 0.49 mmHg 和 4.80±0.67 mmHg，而大鼠为 10.38±3.36 mmHg 和 19.10±2.28 mmHg（图 7-7）。鼠兔和大鼠的全身动脉压和心率相似[2]（图 7-6）。

二、呼吸生理

（一）气 - 血屏障

肺是气体交换的器官，肺泡是肺进行气体交换的功能单位。肺气体扩散容量与肺泡表面积大小、气 - 血屏障厚度以及微血管容积等因素有关。高原鼠兔的肺 / 体重比为 SD 大鼠的 1.2 倍，肺循环畅通，对低氧不敏感。单个肺泡面积（area of pulmonary alveoli）小、单位面积肺泡（density of pulmonary alveoli）数量多，表明单位体重的肺泡表面积大。同时，微血管密度（microvessel density，MVD）高，增加了肺部气 - 血交换的面积。气 - 血屏障的算术平均厚度（thickness mean of arithmetic，Ta）反映屏障的氧耗，调和平均厚度（thickness mean of harmonic，Th）反映屏障的通透性，而高原鼠兔 Ta 和 Th 均显著低于 SD 大鼠，说明高原鼠兔既通过减小屏障氧耗，又通过增加屏障通透性来加快肺部气 - 血交换速率[7]。

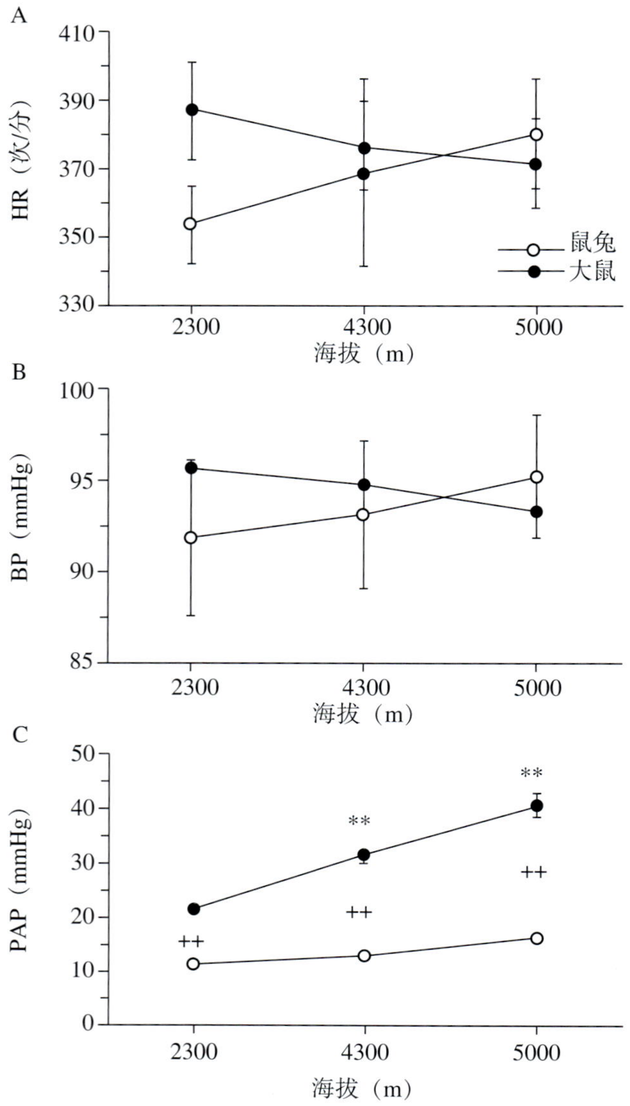

图 7-6 高原鼠兔和大鼠在不同海拔（海拔 2260 m、4300 m 和 5000 m）时平均心率（A），血压（B）和肺动脉压（C）

引自：Ge R L，Kubo K，Kobayashi T，et al. Blunted hypoxic pulmonary vasoconstrictive response in the rodent Ochotona curzoniae（pika）at high altitude. American Journal of Physiology，1998，274（2）：1792-1799.

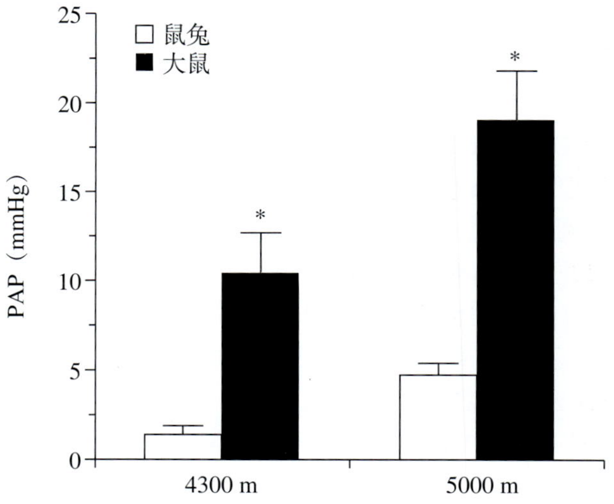

图 7-7 高原鼠兔和大鼠在海拔 2260 ~ 4300 m 和 5000 m 肺动脉压变化

引自：Ge R L，Kubo K，Kobayashi T，et al. Blunted hypoxic pulmonary vasoconstrictive response in the rodent Ochotona curzoniae（pika）at high altitude. American Journal of Physiology，1998，274（2）：1792-1799.

因此认为高原鼠兔具有较高的肺气体扩散容量，这是高原鼠兔适应低氧环境的重要策略之一。

肺气体扩散容量的大小在本质上取决于肺泡上皮总表面积及微血管容积。慢性低氧条件下，大鼠肺毛细血管的容积和长度显著增加，肺泡上皮细胞和毛细血管内皮细胞亦显著增生，从而增大了肺气 - 血交换面积。此外，在慢性低氧条件下，大鼠肺组织的一氧化氮合酶（nitric oxide synthase，NOS）含量升高，一氧化氮（NO）的合成增加，从而抑制了肺血管收缩，使毛细血管保持舒张状态。高原鼠兔血液中 NO 与内皮素 -1（endothelin-1，ET-1）的比显著高于低氧状态下的大鼠，利于血管舒张，提高肺气体扩散的效率。因此，高原鼠兔不仅通过特殊的肺结构来适应低氧生境，还依赖于肺毛细血管功能状态的改变 [8]。

（二）低氧通气应答

当人体急进暴露在低氧环境时，呼吸系统将出现数分钟至数小时的呼吸活动增加的生理过程，称为低氧通气应答（hypoxic ventilatory response，HVR）。其具体生理表现为，在通气上会出现每分通气量增加、呼吸频率加快、潮气量增加、吸气时相延长等生理习服性表现。根据目前的研究证实，低氧通气应答的产生受中枢和外周的化学感受器的整合调控，急进高原引起的缺氧对呼吸通气的影响表现在中枢神经系统（central nervous system，CNS）和外周颈动脉体的共同整合和调节的结果 [9]。

机体的呼吸中枢位于大脑的脑干区域，它是包含多个细胞核与产生兴奋性的神经核团的相互连接的特殊结构，这种复杂的网络部件包括多种类型的神经元和卫星细胞，位于沿延髓腹外侧到背外侧脑桥尾髓质延伸的横向脑干一长列，功能和解剖学的标准基础上，呼吸中枢被认为是背侧的孤束核（nucleus of the solitary tract，NTS）以及腹侧髓质腹侧呼吸组（ventral respiratory group，VRG）等几个功能不同的结构调节区域。从解剖学位置上来说，孤束核是纵向结构在延髓，并从脊髓脑干区延伸到尾端，为面部运动核的尾部区域的延髓髓质水平的背内侧部分（图 7-8）。

在呼吸调控系统中，呼吸兴奋神经突出的神经信息传递需要 N- 甲基 -D- 天冬氨酸受体（N-methyl-D-asparate receptor，NMDAR）和非 NMDA 受体的共同调控兴奋信息。NMDA 受体参与大脑呼吸中枢的多个呼吸控制的过程，包括呼吸的频率与类型等。颈动脉体化学感受器传入脑干呼吸中枢部位孤束核的 NMDA 受体，其活化后使大脑兴奋，进行信息整合与处理并产生效应。由延髓部分传入的呼吸驱动到孤束核部分的膈肌运动神经元信息的兴奋传递也需要由谷氨酸作为神经递质，也需要部分 NMDA 受体的参与。已有研究发现，α- 氨基 -3- 羟基 -5- 甲基 -4- 异噁唑丙酸（α-3-hydroxy-5-methylisoxazole-4-propionie acid，AMPA）受体和色氨酸家族参与了高原鼠兔的低氧通气应答（HVR）的呼吸中枢控制。因此，有学者以 NMDA-NR 和 GABA-A1 受体兴奋与抑制性神经递质的整合调控为研究对象，比较高原鼠兔与大鼠中两种神经递质的相互作用的整合机制。结果发现，神经递质 NMDA、AMPA、NO、5-HT 等的浓度的增加，并没有改变平静呼吸时的呼吸参数，然而受到低氧刺激时，低氧通气应答反而是增加的[10]。这表明高原鼠兔的通气反应在未受到低氧刺激时表现为钝化性的稳定。进一步的研究显示，在常氧浓度环境（PiO_2 = 86 mmHg）时，高原鼠兔注射 NMDA 受体抑制剂盐酸美金刚胺后，各项通气指数并没有发生改变，而在给予低氧条件时，注射 NMDA 呼吸抑制剂后，低氧通气应答只是有轻微的下降，而且这种下降并没有统计学差异。这说明在高原鼠兔长期的低氧通气适应分子机制中，NMDA 分子途径并没有直接参与其低氧通气应答的调节，但是这一生理性检测结果与 NMDA-NR1 在高原鼠兔脑干区的高表达结果并不一致，推测可能 NMDA-NR1 受体并未直接调控呼吸驱动的发生，这说明 NMDA 受体只是活化了部分吸气中枢的调节，并未直接参与呼吸驱动节律的发生。

研究发现，NOS 的非选择性阻断剂 N- 硝基 -L- 精氨酸甲酯（N-Nitro-L-Arginine Methyl Ester），S- 甲基 -L- 硫代瓜氨酸（S-Methyl-L thiocitrulline，L-NAME）与 SMTC 的反应相反，在严重的急性低氧出现时并没有出现任何的改变，SMTC 可以增加高原鼠兔的低氧通气应答，表现为 Vt、fR 或 Vi 增加，但是 L-NAME 并没有对低氧通气应答产生任何的效应，可能是由于通过腹腔注射，从而同时阻断了周围和中枢的化学感受器。也有文献报道，在外周和中枢的化学感受器中，不同的 NOS 同工酶可能具有不同的呼吸延迟效应、NO 合成量也不同，有助于使颈动脉体的外围去抑制化。当高原鼠兔在生活环境时，全身性注射 NOS 抑制剂

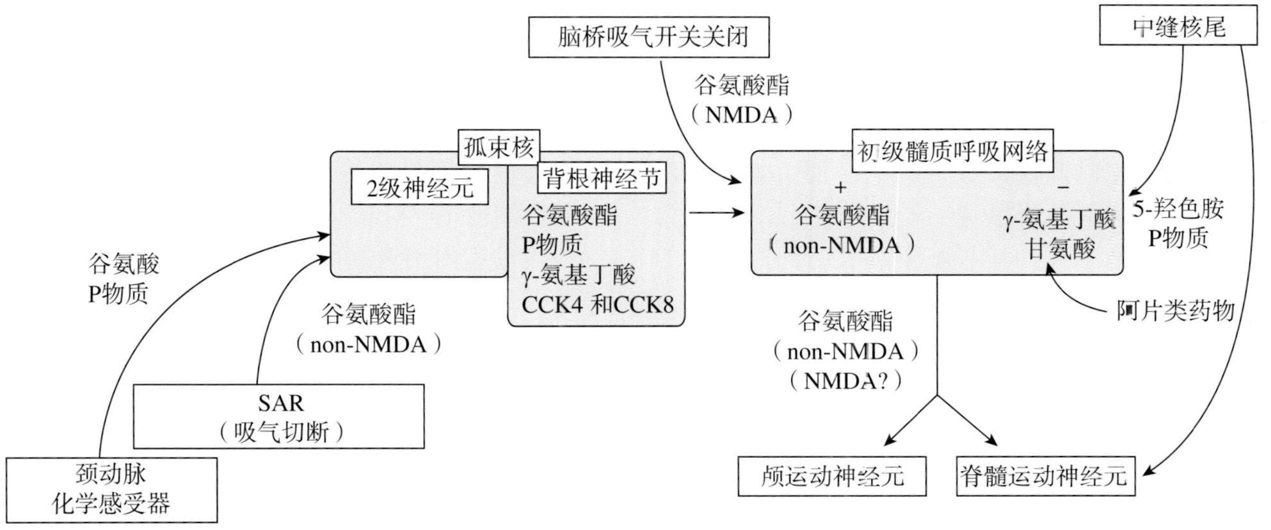

图 7-8 呼吸中枢的神经递质调节图

对高原鼠兔的基础通气模式没有影响，这一点在对 NOS 的研究中已经被证实了。

研究发现，在基础氧分压（PiO_2 86 mmHg）时，5-HT 再摄取导致了高原鼠兔急性缺氧期间典型的通气反应增加的改变。然而，注射氟西汀后，急性低氧（PiO_2 57 mmHg）吸气驱动器（VT/Ti）下降，这表明 5-HT 的累积导致低氧通气应答的降低。动物腹腔注射氟西汀后，缺氧通气驱动作用降低，表明 5-HT 累积后的中枢作用比周围效应更加有效，降低了高原适应动物的急性低氧通气应答。同样的结果表现为海拔高度为 4100 m 的高原鼠兔氟西汀注射后 5-HT 的累积对低氧通气应答并未产生影响。

三、心血管生理

心脏是全身组织的供氧中枢和低氧代谢产物——乳酸（lactic acid，LD）的主要清除器官之一。心肌组织主要进行有氧代谢，对氧的需求量大，动物组织能否有效获得氧气，不仅与呼吸系统的结构和功能密切相关，而且与心血管系统的结构和功能有关。慢性缺氧会使右心室负荷加重，引起右心室肥厚、增大，甚至右心衰竭，因此右心室是否肥大可以作为判断动物是否缺氧的一个标志。研究发现，高原鼠兔的心脏 / 体重比值显著大于 SD 大鼠，且低氧 30 d 的 SD 大鼠右心室 / 左心室 + 室间隔比值（right ventricular/left ventricular+septum ratio，RV/LV+S）为 0.40 ~ 0.50，高原鼠兔（RV/LV+S）仅为 0.21 ~ 0.23。说明 SD 大鼠在缺氧环境下会明显发生右心室肥大，而高原鼠兔经过自然选择，似乎失去了这种低氧性肺血管收缩，缺乏右心室肥厚。高原鼠兔生活在低氧的高寒草甸地区，在地面觅食等过程中经常需要疾速奔跑以躲避天敌，这更增加了其机体对于氧的需求，但高原鼠兔的心脏并未因缺氧导致病态的右心室肥大，其心脏不缺氧。同时较大的心脏使其泵血能力加强，每搏输出量增大，从而减少心脏自身的能量消耗，提高对全身组织的氧供应能力，从而有利于对低氧环境的适应。

血管是全身运输血液和传送氧气的通道，具有复杂的调节机制。组织能否有效地获得氧气与心血管系统的结构和功能密切相关。主动脉血管是体循环的动脉主干，体循环的血液从左心室中射出，流经主动脉，然后流向全身，为各组织传送营养和氧气，因此主动脉功能的强弱影响血压和血流。在低氧条件下，血管的病理变化尤为重要，涉及高原疾病（如低氧性肺动脉高压、动脉粥样硬化）的发生。内皮细胞的完整性在许多血管活性物质对平滑肌的调节作用中是必需的。研究表明，急性低氧和间歇低氧习服后，大鼠主动脉对血管收缩药的收缩反应增强，内皮依赖性的舒张反应减弱，表明内皮受到了一定程度的损伤。缺氧时，许多血管都会发生适应性和病理性改变，主动脉作为血液循环的主干，其收缩和舒张直接影响组织和器官的血液供应，进一步影响组织和器官的新陈代谢。高原鼠兔和 SD 大鼠主动脉环对 KCl 的收缩率比较无显著性差异，表明高原鼠兔和 SD 大鼠血管平滑肌细胞上的电位水平没有显著的差别，电压门控钙通道在功能上基本相同，没有在进化上产生明显的差异，都是引发细胞外 Ca^{2+} 内流，同时激活内质网内钙释放，最终导致平滑肌收缩。高原鼠兔和 SD 大鼠对于高钾引起的收缩反应无差别，但是高原鼠兔主动脉环对去甲肾上腺素（norepinephrine，NE）预收缩后乙酰胆碱（acetylcholine，ACh）的反应和 SD 大鼠恰恰相反。SD 大鼠具内皮组由于激动血管内皮细胞 M3 胆碱受体亚型，导致内皮舒血管因子（endothelium-derived relaxing factor，EDRF）（即 NO）释放，ACh 引起舒张；去内皮组由于内皮损伤或去除，导致 ACh 舒张反应消失。高原鼠兔不管是内皮组还是去内皮组，对 ACh 的反应都是收缩，推测其可能的机制是高原鼠兔主动脉血管上存在不依赖于内皮细胞的 ACh 其他受体亚型使血管收缩。急性低氧可降低平滑肌细胞上 K^+ 通道的活性，造成膜电位去极化，通过介导 Ca^{2+} 内流诱导平滑肌收缩。急性低氧时，血管的收缩主要是由胞内游离 Ca^{2+} 浓度增加引起的。在大多数细胞上，经由电压门控钙通道（voltage-gated calcium channel）的钙内流是胞内钙升高的主要原因。已有研究表明，急性低氧和间歇低氧习服后，SD 大鼠主动脉对血管收缩药的收缩反应增强，内皮受到了一定程度的损伤，内皮依赖性的舒张反应减弱。并且无论内皮是否完整，高原鼠兔主动脉环对低氧的收缩反应均强于 SD 大鼠，因此在急性低氧时，高原鼠兔主动脉对低氧更敏感，能很好地调节血管舒缩。对于内皮完整的高原鼠兔主动脉，无钙低氧导致的收缩反应占有钙低氧收缩反应的 55%，而这个比例在去内皮的高原鼠兔主动脉上上升为 68%，提示低氧导致的高原鼠兔主动脉的收缩反应可能主要依赖于平滑肌细胞钙库的内钙释放。高原鼠兔主动脉对低氧反应的敏感可能是血管生理特性，与长期低氧适应相关。

第四节　高原鼠兔高原低氧适应的分子机制

一、低氧相关基因

（一）低氧诱导因子 1（HIF-1）

Semenza 等 [11] 在低氧的肝癌细胞株 Hep3B 中发现一种氧依赖的转录激活因子——低氧诱导因子-1（hypoxia-inducible factor-1，HIF-1）。HIF-1 由 120 kD 的 HIF-1α 和 91 ~ 94 kD 的 HIF-1β 两个亚单位组成异源二聚体蛋白，通过与低氧反应元件（hypoxia response element，HRE）特异性结合，引发下游基因的转录，在细胞低氧信号转导途径中处于核心地位，发挥着关键作用。

为了进一步在基因水平揭示高原鼠兔低氧适应的分子机制，Zhao 等 [12] 克隆了高原鼠兔的 HIF-1α cDNA 全长，获得高原鼠兔 HIF-1α cDNA 全长为 3569 bp，编码一个由 822 个氨基酸组成的蛋白质。其氨基酸序列中有 10 个变异位点，其中一个位点在 bHLH 区，第 45 位的脯氨酸被亮氨酸所替代。在氧依赖降解区域（oxygen-dependent degradation domain，ODDD）有 6 个变异位点，这不同于所有其他被比较的哺乳动物，推测这些变异位点可能促进了 HIF-1α 蛋白的稳定性。这种结构上的差异是进化过程中迫于长期低氧环境压力而选择下来的特殊性适应的结果。通过对高原鼠兔 HIF-1α mRNA 和蛋白水平的检测发现，其在心脏、肺、肝、脾、肾、脑和肌肉组织中都表达，并且表达量都明显高于平原动物小鼠。与其他动物相比，高原鼠兔 HIF-1α 的表达展示了明显的组织特异性，这可能与高原鼠兔在长期的进化适应过程中某些特殊的器官出于低氧适应的需要而使得 HIF-1α 处于高表达水平的结果，这是一个新的发现。此外，研究还发现，HIF-1α mRNA 水平的表达模式与蛋白水平的并不一致。高原鼠兔 HIF-1α 在蛋白水平表现出的是肺、肝、脾、肾中高表达，而 mRNA 水平在脑和肾中高表达，其次是心脏、肺、脾、骨骼肌和肝中不同程度的表达 [13]。这种不一致表明高原鼠兔 HIF-1α 存在明显的转录后调控，这可能在高原鼠兔低氧适应中具有重要的作用。

（二）血管内皮生长因子（VEGF）

血管内皮生长因子（vascular endothelial growth factor，VEGF）是 1989 年 Ferrara 等在牛垂体滤泡星状细胞体外培养液中首先纯化出来的蛋白质，是内皮细胞特异性促有丝分裂原。VEGF 主要通过与血管内皮细胞表面特异性受体结合发挥生物学效应，具有促进内皮细胞增殖、增加微血管通透性、诱导血管生成等多种功能。*VEGF* 基因是 HIF-1 最重要的靶基因之一，其生物学功能大多与低氧适应有关 [14]。

高原鼠兔 VEGF 氨基酸序列与其他哺乳动物具有高度一致性，而其表达在丰度上和不同亚型的表达模式上，与小鼠等其他低海拔地区动物存在明显的不同 [15]。高原鼠兔 *VEGF* 在心脏、肺、肝、脾、肾、脑和肌肉组织中均有表达，且在肺组织的表达最高，其次是肝组织。肺内 *VEGF* mRNA 水平是肾和肌肉的 3 倍，分别是脾和脑的 10.3 和 10.4 倍。通过比较分析发现，高原鼠兔大部分组织内的 *VEGF* mRNA 水平比小鼠高，尤其是心脏、肺、肝和肾组织，但在肌肉中的表达低于小鼠。这些差异可能与高原鼠兔的长期高海拔低氧适应性进化有关 [16]。高原鼠兔一直生活在高海拔环境中，其所受的低氧刺激时间明显长于其他低海拔地区动物。高原鼠兔 *VEGF* 丰度的提高和表达模式的变异是成千上万的高海拔环境中自然选择的结果。

国外研究发现，地下鼠骨骼肌中微血管密度比大鼠高 2 倍，$VEGF_{165}$ mRNA 表达水平比大鼠高 1.6 倍。赵新全等 [17] 研究发现，高原鼠兔大部分组织中总的 *VEGF* mRNA 水平高于小鼠，但骨骼肌中低于小鼠。高原鼠兔和小鼠骨骼肌中的 *VEGF*

亚型表达模式完全相反，在高原鼠兔骨骼肌中 *VEGF* 亚型有 $VEGF_{165}$ 和 $VEGF_{189}$，并且 $VEGF_{189}$ mRNA 表达水平是 $VEGF_{165}$ 的 8 倍，而小鼠骨骼肌中的 *VEGF* 亚型有 $VEGF_{164}$ 和 $VEGF_{188}$，并且 $VEGF_{164}$ mRNA 表达水平是 $VEGF_{188}$ 的 2 倍多。在 6% 的低氧条件下 4 h，地下鼠骨骼肌 $VEGF_{165}$ mRNA 表达水平略有下降，而大鼠骨骼肌中 $VEGF_{165}$ mRNA 增加 2 倍多，但是在体外培养条件下，低氧能同等水平地提高这两种动物骨骼肌中 $VEGF_{165}$ 表达。比较不同海拔高度高原鼠兔脑和肺组织中的 $VEGF_{165}$ 和 $VEGF_{189}$ mRNA 表达水平，发现在高海拔地区（4700 m）高原鼠兔组织中总 *VEGF* mRNA 水平显著高于低海拔地区（3200 m）鼠兔，其中 $VEGF_{165}$ mRNA 表达水平在不同海拔高原鼠兔组织中没有差异，而 $VEGF_{189}$ mRNA 表达水平在高海拔高原鼠兔组织中明显提高，上述结果提示，在低氧条件下，*VEGF* 亚型表达水平与骨骼肌生理结构的差异有关；不同动物骨骼肌中 *VEGF* 亚型表达模式可能存在差异；不同 *VEGF* 亚型在生物学功能方面具有一定的差异；不同 *VEGF* 亚型对低氧的敏感性不同。

祁月等研究结果表明，高原鼠兔骨骼肌 *VEGF* 亚型组成为 $VEGF_{189}$、$VEGF_{165}$ 和 $VEGF_{121}$。其中 $VEGF_{165}$ 和 $VEGF_{189}$ mRNA 在心脏、肺、肝、脾、肾、脑和肌肉组织内有不同的表达模式。在心脏和肺组织内，$VEGF_{189}$ mRNA 水平明显高于 $VEGF_{165}$（分别为 1.8 和 6.2 倍）。在肝、脾和肾组织内，$VEGF_{165}$ mRNA 水平明显高于 $VEGF_{189}$（分别为 3.5、1.8 和 1.2 倍）。在脑和肌肉中，$VEGF_{189}$ mRNA 水平也明显高于 $VEGF_{165}$（分别为 1.7 倍和 8.0 倍）。在高海拔地区，高原鼠兔骨骼肌 $VEGF_{189}$ 与 $VEGF_{165}$ mRNA 表达量差异不显著，高原鼠兔骨骼肌 $VEGF_{189}$ 与 $VEGF_{121}$ mRNA 表达量差异显著，高原鼠兔骨骼肌 $VEGF_{165}$ 与 $VEGF_{121}$ mRNA 表达量差异显著。在低海拔地区，高原鼠兔骨骼肌 $VEGF_{189}$ 与 $VEGF_{165}$ mRNA 表达量差异不显著，高原鼠兔骨骼肌 $VEGF_{189}$ 与 $VEGF_{121}$ mRNA 表达量差异显著，高原鼠兔骨骼肌 $VEGF_{165}$ 与 $VEGF_{121}$ mRNA 表达量差异不显著。$VEGF_{189}$ 对高原鼠兔适应低氧环境有一定作用。高原鼠兔骨骼肌中，$VEGF_{189}$ 表达水平较高，其次是 $VEGF_{165}$、$VEGF_{121}$。不同海拔高原鼠兔 $VEGF_{189}$、$VEGF_{165}$ 和 $VEGF_{121}$ mRNA 表达量无明显变化，这与高原鼢鼠骨骼肌内的表达模式相反。因此，在适应高原低氧环境的过程中，由于高原鼠兔和高原鼢鼠的生活习性不同，所以 *VEGF* 的表达具有特异性。

促进血管内皮细胞的增殖是 *VEGF* 的主要作用。对其他动物的体外研究发现，$VEGF_{121}$ 和 $VEGF_{165}$ 能促进培养的牛毛细血管内皮细胞的增殖，而 $VEGF_{189}$ 和 $VEGF_{206}$ 不能促进内皮细胞的增殖。因此对高原鼠兔通过相关性分析发现，不同海拔高原鼠兔骨骼肌 $VEGF_{189}$ 和 $VEGF_{121}$ mRNA 与微血管密度相关不显著。低海拔高原鼠兔骨骼肌 $VEGF_{165}$ 与微血管密度相关不显著。高海拔 $VEGF_{165}$ mRNA 的表达与微血管密度显著相关。因此 $VEGF_{165}$ 在高原鼠兔中同样具有促进血管内皮细胞增殖的作用。

（三）血红素加氧酶 -1

血红素加氧酶 -1（heme oxygenase-1，HO-1）及其降解血红素产生的代谢产物具有抗炎、抗凋亡、抑制增殖、调节细胞周期、维持正常的微循环血流、血管重构等效应，同时毕建立等 [18] 指出，HO-1 能够抑制细胞毒性 ROS，避免 DNA 的损伤，脂质过氧化提示 HO-1 能够产生对细胞的保护效应。一些有限的 HO-1 缺陷的相关报道和 HO-1 缺陷的动物模型表现也证实了这一观点（HO-1 缺陷出现了发育迟缓、组织铁沉积、贫血、淋巴结肿大、白细胞增多以及多氧化应激敏感性增强等特征表现）。HO-1 提供细胞保护作用的机制尚未明确，但目前可以肯定的是相关促炎因子的表达下调和抗炎因子的表达上调共同发挥着重要的作用。

国外研究发现，HO-1 与许多肺疾病、心血管疾病有关，HO-1 表达增加，缺氧性肺动脉高压、血管重建和炎症都将减弱；对于氧化损伤参与的疾病，HO-1 在疾病的进程中对维持内环境的稳态发挥着主要的作用。Yet 等 [19] 指出，HO-1 的高度表达能够对心肌组织缺血 / 再灌注损伤起积极的保护作用。HO-1 产生的代谢产物胆红素与缺血性心肌功能损害的改善密切相关，产生的 CO 能够降低缺血损伤造成的死亡率。一些人类学研究进一步发现，提前诱导 HO-1 在一定程度上能够阻止氧化损伤，HO-1 的抑制却能加重损伤。

高原鼠兔血红素加氧酶 -1 基因中第 9 位密码子 TTG 突变为 ATG，第 67 位密码子 CAC 突变为CGC，第87位密码子CCT突变为GCC，第194位密码子AGC突变为GGG，第285位密码子CTT突变为GTA；推导的氨基酸的序列也发生突变，即第9位的亮氨酸（Leu）突变为蛋氨酸（Met），第67位的组氨酸（His）突变为精氨酸（Arg），第87位的脯氨酸（Pro）突变为丙氨酸（Ala），第194位的丝氨酸（Ser）突变为甘氨酸（Gly），第285位的亮氨酸（Leu）突变为缬氨酸（Val），从这一层面也反映出，与移居高原的同科物种相比较，高原世居鼠兔仍与其存在着结构、功能上的显著差异，这或许是高原鼠兔对高原遗传性适应的一种表现，也可能是其抗缺氧能力更强的原因之一，但是突变位点与高原适应相关联的具体机制仍有待于进一步研究。在系统进化方面，进化树分析结果表明，高原鼠兔HO-1与其他动物的HO-1汇成一支，它们与高等动物的HO-1源自一个共同的根，拥有共同的祖先，但分别处于不同层次的进化分支上[20]。高原鼠兔HO-1与兔子HO-1的上一级同属一个进化分支，亲缘关系最近，而与人、猪、牛等的遗传距离较远，这一结果与通常所认识的鼠兔属于兔科是一致的。近年来，HO-1应激性细胞保护效应研究成为热点，因此，其结构和功能已成为高原高寒低氧等适应研究的重要内容。

二、携氧蛋白

氧是维持有氧生命活动必不可少的物质，机体内氧的结合、转运等过程主要是通过一系列携氧蛋白来实现的，后者的功能是协助将氧分子转运到线粒体中，参与细胞的氧化磷酸化和ATP的生成。携氧蛋白在生物界广泛存在，有肌红蛋白、神经珠蛋白等。

（一）肌红蛋白

肌红蛋白（myoglobin，Mb）是心肌和骨骼肌中存在的由单一多肽链组成的携氧蛋白，其主要功能是通过可逆性地与氧结合和释放，促进氧从细胞质弥散到线粒体，为肌肉组织储存和转运氧。肌红蛋白在同样的氧分压状态下结合氧的量是血红蛋白结合氧量的6倍，线粒体可以由此方式获取大量的氧，因此，在低氧分压状态下，组织既可以通过肌红蛋白储存氧，同时也促进氧向细胞内弥散，从而向线粒体供氧。研究表明，肌红蛋白表达水平的增加是动物对低氧适应的机制之一。由此看来，高原鼠兔尽管生活在高寒低氧的高海拔地区，但它的心肌、骨骼肌等组织仍然能得到丰富的氧供应，并非处于缺氧状态。这与肌肉组织中高含量的肌红蛋白有关。

（二）神经珠蛋白

神经珠蛋白（neuroglobin，NGB）是Burmester等在人和小鼠脑内发现的第三类携氧蛋白，主要在脑组织中表达。NGB能够可逆地结合氧，且与氧有很高的亲和力，能够特异性地向脑组织供氧。由于NGB与氧有较高的亲和力，即使血氧浓度较低，仍能协助氧通过血脑屏障，提高脑细胞内的氧分压，促进氧向线粒体的扩散或直接介导氧向线粒体内的传递，增加代谢活跃的神经组织的供氧，促进ATP的产生，从而维持神经元的功能，在脑缺氧的适应性保护过程中起重要作用。缺氧可以诱导NGB的高表达，而且高表达的NGB有助于细胞耐受缺氧损伤。因此，NGB在组织中表达水平的高低可能与组织的缺氧耐受性呈正相关。

高原鼠兔*NGB*基因在生物进化上较为保守，*NGB*基因序列与GeneBank中的大鼠、小鼠、兔、猪、人等的*NGB*基因的同源性都在89%以上。地高辛标记的*NGB*-RNA探针原位杂交显示，*NGB* mRNA阳性物质定位于高原鼠兔的神经元，而且多分布于神经元突触之间和毛细血管周围，因此*NGB*基因在神经生物信号的快速传导和高原缺氧的神经适应等方面可能发挥了重要的作用。研究发现，高原鼠兔NGB表达在各种组织中，大脑皮质表达相对较高，外周神经系统睾丸和肾上腺亦有较高的表达，说明NGB并不是中枢神经系统特有的，在外周神经系统中也有较高的表达，且在神经系统以外的其他组织也有*NGB*的表达。因此认为，NGB可能在许多组织和脏器中均发挥重要作用。有研究显示，在缺血、缺氧状态下，NGB mRNA在脑内不同区域的表达程度与相应区域对缺血、缺氧的敏感程度呈负相关。皮质对缺氧耐受时间为19.1 min，海马为12.7 min。在缺氧状态下，皮质中NGB的表达为海马的4倍。大脑皮质顶叶是专门负责集中注意力的部分，对探测变化的能力至关重要。高原鼠兔常年生活在高寒低氧地区，为了生存的需要，表现出生性机警、避险反应十分快等特点，这与大脑皮质顶叶中高表达的 NGB 有关。此外，高原鼠兔 NGB 在不同脑区的表达程度不一样，这说明 NGB 在脑内不同区域的表达程度与相应区域对缺血、缺氧的敏感程度呈负相关，因此 NGB 在高原鼠兔脑缺氧适应性保护过程中起重要作用。

三、一氧化氮合酶

一氧化氮合酶（NOS）在机体内能转化 L- 精氨酸生成内源性的 NO。NOS 同工酶有 3 种亚型，即存在于神经吞噬细胞及神经细胞中的神经元型一氧化氮合酶（neuronal nitric oxide synthase，nNOS）；存在于内皮细胞中的内皮型一氧化氮合酶（endothelial nitric oxide synthase，eNOS）；机体损伤后在巨噬细胞中诱导表达的诱导型一氧化氮合酶（induced nitric oxide synthase，iNOS）。其中 HIF-1α 调控 iNOS 的表达，HIF-2α 调控 eNOS 的表达。eNOS 和 nNOS 受钙 / 钙调蛋白调控，iNOS 不受钙 / 钙调蛋白调控，但受诸多炎症因子或促炎症介质的调控，如白介素（IL-1、IL-6）、肿瘤坏死因子（TNF）、核因子 kB（NF-kB）、脂多糖（LPS）等。

nNOS 在肺通气反应中发挥重要作用。急性低氧处理后，动物的低氧通气应答（hypoxic ventilatory response，HVR）与 nNOS 的含量有关。国外有关于 nNOS 对低氧通气应答影响的研究，结果表明高原鼠兔长期通气适应是由于呼吸类型发生了变化，即潮气量（tidal volume，VT）和吸气时间 / 呼吸周期总时间（Ti/Titot）的变化，而低氧通气应答未出现显著性变化。高原鼠兔 nNOS 能提高通气效率，以减轻缺氧造成的肺通气量增加，避免因过度排出 CO_2 造成的呼吸性碱中毒。

低氧刺激通常对动物 eNOS 的影响较明显，如低氧性肺动脉高压的小鼠和暴露于慢性低氧的大鼠肺组织中 eNOS 的表达量均增加；新生猪暴露于慢性低氧环境后，肺内 eNOS 蛋白的表达量及 NO 含量均减少。高原鼠兔肺组织中 eNOS 的表达有其特殊性，如不同海拔高原鼠兔肺组织 eNOS 的表达水平没有统计学差异；高原鼠兔迁至不同海拔后，肺血管内皮细胞和上皮细胞中的 eNOS 水平保持不变，NO 含量稳定等。高原鼠兔肺组织中 eNOS 对氧分压变化的低敏感性可减少 NO 含量的变化对血管内皮造成的损伤。

低氧环境能上调动物 iNOS 的表达水平，进而引起 NO 合成量增加。相关研究表明，慢性低氧处理后的胎豚鼠心肌细胞中 iNOS 转录及翻译水平升高。与其他动物不同，高原鼠兔肺组织中的 iNOS 表达水平随海拔升高显著降低，NO 含量、血清中亚硝酸盐与硝酸盐的含量也都显著降低。NO 过度增加会引起细胞凋亡，机体内高浓度 NO 对线粒体呼吸具有抑制作用。高原鼠兔肺组织中 iNOS 表达量随海拔升高而降低可能是其对低氧环境的一种自我保护。

四、乳酸脱氢酶

乳酸脱氢酶（lactate dehydrogenase，LDH）是一种糖酵解酶，广泛存在于所有生命体的细胞质中，LDH 是参与无氧糖酵解和糖异生的重要酶。高原鼠兔血氧利用率为 66%，而大鼠仅为 23%，高原鼠兔的组织相对耗氧量（VO_2）明显高于家兔、豚鼠、大鼠和人。由于高原鼠兔在快速奔跑过程中需要消耗大量氧，为更好地利用氧，高原鼠兔骨骼肌通过无氧糖酵解的方式提供能量。在此过程中，体内产生大量乳酸。乳酸积累过多易造成代谢性酸中毒，而肝是动物代谢乳酸的主要器官。乳酸经血液循环到达肝后，首先通过 LDH 同工酶转化为丙酮酸。丙酮酸进入线粒体后，通过丙酮酸羧化酶生成草酰乙酸，一小部分草酰乙酸进入三羧酸循环彻底氧化，其他大部分草酰乙酸依赖苹果酸天冬氨酸穿梭系统（malate-aspartate shuttle system，MA），通过糖异生途径生成肝糖原供机体再利用。

高原鼠兔肝通过较高的糖异生水平，加快了乳酸的转化。高原鼠兔肝 LDH 同工酶显示出 LDH-A3B、LDH-A2B2、LDH-AB3 和 LDH-B4 4 种亚型，其中以 LDH-B4、LDH-AB3 和 LDH-A2B2 为主，即以 B 亚基为主，而高原鼢鼠肝 LDH 同工酶只显示 LDH-A4。其中 LDHB 亚基对乳酸的亲和力高，主要催化乳酸转化为丙酮酸。高原鼠兔通过上调肝中 *ldh-b* 基因的表达水平，增加了 LDHB 亚基的含量，及时代谢了糖酵解产生的乳酸。高原鼠兔肝中丙酮酸羧化酶的表达水平和酶活力均显著高于同海拔的高原鼢鼠，有利于糖异生反应的进行。MDH2/MDH1（MDH2 与

MDH1 酶活力的比值）大于 1.3，说明肝中乳酸代谢以糖异生为主，小于 0.5 则以脂肪合成为主。研究表明，高海拔（4200 m）高原鼠兔肝 MDH2/MDH1 为 3.4，低海拔鼠兔肝 MDH2/MDH1 为 1.5，均超过 1.3，说明高原鼠兔肝中乳酸代谢以糖异生为主。

因此，高原鼠兔利用氧的方式较为特殊，高原鼠兔肝较多的 LDHB 亚基和较高的丙酮酸羧化酶活力提高了糖异生水平，并通过苹果酸天冬氨酸穿梭系统及时将骨骼肌糖酵解产生的乳酸转化为糖原，维持了血糖的稳定，并为下一步糖酵解提供充足的葡萄糖，实现了乳酸的快速循环。高原鼠兔在此过程中减少了对氧气的依赖，通过无氧糖酵解为其快速运动提供了 ATP，增强了对低氧环境的适应。

（一）高原鼠兔骨骼肌中 LDH 低氧适应的特殊性

骨骼肌有氧呼吸获能的水平高低与骨骼肌密度、肌细胞肌红蛋白含量、线粒体数量和面积以及低氧相关基因的表达密切相关。研究表明，高原鼠兔骨骼肌中 *HIF-1α* 基因 mRNA 表达水平较高，促进了下游 *VEGF*、*Mb* 等靶基因的转录，提高了骨骼肌的毛细血管密度，加强了肌细胞摄取和储存氧的能力。

作为地面生活的动物，高原鼠兔必须具有快速奔跑的能力以逃避天敌。研究表明，高原鼠兔的骨骼肌以白肌纤维为主，肌纤维 Z 线窄、线粒体体积小、数目少，微血管密度、线粒体面数密度（numerical density on area，NA）、比表面积（δ）值、组间体密度（VV）、面密度（SV）均低于大鼠和相同环境下的高原鼢鼠[21]。高原鼠兔骨骼肌中 LDH 活力均高于高原鼢鼠和大鼠，LDH 同工酶以 M 亚基为主，H 亚基含量较低。以上结果均表明，高原鼠兔骨骼肌的代谢方式较为特殊，其无氧代谢旺盛，LDH 主要催化丙酮酸生成乳酸，通过无氧糖酵解方式快速产能，骨骼肌的特殊性有利于高原鼠兔在低氧环境下快速奔跑而不依赖于氧。

有研究发现，乳酸脱氢酶 C4（LDH-C4）在高原鼠兔心脏、肝、肺、肾、脑、骨骼肌等体细胞中均有表达，其中骨骼肌中 *ldh-c* 基因 mRNA 水平及蛋白水平的表达量均最高[22,23]。高原鼠兔为躲避天敌，依靠骨骼肌快速运动，骨骼肌 *ldh-c* 基因的高表达有利于高原鼠兔在低氧条件下通过无氧糖酵解产能，高原鼠兔在此过程中能减少机体对氧气的依赖，可能是其低氧适应的机制之一。

（二）乳酸脱氢酶 C4（LDH-C4）的生物学特性

LDH-C4 特异地存在于哺乳动物和鸟类的睾丸及精子细胞中，不存在于其他组织和细胞中，又称为精子特异性乳酸脱氢酶。*ldh-c* 在基因进化上源于第二次复制，哺乳动物 *ldh-c* 起源于 *ldh-a* 的基因复制；鱼类和鸟类 *ldh-c* 起源于 *ldh-b* 的基因复制。LDH-C4 的组成及结构决定了其特殊的理化性质。LDH-C4 具有较高的热稳定性，活性染色电泳图谱显示人 LDH1 ~ LDH5 在 60 ℃水浴 30 min 后活性基本消失，而 LDH-C4 在 65 ℃孵育 1 h 有 70% 的酶活力，高原鼠兔 LDH-C4 分别在 50 ℃水浴 40 min、55 ℃水浴 50 min 后仍具有活性。LDH-C4 在 65 ℃环境中半衰期是 43 min，而 LDH-B4 的半衰期是 10 min，LDH-A4 只有 9 min[24]。

国内有学者[25]研究发现，高原鼠兔 LDH-C4 的比活力显著高于 LDH-A4 和 LDH-B4，其比活力分别是 LDH-A4 和 LDH-B4 的 5 倍和 3 倍；高原鼠兔的 LDH-C4 对丙酮酸和乳酸的亲和力显著高于 LDH-A4 和 LDH-B4；LDH-C4 对丙酮酸的亲和力极显著高于其对乳酸的亲和力，对丙酮酸的亲和力是对乳酸的 90 倍；与 LDH-A4 和 LDH-B4 相比，高原鼠兔 LDH-C4 的酶活力不易被高浓度的乳酸抑制，乳酸对 LDH-A4、LDH-B4、LDH-C4 的抑制常数分别是 25.9 mmol/L、22.2 mmol/L 和 66.5 mmol/L。乳酸脱氢酶 C4 酶动力学研究结果表明，以丙酮酸为底物时，LDH-C4 的 Km 值为 0.03 mmol/L；以 LD 为底物时，LDH-C4 的 Km 值为 2 mmol/L，LDH-C4 对丙酮酸的亲和力是对乳酸亲和力的 60 多倍。在精子培养体系中，加入 ^{13}C 标记的丙酮酸，被全部转化为乳酸，加入外源性乳酸浓度高于体内丙酮酸 50 倍时，其酶活力仍不受影响，ATP 生成没有下降。说明 LDH-C4 在精子细胞通过无氧糖酵解过程为精子的运动提供充足的能量。因此，LDH-C4 对丙酮酸的亲和力强，且不易被高浓度的乳酸所抑制，有利于催化无氧糖酵解反应。

Wang Y 等[26]发现，为高原鼠兔股二头肌注射 1 ml 浓度为 1 mol/L 的特异性抑制剂，静息 30 min 后进行高原鼠兔的耐疲劳能力实验，并测定了心肌、肝、脑和骨骼肌组织中 LDH 活力、乳酸（LD）和 ATP 含量。结果显示，当为高原鼠兔股二头肌注射 1 ml 浓度为 1 mol/L 的 N-isopropyl oxamate 时，30 min 后血液中 N-isopropyl oxamate 浓度为 0.08 mmol/L；心肌中的 LDH、LD、ATP 抑制率分别达到 31.98%、20.90% 和 28.70%；肝中 LDH、LD、ATP 抑制率分别为 30.19%、32.22% 和 24.94%；脑中 LDH、LD、ATP 抑制率分别为 30.78%、46.47% 和 21.04%；骨骼肌中 LDH、LD 和 ATP 的抑制率分别为 37.12%、66.27% 和 32.42%。与空白组相比，实验组高原鼠兔游泳时间显著性下降，心脏、肝、脑、骨骼肌中的 LDH、LD 和 ATP 均显著下降。因此，实验组高原鼠兔抗疲劳能力显著降低，主要是由于 LDH-C4 酶活力被抑制后，导致了骨骼肌无氧糖酵解水平降低和 ATP 生成量减小，也可能与心肌、肝、脑组织中无氧糖酵解水平降低和 ATP 生成量减少有关。

根据高原鼠兔 *ldh-c* 基因的 mRNA 序列，应用基因沉默的方法设计、合成了两对特异性沉默 *ldh-c* 基因的 siRNA-*ldh-c* 并组合包装在同一腺病毒中，在肌内注射 5 d 后，检测了高原鼠兔的耐疲劳能力。结果显示，与空白对照组相比，*ldh-c* 基因沉默组耐疲劳能力显著下降，肌肉组织中，*ldh-c* 基因在 mRNA 和蛋白水平的表达显著下降，分别下降了 82.18% 和 82.29%，组织中 LDH 总活力、LD 和 ATP 含量分别下降了 28.21%、48.38% 及 27.88%。精子主要靠无氧糖酵解供能，当精子线粒体呼吸链上的细胞色素氧化酶活性被抑制时，精子 ATP 含量及其运动不受影响，但当精子中 LDH-C4 的活力被抑制时，精子 ATP 含量和运动能力显著下降，说明精子运动的能量主要依赖于 LDH-C4 催化的无氧糖酵解反应[27,28]。因此，*ldh-c* 基因在高原鼠兔骨骼肌中表达，提高了骨骼肌中无氧糖酵解的速度与水平，为高原鼠兔的快速运动提供部分 ATP。

总之，*ldh-c* 基因在高原鼠兔体细胞中表达，有利于催化丙酮酸转化为乳酸，加速无氧糖酵解过程，为生命活动提供部分 ATP，减小了机体在低氧环境中对氧气的依赖，增强了其对低氧环境的适应能力。

五、抵御紫外线辐射

高原环境中紫外线辐射强度强、辐射时间长，而在此环境下长期生存的高原鼠兔需适应高原环境的紫外线辐射。对生活在青藏高原的藏羚羊和高原鼠兔的基因组扫描发现，DNA 修复、核酸剪切修复及调节应对外界刺激的相关基因发生平行性进化，而色素代谢过程、黑色素体、色素沉淀和色素粒的相关基因在鼠兔中发生显著的表达上调。因此，高原鼠兔可能通过体色的改变防止辐射伤害自身细胞以及增强自身修复功能，保证功能的完整性。

聚类在 ATP 酶和血液血管生成的基因显示了显著的定向选择信号，以应对极端的低温和低氧环境。对于高原土著哺乳动物来说，持续高水平的紫外线辐射会增强活性氧（reactive oxygen species，ROS）的形成，从而导致 DNA 的有害突变，破坏其正常功能的发挥。对高原土著哺乳动物的研究却发现这方面的基因受到了适应性进化，比如对藏羚羊、美国鼠兔、藏猪和牦牛的研究发现，它们的 DNA 修复相关的基因显示了显著的定向选择信号，从而应答高原高水平的紫外线辐射。在这些研究中，被识别的一些基因（*Alkbh3*、*Men1*、*Polk*、*Nbn* 等）与单链或者双链的 DNA 破坏修复有关。*Alkbh3*、*Men1* 和 *Mylk2* 在高原土著哺乳动物中显示了显著的平行进化信号。*Alkbh3* 编码加双氧酶，在单链 DNA 的修复中发挥作用，与烷基化 DNA 修复有关。*Men1* 基因同样在 DNA 修复中发挥作用，平行进化发生在高原鼠兔氨基酸序列的第 28 位上。该位点位于 MEN1 蛋白的亮氨酸拉链结构域和转录因子结合区（*JunD* 结合区），从亲水性的甘氨酸（Gly）变为疏水性的丙氨酸（Ala）。这个残基位于 α 螺旋结构域，与其他氨基酸的联系比较松散。这种亲水性和蛋白结构的改变潜在地增强了 JunD 蛋白的结合能力，从而改善高原鼠兔 *Men1* 目的基因的转录效率，提高它们抵御紫外线辐射损伤的能力。尽管 *Alkbh3* 和 *Men1* 基因都与修复有关，但它们在不同类型的损伤修复中发挥作用，前者处理烷基化单链 DNA 损伤，后者则偏向 DNA 交联修复。

高原鼠兔平行进化位点发生在 *Mylk2* 基因的第 130 位，该位点位于酰胺化位点中，从亲水性的赖氨酸（Lys）变为强亲水性的精氨酸。*Mylk2*

基因编码骨骼肌特异性的肌球蛋白异构体 2，对内皮组织的渗透性发挥作用。研究表明，*Mylk2* 基因的突变与人类的心血管疾病有关。高原鼠兔平行改变潜在地增强心脏和血管的渗透性，从而提高氧运输到肌肉的效率，补充低氧中的能耗。*Mylk2* 基因在高原哺乳动物中经历了适应性进化。*Mylk2* 基因也可能是高原动物适应高原过程中的一个频繁的选择对象。平行进化可能解释部分高原适应机制，定向选择同样在这个过程中发挥作用。

高原鼠兔的 *Eief2b4* 基因上有 3 个定向选择信号（119、251 和 317），其中第 251 位点和第 317 位点发生了极性改变：第 251 号氨基酸从极性的天冬氨酸（Asn）变为非极性的丙氨酸（Ala）；第 317 号氨基酸从极性的丝氨酸（Ser）变为非极性的缬氨酸（Val）。而第 119 号残基邻近预测的 N 端豆蔻酰化位点，第 251 号残基则位于 α 螺旋内部，与其他氨基酸的联系较为紧密。极性和氨基酸结构的改变可能影响 *Eief2b4* 基因的功能或结构，从而影响在真核启动因子 2 中 GDP 和 GTP 的转换。研究表明，*Eief2b4* 基因的突变与线粒体的功能有关，而且与脑白质消失病变的形成有关。因为大脑是一个高能耗的器官，高原鼠兔中修正的 *Eief2b4* 基因潜在地有利于提高能量的利用效率，从而对低氧供形成一种补偿。

Agt 基因的第 216 号残基在高原鼠兔中经历了定向选择，使一个弱亲水性的甘氨酸（Gly）转变为强亲水性的组氨酸（His）。有趣的是，在不同纬度的人群中，该基因突变（M235T）的频率随着纬度的升高而增加，表明该突变与北方的寒冷气候有关。*Agt* 基因编码血管紧张肽原前体，它的产物（血管紧张肽）在调节血压、血管阻力和电解质平衡方面发挥着重要的作用。该基因上的突变可能有助于改善高原鼠兔血液循环，增加氧气的运输效率，以抵御低氧和寒冷。修正的 *Agt* 基因同样会影响下游的基因和通路，以增加极端环境适应的有效性。*Ca4* 基因编码碳酸酐酶 4，主要在肺部毛细血管和远端肾小管的腔表面表达，催化可逆性的 CO_2 水合过程，从而影响 pH 的平衡。碳酸酐酶 4 是一种低氧诱导酶，它的表达可以作为低氧肿瘤细胞的生物标签。而该基因的第 243 号残基从强亲水性的谷氨酰胺（Gln）转变为弱亲水性的丝氨酸（Ser），可能会改变腔液环境的最适 pH，从而改进高原鼠兔毛细血管中氧气的运输和卸载。

Nbn 和 *Polk* 基因同样在高原鼠兔中显示了显著的定向选择信号。在 *Nbn* 基因中，第 431 号残基从极性的亮氨酸（Leu）转变为非极性的甘氨酸（Gly）。*Nbn* 基因编码产物与 DNA 的双链破坏修复有关，激活 DNA 损伤还原机制。因此，修正的 *Nbn* 基因能潜在地增强修复 DNA 双链损伤的能力，从而在强紫外线辐射中维持高原鼠兔遗传信息的完整性。*Polk* 基因编码 DNA 指导的聚合酶 10，特异性地参与 DNA 修复过程。定向选择残基（306T）位于 UmuC 结构域中，且包含在一个 N 端豆蔻化位点中。*Polk* 的 UmuC 结构域保证 DNA 在损伤的情况下继续复制，从而阻止了损伤 DNA 致命性的复制中断。在高原环境中，突变的 *Polk* 基因可能能够有效地使复制叉免于 DNA 损伤，保证 DNA 复制的连续性，从而增强高原鼠兔在紫外线辐射后的 DNA 修复能力。突变有害性和跨膜结构域分析表明，除了 *Men1* 基因外，所有发生在定向选择或平行进化位点的氨基酸改变均未位于跨膜结构域中，且为可容忍突变，因而它们对蛋白功能没有预测的有害效应（表 7-3）。

总之，脂肪代谢、乙醇代谢、低氧适应、抗辐射、免疫适应、细胞凋亡、再生、生殖等相关的基因发生了适应性序列变化或者高表达，以适应高原的低氧、寒冷、强紫外线辐射等极端环境，其中低氧诱导因子 2α（*EPAS1*）首次在高原土著哺乳动物中被揭示发生了平行进化和高表达。通过高原鼠兔的驯养实验，发现与脂肪代谢、抗紫外线辐射和乙醇代谢相关的基因发生低表达，而与免疫适应和抗电离辐射相关的基因发生了高表达。表达模式的改变为高原鼠兔快速适应低海拔环境提供了保障。

六、代谢组学

代谢物是细胞代谢过程的终产物，其代谢水平可作为生物系统遗传或适应的最终反映。心肌组织只要进行有氧代谢，需氧和耗氧量就大，而机体是否有充足的氧气获得，能否有效获得氧气，不仅与呼吸系统紧密相关，而且与心肌结构和功能有关。高原鼠兔长期暴露在低氧环境，可以诱导心肺的高原适应性变化，以确保在有限的氧气供应条件下足够的氧气摄入量和有效的氧气输送

表7-3　平行和定向选择位点突变有害性评估

分类	基因	长度	氨基酸取代	*P*值	跨膜结构域	有害性
平行基因	*alkbh3*	287	V113I	0.22	无	可容忍
	men1	616	G28A	–	无	–
	mylk2	596	K130R	0.65	无	可容忍
正向选择基因	*eif2b4*	521	Q119S	0.61	无	可容忍
	eif2b4	521	N251A	0.14	无	可容忍
	ca4	312	Q243S	0.19	无	可容忍
	agt	486	G216H	0.06	无	可容忍
	plok	871	T306G	0.68	无	可容忍
	nbn	761	L431G	0.34	无	可容忍

引自：周太成．高原土著动物适应性进化分子机制探讨［D］．昆明：云南大学，2015.

到组织，低氧适应的过程可能会反映在相关的代谢途径及其相关的代谢调节。

对比海拔4630 m和2600 m高原鼠兔心肌组织的研究发现，多种代谢物高表达，如乳酸等[29]。在高原低氧条件下，氧供应不足导致ATP减少，乳酸累积以及许多其他代谢产物改变。三羧酸循环中间产物（琥珀酸、延胡索酸）在高海拔（4630 m）高原鼠兔组含量是增高的，而且其有较高的VIP值（variable importance in the project），表明其在低氧适应的三羧酸循环中的重要性。缺氧可能会导致三羧酸循环通路阻塞，中间产物堆积，琥珀酸积累可能被认为是缺血/缺氧的代谢特征。在低氧条件下，琥珀酸代谢产物的积聚可以改善氧化还原状态，从而有助于对缺氧的适应。延胡索酸被认为通过*Nrf2*抗氧化通路激活具有心脏保护效应。

高海拔地区鼠兔脂肪酸中，如4-羟基丁酸、十五烷酸、2-油酸单甘油酯、2-羟基戊酸、棕榈油酸甲酯的含量大于生活区域海拔为2600 m的鼠兔，超过1.4倍，提示高海拔地区鼠兔脂肪代谢可能增强。心肌细胞的供能依赖于脂肪酸氧化所产生的能量，脂肪酸氧化需要消耗更多的氧气。有些研究表明，高原鼠兔进化已经具有高静止代谢率（resting metabolic rate，RMR）等的低氧适应机制，而且有较低的耗氧率，2-羟基戊酸、十五烷酸、4-羟基丁酸酯的AUC：ROC曲线下面积（area under the ROC curve，AUC）分别为0.96、0.92和0.92，在慢性缺氧条件下，这些脂肪酸的增加可能改善、缓解能量的缺乏（表7-4、图7-9）。

氧化应激可能会导致未能捕获电子产生，进而产生大量的氧自由基，对机体造成损伤。谷胱甘肽（glutathione，GSH）在细胞氧化还原调节和抗氧化保护中起关键作用。对高原鼠兔的研究发现，海拔4630 m鼠兔比海拔2600 m鼠兔GSH高。β羟丁酸是胱硫醚——半胱氨酸的代谢产物，所以β羟丁酸的增加可能与GSH的变化有关。海拔4630 m鼠兔较海拔2600 m鼠兔蛋氨酸和牛磺酸的代谢水平增加。牛磺酸是半胱氨酸的代谢产物，在体内以游离形态存在，具有抗氧化、调节渗透压、调节胆汁酸结合、离子运动和神经传递的功能，其中血细胞的抗氧化作用能够使组织免受氧化基与自由基的损伤。在海拔4630 m鼠兔组织中发现较高的代谢产物有肌氨酸、海藻糖、酪氨酸和3,5-羟基苯甘氨酸。海藻糖在自然界广泛存在，在哺乳动物中发挥抗氧化损伤的作用，能够降低紫外线辐射的损伤以及保护由活性氧和氮自由基而改变的角膜光学系统；酪氨酸是人体必需氨基酸，在缺氧或寒冷的环境时，补充酪氨酸可以提高生物机体的认知功能，高原鼠兔有比较高的警觉性和灵敏度，可能与酪氨酸的增加有关。有研究发现，高原鼠兔肌苷水平高于低海拔地区鼠兔，可能因为肌苷参与机体的物质代谢与能量代谢，提高机体ATP的水平，并参与蛋白质合成，因此这可能是高原鼠兔低氧适应的机制之一。

表7-4　海拔4630 m组和海拔2600 m组差异代谢物比较AUC值结果一览表

代谢物		AUC	TPR	FPR
中文名	英文名			
肌氨酸	sarcosine	1	1	0
酒石酸	tartaric acid	1	1	0
酪氨酸	tyrosine	0.96	1	0.2
β 羟丁酸	β-hydroxybutyric acid	0.96	1	0.2
3,5- 二羟苯甘氨酸	3，5-dihydroxyphenylglycine	0.96	1	0.2
十五烷酸	pentadecanoic acid	0.92	1	0.2
4- 羟基丁酸	4-hydroxybutyrate	0.92	0.8	0
瓜氨酸	citnulline	0.88	0.8	0
谷胱甘肽	glutathione	0.88	1	0.4
肌醇	myoinositol	0.88	1	0.2
核糖	ribose	0.88	1	0.2
牛磺酸	taurine	0.88	1	0.4
海藻糖 -6- 磷酸	trehalose-6-phosphate	0.88	1	0.4
乳酸	lactic acid	0.84	1	0.4
延胡索酸	fumaric acid	0.8	1	0.2
蛋氨酸	methionine	0.8	0.8	0
琥珀酸	succinic acid	0.8	1	0.4
棕榈油酸甲酯	methyl palmitoleate	0.76	0.8	0.2
谷固醇	sitosterol	0.76	1	0.6

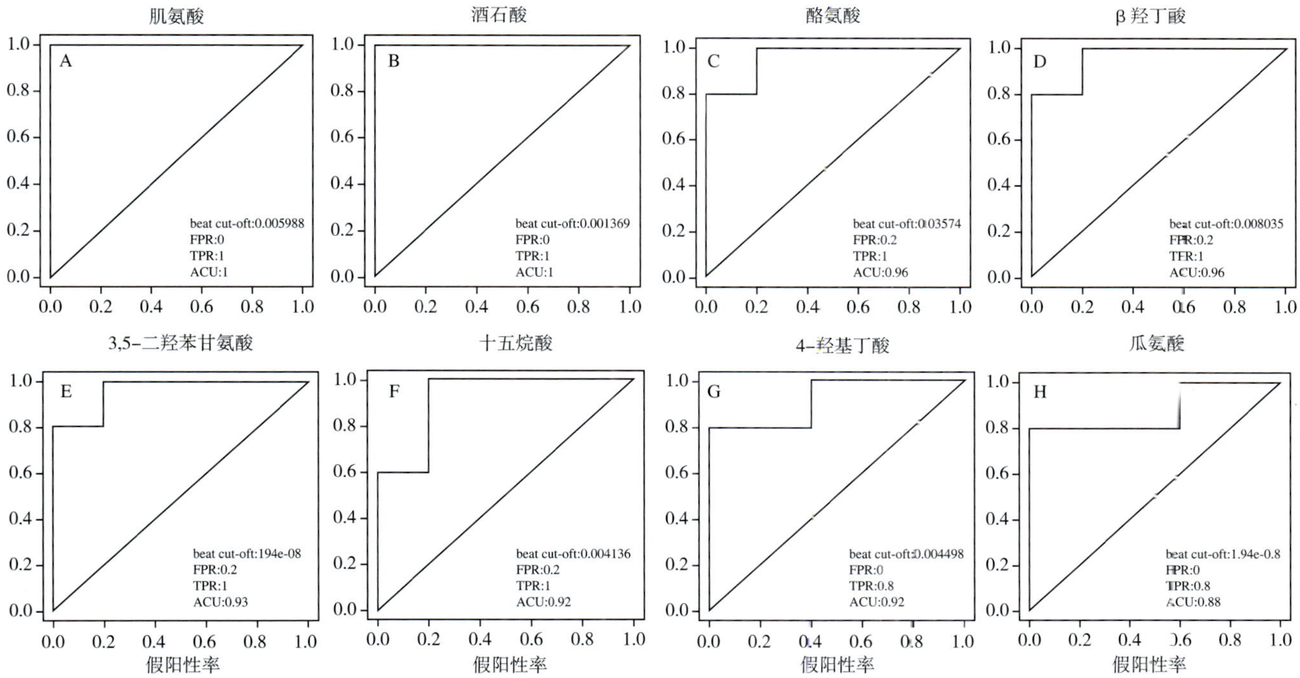

图 7-9　部分具有较高 AUC 值代谢物 ROC 图

引自：Cao X F，Bai Z Z，Ma L，et al. Metabolic alterations of qinghai-Tibet Plateau Pikas in adaptation to high altitude. High Altitude Medicine & Biology，2017，18（3）：219-225.

第五节　高原鼠兔脂肪代谢与抗寒机制

生物体内存在两种类型的脂肪组织，即白色脂肪和棕色脂肪。白色脂肪组织在机体内广泛存在，来源于 Myf5 阴性祖细胞系，在形态上表现为圆形的单个大脂滴，线粒体含量少。白色脂肪组织作为生物体最大的“能源储存库”，主要功能是以甘油三酯的形式储存能量并及时进行能量补给，同时还分泌大量细胞因子和脂肪因子，调节机体生理功能。此外，白色脂肪组织还具有支持填充、保护内脏、维持体温的作用。棕色脂肪组织来源于 Myf5 阳性细胞系，与骨骼肌同源，含有丰富的线粒体及少量由多个腔室组成的脂滴。白色脂肪组织主要参与能量的储存，而棕色脂肪组织参与能量消耗和产热作用。这两类组织具备自身特有的组织结构及基因表达特征，虽然最新的发现证实有中间表型的脂肪组织（“棕色化”或“米色化”）的存在。在分类方面，根据脂肪的解剖位置和功能差异，白色脂肪组织可以进一步被细分为内脏和皮下脂肪，前者分布在腹股沟区、大网膜、脊柱旁、腰腹部等，后者则包裹在器官周围。然而，棕色脂肪组织主要分布在啮齿类动物的肩胛间区、颈部、锁骨上、纵隔、腋窝、肾周肩胛间区。在功能上，白色脂肪组织主要以甘油三酯的形式储存能量。棕色脂肪组织主要依靠线粒体膜上解偶联蛋白（UCP-1）的解偶联作用，将电子传递链上的质子从 ATP 合成酶中以产热的方式释放出来，而并不合成 ATP 的能量货币形式。

高原鼠兔经过自然选择的进化过程，在高寒低氧环境中表现出明显的高静止代谢率（RMR）、非颤抖产热（non-shivering thermogenesis，NST）及较高的氧利用率。这种显著的特征使它更有利于在高寒环境中维持正常的体温及能量代谢，以适应高寒低氧的环境。瘦素（leptin）是由肥胖基因（*ob* 基因）编码、脂肪细胞分泌的一种多肽激素，是抑制肥胖症的主要物质。*ob* 基因在小鼠中定位于 6 号染色体，而在人类细胞中则分布于 7 号染色体。瘦素的分泌和表达受众多因素的影响，其中低氧可诱导瘦素的高表达。而瘦素的高表达可促使机体产热增加，以利于其适应寒冷环境。因此瘦素在机体的能量平衡中发挥重要的作用。高原鼠兔在能量代谢方面具有如此显著的变化，而瘦素的表达又与能量动态平衡有着密切的关联。因此，高原鼠兔体内瘦素是否在低温、低氧的高原环境下发生了敏感性和功能变化，国内外学者对高原鼠兔瘦素蛋白的适应性功能进化做了相应的研究，发现高原鼠兔的瘦素变异比较大，与兔系谱分离之后，其瘦素蛋白产生了加速进化，从而提高其在压力环境下生存的适合度。随着海拔的增加，缺氧加重，环境温度降低，高原鼠兔体温与外环境的温度梯度增加，为维持高海拔环境下的正常生存，高原鼠兔必须要增加其能量及产热，以维持正常的物理活动及代谢率。高原鼠兔通过 *ob* 基因的不同表达来实现对能量的需求。随着海拔高度的增加，*ob* 基因 mRNA 表达量增加，且在脑、心脏、肺、肝、脾、肾、骨骼肌和脂肪组织中均有表达，其中以白色脂肪组织中的表达量最多 [30]。这种多组织表达特征可能对于维持体内瘦素的高水平起到调节作用，对于高原鼠兔适应高寒低氧的青藏高原环境具有重要的生态学意义。

将高原鼠兔放在 5 ～ 6 ℃的外界环境温度，每日 4 h，共 15 d 的间歇性冷暴露（intermittent cold exposure，ICE）处理后，暴露组食物摄入量逐渐增加，从最初的第 2 天开始，直到第 9 天持续增加，第 10 天开始直到第 11 天没有变化，第 12 天之后又回到了实验刚开始的水平，这一结果与其他啮齿类动物（如大鼠、小鼠等）的研究结果是一致的（图 7-10）。实验组动物尽管提高了食物的摄入量，但是其体重变化并不是很大。

同时，将实验组和对照组动物的脂肪含量做比较，研究发现，实验组高原鼠兔的皮下脂肪含量并没有受到间歇性冷暴露的影响，但是内脏脂肪含量却发生了变化，在心脏周围分布的脂肪重量显著增加，而且腹腔内脏周围的大网膜脂肪重量趋向于增加（表 7-5），结果无显著性差异。同时，测定血液脂肪代谢的指标发现，实验组高原鼠兔的甘油三酯（TG）、葡萄糖没有变化，同时血清瘦素（leptin）的含量也未受到间歇性冷暴露的影响而发生改变（表 7-6）。

在对不同季节高原鼠兔脂肪组织的研究中发现，冬季高原鼠兔白色脂肪明显减少，而棕色脂肪明显增加，但体重保持相对稳定。从两种脂肪

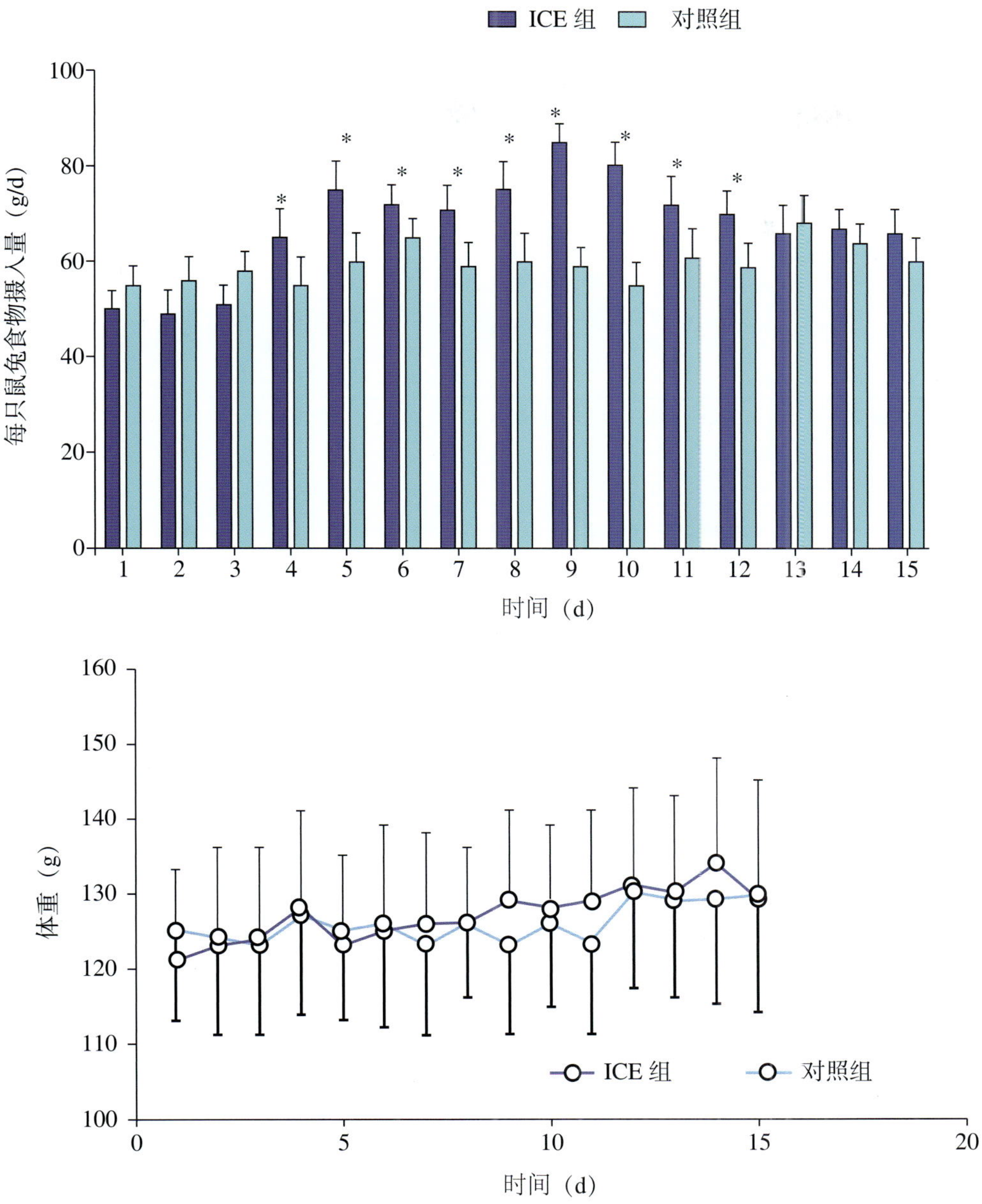

图 7-10　间歇性冷暴露（ICE）处理后鼠兔进食量和体重的变化

引自：白振忠 . 高原鼠兔对缺氧、寒冷极端高原环境适应的分子机制研究［D］. 西宁：青海大学，2015.

表7-5　ICE组与对照组高原鼠兔脂肪重量和血清中代谢物浓度的比较

	ICE组（$n=10$）	对照组（$n=10$）	P
重量（g）	142.2 ± 16.3	150.7±16.4	0.77
皮下脂肪（mg）	329.8±31.3	329.9±29.5	0.97
内脏脂肪			
心脏周围脂肪（mg）	66.2±6.0*	49.7±6.2	＜0.001
大网膜脂肪（mg）	126.5±6.7	120.6±10.0	0.18
心搏（次 / 分）	308.3±27.1	320.6±28.6	0.08

注：*. 实验组与对照组之间参数有差异（$P<0.05$）

引自：白振忠 . 高原鼠兔对缺氧、寒冷极端高原环境适应的分子机制研究［D］. 西宁：青海大学，2015.

组织大体标本可以看出，冬季组白色脂肪颜色由白色变为浅褐色，同时冬季组棕色脂肪颜色加深，体积增大，含量增多（图 7-11）。

在使用间歇性冷暴露考量高原鼠兔的白色脂肪的变化时，高原鼠兔间歇性冷暴露 15 d 后，发现间歇性冷暴露的鼠兔和未处理鼠兔的皮下脂肪

表7-6 ICE组与对照组高原鼠兔血清代谢物参数比较

	ICE组（$n=10$）	对照组（$n=10$）	P
血清葡萄糖（mmol/L）	6.7±1.2	6.85±2.1	0.35
血清甘油三酯（mmol/L）	1.5±0.7	1.4±0.4	0.17
瘦素（U/dl）	5.3±1.2	5.5±1.9	0.36

引自：白振忠 . 高原鼠兔对缺氧、寒冷极端高原环境适应的分子机制研究［D］. 西宁：青海大学，2015.

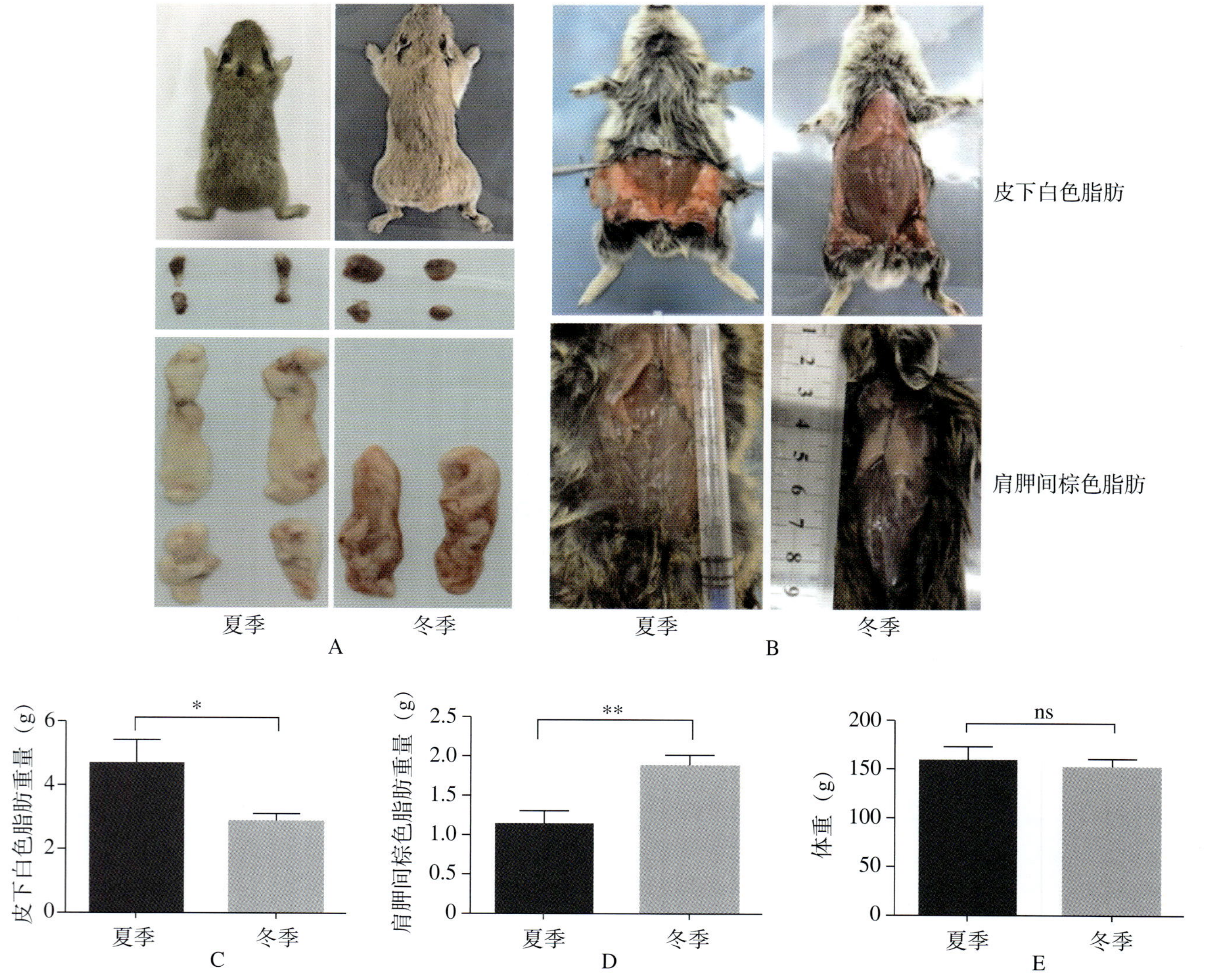

图 7-11 不同季节高原鼠兔体重、皮下白色脂肪与肩胛间棕色脂肪的重量比较

A. 夏季组和冬季组鼠兔身体形态和脂肪形态；B. 夏季组和冬季组鼠兔皮下及肩胛间脂肪形态；C. 皮下脂肪重量；D. 肩胛间棕色脂肪重量；E. 体重

夏季与冬季组间差异：*. $P<0.05$；**. $P<0.01$；ns. 无差异

引自：Li J，Yang Q，Bai Z，et al. Chronic cold exposure results in subcutaneous adipose tissue browning and altered global metabolism in Qinghai-Tibetan plateau pika（Ochotona curzoniae）. Biochem Biophys Res Commun，2018，500（2）：117-123.

和腹腔大网膜脂肪总重量并没有差异（图 7-12），但间歇性冷暴露组的高原鼠兔其心脏周围内脏脂肪重量显著增加。

上述对间歇性冷暴露组高原鼠兔和对照组高原鼠兔心包周围的脂肪进行了苏木精 - 伊红染色的形态学观察，结果发现高原鼠兔的脂肪细胞体积变小，同时表现出“棕色变”的形态学特征，这些细胞的细胞质含量增加且细胞中脂滴变小（图 7-13）。而另一项研究同样发现同海拔高原鼠兔同一部位脂肪组织在冬季白色脂肪体积减小，细胞核增加，染色加深，而棕色脂肪在体积减小的同时出现更多腔室，细胞核显著增加，细胞质增多，染色明显加深（图 7-14）。

UCP-1 位于线粒体内膜上，是米色脂肪细胞和

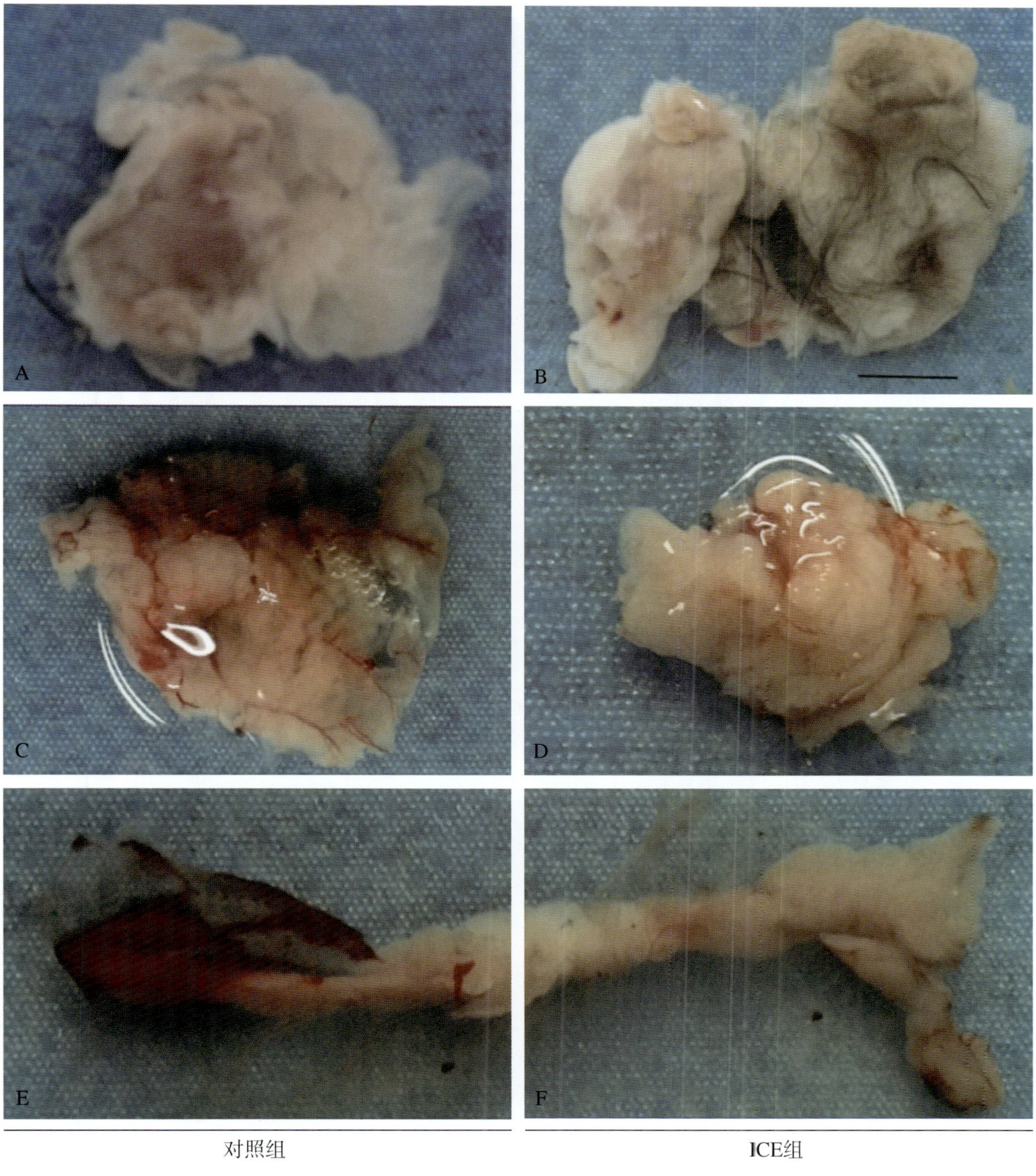

图 7-12 ICE 处理后高原鼠兔皮下脂肪和内脏脂肪含量的变化

A. 对照组鼠兔皮下脂肪；B. ICE 组鼠兔皮下脂肪；C. 对照组鼠兔心脏周围内脏脂肪；D. ICE 组鼠兔心脏周围内脏脂肪；E. 对照组鼠兔大网膜周围内脏脂肪；F. ICE 组鼠兔大网膜周围内脏脂肪；G. 皮下和内脏脂肪含量定量比较

引自：白振忠．高原鼠兔对缺氧、寒冷极端高原环境适应的分子机制研究［D］．西宁：青海大学，2015.

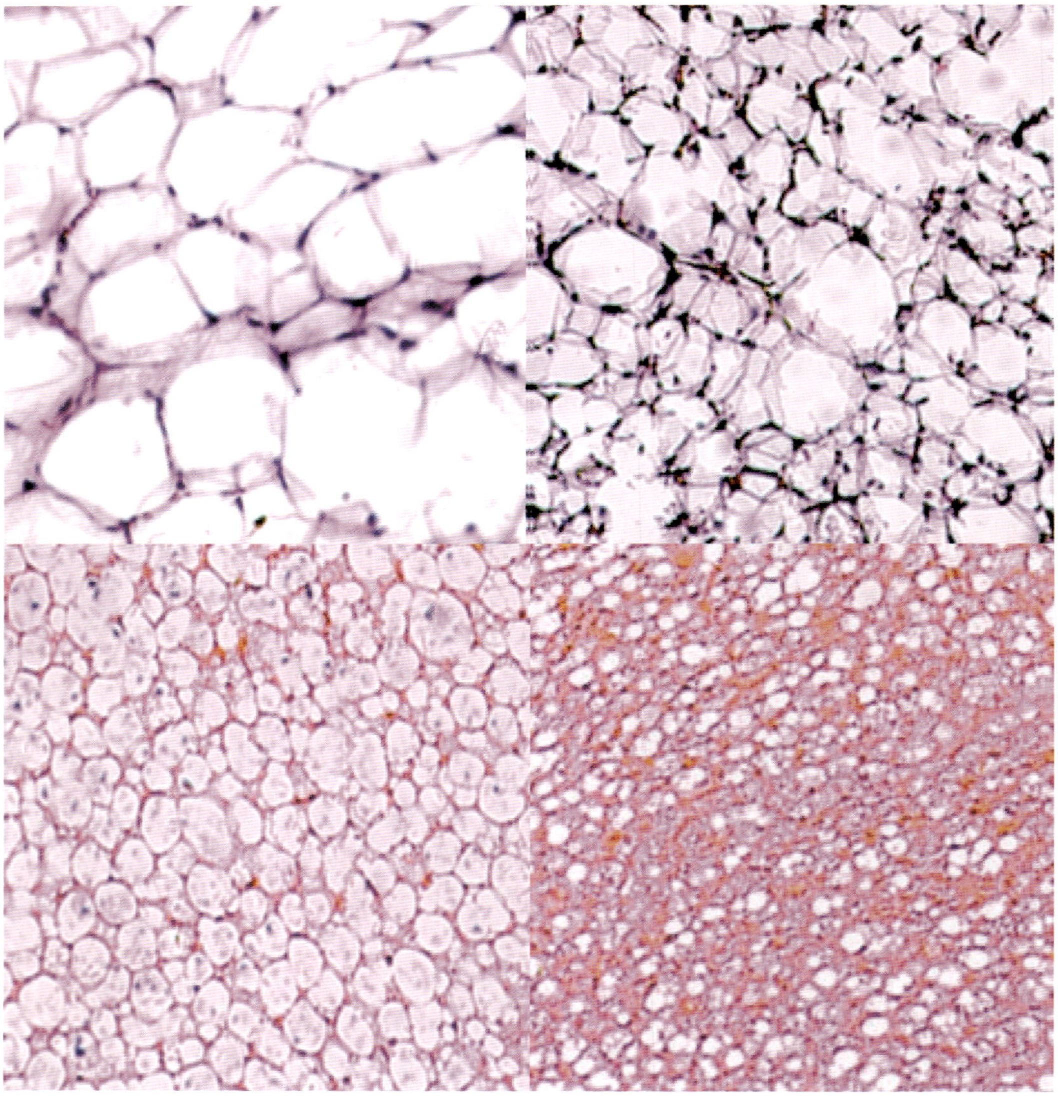

图 7-13　冬季与夏季鼠兔脂肪组织比较图

引自：Li J , Yang Q , Bai Z , et al. Chronic cold exposure results in subcutaneous adipose tissue browning and alteredglobal metabolism in Qinghai-Tibetan plateau pika（Ochotona curzoniae）. Biochem Biophys Res Commun，2018，500（2）：117-123.

棕色脂肪细胞独特的基因，是一种产热蛋白。在激活状态下，*UCP-1* 参与线粒体解偶联氧化呼吸作用。将线粒体内膜上的 H 质子转移至外膜，通过内、外膜间的质子梯度，将化学能以热量的形式传递出来，从而增加产热，维持体温，保持机体能量代谢平衡。*UCP-1* 对于白色脂肪棕色化及棕色脂肪的功能调节具有重要意义 [31]。*UCP-1* 是棕色脂肪组织生理性产热调节的中心，*UCP-1* 基因水平的调节对其含量和棕色脂肪组织（brown adipose tissue，BAT）产热能力起决定性作用。*UCP-1* 受多种因子调控，有研究者认为促进其表达的因子，也有可调控棕色化过程和代谢的功能，但只有少数调控 *UCP-1* 的转录因子是棕色脂肪细胞和米色脂肪细胞所特有的。寒冷刺激能够通过线粒体呼吸链内膜的 *UCP-1* 氧化磷酸化有效地激活人体的棕色脂肪组织，并通过非震颤性产热产生热量。有研究证明，体型偏胖的人比体型偏瘦的人棕色脂肪组织含量少。近年来发现，还有一种介于棕色脂肪组织和白色脂肪组织之间的脂肪组织，即米色脂肪组织，即所谓的白色脂肪“棕色化”。其来源于白色脂肪组织本身，尤其是皮下腹股沟区的白色脂肪组织。对其的发现是由于在白色脂肪组织中存在 *UCP-1* 阳性细胞。米色脂肪组织在形态上与棕色脂肪组织相似，高表达 *UCP-1* 阳性细胞，富含

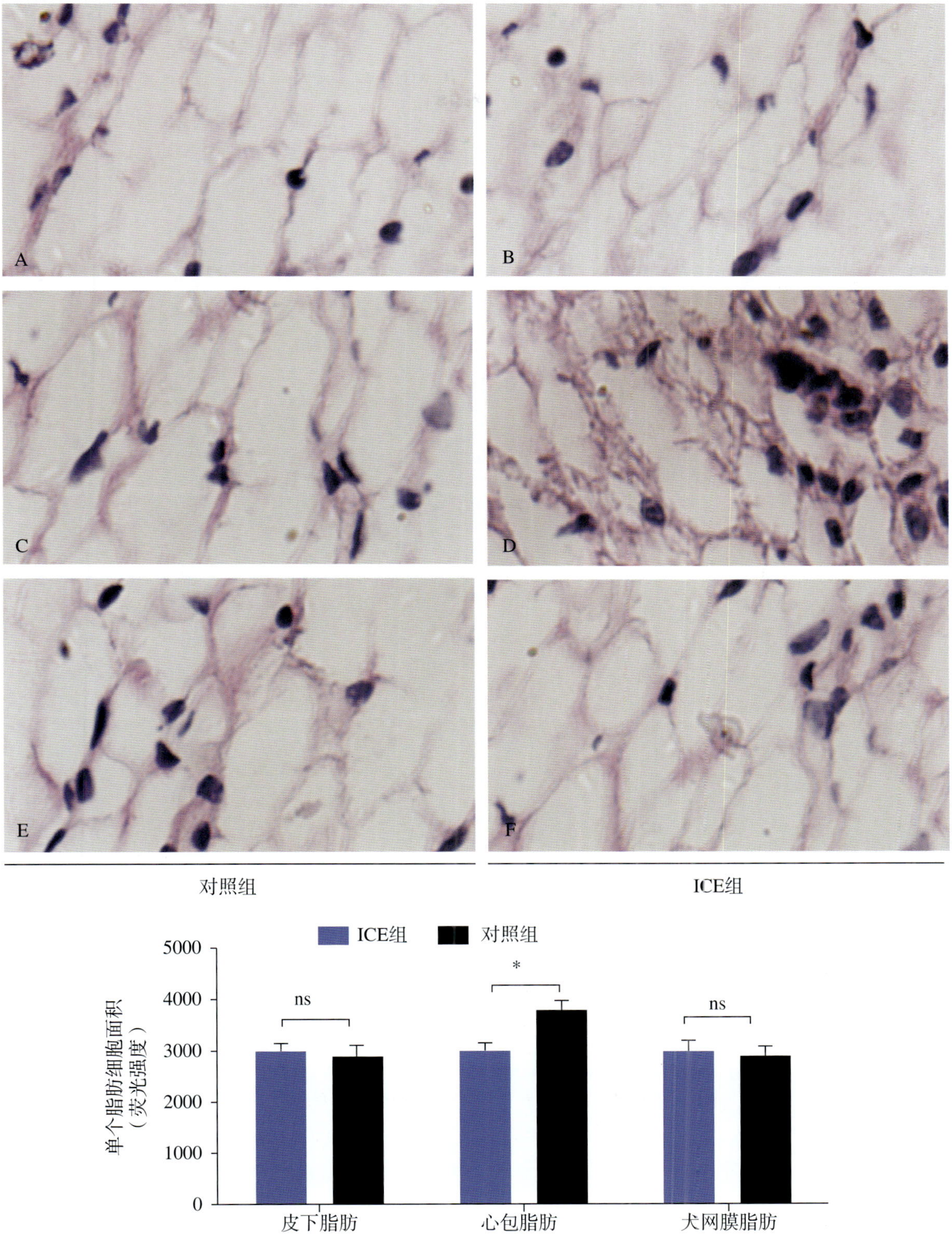

图 7-14　ICE 处理后鼠兔内脏脂肪白色脂肪的棕色化改变

A. 对照组鼠兔皮下脂肪；B. ICE 组鼠兔皮下脂肪；C. 对照组鼠兔心脏周围内脏脂肪；D. ICE 组鼠兔心脏周围内脏脂肪；E. 对照组鼠兔大网膜周围内脏脂肪；F. ICE 组鼠兔大网膜周围内脏脂肪；G.HE 染色脂肪细胞面积定量比较；*. $P < 0.05$；ns. 无显著性差异

引自：白振忠 . 高原鼠兔对缺氧、寒冷极端高原环境适应的分子机制研究［D］. 西宁：青海大学，2015.

大量线粒体，脂滴呈多腔室，并且表达棕色脂肪特异性基因，包括细胞死亡诱导的 DNA 片段因子 A（*Cidea*）、*UCP-1*、过氧化物酶体增殖物激活受体 γ 辅激活因子 1α（peroxisome proliferator-activated receptor γ coactivator 1α，PGC-1α）以及 PR 结合域蛋白 16（PRDM16）等。米色脂肪细胞在形态上以及产热基因的表达与棕色脂肪细胞十分相似，这类脂肪细胞也被称为诱导的棕色脂肪细胞。

间歇性冷暴露（ICE）处理高原鼠兔后，其心脏周围内脏脂肪表现出 *UCP-1* 荧光含量增高的改变，但是皮下和腹腔大网膜处脂肪细胞的 *UCP-1* 荧光含量没有发生改变，切片荧光染色结果如图 7-15 的 A-F 部分，而荧光强度定量比较结果见图 7-15G）。

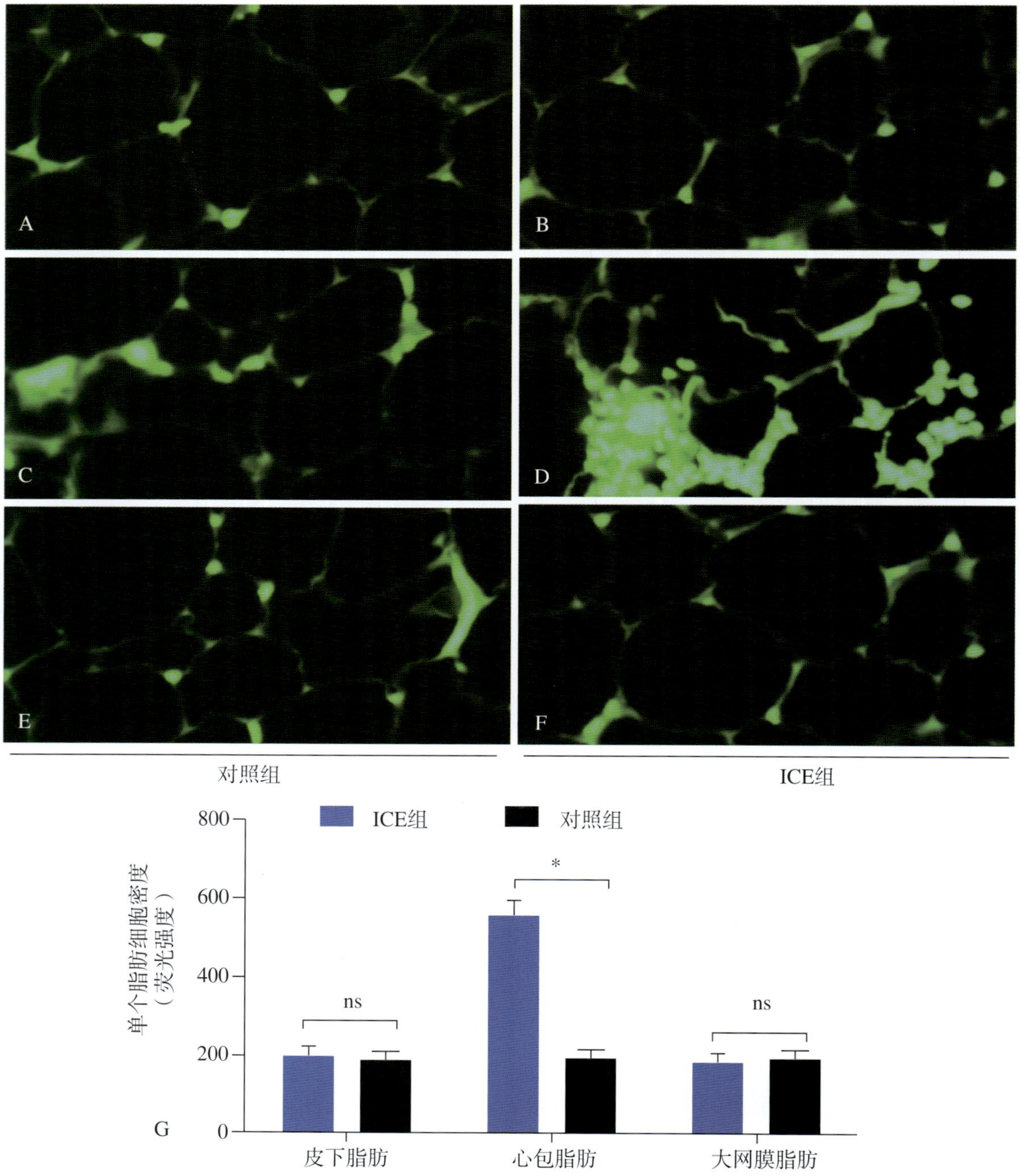

图 7-15 ICE 处理后高原鼠兔白色脂肪中 UCP-1 蛋白表达的改变

A. 对照组鼠兔皮下脂肪；B.ICE 组鼠兔皮下脂肪；C. 对照组鼠兔心脏周围内脏脂肪；D.ICE 组鼠兔心脏周围内脏脂肪；E. 对照组鼠兔大网膜周围内脏脂肪；F.ICE 组鼠兔大网膜周围内脏脂肪；G.UCP-1 荧光染色切片中单个脂肪细胞的面积量化；*. $P < 0.05$；ns. 无显著性差异

引自：白振忠 . 高原鼠兔对缺氧、寒冷极端高原环境适应的分子机制研究［D］. 西宁：青海大学，2015.

而对不同季节高原鼠兔的研究中，两种脂肪组织中棕色化标志性蛋白 UCP-1 在冬季组表达增加，提示白色脂肪“棕色化”及棕色脂肪在寒冷刺激下激活增加（图 7-16）。两种脂肪组织中棕色化标志性蛋白 UCP-1 在冬季组表达增加，绿色荧光明显加深。因此，白色脂肪“棕色化”及棕色脂肪在寒冷刺激下激活增加（图 7-17）。

对于高原鼠兔白色脂肪棕色化近几年有较多研究，棕色化选择性标记基因主要有 *UCP-1*、*PGC-1α*、*Dio-2* 及 *Cidea* 等。*PGC-1α* 作为间接转录调控因子，对线粒体的活化、组织适应性产热、糖代谢、脂肪代谢等一系列生理适应过程起重要作用。在线粒体含量丰富和氧化代谢旺盛的组织表达，尤其是棕色脂肪组织。*PGC-1α* 与转录因子作用，参与基因表达的调控，并能与某些核受体结合，参与生理性产热调控。有研究报道，*PGC-1α* 的活性受 AMP 活化的蛋白激酶和沉默信息调节因子 1（SIRT 1）磷酸化和乙酰化调控，慢性冷刺激可能是其活性改变的主要条件。因此国内学者对高原鼠兔进行间歇性冷暴露后用实时荧光定量 PCR 来测量间歇性冷暴露后心脏周围棕色化的白色脂肪组织，进行了筛选的棕色脂肪选择性标记基因（*UCP-1*、*PGC-1*、*Dio-2*、*Cidea*）和脂质生成分子标志物基因（*Cepb*、*Pparα*、*Fabp4*、*AdipoQ*）在 mRNA 表达水平的组间差异的比较。结果表明，在间歇性冷暴露处理组，棕色脂肪标志基因（*UCP-1*、*PGC-1*、*Dio-2*、*Cidea*）表达量较对照组明显增高（图 7-18）。同时，定量 PCR 结果显示，促脂肪分化以及脂肪代谢反应分子标志基因（*Cepb*、*Ppar*、*Fabp4*、*AdipoQ*）的表达

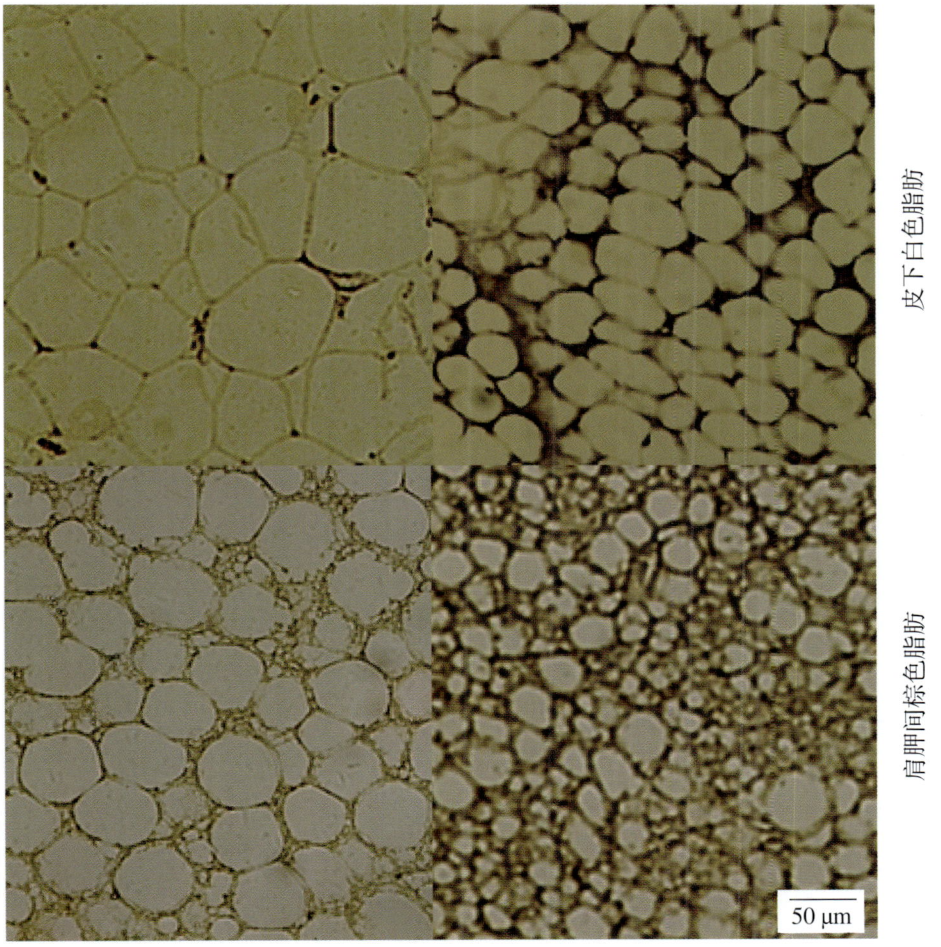

图 7-16　不同季节高原鼠兔白色脂肪棕色化 UCP-1 蛋白表达的改变

引自：Li J，Yang Q，Bai Z，et al. Chronic cold exposure results in subcutaneous adipose tissue browning and alteredglobal metabolism in Qinghai-Tibetan plateau pika（Ochotona curzoniae）. Biochem Biophys Res Commun，2018，500（2）：117-123.

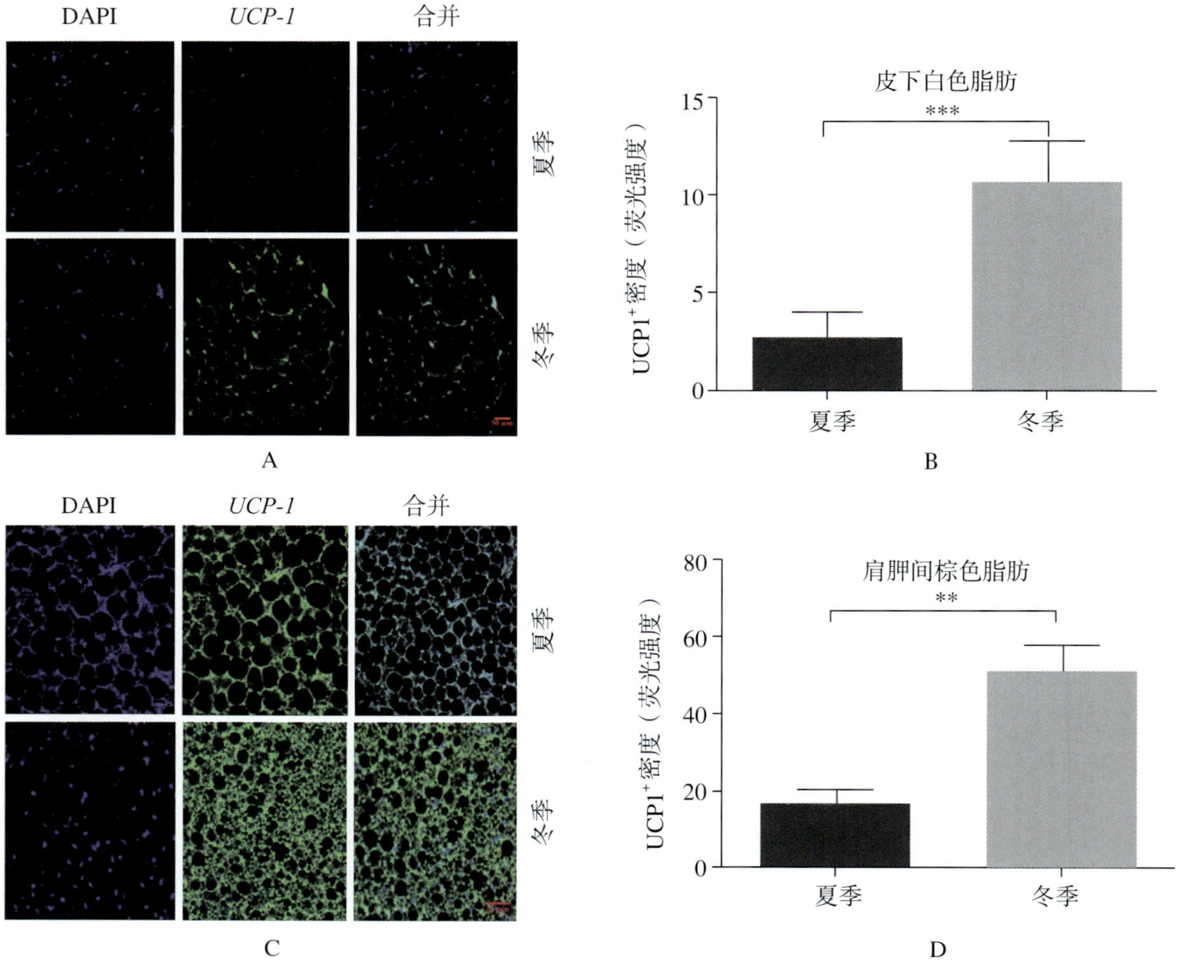

图 7-17 激光共聚焦考察不同季节高原鼠兔白色脂肪棕色化 UCP-1 蛋白表达的改变

A. 免疫荧光图像显示皮下白色脂肪中 UCP-1 的表达（绿色），细胞核用 DAPI 染色（蓝色），标尺：50 μm；B. 免疫荧光分析皮下白色脂肪中 UCP-1 的表达；C. 免疫荧光显示肩胛间棕色脂肪的 UCP-1 表达（绿色），细胞核用 DAPI 染色（蓝色），标尺：20 μm；D. 免疫荧光分析肩胛间棕色脂肪中 UCP-1 的表达；**. $P < 0.01$；***. $P < 0.001$

引自：Li J，Yang Q，Bai Z，et al. Chronic cold exposure results in subcutaneous adipose tissue browning and alteredglobal metabolism in Qinghai-Tibetan plateau pika（Ochotona curzoniae）. Biochem Biophys Res Commun，2018，500（2）：117-123.

量显著增高。除此之外，免疫印迹结果也显示，心脏周围脂肪组织中 *UCP-1* 和 *PGC-1* 基因的蛋白质表达也是增加的。

与棕色化（*UCP-1*、*PGC-1α*、*PRDM16*、*Dio2*、*ZFP516*）及线粒体活性相关（*Cox-8*、*ATP-5a*）的基因在冬季组的脂肪组织中表达增加（图 7-19）。在寒冷刺激条件下，白色脂肪出现棕色化，与此同时，棕色脂肪活性增加。寒冷刺激促使两种脂肪组织线粒体活性增加，导致产热能力增强。

在慢性寒冷刺激后，两种脂肪组织的结构发生了很大变化。细胞结构中线粒体含量增加，细胞体积变小，同时血管密度增加。脂肪细胞的变化提示：棕色脂肪组织活性增强，线粒体活性增加，同时白色脂肪组织在寒冷刺激下发生棕色化（图 7-20）。

棕色脂肪的代谢活跃能力来自于线粒体的分子活性明显增高，比较间歇性冷暴露组和对照组实验动物的心脏周围的棕色化脂肪细胞线粒体复合物编码基因（*NDFU-1* 和 *Cox-8*、*ATP5a*）mRNA 表达水平，结果显示，间歇性冷暴露组的线粒体复合物编码基因（*NDFU-1* 和 *Cox-8*、*ATP5a*）mRNA 表达显著增高（图 7-21）。提示在长期进化过程中，生活在高原寒冷地区的生物形

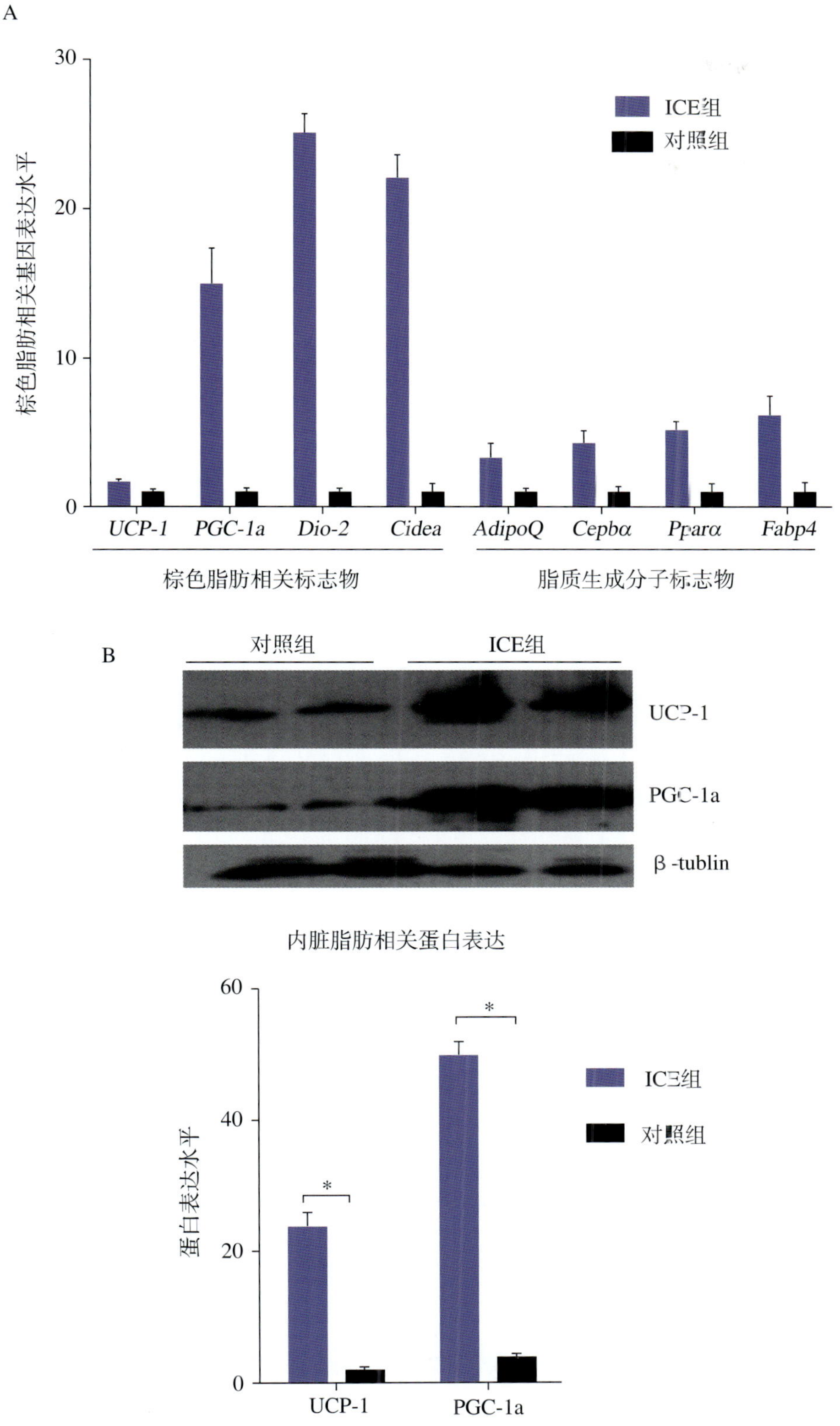

图 7-18　ICE 处理后高原鼠兔内脏脂肪中棕色脂肪和脂质生成基因的变化

A. 棕色脂肪选择性标记基因和脂质生成分子标志物基因 mRNA 表达水平；B. 内脏脂肪相关蛋白表达；C. 内脏脂肪相关蛋白表达水平分析；*. $P < 0.05$

引自：白振忠，高原鼠兔对缺氧、寒冷极端高原环境适应的分子机制研究［D］. 西宁：青海大学，2015.

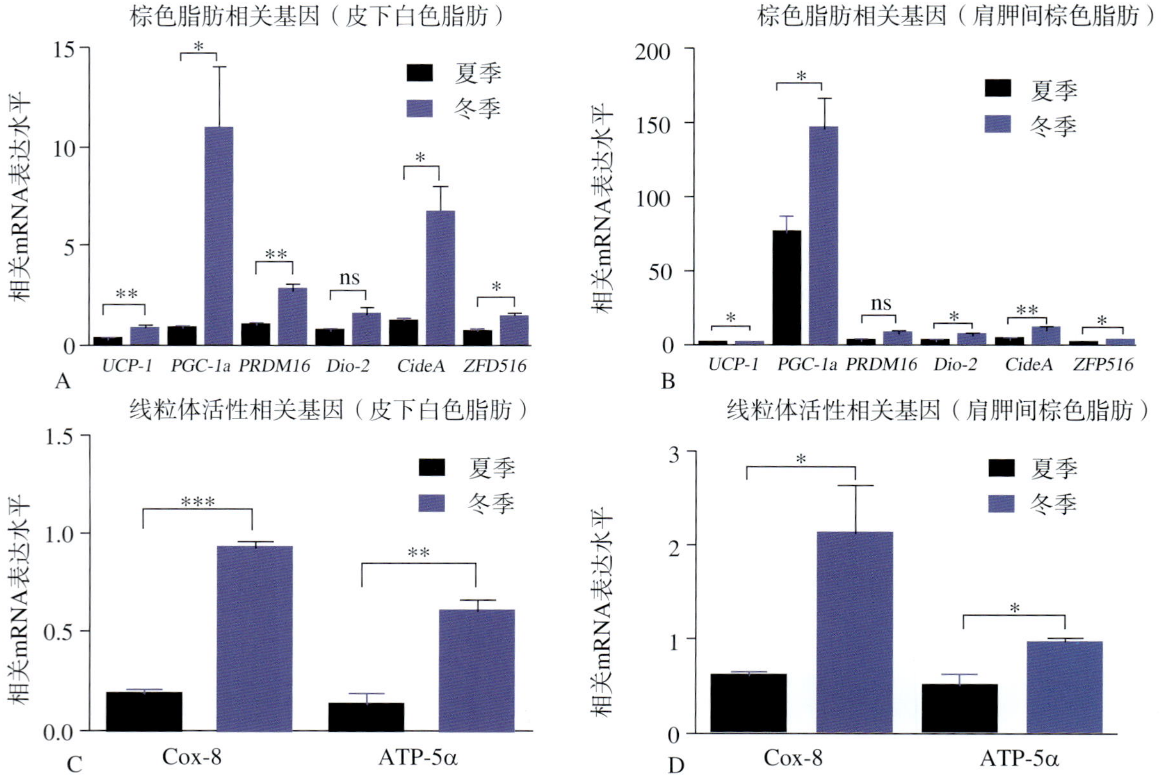

图 7-19　棕色化及线粒体活性相关基因在两种组织中的表达

A. 棕色脂肪相关基因在皮下白色脂肪 mRNA 表达水平；B. 棕色脂肪相关基因在肩胛间棕色脂肪 mRNA 表达水平；C. 线粒体活性相关基因在皮下白色脂肪 mRNA 表达水平；D. 线粒体活性相关基因在肩胛间棕色脂肪 mRNA 表达水平；*. $P < 0.05$；**. $P < 0.01$；***. $P < 0.001$

引自：白振忠 . 高原鼠兔对缺氧、寒冷极端高原环境适应的分子机制研究［D］. 西宁：青海大学，2015.

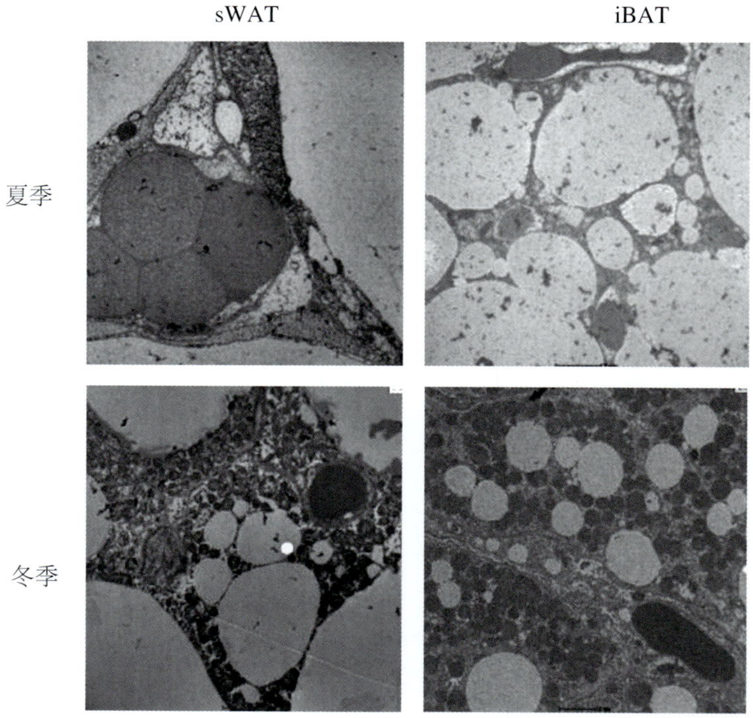

图 7-20　不同季节两种脂肪组织电镜下结构比较

引自：Li J，Yang Q，Bai Z，et al. Chronic cold exposure results in Subcutaneous adipose tissue browning and alteredglobal metabolism in Qinghai-Tibetan plateau pika（Ochotona curzoniae）. Biochem Biophys Res Commun，2018，500（2）：117-123.

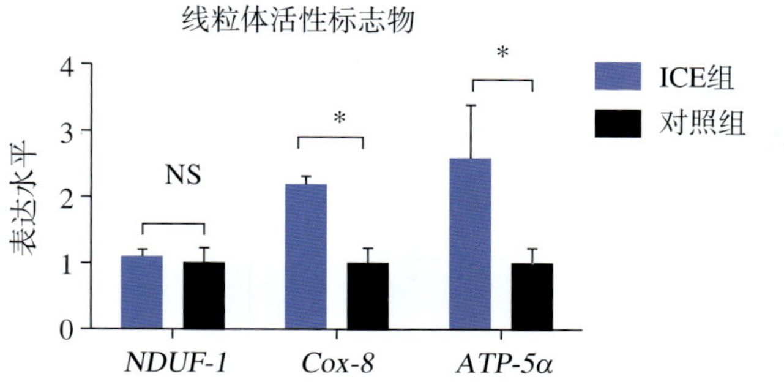

图 7-21　ICE 处理后高原鼠兔内脏脂肪组织线粒体功能基因的表达变化；*. $P < 0.05$

引自：白振忠 . 高原鼠兔对缺氧、寒冷极端高原环境适应的分子机制研究［D］. 西宁：青海大学，2015.

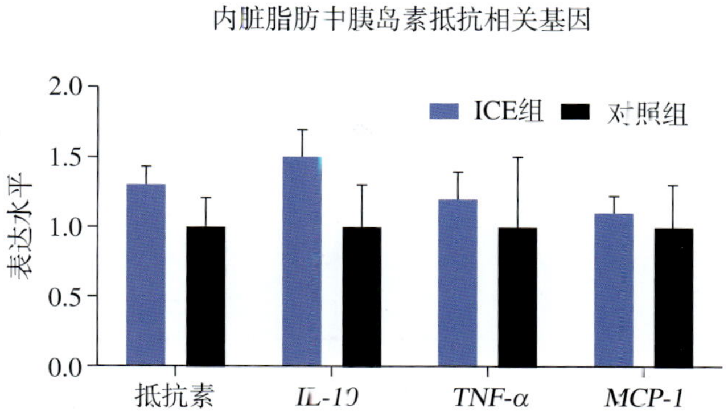

图 7-22　ICE 处理后高原鼠兔内脏脂肪中胰岛素抵抗相关因子编码基因表达的变化

引自：白振忠 . 高原鼠兔对缺氧、寒冷极端高原环境适应的分子机制研究［D］. 西宁：青海大学，2015.

成了自身特有的适应调节机制，从而保持恒定的体温。

肥胖导致的白色脂肪堆积可以诱导胰岛素抵抗细胞因子的编码基因的 mRNA 水平增加。有研究发现，在对心脏周围脂肪细胞中胰岛素抵抗相关基因的 mRNA 表达水平进行检测发现，抵抗素、IL-10、TNF-α 和 *MCP-1* 基因的 mRNA 表达水平没有改变（图 7-22）。

高原鼠兔白色脂肪的“棕色化”，参与机体糖代谢、脂肪代谢，通过增加葡萄糖的摄取以及清除血清甘油三酯水平，增加胰岛素敏感性，保持机体能量代谢平衡。高原鼠兔经慢性寒冷刺激后，血清脂肪代谢的相关指标，包括甘油三酯、总胆固醇、低密度脂蛋白、高密度脂蛋白的含量明显下降，证实寒冷刺激可以改善脂肪代谢。另外，对两个季节高原鼠兔进行糖耐量及胰岛素敏感性实验的结果显示，寒冷刺激还可以提高高原鼠兔对葡萄糖的摄取能力以及增加胰岛素的敏感性。慢性寒冷暴露导致脂肪组织（AT）内甘油三酯水解增加，游离脂肪酸进入 BAT 和棕色化至白色脂肪组织线粒体，通过脂肪酸 β 氧化，从而产生热量，维持体温，保持能量代谢平衡。另外，寒冷刺激能增加棕色和米色脂肪对葡萄糖的摄取，从而降低血糖，增加胰岛素敏感性（图 7-23）。

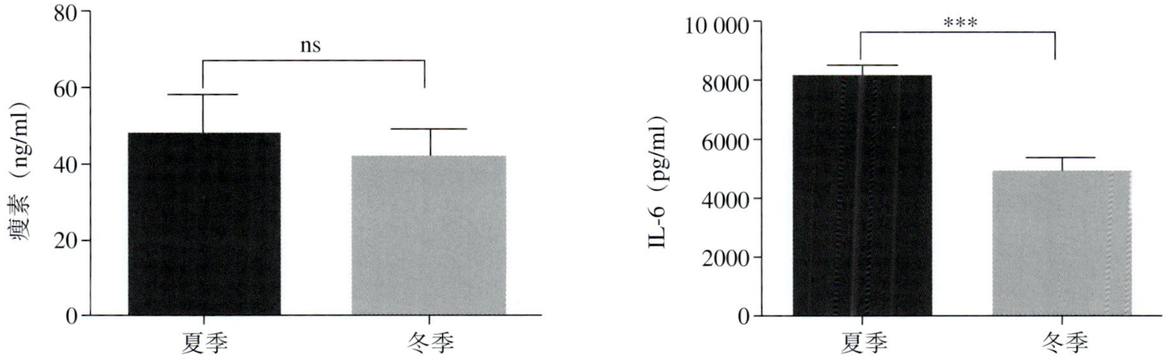

图 7-23　高原鼠兔血脂相关因子瘦素、IL-6、糖耐量及胰岛素耐量的变化

***. $P < 0.001$；ns. 无显著性差异

引自：Li J，Yang Q，Bai Z，et al. Chronic cold exposure results in subcutaneous adipose tissue browning and alteredglobal metabolism in Qinghai-Tibetan plateau pika（Ochotona curzoniae）. Biochem Biophys Res Commun，2018，500（2）：117-123.

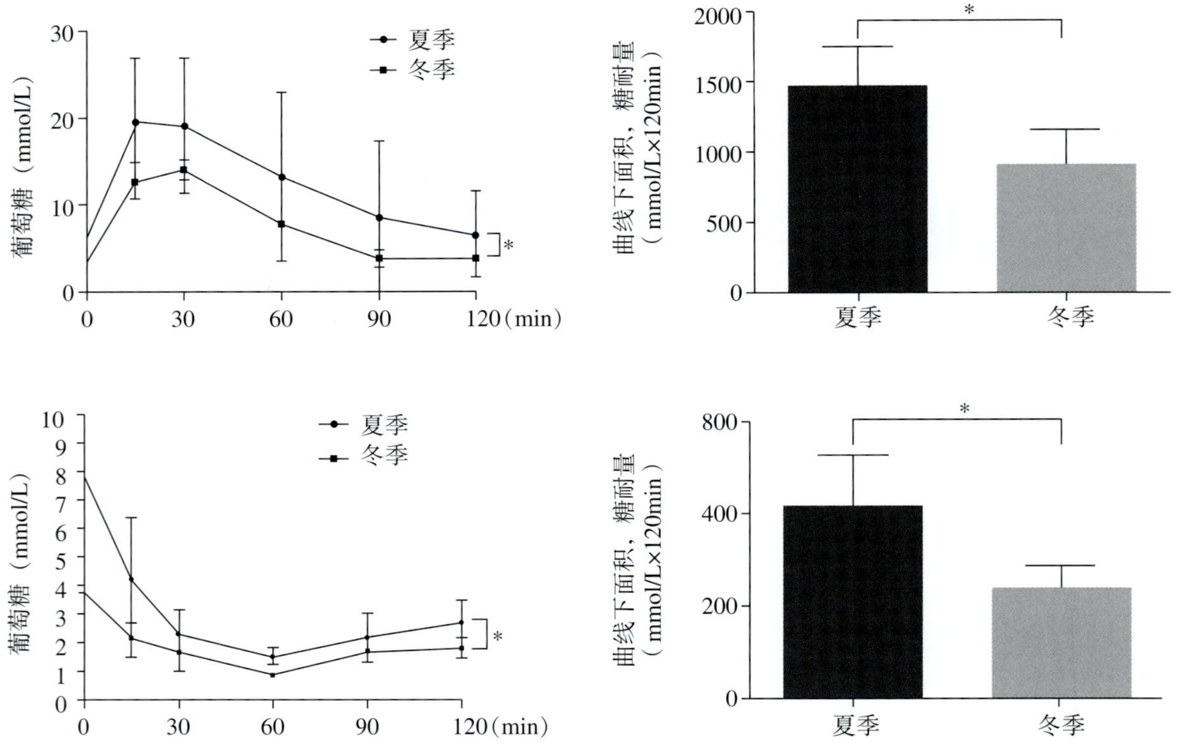

图 7-23（续） 高原鼠兔血脂相关因子瘦素、IL-6、糖耐量及胰岛素耐量的变化

*. $P < 0.05$

引自：Li J，Yang Q，Bai Z，et al. Chronic cold exposure results in subcutaneous adipose tissue browning and alteredglobal metabolism in Qinghai-Tibetan plateau pika（Ochotona curzoniae）. Biochem Biophys Res Commun，2018，500（2）：117-123.

（李润乐　马　兰）

参考文献

[1] 陈秋红，刘凤云 . 高原鼠兔低氧适应机制的研究概况 . 动物学杂志，2003，38（5）：109-113.

[2] Ge R L，Kubo K，Kobayashi T，et al.Blunted hypoxic pulmonary vasoconstrictive response in the rodent *Ochotona curzoniae*（pika）at high altitude. Am J Physiol，1998，274（5）：H792-H799.

[3] 罗宗伟 . 鼠兔视细胞的免疫组织化学研究 . 中国中医眼科杂志，2001，11（1）：7-9.

[4] 马志军，王丰梅 . 高原鼠兔骨髓红系细胞费莱特直径研究 . 中国高原医学与生物学杂志，1999，3：1-2.

[5] Kuhnen G.O_2 and CO_2 concentrations in burrows of euthermic and hibernating golden hamsters.Comp Biochem Physiol A Comp Physiol，1986，84（3）：517-522.

[6] 顾浩平，滕国奇，龙雯，等 . 青藏高原鼠兔 P50 的测定 . 高原医学杂志，1991，6（2）：36-38.

[7] 陈秋红 . 高原鼠兔肺动脉血管功能及形态变化 . 中国应用生理学杂志，2001，17（2）：178-181.

[8] 王晓君，魏登邦，魏莲，等 . 高原鼢鼠和高原鼠兔肺细叶的结构特征 . 动物学报，2008，54（3）：531-539.

[9] David G，Evelyne G，Narong S. Signaling pathways of the acute hypoxic ventilatory response in the nucleus tractus solitarius.Respiration Physiology，2000，121（2-3）：209-221.

[10] Bai Z Z，Voituron N，Wuren T，et al.Role of glutamate and serotonin on the hypoxic ventilatory response in high-altitude-adapted plateau Pika. Respir Physiol Neurobiol，2015：212-214.

[11] Semenza，Gregg L. Oxygen-regulated transcription factors and their role in pulmonary disease. Respiratory Research，2000，1（3）：159-162.

[12] Zhao T B，Ning H X，Zhu S S，et al.Cloning of hypoxia-inducible factor 1alpha cDNA from a high hypoxia tolerant mammal-plateau pika（Ochotona curzoniae）. Biochem Biophys Res Commun，2004，316（2）：565-572.

[13] 赵同标，赵新全，常智杰，等 . 常氧下高原鼠兔 HIF-1αmRNA 的表达 . 动物学研究，2004，25（2）：132-136.

[14] Anna K O，Anna D，Johan K，et al. VEGF receptor

signalling? in control of vascular function. Nature Reviews Molecular Cell Biology，2006，7（5）：359-371.

[15] 谢惠春，罗巧玉，陈志，等．低氧环境对高原鼠兔骨骼肌 HIF-1α 和 VEGF 表达的影响．野生动物学报，2018，39（2）：88-92.

[16] 魏莲，陈林，许丽娜，等．环境低氧对高原鼢鼠和高原鼠兔肝脏组织 VEGF 的表达和微血管密度的影响．青海大学学报（自然科学版），2015，3：52-57.

[17] Li H，Guo S，Ren Y，et al.VEGF$_{189}$ expression is highly related to adaptation of the plateau pika（*Ochotona curzoniae*）inhabiting high altitudes.High Altitude Medicine & Biology，2013，14（4）：395-404.

[18] 毕建立，江朝光，周乃康．血红素氧合酶的抗损伤机制．中国体外循环杂志，2005，3（2）：123-124.

[19] Yet S F，Tian R，Layne M D，et al.Cardiac-specific expression of heme oxygenase-1 protects against ischemia and reperfusion injury in transgenic mice. Circulation Research，2001，89（2）：168-173.

[20] 杜阳，杨应忠，马燕，等．高原鼠兔血红素氧合酶 1 的基因克隆及序列分析．中国病理生理杂志，2013，29（2）：314-319.

[21] 苏明华，王志刚，温佳林，等．阿尼玛卿山高原鼠兔心肌、骨骼肌、肝、肾 SDH 与 LDH 组织化学的观察．高原医学杂志，1992，4：46-48.

[22] 李筱，魏莲，汪洋，等．高原鼠兔心脏中 *Ldh-c* 基因的表达及其对无氧糖酵解水平的影响．生理学报，2015，67（3）：312-318.

[23] 魏琳娜，魏莲，汪洋，等．高原鼠兔肝中 *Ldh-c* 基因的表达及其对无氧糖酵解水平的影响．动物学杂志，2015，50（6）：846-854.

[24] 王志洁，汪洋，安志芳，等．高原鼠兔组织中精子特异性乳酸脱氢酶的作用机理．四川动物，2017，36（6）：30-37.

[25] Wang Y，Wei L，Wei D，et al. Enzymatic Kinetic Properties of the Lactate Dehydrogenase Isoenzyme C（4）of the Plateau Pika（*Ochotona curzoniae*）. Int J Mol Sci，2016，17（1）：1-14.

[26] Wang Y，Wei L，Wei D，et al.Testis-specific lactate dehydrogenase（LDH-C4）in skeletal muscle enhances a pika's sprint-running capacity in hypoxic environment. Int J Environ Res Public Health，2015，12（8）：9218-9236.

[27] Li SS，O'Brien D A，Hou E W，et al. Differential activity and synthesis of lactate dehydrogenase isozymes A（muscle），B（heart），and C（testis）in mouse spermatogenic cells. Biol Reprod，1989，40（1）：173-180.

[28] Odet F，Duan C，Willis W D，et al. Expression of the gene for mouse lactate dehydrogenase C（Ldhc）is required for male fertility. Biol Reprod，2008，79（1）：26-34.

[29] Cao X F，Bai Z Z，Ma L，et al.Metabolic Alterations of Qinghai-Tibet Plateau Pikas in Adaptation to High Altitude. High Alt Med Biol，2017，18（3）：219-225.

[30] Yang J，Zhao X Q，Guo S C，et al.Leptin cDNA cloning and its mRNA expression in plateau pikas（Ochotona curzoniae）from different altitudes on Qinghai-Tibet Plateau. Biochem Biophys Res Commun，2006，345（4）：1405-1413.

[31] Kozak LP，Koza R A，Anunciado-Koza R. Brown fat thermogenesis and body weight regulation in mice：relevance to humans.Int J Obes（Lond），2010，34（1）：S23-S27.

第八章

高原鼢鼠高原低氧适应机制

高原鼢鼠（*Myospalax baileyi*）隶属于动物界、脊索动物门、哺乳纲、啮齿目、鼹形鼠科、鼢鼠属，仅在中国分布，主要栖息在青藏高原海拔 2800 ~ 4200 m 的地区，靠啃食草根、茎为生，是高寒草甸草原特有物种。民间称其为“瞎老鼠”，藏语称其为“塞隆”。它们世世代代栖息在高原洞道低氧和高二氧化碳地下环境中，视力严重退化，不冬眠，机体在生理特征、组织形态和结构上都发生了适应此环境的变化，是一种经过自然选择而保留下来的青藏高原特有的土著动物。以高原鼢鼠作为研究对象来探讨青藏高原土著动物的低氧适应机制具有代表性和重要意义。

第一节　高原鼢鼠行为生态学特征

一、基本特征

高原鼢鼠体形浑圆，头骨较粗大，眼小，吻短，鼻骨较长，鼻垫上缘及唇周有一块白色区域。耳壳退化为环绕耳孔的皮折，不突出于被毛外。视觉严重退化，嗅觉及听觉发达。尾短，并覆以浓密的短毛，四肢较短粗。前肢粗壮、发达、强劲，掌部宽扁，指爪锐利，利于挖掘洞穴。高原鼢鼠躯体被毛柔软、丰厚，并有丝光，背腹毛色基本一致（图 8-1）。

二、生境选择

高原鼢鼠为中国特有，是青藏高原特有的高度适应地下生活的鼠种之一。其世代栖息于海拔 2800 ~ 4200 m 的山地、农田、草甸草原等生境，尤以亚高山草甸草场和亚高山灌丛草甸分布最为密集。特别是在公路沿线两侧、山地坡麓、谷口、草原以及过度放牧退化严重的地带和冬季牧场的定居点分布最为集中。打洞造窝喜欢选择土层较厚、土质松软且湿润、周围食物丰富的地段。高寒低氧是高原环境的显著特点。高原鼢鼠洞道中含氧量比同地区大气低约 20%，并随季节交替而发生波动，所以高原鼢鼠长期受到高原低氧以及洞穴低氧的双重环境压力。虽然同为高原动物，高原鼢鼠和高原鼠兔具体生境却存在很大差异。与高原鼠兔等地面动物相比，高原鼢鼠终生营地下生活，低氧、高二氧化碳是其生境的主要特点。

三、食性状况

高原鼢鼠主要采食植物的地下根系，杂类草是高原鼢鼠最喜食的植物，尤其喜食杂草类肥大的轴根、根茎和根蘖的地下部分，其中以多汁的

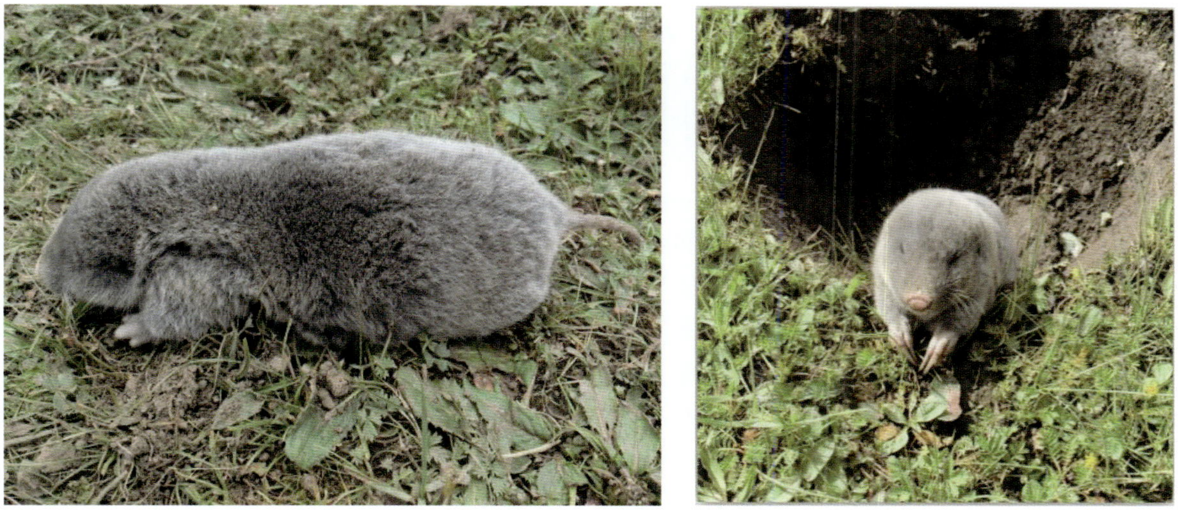

图 8-1　高原鼢鼠

营养储存器官的双子叶植物最为常见。也常将植物地上部分的茎叶拖入洞道内食用或作巢内铺垫之用。对于禾本科植物，除少量食其根茎和嫩叶外，其他部分则很少取食。王权业等研究发现，高原鼢鼠喜食度指数最高的9种植物是鹅绒委陵菜、异叶米口袋、直立梗唐松草、雪白委陵菜、美丽风毛菊、丽江风毛菊、摩等草、棘豆和细叶亚菊。苏建平等观察高原鼢鼠在春、夏季节，以多淀粉的蕨麻之类为食；入秋后，则更多取食嫩绿多汁的蒲公英、风毛菊和西伯利亚蓼等；越冬贮存的主要食物为鹅绒委陵菜的块根、细叶亚菊的根、异叶青兰的轴根、蚓果芥的根、二裂委陵菜、多裂委陵菜、苔草的根茎等。高原鼢鼠的食性不仅随季节不同而有区别，其每日的食量也有着明显的季节变化，同时还与活动的强度有关。高原鼢鼠在秋季不仅食量变大，而且活动也更加频繁，这大概与其储备食物越冬有关。

四、生活习性

高原鼢鼠属非冬眠动物，一年四季均有活动。高原鼢鼠虽长期生活在黑暗、封闭的地下环境中，仍表现出明显的昼夜节律。高原鼢鼠挖掘活动与环境因子和食物丰富程度有一定关系。王权业等研究发现：高原鼢鼠每年2次挖掘活动高峰期都与高原鼢鼠的觅食有关。其中春季以繁殖活动为主，秋季以贮粮为主，并伴有大量的挖掘活动，夏季挖掘活动明显减弱，入冬后挖掘活动因土壤冻结而逐渐停止。

多数情况下，高原鼢鼠的所有活动在地下进行，其挖掘的洞道系统为觅食、贮藏食物、繁殖、育幼和防御天敌等整个生命活动创造了一个安全舒适的环境。其洞穴结构相当复杂，主要由洞道和洞穴两部分组成，洞道分觅食洞、交通洞、朝天洞等部分。经过它的挖掘、建造之后，一个结构复杂的洞系工程就完工了。这个工程包括：顶层为觅食洞道；中层是交通洞道，犹如立体交通一般；最底层则有主穴、仓库和厕所，居室宽绰配套，住所冬暖夏凉。1个洞系一般只栖居1只成年鼢鼠，仅在春季交配时才有短暂的雌雄同居现象，幼鼠分窝后亦营独居生活。

五、繁殖行为

高原鼢鼠每年繁殖1次，交配活动在4月上旬开始。高原鼢鼠虽独居生活，但雌、雄鼠生活分布有一定的规律，一般每只雄鼠洞道周围有1～2只雌鼠活动。当土壤刚刚冰冻消融，地面便开始出现新的土丘，表明鼢鼠开始出洞活动。此时雄鼠大多睾丸硕大，阴囊下垂，说明其进入繁殖期。雄鼠不仅地面活动开始时间早，而且非常活跃。从主穴位置向四周大量挖掘洞道，伸向邻近雌鼠穴区，洞道系统呈线形分枝状，这将增加与雌鼠洞道沟通的机会。高原鼢鼠一般5月下旬开始产仔，6月中旬基本产完，繁殖期历时2个多月，平均产仔数2～4只，最多8只，最少1只。雌雄比为2∶1。与营地面活动的其他鼠类相比，其产仔数量并不多，同时繁殖期也短，因此很少遇到天敌，猛禽难得一见它的踪影，食肉猛禽也难以进入洞穴中捕食，加上仅营地下生活，安全得以保障，幼鼠成活率高，因此高原鼢鼠能够保持比较稳定的种群数量。

六、种群生态

高原鼢鼠种群分布不零散，种群密度的波动周期包含潜伏、上升、高峰、衰退4个时期。高原鼢鼠种群数量上升与其栖息地适合度增强密切相关，选择适宜栖息地也是导致高原鼢鼠扩散的主要原因之一。通过破坏栖息地环境来降低高原鼢鼠生境适合度，进而降低其种群密度是目前取代化学灭鼠的趋势。

七、危害与价值

众所周知，高原鼢鼠破坏牧场，盗食作物，毁坏树苗与果苗，同时因其挖洞掘土行为，导致大量的洞道及推出的土丘，破坏土壤和地表结构，又会引起水土流失且造成土壤贫瘠，是草地质量降低的主因之一。高原鼢鼠采食也会影响草地植被群落结构，对植被群落稳定性和物种多样性产生很大影响。但是，高原鼢鼠也是草地生物多样性的重要组成部分，在草地生态系统食物网结构及其相应的能量流通和物质循环中有其独特的地位。研究表明，高原鼢鼠造丘行为不仅会促进草地演替，其挖掘和采食活动还会提高土壤通透性，通过大量采食双子叶植物为家畜可食牧草生长提供有利条件。

经科学实验证明，高原鼢鼠骨骼的药效成分对大鼠蛋清性关节炎有明显的预防作用；对大鼠甲醛性足肿有明显的抑制作用；对大鼠甲醛性关节炎有明显的治疗作用，而且，其骨骼还有明显的镇痛、促进骨折愈合和增强机体抗疲劳及抗冷冻的作用等。高原鼢鼠的骨骼已被原卫生部批准为我国第一个国家级的一类野生动物新药材，它对某些疾病的疗效至少能与虎骨相媲美，这可真是“变害为宝”了。

高原鼢鼠已列入《世界自然保护联盟》（IUCN）2008年濒危物种红色名录ver3.1——无危（LC）。

第二节　高原鼢鼠高原低氧适应的形态学特征

低氧环境严重影响哺乳动物的生长发育和生理过程，引起机体代谢紊乱、组织损伤，涉及各个脏器和系统。生活在高原的动物较生活于平原的动物而言，其形态、结构和生理特征都发生了适应性调整，通过这种可塑性的变化，使其能获得足够的氧气，进行充足的能量代谢，适应低氧、寒冷的环境，从而更好地在较低的氧气条件和环境温度下生存。

鼢鼠是啮齿目仓鼠科鼢鼠亚科的通称。高原鼢鼠是青藏高原的特有鼠种，营地下生活，主要分布在青藏高原高寒草甸和高寒草原区，长期生活在高海拔低氧环境，在长期的进化过程中，适应了高原低氧环境，在草地生态系统中具有重要的功能和地位，有着地面植食性动物不可替代的作用。研究表明，高原鼢鼠的各个器官与所处海拔呈现出不同程度的相关性。内脏器官与海拔的相关性体现出高原鼢鼠面对不同的生存环境、能量需求、氧气含量、外界病原体等因素做出的代偿性适应。

一、心脏

心脏是全身组织的供氧中枢和低氧代谢产物（乳酸）的主要清除器官之一。心肌组织主要进行有氧代谢，对氧的需求量大，动物组织能否有效获得氧气，不仅与呼吸系统的结构和功能密切相关，而且与心血管系统的结构和功能有关。因此，心脏功能的强弱及心肌细胞获氧效率的高低对于动物能否适应低氧环境具有重要的作用。

（一）心脏体重比

研究表明，高原鼢鼠心率低，心脏/体重比大，右心室/（左心室+室间隔）重量比小[1]，表明其心肌纤维收缩力强，可增加心脏每搏输出量来维持氧的供应，还说明长期适应高原动物心脏增大主要是由于左心室壁增厚所致，而并非由右心室肥大引起，高原鼢鼠心脏每搏输出量更大，泵血能力更强，对全身组织的氧供应能力更强，是对低氧环境的一种适应。雄性和雌性高原鼢鼠心脏鲜重和干重与海拔呈显著正相关，与氧分压呈显著负相关，即氧分压越低，心脏和肺相对越大。心脏质量的增加有利于提高抵御严寒的能力。心脏的每搏输出量直接与心脏质量相关，而每搏输出量与心排血量呈正相关。高原鼢鼠终生营地下生活，低氧和高二氧化碳是其生境的主要特点。相对较大的心脏指数有利于高原鼢鼠清除低氧代谢产物。但是同为青藏高原土著物种，高原鼢鼠的心脏重量与体重比明显高于高原鼠兔，而心率低于高原鼠兔，推测可能是由于相对于高原鼠兔的地面和开放式洞道生境而言，高原鼢鼠生存的地下洞道环境不仅氧含量更低，而且二氧化碳含量很高导致的。

（二）心肌组织

肌肉组织中氧的弥散效率与肌肉组织中微血管密度（microvessel density，MVD）相关。微血管密度增大，不仅能缩短组织中氧气扩散到肌肉细胞中的距离，而且也增大了组织与血液进行气体交换的面积，从而提高肌肉组织获取氧的效率，增强动物对低氧环境的适应能力。齐新章等[1]发现，与SD大鼠相比，高原鼢鼠心肌微血管密度高，氧从微血管到心肌细胞的弥散距离短，弥散效率高，增加了心肌细胞氧的供应。同时肌肉组织中氧的弥散效率还与肌肉组织中线粒体数目和表面积密切相关。研究表明，与SD大鼠相比，高原鼢鼠心肌组织线粒体小，心肌线粒体面数密度（单位面积中线粒体数目）多、面密度（单位体积心肌纤维中线粒体外膜的面积密度）大，从而提高了心肌组织对氧的摄取和利用能力。但是同为青藏高原土著物种，高原鼢鼠和高原鼠兔的线粒体及微血管存在显著差异，高原鼢鼠心肌通过减小线粒体体积、增加线粒体数目来增大线粒体表面积，通过增大肌肉组织中微血管密度提高气体交换的表面积，增强心肌获氧能力。

二、肺

肺是气体交换的器官，低氧能直接影响肺泡的大小和表面积，其中肺泡数量的增加会提高肺的表面积和质量。栖居于高海拔地区的动物受到低温和低氧双重胁迫，而二者对代谢率的影响却相反，低氧降低了肺承载氧的能力，这可能制约了氧耗的最大速率，也就限制了代谢产热。高海拔地区动物为了适应低氧，其中一个途径就是增加肺容积和扩散能力，高原动物及地下鼠具有较大的肺/体重比（lung *vs*. body weight，LVB）。

（一）肺体重比

高原鼢鼠为了满足正常的代谢需求，势必在肺的大小上产生代偿性变化。因此，随海拔梯度的增加，洞道内的氧分压降低，高原鼢鼠为了更好地摄取氧气来满足正常的代谢耗氧需求，其肺的形态必然发生功能性代偿变化，即肺的质量增大，高原鼢鼠的LVB约为SD大鼠的1.5倍[2]，较大的心肌能泵出更多的血液给组织，肺功能更加强大，才能获得足够的氧气。研究表明，雄性高原鼢鼠的肺干重及雌性高原鼢鼠的肺鲜重和干重与海拔呈显著正相关关系，与氧分压呈显著负相关关系，即氧分压越低，肺相对越大。

（二）肺泡

肺泡是肺进行气体交换的功能单位。高原动物和地下鼠具有很高的肺气体扩散容量。肺气体扩散容量与肺泡表面积大小、气-血屏障（air-blood barrier，ABB）厚度以及微血管容积等因素有关。研究表明，高原地下动物肺泡数量多、体积小、微血管密度高、气-血屏障薄。高原鼢鼠的单个肺泡面积（area of pulmonary alveoli，APA）小、单位面积肺泡数（density of pulmonary alveoli，DPA）多，表明其单位体重的肺泡表面积大。同时微血管密度高，增加了肺部气-血交换的面积[2]。高原鼢鼠具有较高的肺气体扩散容量。增加肺气体扩散容量是高原地下动物适应低氧环境的重要策略之一。高原鼢鼠的肺泡隔厚于SD大鼠，可能是由于肺泡隔内微血管密度高、血管扩张以及血管管径大等因素造成的。这有利于肺动脉血向肺组织灌注和减缓肺动脉压力的升高，不致出现肺动脉高压和右心肥大。

肺表面活性物质是由Ⅱ型肺泡上皮细胞分泌的一种复杂的脂蛋白，其主要成分为二棕榈酰磷脂酰胆碱（dipalmitoyl phosphatidyl choline，DPPC）和表面活性物质蛋白（surfactant protein，SP），分布于肺泡液体分子层表面，具有保持肺泡稳定、防止肺水肿和肺不张等特殊功能，能维持大、小肺泡容量的相对稳定，阻止肺泡毛细血管中液体向肺泡内滤出。肺表面活性物质的异常必将导致严重的呼吸功能异常，其合成减少是导致呼吸窘迫综合征（respiratory distress syndrome，RDS）的主要原因。国内外曾有报道，在缺氧条件下，肺泡表面活性磷脂含量明显下降。有研究者将大白鼠从兰州移居到海拔为3600 m地区5 d后，其肺灌洗液中的磷脂构成比明显低于高原鼢鼠。由于高原鼢鼠世代栖息、繁衍在高原，对高原低氧环境有特殊的适应能力，即在低氧肺表面活性物质代谢方面有其独特的运行机制。高原鼢鼠肺泡卵磷脂和卵磷脂构成比含量有些不同，高原鼢鼠整个磷脂含量比高原鼠兔高，可能由于高原鼢鼠常年生活在洞穴，而高原鼠兔介于洞内、洞外生活方式，高原鼢鼠比高原鼠兔耐氧机制更强，因此高原鼢鼠磷脂比高原鼠兔高。饱和卵磷脂是代表肺表面活性物质的主要成分，可能是由于卵磷脂合成代谢支路代偿活跃，在缺氧情况下，磷脂合成供能方式发生改变所致。高原鼢鼠保持了土著动物高原适应性的限速代谢和调节，保持自身内环境稳定，这就是高原鼢鼠自身在高原的生存优势。

（三）气－血屏障

高原鼢鼠气-血屏障的算术平均厚度（arithmetical averaging thickness，T_a）和调和平均厚度（harmonic mean thickness，T_h）均显著低于 SD 大鼠[2]。T_a 反映屏障的氧耗，T_h 反映屏障的通透性。与 SD 大鼠相比，高原鼢鼠通过既减小屏障氧耗，又增加屏障通透性来加快肺部气-血交换速率。

（四）肺弹性纤维

肺弹性纤维高，利于肺在强力吸气后肺组织的弹性回缩，促进肺内气体的排出。研究显示，高原鼢鼠弹性纤维/肺实质比（elastic fibers *vs.* lung parenchyma，EVP）低于 SD 大鼠，与以往对其他高原土著动物的研究结果不同，说明高原鼢鼠对于低氧环境有着不同的适应机制。王晓君等[2]认为高原鼢鼠肺泡小，肺泡扩张后的弹性回缩不需要过多的弹性纤维来实现；与之相比，肺泡较大的 SD 大鼠则需要更多的弹性纤维来实现弹性回缩；同时少量的弹性纤维还可以防止肺泡的过度回缩，从而保证肺泡能够及时扩张，以维持肺泡正常的扩张和回缩功能。

（五）肺动脉

高原鼢鼠肺组织微血管密度大，利于氧气的弥散。动物对慢性低氧的敏感性主要取决于肺微动脉中膜平滑肌的含量。平滑肌含量多，说明该动物对低氧敏感，否则相反。高原鼢鼠微血管中膜肌层厚度/血管外径比（muscle thickness *vs.* the outer diameter of microvessels，MVM）显著低于 SD 大鼠，对低氧不敏感，血液循环阻力小，不致形成肺动脉高压。研究表明，单纯低氧引发大鼠血管平滑肌增生，而高二氧化碳则具有抑制平滑肌增生的作用。高原鼢鼠洞道中具有高二氧化碳浓度，其 MVM 理应低于高原鼠兔，但结果显示高原鼢鼠的 MVM 值却显著高于高原鼠兔，可能是高原鼢鼠洞道中严重低氧造成的[2]。

三、脾

脾是重要的免疫器官之一，其质量常被用作衡量动物免疫功能的一个指标。研究发现，雄性高原鼢鼠的脾干重与海拔呈显著正相关，雌性高原鼢鼠的脾干重与海拔呈显著负相关。可能是因为环境温度较低，周围的细菌和微生物相应较少，雌性高原鼢鼠被细菌等微生物感染的概率相对较低，并不需要增加脾的大小来增强免疫力，而且温度较低，相对应的食物质量和获得性也低，同时维持较大的脾也需消耗很大能量。

四、骨骼肌

骨骼肌有氧呼吸获能水平的高低不仅与动物心血管系统的结构特征有关，而且与骨骼肌本身的密度、肌细胞中肌红蛋白的含量以及线粒体数量和面积密切相关。

高原鼢鼠骨骼肌主要以红肌纤维为主，其前、后肢骨骼肌在挖掘活动时进行持久、慢速的耐力性收缩运动，获能方式以有氧呼吸为主。高原鼢鼠骨骼肌中微血管密度高，毛细血管的数目增多，毛细血管管腔增大，骨骼肌细胞最大氧弥散距离缩短，有利于氧气从血液向线粒体扩散，从而提高了骨骼肌组织对氧气的摄取和利用能力。高原鼢鼠骨骼肌中的肌红蛋白（myoglobin，Mb）含量远高于高原鼠兔和 SD 大鼠，这样可为其进行有氧呼吸储备大量氧气。高原鼢鼠骨骼肌单位体积中的线粒体数目多、体积大、面密度大，缩短了氧气从血液到线粒体的距离，也使得高原鼢鼠骨骼肌可以快速地从血液中补充到充足的氧气，这对于高原鼢鼠对氧的利用非常有利[3]。

五、消化道

高原鼢鼠面对高原和洞道双重低氧的环境压力，消化道适应性差异是其为适应多变的环境条件进化的结果。消化道的形态、结构与能量需求密切相关。消化道的形态可指示野外小型草食哺乳动物所面临的能量压力大小。同域共存物种消化道形态及结构的差异是对食物资源利用种间权衡的功能反应，所以高原鼢鼠和高原鼠兔面对食物及能量需求的双重压力采取不同的消化策略。

（一）胃

胃是动物暂时贮藏食物和对食物进行初步消

化及吸收的场所，其大小一般与动物体重、食物质量、温度和繁殖状态等条件相关。较大的胃意味着一次摄入的食物较多。野生动物相对较大的胃具有重要的生态学意义，它既可以提高觅食效率和获得足够食物，又可以减少暴露时间，从而降低被捕食的风险。高原鼢鼠处于高海拔地区，海拔越高，环境温度越低，为维持体温消耗的能量越高，高原鼢鼠需要一个强大的胃来储存食物。同时研究发现，与其他青藏高原高寒草甸小型草食哺乳动物比较，在器官指数中，高原鼢鼠的胃指数（0.796%±0.115%）小于根田鼠（1.066%±0.196%）。

（二）小肠

小肠是主要营养成分消化和吸收的场所。小肠的变化反映了动物的能量需求，因此小肠的长度受动物能量需求的影响较大。小肠具有很大的表型可塑性。生活于寒冷地区的高原鼢鼠可获得的食物数量和质量均较低，致使其进化出较长的小肠，以增加食物在小肠内的滞留时间和分解发酵时间，进而充分吸收食物中的养分。但是与同样生活在高原环境的高原鼠兔相比，高原鼢鼠小肠指数（0.990%±0.194%）和小肠长度（120.390±8.271 cm）均小于高原鼠兔小肠指数（1.477%±0.453%）和小肠长度（145.077±10.973 cm）。因为高原鼠兔取食主要是双子叶植物和单子叶植物的地上部分，纤维素含量较高，因此小肠长度较长。

（三）大肠

盲肠和大肠是主要的发酵场所，对食物中纤维素含量较敏感。纤维素经盲肠分解后的营养物质主要由大肠吸收。盲肠和大肠的容量增大，将延长食物在消化道内的滞留时间，从而提高对细胞壁的消化效率。大肠是水分及无机盐的主要吸收部位。高原鼢鼠处于高海拔地区，海拔越高，环境温度越低，为维持体温消耗的能量越高，高原鼢鼠需要一个功能强大的盲肠分解纤维素，增强营养物质的分解。在春季，雌性鼢鼠处于繁殖状态，能量需求更大，盲肠长度增加是对高能量胁迫的一种代偿性适应。随着海拔升高，环境温度越低，高原鼢鼠体内水分越不容易丢失，大肠吸收水分的功能相对低。研究显示，高原鼢鼠大肠指数（0.717%±0.208%）和盲肠指数（0.951%±0.122%）小于高原鼠兔大肠指数（1.369%±0.222%）和盲肠指数（1.150%±0.239%），因为高原鼢鼠主要取食杂草类的地下部分，营养较高，纤维素含量较低。同时高原鼢鼠大肠长度长于高原鼠兔，高原鼢鼠盲肠长度短于高原鼠兔。对高原鼢鼠内脏器官随海拔梯度变化的研究发现，雄性高原鼢鼠盲肠鲜重及雌性鼢鼠的盲肠鲜重和盲肠长度与海拔呈显著正相关，雄性高原鼢鼠的大肠长度及雌性高原鼢鼠的大肠干重和大肠长度与海拔呈显著负相关。

即使是同一物种，其消化道长度也随食物质量的差异而发生明显的季节性变化。青藏高原地区的高原鼢鼠在自然环境中总消化道保持相对的稳定性，长度、鲜重及干重均相对稳定，而各消化器官随季节性变化明显。胃的变化相对较稳定，但长度季节性变化显著，草枯黄期值最高，草生长盛期值最低；小肠的鲜重在草返青期明显低于草生长盛期和草枯黄期；盲肠的变化最大，其长度在草返青期明显高于其他季节。大肠的干重于草枯黄期显著增加。各器官的所有其他指标则保持相对稳定。说明终生营地下生活的高原鼢鼠由于其洞道系统的气候条件相对稳定，又具有贮存食物的习性，因而在自然条件下消化道形态的调节并不强烈；但面对各种生态因素的影响，各器官在某些方面又进行一些调节，以提高消化效率。

第三节 高原鼢鼠高原低氧适应的生理学特性

与地面啮齿类动物相比，地下鼠表现出一系列适应地下生活的生理特征：心脏重量大、肺弥散容量大、红细胞（red blood cell，RBC）数目多、血红蛋白（hemoglobin，Hb）含量高、红细胞内Ⅱ型碳酸酐酶（carboni canhydrase Ⅱ，CA Ⅱ）缺乏、2,3-二磷酸甘油酸（2,3-diphosphoglyceric acid，2,3-DPG）含量低，这不仅有利于血红蛋白在肺部结合和运输较多的氧，且有利于在组织内释放氧，因此地下鼠具有较高的血氧利用率。地下鼠骨骼肌毛细血管密度大，肌红蛋白含量高，肌细胞中线粒体丰富，缩短了氧气从血液到细胞的传递距离，能够在低氧分压状况下有效地传递氧。

同样作为地下鼠，高原鼢鼠在低氧环境中通过调整其代谢机制，在长期的进化过程中形成了一套自身独特的生理、生化特征，能够获取足够的氧，维持其机体的生理代谢。

一、血液生理

血液在维持机体内环境的恒定及多种物质的运输、免疫、凝血和抗凝血等方面具有重要作用。内环境的变化可能导致血液组成成分或性质发生特征性的变化。

（一）红细胞数量

红细胞作为血液中氧运输的载氧工具，主要功能是运输氧和二氧化碳，并对机体内的酸、碱物质起缓冲作用，直接影响生物体的有氧代谢能力。红细胞数量和血细胞比容受年龄、性别、激素、缺氧和其他因素影响。在低氧刺激下，由动物肾释放的促红细胞生成素（erythropoietin，EPO）可促进血红蛋白合成，使血液中成熟红细胞增加，从而增加了载氧能力。

人和平原动物对高原低氧适应的代偿反应主要表现为红细胞数量增多，血红蛋白含量升高，血细胞比容增加，这是机体为了适应低氧环境提高携氧能力而出现的一系列的代偿性的反应。气体的弥散速度和弥散量受红细胞体积的影响，红细胞数量多，体积小，细胞膜表面积大，弥散速度加快，弥散量增多。红细胞数量增多，血细胞比容增加，会提高氧运输能力，对维持氧平衡有重要作用。

研究发现，高原鼢鼠血液中的红细胞数量高于同地区地面动物高原鼠兔和平原 SD 大鼠。高原鼢鼠血液红细胞数量多，体积小，有助于减少血液循环的阻力，同时增加红细胞总表面积，但血液黏滞度并没有增加，红细胞内的血红蛋白能够充分与 O_2 进行气体交换，从而提高了血红蛋白的利用率，有较高的携氧能力。

（二）血红蛋白

血红蛋白是血液内运送氧的载体，将氧由肺运送到组织，将二氧化碳从组织运送到肺部。氧分压降低时，氧与血红蛋白解离。血红蛋白与氧解离程度主要取决于血液的氧分压。血红蛋白对氧的结合、贮存、运输、释放具有重要的生理作用。血氧饱和度是反映血红蛋白携氧能力的重要指标，用氧解离曲线来表示，如图 8-2。

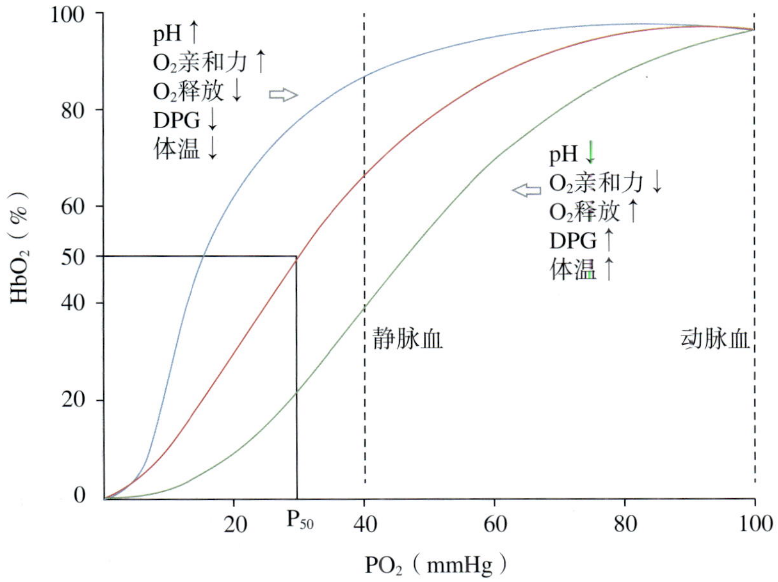

图 8-2 正常动物血红蛋白氧解离曲线

高原土著动物经过长期的进化和自然选择，具有很强的低氧适应能力，在血液学上的突出特点是血红蛋白血氧亲和力和血氧饱和度显著高于平原动物。研究表明，SD大鼠 P_{50} 为42.33 mmHg，高原鼠兔 P_{50} 为25.04 mmHg。尽管到目前为止，对高原地下动物高原鼢鼠的 P_{50} 尚未研究报道，但国外对地下鼠盲鼹（*Cryptomys hottentotus*）的研究表明，其 P_{50} 为21.10 mmHg，说明高原动物和地下鼠血红蛋白氧解离曲线左移，血红蛋白对氧的亲和力明显增强。推测高原鼢鼠血红蛋白可能同样具有这些特征。研究发现，高原鼢鼠血液中的血红蛋白浓度高于同地区地面动物高原鼠兔和平原SD大鼠，血液载氧能力高。同时，高原鼢鼠在低氧和高二氧化碳浓度的环境中仍保持较高的血氧饱和度[4]，因而有利于在组织释放氧，血红蛋白可以更多地参与摄氧、携氧和释氧，提高血红蛋白的氧利用率，以保证向组织和器官输送足够氧气，维持机体活动的正常进行。高原鼢鼠血液系统的携氧能力高并且组织氧利用效能强，增加了氧的传递，使机体能够更好地适应低氧和高二氧化碳环境。

（三）2,3-二磷酸甘油酸

2,3-二磷酸甘油酸（2,3-DPG）是红细胞糖酵解中侧支循环的产物，是调节血氧亲和力的重要因素，直接影响血红蛋白对氧的亲和性。在慢性低氧适应中，过多地增加2,3-DPG的含量虽有利于组织摄取较多的氧，但是血液中2,3-DPG的含量过高会造成肺部游离血红蛋白减少，从而使血液由肺泡摄氧过程发生困难，血氧饱和度下降，引起肺通气过度，糖酵解的速度加快，2,3-DPG的生成加速，因此红细胞2,3-DPG浓度的变化对低氧环境的适应具有一定的生理意义。高原鼢鼠的洞道内氧气含量很低，而二氧化碳浓度很高，约为洞外大气中二氧化碳浓度的20～30倍或以上。高原鼢鼠红细胞2,3-DPG含量显著低于高原鼠兔。2,3-DPG和 CO_2 对血红蛋白的结合有竞争作用，2,3-DPG对血红蛋白具有较高的亲和力。说明在低氧和高二氧化碳浓度的环境中，高原鼢鼠红细胞2,3-DPG含量降低，血氧亲和力增加，动脉血氧饱和度增加；血液二氧化碳分压越高，血红蛋白在组织中释放氧量就越多，从而提高了机体运输氧的能力，使组织获得足够的氧气以满足需要。这可能与其生活在低氧、高二氧化碳浓度的特殊环境有关。

高原鼢鼠血液中红细胞数量、血红蛋白浓度、红细胞比积、红细胞内2,3-DPG含量和诱导型一氧化氮合酶活力会随着高原鼢鼠活动的季节性变化以及洞道内氧气和二氧化碳浓度的波动发生季节性变化。但血液红细胞数量的增加并没有引起血液黏滞度的明显增大，洞道内氧气和二氧化碳浓度的波动并没有引起血气的改变；高原鼢鼠血液具有很高的二氧化碳分压，动脉血氧分压和血氧饱和度很高，而静脉血氧分压和血氧饱和度很低，动脉血与静脉血血氧饱和度差大，组织血氧利用率高；高原鼢鼠血液红细胞数量多、血红蛋白浓度高、血液黏滞度小，红细胞内2,3-DPG含量低，组织微循环发达，心肌和骨骼肌肌红蛋白浓度高，这不仅有利于血液在肺部结合并运输较多的氧，在组织充分释放氧，而且有利于组织有效摄取氧。因此，高原鼢鼠虽然生活在氧含量低而二氧化碳浓度很高的封闭洞道中，但机体内并不缺氧，高原鼢鼠机体内可能具有一些特殊的获取氧的生理生化机制[5]。

二、呼吸生理

血气（blood gas）是反映呼吸生理功能的一个重要指标。外界吸入的空气中氧分压降低会引起动脉血氧分压降低，组织和细胞不能得到充足氧的供给，从而影响机体细胞功能代谢。低氧环境使肺泡对氧的弥散功能受到抑制，会使机体血液氧分压、血氧饱和度明显下降，氧利用率降低。

研究发现，长期生活在封闭的地下洞道环境中的高原鼢鼠对低氧的洞穴环境具有很强的耐受性，高原鼢鼠动脉血的氧分压和血氧饱和度很高，静脉血具有很低的氧分压和血氧饱和度，动脉血与静脉血血氧饱和度是同地区高原鼠兔的2倍，是平原大白鼠的4.5倍[4]，因而氧易在肺部结合，使机体保持较高的动脉血氧分压（PaO_2）和动脉血氧饱和度。说明高原鼢鼠虽然生活在低氧环境中，但在长期的进化过程中形成了独特的氧传输及利用机制，能够获取足够的氧维持其机体的生理代谢。

三、能量代谢

（一）乳酸脱氢酶

骨骼肌无氧糖酵解产生的大量乳酸主要在肝中转化，肝是动物体内最大的腺体，具有很多重要的功能，其中糖异生作用是肝的重要功能之一。乳酸脱氢酶（lactate dehydrogenase，LDH）是与组织和细胞能量代谢过程密切相关的酶，是生物体内糖酵解过程的最后一个酶，催化丙酮酸和乳酸之间的相互转化，是参与细胞能量代谢的重要酶类之一，是细胞厌氧条件下获能的主要方式。它在生物体内的基本功能是调节氧化型烟酰胺腺嘌呤二核苷酸和还原型烟酰胺腺嘌呤二核苷酸的比率，从而对细胞内一系列生化反应起调控作用。其活性大小可以在一定程度上反映动物机体是否缺氧及缺氧程度，当细胞内氧分压较低时，LDH活性升高，通过加速糖酵解过程为组织和细胞提供能量。当组织和细胞内氧分压较高时，其活性降低。

乳酸脱氢酶具有5种同工酶，分别是由H亚基和M亚基按不同组合方式构成的四聚体：LDH_1（H_4）、LDH_2（H_3M）、LDH_3（H_2M_2）、LDH_4（HM_3）、LDH_5（M_4）。它们催化相同的反应：乳酸、丙酮酸，但是LDH_1（H_4）、LDH_2（H_3M）含有较多的H亚基，它们对乳酸的亲和力比对丙酮酸的强，所以其催化反应向右进行，主要起消除乳酸作用；LDH_4（HM_3）、LDH_5（M_4）含有较多的M亚基，它们对丙酮酸的亲和力比对乳酸的强，所以其催化反应向左进行，通过促进糖酵解为机体快速提供能量。LDH同工酶组成及活力研究发现，在心肌中LDH同工酶含有较多的H亚基，主要起“乳酸脱氢”作用，在骨骼肌中LDH同工酶含有较多的M亚基，主要起“丙酮酸还原”作用。

组织乳酸脱氢酶同工酶谱结果显示，高原鼢鼠心脏、肝、肺、肾、脑组织和骨骼肌具有明显的组织差异，同一组织乳酸脱氢酶同工酶谱各同工酶含量也有不同程度的季节变化。心脏和肾乳酸脱氢酶同工酶中H亚基含量显著多于M亚基含量，脑、肝和肺组织中M亚基和H亚基的含量差异不大，而骨骼肌中M亚基含量显著多于H亚基。说明高原鼢鼠的心肌和肾组织为乳酸分解的主要器官，通过催化乳酸脱氢来消除乳酸。肝、肺和脑组织可能由于其功能的特殊性，以有氧代谢提供能量为主，高原鼢鼠季节性活动和洞道氧气及二氧化碳的季节性波动对这些组织乳酸脱氢酶同工酶H亚基与M亚基的相对含量影响较小，在这些组织始终保持乳酸产生与分解的平衡。高原鼢鼠骨骼肌乳酸脱氢酶活力、乳酸含量和乳酸脱氢酶同工酶中M亚基比例显著低于高原鼠兔和SD大鼠，说明在洞穴内低氧及高二氧化碳的环境下，高原鼢鼠活动并没有产生大量的乳酸，这进一步表明高原鼢鼠骨骼肌并非以无氧呼吸方式获能，而是仍以有氧呼吸为主。

研究表明，高原鼢鼠心脏、肝、肾和骨骼肌中LDH活性不仅显著低于高原鼠兔，而且显著低于小白鼠和SD大鼠，其LDH同工酶电泳行为与高原鼠兔、小白鼠和SD大鼠也明显不同。高原鼢鼠心肌组织中LDH活力显著低，说明产生的乳酸很少，体内不需要具有很强的乳酸脱氢作用，所以它的心肌中LDH活力很低。LDH活性差异说明高原鼢鼠各个器官的组胞中氧的供应充足。高原鼢鼠是地下鼠，洞内氧气远比高原鼠兔洞内稀少，高原鼢鼠在漫长的进化过程中已形成了一套高效获取、运输和利用氧的机制，保证了其在极其缺氧的环境中仍然能够为其组织提供充足的氧，所以它对无氧代谢的依赖性不高。

另外，高原鼢鼠的洞道环境也较稳定，很少受天敌的袭击，所以通常不会像地面鼠那样因逃避而引起四肢肌肉持续收缩，故其骨骼肌中LDH的活力低于高原鼠兔。虽然生存环境变得更缺氧，但却可以有效地避开天敌，通过减少运动量而把氧消耗控制在一个合适的水平。

高原鼢鼠血清中LDH活力随春季、夏季、秋季不同季节显著性减低，春季最高，夏季和秋季降低。春季血清中5种同工酶条带都清晰可见，夏季血清中LDH5和LDH4清晰可见，秋季血清中只能看见LDH5带。骨骼肌、心肌和脑组织LDH活力较高，而且从春季到秋季显著降低；肝、肾和肺组织LDH活力较低，肝组织LDH活力春季显著高于夏季和秋季，夏、秋两季之间没有明显差异；肾和肺组织LDH活力在春季与夏季之间没有明显差异，但秋季明显降低。心脏、肝、肺、肾、脑和肌肉组织LDH同工酶谱，在春季、夏季、秋季三季都显示出五条带，并表现出明显的组织差异；各组织同工酶含量也有不同程度的季节差异。说明高原鼢鼠体内糖酵解过程具有明显的季节性变化，从春季到秋季依次降低，这与它们的季节性活动特点和洞道中氧气和二氧化碳的季节性波动有关。说明与该鼠特殊生存环境中特异性生理功能和代谢紧密相关。

（二）苹果酸脱氢酶

苹果酸脱氢酶（malate dehydrogenase，MDH）对于所有哺乳动物的需氧组织内的苹果酸穿梭系统和三羧酸循环都起着关键性的作用，在辅助因子 NAD^+ 或 $NADP^+$ 的作用下催化苹果酸和草酰乙酸之间的可逆反应。所有真核生物的 MDH 都是 NAD^+ 型，通常是二聚体或四聚体，分子量为 30 ～ 37 kD。每个亚基都有独立的催化功能，大量研究表明在真核细胞内 MDH 有两种同工酶，细胞质型苹果酸脱氢酶（MDH1）和线粒体型苹果酸脱氢酶（MDH2）。

在葡萄糖和乳酸的代谢过程中，辅酶 NAD 转化为 NADH，同时在细胞质中生成丙酮酸，丙酮酸进入线粒体参与氧化代谢，细胞质中的 NADH 则进入电子呼吸链生成 ATP。由于线粒体膜的选择性渗透作用，NADH 和其他的代谢中间物不能直接通过线粒体膜进入线粒体基质。在肝和心脏中，细胞质中的 NADH 主要通过苹果酸天冬氨酸穿梭系统（malate-aspartate shuttle system，MA）的携带进入线粒体呼吸链。无论是由 3- 磷酸甘油醛脱氢或乳酸脱氢所产生的 NADH，都要在 MA 中草酰乙酸还原为苹果酸的过程中被氧化为 NAD，苹果酸则穿过线粒体内膜进入线粒体基质，重新被氧化为 NADH 和草酰乙酸，NADH 进入呼吸链参与氧化反应。线粒体基质中的草酰乙酸通过谷氨酸的转氨基作用生成 α 酮戊二酸和天冬氨酸。天冬氨酸和 α 酮戊二酸能够穿过线粒体内膜，并且通过反向的转氨基作用使草酰乙酸和谷氨酸重新在细胞质中生成，完成 MA 的整个循环，这些反应由不同的细胞质型苹果酸脱氢酶和线粒体型苹果酸脱氢酶以及谷草转氨酶（glutamic-oxaloacetic transaminase，GOT）来进行催化。在 MA 的持续循环过程中，有两种主要的跨膜过程，一种是苹果酸通过苹果酸 α 酮戊二酸转运载体（OMC）进入线粒体；另一种是谷氨酸通过谷氨酸天冬氨酸转运蛋白（AGC）由线粒体进入细胞质，两种跨膜转运的机制有所不同。

哺乳动物 MDH 同工酶主要有两种类型，即 MDH1（s-MDH）和 MDH2（m-MDH），靠近阴极并且移动速度较慢的带为 MDH2，靠近阳极且移动速度较快的带为 MDH1。研究结果显示，高原鼠兔和高原鼢鼠肝 MDH 同工酶均为两条带，两种动物肝中 MDH2 电泳迁移率相近，而高原鼢鼠 MDH1 电泳迁移率明显快于高原鼠兔。两种高原动物 MDH1 和 MDH2 尽管具有相同的氨基酸数目和较高的氨基酸同源性，但在功能位点的类型、数量和位置存在一定的差异，这些差异可能是两种动物 MDH1 和 MDH2 催化活性差异以及 MA 系统功能差异的主要原因。

研究表明，高原鼢鼠肝体重比、肝中线粒体的数目和表面积显著高于高原鼠兔；高原鼢鼠 MDH1 和 MDH2 在 mRNA 水平的表达分别是高原鼠兔的 3 倍和 2 倍多；高原鼢鼠 MDH1 和 MDH2 的酶活力分别是高原鼠兔的 1.8 倍和 1.4 倍多；高原鼢鼠肝线粒体膜上 OMC 的表达水平与高原鼠兔没有显著性差异，但是线粒体上 AGC 的表达水平是高原鼠兔的 2 倍。以往研究表明，MDH 是 MA 的限速酶，AGC 是一个电势驱动蛋白，是 MA 的限速步骤。说明高原鼢鼠不仅通过增大肝的体积、提高线粒体数目和表面积，而且通过上调 MDH1、MDH2 和 AGC 的表达和酶活力水平，提高了苹果酸 - 天冬氨酸在细胞质和线粒体之间的穿梭速率。L- 苹果酸是 MA 的重要组成成分，对细胞质和线粒体之间的 NADH 的转移起重要作用。高原鼢鼠 MDH1 表达水平和酶活力显著高于高原鼠兔，说明高原鼢鼠细胞质内较多的草酰乙酸转化为苹果酸。也有研究显示，补充 L- 苹果酸可以显著提高线粒体 MDH 和呼吸链酶的活性，显著增加 ATP 的生成，提高在低氧情况下 ATP 的水平，从而提高耐力性运动的能力。这些结果说明，高原鼢鼠通过增强肝组织中苹果酸天冬氨酸穿梭能力和肝线粒体的有氧呼吸水平，提高了对洞道严重低氧环境和挖掘生活的适应能力。

肝 MA 系统 MDH2 与 MDH1 酶活力比值在 1.3 以上，说明肝组织中糖异生作用强，而两者比值在 0.5 以下，则主要促进脂肪的合成。研究结果显示，高原鼢鼠的 MDH2 与 MDH1 酶活力比值为 1.1，说明高原鼢鼠骨骼肌主要以有氧呼吸获能，高原鼢鼠通过增强肝 MA 水平，提高 ATP 产生来适应地下挖掘生活。总之，高原鼢鼠和高原鼠兔尽管都生活在高海拔低氧环境中，但是由于微生境和生活习性的不同，适应机制也有所差异。

（三）肌肉脂溶性物质

高原鼢鼠肌肉脂溶性部分主要成分是n-十六烷酸、n-十七烷酸、n-十八烷酸、二羟基环十五酮、顺-十六烯酸、反十八烯酸和亚油酸。小鼠抗缺氧实验和生化指标测试结果表明，其能显著提高小白鼠血液中超氧化物歧化酶（superoxide dismutase，SOD）和谷胱甘肽过氧化物酶（glutathione peroxidase，GSH-Px）的活性，降低血液中肌酸激酶活性，降低血清乳酸脱氢酶活性，减少血液中丙二醛（malondialdehyde，MDA）含量，显著延长小白鼠在缺氧条件下的生存时间[6]。

第四节　高原鼢鼠高原低氧适应的分子机制

高原鼢鼠是青藏高原特有的物种，能够适应地下洞穴环境，其特有的氧传输系统起到了关键的作用。低氧及高二氧化碳是其主要的环境刺激因子，高原鼢鼠对这种洞道环境具有独特的分子适应机制。

一、携氧蛋白

与其他啮齿动物相比，高原鼢鼠组织中具有高氧亲和力的血红蛋白、肌红蛋白，它们的分子结构中多处氨基酸发生替代，这些功能蛋白在自然状态下表达量高，因为其分子结构中发生了多处氨基酸的替换，所以在模拟低氧状态下表现出与地面鼠不同的表达量。这种结构变异可能进一步提高了这些功能蛋白对氧的亲和力，它们的表达量的提高有利于组织储存更多的氧，从而对维持高原鼢鼠组织氧稳态起重要的作用。

（一）血红蛋白

低氧影响血红蛋白的氧气运输能力，并且通过多种机制改变血红蛋白的氧气亲和力。血红蛋白（hemoglobin，Hb）由血红素结合珠蛋白而成，存在于动物红细胞中，其主要功能是运输O_2和CO_2，对动物体内氧浓度的维持具有重要的作用。刘丹测定了高原鼢鼠血红蛋白α珠蛋白基因的序列，与人的同源序列比较发现有18个位点发生替换，发现α111Ala→Asn位点的替换对高原鼢鼠血红蛋白α珠蛋白结构具有重要的影响，该替换导致氢键连接的构象发生改变，并且影响了血红蛋白结合O_2的能力，可能在高原鼢鼠氧气传输中具有重要的作用。

（二）肌红蛋白

肌红蛋白（myoglcbin，Mb）对氧的亲和力较血红蛋白强，是肌肉组织中氧的载体。它是肌肉细胞内储存氧的高分子物质，通过可逆性与氧结合或释放，为肌肉细胞储存或转运氧。肌红蛋白主要存在于心肌和骨骼肌中，心肌和骨骼肌肌红蛋白含量的多少直接影响肌肉细胞摄取氧的能力，从而影响动物在缺氧条件下的适应能力。对于任何给定的PO_2，肌红蛋白的氧饱和度比血红蛋白高；当PO_2降低时，肌红蛋白的氧饱和度开始下降。据研究，在同样的氧分压状态下，肌红蛋白结合的氧量是血红蛋白结合氧量的6倍，可结合并存储大量的氧，供线粒体利用。在低氧条件下，组织水平上的适应是机体对低氧适应的重要环节，机体能够最大限度地摄取和利用有限的氧，完成正常的生理功能，是低氧生理性的适应机制。

研究表明，高原鼢鼠心肌和骨骼肌肌红蛋白含量都显著高于同地区地面动物高原鼠兔和平原SD大鼠，高原鼢鼠心肌中肌红蛋白含量是SD大鼠的1.5倍以上，尤其是高原鼢鼠骨骼肌肌红蛋白的含量极显著高于地面鼠，与自身心肌肌红蛋白含量接近。肌红蛋白不仅能为高原鼢鼠的高强度地下挖掘活动提供足够的氧，而且减轻了心脏的负担，避免了由于剧烈活动产生大量乳酸对其他组织和器官造成的损伤。高原鼢鼠骨骼肌中肌红蛋白含量较高，肌细胞中线粒体丰富，减少了骨骼肌中氧气扩散到线粒体的距离，提高了氧气的有效扩散率，能够有效地传递氧，使肌细胞氧供应较充足，改善了骨骼肌的微循环。这不仅有利于肌肉组织储存大量的氧气，而且有利于氧气从血液向组织扩散。

高原鼢鼠心肌肌红蛋白含量和骨骼肌肌红蛋白含量随着季节的变化呈现出大幅度变化的趋势。高原鼢鼠春季心肌肌红蛋白含量和骨骼肌肌红蛋白含量显著高于夏季和秋季，因为春季正是高原鼢鼠繁殖的季节，觅食和寻求异性挖掘活动达到高峰，故更多的需氧量不仅靠有氧呼吸供给，还依靠糖降解的供能过程；在夏季，由于青藏高原东部地区气温较高，植物生长旺盛，土壤微生物代谢活动加强，降雨最多，土壤通气下降，此时的幼鼠尚未分窝，这些因素导致高原鼢鼠洞道氧气含量的大幅度下降和二氧化碳含量的急剧升高，但此时由于地表的温度升高，高原鼢鼠活动频率明显下降，因此对氧气的需求量减少；秋季是雨水结束的季节，土壤通气提高，气温开始下降，植物生长期结束，土壤微生物代谢减缓，洞道氧气含量上升，二氧化碳含量下降。而且骨骼肌肌红蛋白各个季节含量低于心肌肌红蛋白各个季节含量，并且其含量显著高于大白鼠和小白鼠，说明高原鼢鼠尽管生活在低氧和高浓度二氧化碳的地下洞道中，但它的组织和细胞仍然能得到丰富的氧供应，并非处于缺氧状态。进一步说明了高原鼢鼠在缺氧环境中，能量代谢并不完全依赖糖酵解过程，而主要靠有氧呼吸来获得能量。

二、低氧相关基因

（一）低氧诱导因子

高原鼢鼠在代谢特征上表现出机体内并不缺氧，这与机体内许多低氧敏感基因的高表达调控有关，其中低氧诱导因子 -1 的作用至关重要。

低氧诱导因子 -1（hypoxia-inducible factor-1，HIF-1）是哺乳动物体内主要的氧稳态调控因子。HIF-1 是由 α 亚基和 β 亚基组成的异二聚体，其中 α 亚基是低氧诱导性亚基，在转录和转录后水平上表达，β 亚基属于组成型表达，不受低氧的诱导。HIF-1 是调整低氧状态下氧稳态的重要因子，其功能是作为转录因子对缺氧诱导表达进行调控。其激活后可转录调节下游多种基因，目前发现 HIF-1 参与下列生理或病理过程的许多靶基因的表达变化。

1．葡萄糖 / 能量代谢　可促进糖酵解代谢的基因。

2．红细胞增生 / 铁代谢　影响促红细胞生成素（EPO）、转铁蛋白及其受体的基因表达。

3．血管发育 / 重建和血管舒缩紧张度　而这些基因的蛋白产物涉及血管生长、能量代谢、红细胞生成、血管舒张反应、细胞增殖和存活以及血管重塑。

目前发现的靶基因有 50 余种。HIF-1 是低氧应答时诱导基因表达和恢复细胞内环境稳定的一个核心调节因子。在缺氧条件下，细胞核产生 HIF-1，与靶基因 *HPE* 中的 HIF-1 结合点结合，促进其转录，引起一系列细胞对缺氧的反应，以保持机体的氧稳态，具有重要的病理生理学意义。

高原鼢鼠骨骼肌 *HIF-1*α 基因 mRNA 表达水平显著高于 SD 大鼠，是因为在缺氧条件下，为保持机体的氧稳态，细胞核促进 *HIF-1*α 基因 mRNA 转录，编码调控下游的靶基因，这是细胞对缺氧的反应。高原鼢鼠通过提高骨骼肌 *HIF-1*α 基因 mRNA 表达水平，促进 *VEGF* 基因、*Mb* 基因等靶基因转录，提高了骨骼肌组织的毛细血管密度，增强了对氧气的利用率，肌红蛋白合成量增大，心肌和骨骼肌储氧量增大，缓解组织和细胞的缺氧程度等一系列细胞对缺氧的反应，以及在 *LDH-A* 基因和 *LDH-B* 基因 mRNA 转录后水平上的调节，以保持机体的氧稳态。

张建梅等研究发现，高原鼢鼠 *HIF-1*α mRNA 的表达具有组织特异性，*HIF-1*α mRNA 在肺、肾、肌肉和脑中的表达量相对较高，其中肾中最高，而心脏和肝内 *HIF-1*α mRNA 的表达量相对较低；肌肉中 *HIF-1*α mRNA 的表达量没有明显的季节性差异，而脑中 *HIF-1*α mRNA 的表达量与其他组织明显不同，从春季到秋季表达量依次减少；高原鼢鼠 HIF-1α 蛋白水平的表达具有组织特异性，在心脏、肝和肺中的表达量较高，在肾和脑的表达量相对低一些，其中脑的表达量最低。除了脑中 HIF-1α 蛋白的表达模式是由春季到秋季依次降低，其他组织中 HIF-1α 蛋白的表达模式均是夏季表达量较春季和秋季要高。在春、夏、秋 3 个季节中，夏季高原鼢鼠大部分组织内 HIF-1α 和血红素加氧酶 -1（heme oxygenase，HO-1）的表达高于春、秋两季，与巢内 O_2 和 CO_2 的季节性波动一致，由于不同器官之间结构和功能的差异，少数组织内 HIF-1α 和 HO-1 的表达与巢内 O_2 和 CO_2 的季节性波动不一致，呈现出一定的组织特异性。高原鼢鼠的不同组织形成了独特的机制以适应低氧及高二氧化碳的洞穴环境。

内皮 PAS 区域蛋白 1（endothelia PAS domain protein1,EPAS1）又称为低氧诱导因子 -2α（hypoxia-inducible factor 2α，HIF-2α），HIF-1α 和 HIF-2α 能够与一些共同的靶基因的启动子或者增强子的 HIF 结合位点结合，调节很多共同基因的表达，如血管内皮生长因子（vascular endothelial growth factor，VEGF）等。EPAS1 和 HIF-1α 两种转录蛋白在缺氧引起的机体变化中都起着十分重要的作用。在功能上，HIF-1α 主要优先参与糖酵解途径，而 EPAS1 主要涉及肿瘤细胞的生长、细胞周期进程和维持干细胞的多样性。随着研究的深入，发现 HIF-1α 和 HIF-2α 可以特异性调控不同的靶基因。HIF-1α 的特异性靶基因有低氧反应基因、血红素加氧酶 -1、内皮素 -1、诱导型一氧化氮合酶和血小板衍生生长因子。最近的研究表明，EPAS1 可以上调 *VEGF*、*EPO* 等一系列低氧调节基因的表达量。随着高通量测序的发展，数据的整合分析表明在低氧适应通路中，EPAS1 基因可能与 HIF-1α 同样重要。

高原鼢鼠中 HIF-2α 第 480 位丝氨酸残基替换了哺乳动物中保守的苏氨酸残基，可能会影响 HIF-2α 的磷酸化修饰和转录活性。而目前已了解到丝裂原活化蛋白激酶（mitogen-activated protein kinase，MAPK）磷酸化对 HIF-1α 的定位及转录活性有显著影响。

（二）血红素加氧酶

血红素加氧酶（heme oxygenase，HO）广泛存在于人类及哺乳动物的组织内，是一种生物体内催化血红素降解的限速酶，有着重要的生物学作用。HO 有 3 种同工酶，分别为 HO-1、HO-2 和 HO-3。其中 HO-1 为可诱导型，主要在应激状态下保护细胞和组织，对抗应激反应。作为 HIF-1 的一个靶基因，HO-1 除了原有的降解血红素功能外，还在许多生理和病理过程中起重要的调节作用，尤其是它还具有组织和器官的保护作用。

高原鼢鼠 *HO-1* mRNA 表达具有明显的季节性及组织特异性。*HO-1* mRNA 的表达模式除了在肌肉中是由春季到秋季依次升高，在肺中夏季表达量最低外，其他组织 *HO-1* mRNA 的表达模式均是夏季表达量较春季和秋季要高；HO-1 蛋白在三个季节的表达水平呈现出明显的差异，表现在：心脏中 HO-1 蛋白的表达从春季到秋季依次减少，在肝和肾中夏季 HO-1 蛋白的表达较春季和秋季较高。在夏季，心脏、肝、肾中的 HO-1 在 mRNA 水平的表达比春、秋两季高，这与 HIF-1α 的季节性表达模式及二氧化碳浓度的季节性变动是一致的，夏季在高二氧化碳浓度的刺激下，组织 HO-1 在 mRNA 的表达水平相应升高，使机体有效地适应高二氧化碳浓度的变动，保护组织免受低氧特别是高二氧化碳的刺激所引起的应激反应。在夏季，肺 HO-1 在 mRNA 水平和蛋白水平的表达比春、秋两季低，这可能是因为高原鼢鼠肺在低氧特别是高二氧化碳浓度的刺激下，iNOS 的活性增加以产生大量的 NO 保护肺组织免受应激损伤，而肺内 HO-1 的产生对 iNOS 的表达具有抑制作用，所以 HO-1 表达水平的下调可能是其与 iNOS 相互作用的结果，是肺自身的保护机制。肌肉中 HO-1 在 mRNA 和蛋白水平的季节性表达模式均是由春季至秋季依次升高，这可能是因为在夏季高二氧化碳浓度的刺激下，HO-1 的水平比春季高，到了秋季，由于高原鼢鼠为过冬储备食物而使其活动量急剧上升，而高原鼢鼠主要依靠骨骼肌的运动在地下挖掘采食，所以骨骼肌耗氧量明显升高，使得骨骼肌相对缺氧，因而导致与低氧有关的基因的表达有升高的趋势。心脏中 HO-1 在 mRNA 和蛋白水平的表达所呈现的不一致性是转录和翻译水平的调节差异所造成的，可能是因为高原鼢鼠的心脏与肺、肌肉一样具有自己独特的调节机制。

（三）血管内皮生长因子

血管内皮生长因子（vascular endothelial growth factor，VEGF）具有促进毛细血管增生的功能，低氧也可以通过提高 HIF-1 蛋白的稳定性和 DNA 连接能力，迅速、强烈地诱导血管内皮生长因子 mRNA 的表达。VEGF 是一个多功能生长因子，可以促进血管生成和舒张，增加血管的通透性，促进血细胞的生成。动物组织微血管密度的大小与其对低氧的适应能力有关，*VEGF* 基因的表达水平与微血管密度呈正相关。朱世海等[3]测定了高原鼢鼠骨骼肌 $VEGF_{165}$ 基因 mRNA 表达量，发现其明显高于 SD 大鼠。郑亚宁等克隆了高原鼢鼠脑组织中 *VEGF* 编码区碱基序列，并对其 mRNA 表达水平进行测定，结果表明高原鼢鼠 *VEGF* 与高原鼠兔、大鼠和小鼠的同源性均达到90%以上，高原鼢鼠脑组织中*VEGF*基因mRNA表达水平显著低于SD大鼠，而与高原鼠兔无明显差异，可能与洞道内高浓度二氧化碳对*VEGF*基因表达抑制有关。高原鼢鼠骨骼肌*VEGF*亚型主要组成为$VEGF_{188}$、$VEGF_{164}$和$VEGF_{120}$。以$VEGF_{164}$为主，$VEGF_{164}$基因是促进毛细血管增生作用的主要形式。$VEGF_{188}$、$VEGF_{164}$和$VEGF_{120}$对低氧的敏感程度不同，他们的对低氧敏感程度依次降低。

（四）促红细胞生成素

促红细胞生成素（erythropoietin，EPO）主要由肾小球旁细胞产生，是促进哺乳动物红系造血祖细胞增殖和分化的主要细胞因子，主要作用于相对成熟的红系造血祖细胞，可促进这类细胞分化、增殖，调节机体红细胞的生成，对动物低氧适应有重要意义。

Wang等[7]通过实时聚合酶链反应对高原鼢鼠8个组织*EPO*相对表达量进行分析，发现8种组织相对表达量差异显著，肾*EPO*相对表达量极显著大于其他7种组织，然后是脾，脑次之，接下来是肺和肝，最后是心脏、骨骼肌和白色脂肪组织。不同海拔高原鼢鼠*EPO*表达量分析发现，肝和肾*EPO* mRNA相对表达量随海拔上升而增加。这说明生活环境的缺氧水平是高原鼢鼠的*EPO* mRNA表达量的直接影响因素。动物体组织*EPO*主要由肾分泌，因此肾*EPO*表达量最高，脾是重要的造血器官，脑是低氧感受器官，也最容易受到缺氧的伤害。*EPO*在高原鼢鼠体内的高表达不仅体现在血液中红细胞数量增加，增强血液运输氧的能力，而且*EPO*在心脏中的高表达可能对保护心肌细胞、增强心脏功能有重要作用。

Wang等[8]通过RT-PCR获得了高原鼢鼠*EPO*基因cDNA编码区序列，长度为576 bp，序列分析发现高原鼢鼠与鼹形鼠属的*EPO*编码区相似度最高，有两个相似位点发生了定向选择，可能是趋同进化的结果。

（五）一氧化氮合酶

一氧化氮合酶（nitric oxide synthase，NOS）是含血红素的酶，包括神经元型一氧化氮合酶（nNOS、NOS1）、内皮型一氧化氮合酶（eNOS，NOS3）和诱导型一氧化氮合酶（iNOS，NOS2）。这3种同工酶催化L-精氨酸产生内源性一氧化氮（nitric oxide，NO）。NOS广泛分布于动物脏器中，缺氧时，抑制NOS的活力，从而抑制NO的产生和释放。NO是有效的内源性舒张因子，在维持动物对低氧环境适应中起到重要的作用。NO的舒血管作用是通过激活血管平滑肌细胞可溶性鸟苷酸环化酶，使细胞内环磷酸鸟苷（cyclic guanosine monophosphate，cGMP）含量增加，从而引起血管的舒张，所以提高机体NOS等抗氧化酶的活力以及NO水平是增强机体对缺氧耐受性的重要环节。

魏登邦等研究表明，在低氧和高二氧化碳的洞道环境中，高原鼢鼠肌肉脂溶性物质能显著提高动物在缺氧条件下的NOS活力和NO含量，对缺氧损伤具有明显的保护作用。通过RT-PCR和RACE克隆了高原鼢鼠*nNOS*基因的全长CDS序列，发现其长度为4290 bp。比较发现高原鼢鼠*nNOS*基因与小鼠、大鼠、狗、人、兔相比一致性都高达88%以上。进化分析也表明高原鼢鼠*nNOS*基因较为保守[9]。

三、叉头框蛋白

叉头框蛋白P2（forkhead box P2，FOXP2）是一种与口面部协调、运动协调功能有关，并且与学习、记忆及回声定位功能有密切联系的转录因子。在对高原鼢鼠长期的野外观察中发现，高原鼢鼠具有很强的学习和记忆能力，并且能够准确地在洞道内定位。

高原鼢鼠*FOXP2*基因的表达量无论在mRNA水平还是蛋白水平均极显著高于高原鼠兔这种地面哺乳动物；FOXP2蛋白在高原鼢鼠脑组织中不同部位均有表达，在大脑皮质、丘脑和纹状体区域有较高的表达，而这些FOXP2蛋白高表达的区域恰好与学习和记忆能力、运动能力以及空间定位功能有关。高原鼢鼠发达的学习和记忆能力与*FOXP2*基因在其脑组织中的高表达有密切的联系。高原鼢鼠或许还具备低频回声定位的功能，并且这种功能与*FOXP2*基因编码的氨基酸在高原鼢鼠体内产生的突变可能有关[10]。

四、*p53*基因

*p53*是一种抑癌基因，通过调节下游基因转录

合成来控制肿瘤细胞并抑制肿瘤。发生肿瘤的组织由于供血不足，局部微环境氧含量较低，受到缺氧刺激的肿瘤细胞 *p53* 基因会发生突变，这种突变加强了癌细胞在低氧环境下的存活能力。高原鼢鼠 *p53* 基因通过降低促凋亡靶基因的转录活性，提高抗凋亡靶基因的转录水平，使酸性条件下的细胞免于凋亡，提示该策略可能是高原鼢鼠适应低氧环境的机制之一。也有研究表明[11]，低氧下调了高原鼢鼠肝 *p53* 及其蛋白表达量，但上调了平原动物 *p53* 及其蛋白表达量，提示高原鼢鼠 *p53* 及其靶基因在低氧应激的表达模式上与平原动物不同。

五、*prestin* 基因

prestin 蛋白是新发现的阴离子转运家族蛋白成员，在耳蜗外毛细胞中特异性表达，是耳蜗外毛细胞的分子马达，具有将声波机械能转变成电能的能力及放大听力的作用。实验发现，*prestin* 基因不仅在高原鼢鼠耳蜗内特异性表达，而且在尾部、足垫和鼻等组织中也有表达。高原鼢鼠在地下洞道生活的过程中，为了准确地进行空间定位，有效获取食物、寻找配偶、避开障碍物等，通过多种身体感受器来感知低频声波，从而准确地进行空间定位，prestin 蛋白是高原鼢鼠感知低频声波感受器的重要物质基础。

许利娜克隆了高原鼢鼠 *prestin* 基因的编码区序列，并与其他物种的 *prestin* 基因进行序列比对和进化分析；测定了高原鼢鼠耳蜗、尾部、足垫和鼻组织中 *prestin* 基因 mRNA 的表达水平。研究结果表明，与人、大鼠、小鼠、裸鼢鼠、家兔和牛 6 种哺乳类动物相比，高原鼢鼠 *prestin* 基因编码的氨基酸序列显示存在 9 个氨基酸残基突变；Test 2 模型未检测到统计上显著的定向选择位点；高原鼢鼠耳蜗 *prestin* 基因 mRNA 的表达水平显著高于高原鼠兔，高原鼢鼠耳蜗和尾部 *prestin* 基因 mRNA 的表达水平显著高于足垫和鼻。说明 *prestin* 基因不仅在高原鼢鼠耳蜗中表达，而且在尾部、足垫和鼻组织中也有表达。高原鼢鼠在地下洞道生活的过程中，可能利用尾巴、前足、后足和鼻辅助感知低频声波，从而准确地进行空间定位。

六、线粒体基因组

线粒体是细胞进行有氧呼吸的重要场所，在氧气的使用及能量代谢过程中起着非常重要的作用，Liu[12] 等测定了高原鼢鼠线粒体全基因组（mtDNA）序列，发现其 mtDNA 序列全长为 16 351 bp，基因含量为 13 个蛋白编码，22 个 tRNAs 和 2 个 rRNAs。除 7 个 tRNA 和 *Nd6* 基因外，所有其他 *mt* 基因都在重链上编码。重链的总碱基组成是 33.65%A、29.65%T、24.42%C、12.28%G，AT 含量为 63.3%。该研究为认识高原鼢鼠线粒体基因组结构和序列进化提供了线索和依据。

（马 爽）

参考文献

[1] 齐新章，王晓君，朱世海，等. 高原鼢鼠和高原鼠兔心脏对低氧环境的适应. 生理学报，2008，60（3）：348-354.

[2] 王晓君，魏登邦，魏莲，等. 高原鼢鼠和高原鼠兔肺细叶的结构特征. 动物学报，2008，54（3）：531-539.

[3] 朱世海，齐新章，王晓君，等. 高原鼢鼠和高原鼠兔骨骼肌摄氧功能差异. 生理学报，2009，61（4）：373-378.

[4] Wei D B，Wei L，Zhang J M，et al. Blood-gas properties of plateau zokor（Myospalax baileyi）. Comparative Biochemistry & Physiology Part A Molecular & Integrative Physiology，2006，145（3）：372-375.

[5] 魏登邦，张建梅，魏莲，等. 高原鼢鼠对低氧高二氧化碳环境适应的相关血液生理指标的季节变化. 动物学报，2006，5：871-877.

[6] 魏登邦，张宝琛. 高原鼢鼠肌肉脂溶性物质的抗缺氧效果与化学成分. 动物学报，2002，48（6）：764-769.

[7] Wang Z L，Yan C，Jie Y，et al. cDNA cloning and expression of erythropoietin in the plateau zokor（Myospalax baileyi）from the Qinghai-Tibet Plateau. Science Bulletin，2012，57（9）：997-1006.

[8] Wang Z，Zhang Y. Predicted structural change in erythropoietin of plateau zokors — Adaptation to high altitude. Gene，2012，501（2）：206-212.

[9] 张清泽，谢玲，郭新异，等. 高原鼢鼠神经型一氧化氮合酶基因编码区序列克隆与分析. 兽类学报，2014，34（1）：17-27.

[10] Ma B Y，Wei L，Sun S Z，et al. The plateau zokors' learning and memory ability is related to the high

expression levels of foxP2 in the brain. Acta Physiologica Sinica，2014，66（2）：135.
[11] 王铭洋，赵阳，张圣婷，等. 模拟高原低氧对 p53 及其靶基因表达的调节. 中国应用生理学杂志，2013，29（2）：136-138.
[12] Liu Z，Li Y，Shi F，et al. Mitochondrial genome of Plateau zokor Myospalax baileyi. Mitochondrial DNA，2011，22（5-6）：174-175.

中英文专业词汇索引

E

F

G

H

J

K

L

M

N

P

Q

R

S

T

W

X

Y

Z